MÉDICOS & DESCOBRIDORES

JOHN GALBRAITH SIMMONS

MÉDICOS & DESCOBRIDORES

Tradução de
RYTA VINAGRE

EDITORA RECORD
RIO DE JANEIRO • SÃO PAULO
2004

CIP-Brasil. Catalogação-na-fonte
Sindicato Nacional dos Editores de Livros, RJ.

S614m Simmons, John G. (John Galbraith), 1949-
Médicos e descobridores / John Galbraith Simmons; tradução de Ryta Vinagre. – Rio de Janeiro: Record, 2004.
546p.:

Tradução de: Doctors and discoveries
ISBN 85-01-06726-1

1. Médicos – Biografia. 2. Cientistas – Biografia. 3. Medicina – História. 4. Ciência – História. I. Título.

03-1008 CDD – 926.1
CDU – 929:61

Título original em inglês:
DOCTORS AND DISCOVERIES

Direitos exclusivos de publicação em língua portuguesa para o Brasil adquiridos pela
DISTRIBUIDORA RECORD DE SERVIÇOS DE IMPRENSA S.A.
Rua Argentina 171 – Rio de Janeiro, RJ – 20921-380 – Tel.: 2585-2000
que se reserva a propriedade literária desta tradução

Impresso no Brasil

ISBN 85-01-06726-1

PEDIDOS PELO REEMBOLSO POSTAL
Caixa Postal 23.052
Rio de Janeiro, RJ – 20922-970

Para meu irmão, Gar

Mas quais, sem vosso conceito social,
Seriam as maravilhas do céu e do mar?

— KEATS

Sumário

Parte III Personalidades de Referência Constante

Parte IV A Criação da Medicina Moderna

Ars longa, vita brevis — "A arte é longa, a vida é breve"

— HIPÓCRATES, *Aforismos*

Agradecimentos

Várias pessoas que conheço apenas ligeiramente me ajudaram a dar forma ao conteúdo deste livro, talvez mais do que elas imaginam. Gostaria de agradecer particularmente a Jacalyn Duffin, professor Jason A. Hannah de história da medicina na Queen's University, e Edward T. Morman, bibliotecário e diretor do Instituto Francis C. Wood de História da Medicina no College of Physicians da Filadélfia. Eles avaliaram os primeiros rascunhos do sumário e proporcionaram sugestões eminentemente úteis; mais tarde, responderam a questões e ofereceram conselhos bem-vindos. Meus agradecimentos também a Keith Benson, Lawrence Creshkoff, John Munder Ross e Margaret A. Reilly. A seleção final é de minha responsabilidade.

Este livro precisou do auxílio de muitos historiadores da medicina, médicos e cientistas cujos trabalhos investigam com profundidade os temas que aqui são esboçados rapidamente. A precisão e o equilíbrio foram as principais metas e, sempre que viável, pedi a acadêmicos que lessem determinados capítulos. Com uma elegância quase inabalável, eles concordaram. Agradeço a Louis Acierno, Debra Jan Bibel, Jill V. Brazier, Charles S. Bryan, Jeffrey A. Cohlberg, Alfred W. Crosby, Allen G. Debus, Steven Epstein, Julie M. Fenster, Daniel Garrison, *sir* Henry Harris, Katya Harvey, Malcolm H. Hast, Peter Hawkes, Ilse Hoffmann, Frederic Lawrence Holmes, Saul Jarcho, Hugh LaFollette, Lori A. Leipold, Kenneth M. Ludmerer, Maclyn McCarty, Jane Maienschein, Thomas Maier, Theodore I. Malinin, Sherwin B. Nuland, Janis Pallister, Nigel Paneth, Paul Potter, John Riddle, Roy Schafer, Hugh Small, James Strick, E. M. Tansey, Alfred I. Tauber, Byron H. Waksman, Dora B. Weiner e Peter Wolbert.

Alguns médicos e cientistas retratados neste livro ainda vivem, ou ainda estavam vivos quando o livro era escrito. Ofereci-lhes a oportunidade de ler seus respectivos capítulos para a verificação de erros factuais. Minha gratidão a *sir* James Black, Raymond Damadian, Jean Dausset, Gerald M. Edelman, Walter Gilbert, *sir* Godfrey Hounsfield, William J. Kolff, Arthur Kornberg, o falecido William Masters, Luc Montagnier, Solomon Snyder, Harold Varmus e Bert Vogelstein.

Na Houghton Mifflin, Margery S. Berube foi a primeira a reconhecer o valor de um projeto como este, e sou grato a ela. Minha editora de texto, Hanna Schonthal, trouxe grande sensibilidade e inteligência a uma tarefa difícil e demorada, e não tenho como expressar-lhe minha gratidão. Diane Fredrick copidescou os originais com paciência e corrigiu numerosos erros, assim como os revisores Ben Forston e Wade Ostrowski. As falhas e erros que permaneceram, no perfil geral e nos detalhes, são inteiramente meus. Pela produção e preparo do programa de ilustração, sou grato a Christopher Granniss e Margaret Anne Miles. Meus agradecimentos também ao agente literário Giles Anderson.

Por fim, Jocelyne Barque e Clayton Simmons proporcionaram auxílio e a homeostase de que eu tanto necessitava. Meu bom amigo Bill Grantham forneceu orientação essencial e indispensável. Meus mais calorosos agradecimentos se estendem ao escritor de ciências Ben Patrusky, aos colegas do Writers Room de Nova York e, como sempre, a Jim Ellison, Fred Korndorf, Mia Rublowska e Donald Nicholson-Smith.

Introdução

Uma Dimensão Humana à História da Medicina

A medicina não se tornou objeto de devoção da noite para o dia. Foram necessários 2.500 anos para que ela adquirisse o poder e a autoridade de que desfruta hoje no mundo ocidental. Médicos e cirurgiões, para não mencionar curandeiros e charlatães, trabalharam por um longo período com teorias engenhosas, mas em geral ineficazes. Seguiram concepções erradas e administraram uma medicina ruim por toda a sua vida. Todavia, muito antes que a medicina se aliasse à ciência e à tecnologia, alguns deles também cultivaram a perspicácia e desenvolveram técnicas que fizeram com que sua medicina funcionasse. Acumularam e criaram um conhecimento que serviu aos pacientes, com explicações racionais para tudo o que os afligia. Apenas por isto, as grandes figuras históricas da medicina, a partir de Hipócrates, merecem ser recordadas e são dignas de reflexão. Mas não devem ser tratadas como ícones. Combateram doenças frustrantes e problemas de saúde estranhos, bem como a arquitetura labiríntica do corpo humano. Fizeram valer suas preconcepções e idéias e com freqüência foram derrubados por elas.

Elie Metchnikoff, por exemplo, foi uma das figuras essenciais da medicina moderna. Ele descobriu os grandes glóbulos brancos conhecidos como fagócitos, e no final do século XIX desenvolveu uma primeira teoria da imunidade. Temperamental, de aparência descuidada e com uma longa barba, Metchnikoff não pôde manter um cargo acadêmico, apesar de sua fama. Mudava-se de um lugar para outro, tornando-se finalmente sucessor do próprio Pasteur no Instituto Pasteur, em Paris. Metchnikoff esperava viver até uma idade avançada, possivelmente até os 130 anos. Para este fim, ele consumia uma grande quantidade de iogurte. Durante décadas seu nome, como um endosso, era encontrado nas embalagens de iogurte nas lojas francesas. Mas a longevidade depende de mais do que leite azedo. O coração de Metchnikoff começou a falhar em 1913. Em 1916 ele caiu gravemente doente. Vale registrar que, quando estava morrendo, ele fez uma última tentativa de descoberta. Para o amigo dr. Salimbeni, ele disse: "Quer fazer minha autópsia? Observe os intestinos cuidadosamente, porque acho que há alguma coisa lá agora".[1]

Bem, não havia. Mas grande parte das descobertas na medicina é impulsionada não apenas por curiosidade, mas por frustração e sofrimento emocional. Em 1537, Ambroise Paré não conseguia dormir porque não havia cauterizado os soldados, seus pacientes, com óleo fervente — somente para aprender com a experiência que eles se curavam sem esse tratamento torturante. Séculos depois, uma tragédia familiar serviu como uma inspiração mais moderna. Raymond Damadian, por exemplo, lembra-se da dolorosa morte de sua avó de câncer de mama quando ele era criança. "Minha avó estava partindo, mas os lamentos não pareciam ter fim. Fiquei ouvindo-os noite após noite, repetidamente."[2] O câncer estava em sua mente quando ele concebeu o aparelho de ressonância magnética. Do cautério à delicada visualização histológica, a medicina com freqüência seguiu com esta combinação de solidariedade e exame minucioso.

Mas não para desvalorizar o puro gênio intelectual. Ele intercede pelos grandes progressos na medicina, embora com muita freqüência em conjunção com um forte narcisismo, a fantasia grandiosa, a identificação com heróis e uma ambição e competitividade exageradas. Robert Koch e Louis Pasteur estão entre os mais renomados cientistas da história. Koch, ansioso por descobrir um tratamento para o flagelo da tuberculose, impulsivamente anunciou uma cura em 1890. Mas a "tuberculina" nada mais era do que bactérias em alfazema, e causou mais mal do que bem. Seu rival Pasteur teve mais sorte. Angustiado com a aparência de um jovem mordido por um cão raivoso, ele decidiu tentar uma vacina que havia usado até então somente com animais. Até hoje não sabemos se o rapaz estava com raiva, mas o jovem Joseph Meister não adoeceu, e Pasteur foi coberto de glórias. Koch e Pasteur foram dos 13 maiores "caçadores de micróbios" que Paul de Kruif perfilou em um famoso livro com este mesmo título, reimpresso dezenas de vezes até os dias de hoje. Muitos garotos e meninas devoraram sua prosa floreada, e vários deles vieram a ganhar o prêmio Nobel. Um deles, Carleton Gajdusek, afixou os nomes dos grandes homens de Kruif nos degraus da escada que levava a seu elegante laboratório.

Nos últimos anos, as biografias da história da medicina têm uma dimensão humana mais nuançada, tanto para o consumo profissional como para o popular. A história da medicina costumava ser em grande parte hagiográfica, tencionando celebrar os triunfos de grandes médicos, ludibriando leitores instruídos e levando estudantes de medicina à loucura. Na sala de aula, era uma procissão de *slides* de faces do passado, em tons de cinza, a partir dos quais você podia concluir "que um velho cavalheiro barbudo", como certa vez escreveu Lester S. King, "parecia-se muito com outro velho cavalheiro barbudo".[3] Todos os simpósios realizados tinham títulos inexpressivos, como "Sobre a Utilidade da História da Medicina".

Isto começou a mudar já na década de 1930, contudo, com os escritos de historiadores como Henry Sigerist — erudito brilhante, socialista de esquerda e um defensor dos cuidados universais de saúde e autor de *Great Doctors*. Continua hoje, sustentado pelo tremendo crescimento no conhecimento médico e pelos historiadores que combinam uma compreensão da medicina com questões maiores de história social e cultura. Eles sabem que depreciar ou compreender mal o passado é a melhor forma de ter uma percepção equivocada do futuro. A tarefa da história da medicina não é celebrar, mas, escreve Sigerist, "ressuscitar o que já foi e trazer de volta à vida, de forma que o passado possa se tornar uma experiência do presente, e de forma que possamos nos conscientizar de onde viemos, onde estamos hoje e em que direção estamos indo".[4]

A Medicina Ocidental: um Breve Relato Histórico

A história da medicina ocidental, repetida nos perfis deste livro em 86 doses, não é difícil de resumir. Por mais de dois mil anos, com instrumentos limitados, os médicos nutriram as idéias da medicina racional (em oposição à mágica). De Hipócrates, na Grécia antiga, a Galeno durante o Império romano, a Ibn Sina (Avicena) durante a Idade Média, foi desenvolvido um cânone básico que proporcionou um contexto para a compreensão de como o corpo funcionava, descrevia o que acontecia quando uma pessoa adoecia e prescrevia coisas que podiam ser feitas em seu auxílio. A cirurgia se limitava à superfície do corpo, ou era uma intervenção drástica e desesperada.

Agora vemos que os limites desta medicina eram bastante claros. Mas a vida em si era curta, a dor física e a crueldade não eram incomuns e as relações entre o eu e os outros nem sempre eram sutis e refinadas. O famoso dito hipocrático possuía a sabedoria do pessimismo realista: "A arte é longa e a vida breve, a oportunidade fugaz, a experiência falaciosa e o julgamento difícil." Este foi um aforismo duradouro, tão verdadeiro em 1700 quanto no quinto século antes de Cristo. O advento da Revolução Científica, que datamos na "Longa Renascença" ou no século XVII, não mudou muito a medicina. Os escritos de Paracelso podiam ter realinhado a mentalidade teórica de alguns médicos, mas no fim eles não significavam muito para os pacientes e muito menos para os cirurgiões ou para os inumeráveis curandeiros que tratavam das massas rurais. Anton van Leeuwenhoek, o negociante de tecidos holandês, pôde ver "pequenos animálculos" com seus microscópios simples, mas não tinha contexto para entender seu significado. William

Harvey pôde demonstrar que o sangue circula através do corpo e pôde caracterizar o coração como uma bomba. O anatomista Marcello Malpighi foi capaz de descobrir os minúsculos capilares que ligam veias e artérias — como Harvey havia previsto. Durante algum tempo, os cientistas conceberam o sistema como uma máquina hidráulica, compreendida de humores dentro de sólidos, com fluidos bombeados para as fibras através de tubos. Chamar Thomas Sydenham, do século XVII, de "Hipócrates inglês" foi honrá-lo, mas também expressou as limitações de seu ofício.

Foi somente no início do século XIX que a medicina científica começou a adquirir substância e um novo fundamento — muito embora, por muitos anos, seu papel no tratamento das doenças tivesse limites estritos. O início desta nova medicina científica é em geral situado como uma conseqüência da Revolução Francesa, quando as condições singulares na França permitiram um casamento, consumado amplamente na mesa de dissecação, entre a medicina clínica e a patologia. Pela primeira vez, com lentes de aumento e instrumentos como o estetoscópio, os sintomas e manifestações de várias doenças foram diretamente relacionados com mudanças no corpo, em geral descobertas na autópsia. Toda uma sucessão de importantes personalidades — Xavier Bichat, René Laennec, François Magendie e outros — criaram as bases para uma nova fisiologia, cuja frente, uma geração depois, Claude Bernard assumiria. A medicina clínica moderna estava em gestação.

A fisiologia também floresceu na Alemanha no início da década de 1820, e estabeleceu uma base sólida de conhecimento na ciência médica. Sua primeira escola importante foi chefiada por Johannes Müller. Um de seus alunos, Jacob Henle, usou o recentemente aperfeiçoado microscópio para produzir uma impressionante histologia nova que descrevia e reclassificava os vários tecidos, em grande parte como são compreendidos hoje. Ainda mais significativa foi a teoria celular. Foi vislumbrada primeiro pelos botânicos, mas logo adquiriu proeminência na medicina, onde se tornou o instrumento de pesquisa da patologia. A atenção para a célula como unidade auto-replicante da vida é devida a Rudolf Virchow e data de 1858, apenas um ano antes de Charles Darwin publicar *A origem das espécies*. Em geral, é difícil superestimar a ampla importância da teoria celular e de uma moderna biologia no desenvolvimento subseqüente da medicina.

Apesar de todos estes progressos, o novo conhecimento médico não produziu muito na forma de terapia com o século XIX já avançado. Quando as epidemias atacavam, às vezes a medicina parecia apenas um pouco mais eficaz do que durante a Peste Negra no século XIV, quando a Europa perdeu um quarto de sua população. As doenças ainda matam pessoas em cada década de vida. A mortalidade infantil continua alta, complicada por uma crescente sociedade urbana e a pouca atenção à saúde pública. Embora a varíola tenha ficado parcialmente sob controle com a vacina desenvolvida por Edward Jenner, entre as doenças que ameaçam os jovens e os idosos estavam a difteria, o tifo, a influenza e o cólera. A causa de uma doença crônica como a pelagra era a desnutrição, mas isso continuou desconhecido, e para muitas vítimas seus múltiplos sintomas, da diarréia à demência, terminavam com a morte. Problemas semelhantes ocorriam com outras doenças.

Todavia, agora é justo dizer que, a partir de 1850, a medicina começou uma transformação que durou um século. Os progressos na saúde pública e na higiene ocorreram primeiro na Inglaterra, o mais avançado dos países industrializados. Em Londres, em 1854, John Snow identificou um surto epidêmico de cólera em uma bomba de água na Broad Street. A enfermagem, mais proeminentemente representada por Florence Nightingale, é em geral datada de seu trabalho durante e após a Guerra da Criméia, em 1854. A importância de medidas assépticas foi reconhecida, no início com pouca influência, pelo médico vienense Ignaz Semmelweis, e algum tempo depois, de forma independente e mais relevante, pelo cirurgião britânico Joseph Lister. O hospital moderno nasceria desses progressos, junto com a anestesia, que também data de meados daquele século. Pela primeira vez, os cirurgiões podiam abrir o corpo para realizar o que logo se tornaria uma variedade de intervenções amplas com o bisturi e a sutura.

A ascensão da microbiologia, com os famosos experimentos sobre o antraz e a raiva realizados por Louis Pasteur, e a identificação da bactéria que causa a tuberculose por Robert Koch, deram origem à "teoria do germe na doença" na década de 1880. Em 1894 a primeira das grandes doenças letais levou um sério golpe — ou assim parece — quando Emil von Behring e outros desenvolveram um tratamento para o combate à difteria com soro sangüíneo (a vacina veio mais tarde). "Proteja-nos, oh Senhor, da difteria!", os pais costumavam clamar, devido à doença que ceifava a vida de seus filhos, um após outro, quando atacava. Embora o sucesso com a difteria não tivesse levado às drogas maravilhosas que tanto se esperava, foi inquestionavelmente o primeiro de uma série de triunfos da medicina moderna a atingir o público mais amplo possível.

O prestígio da medicina cresceu com as realizações posteriores da teoria do germe na doença, e também se beneficiou muito de reformas institucionais como melhorias na saúde pública. Mas a verdadeira sofisticação, poder e promessa da medicina chegaram com os progressos na compreensão dos processos biológicos e químicos básicos. A primeira metade do século XX testemunhou a gradual descoberta de vitaminas necessárias como nutrientes, de hormônios como mensageiros químicos, de enzimas como máquinas moleculares. As entranhas das células revelavam-se, com grande complexidade. As técnicas na medicina avançaram em combinação com a revolução da física no século XX, fazendo da descoberta dos raios X, em 1895, um bom ponto de partida. Uma nova farmacologia surgiu com a descoberta dos antibióticos. Algumas das doenças bacterianas mais antigas sucumbiam às vacinas, uma das quais — a vacina Salk desenvolvida em 1954 — terminou por ajudar a subjugar a incapacitante e algumas vezes letal doença viral da pólio.

Neste ponto do tempo cronológico, uma revolução termina e outra começa, pois em 1953 veio a descoberta da estrutura do ácido desoxirribonucléico (DNA), a molécula presente em toda célula nucleada, a "molécula definitiva da vida", codificando a informação genética que dirige o crescimento e a manutenção de um organismo — e, quando as instruções são equivocadas, podem dar origem a doenças.

As transformações na medicina que começaram ou foram previstas na segunda metade do século XX basearam-se no que foi descoberto na primeira metade do século. A característica central foi o desenvolvimento das ciências da vida no nível molecular, combinando essencialmente os instrumentos da bioquímica com os *insights* da biologia molecular. Da mesma forma que na teoria do germe, alguns anos se passariam até que a pesquisa básica nestes domínios tivesse um valor clínico sério para médicos e pacientes. Nos países desenvolvidos, o escopo institucional e o sucesso evidente da medicina foram ampliados por outros progressos científicos e tecnológicos, dos *lasers* aos computadores.

Hoje em dia é possível dizer que a medicina ocidental tem um longo alcance no corpo humano. Os médicos recorrem a drogas poderosas que podem protelar a morte e às vezes modificar os estragos de uma doença crônica. Para o diagnóstico e tratamento, eles podem visualizar e às vezes manipular as estruturas microscópicas que compreendem, controlam e definem a estrutura física dos seres humanos. Há mesmo a promessa de maiores realizações com outra revolução há muito esperada. Um grande número de doenças pode ser controlado, se não curado, pela intervenção no nível do genoma — talvez até antes do nascimento. A que ponto e como a manipulação genética pode constituir o futuro da medicina continua sendo uma questão controversa. Mas um genoma humano plenamente decodificado foi esboçado — em duas versões — no ano 2000, e o século XXI começou com um novo foco nos esforços para descobrir os processos genéticos — e protéicos — das doenças, para forjar novas ferramentas diagnósticas a partir desta informação e desenvolver novas drogas.

Considerando todas estas realizações muito recentes, não há lugar na história da medicina para uma volta ao velho triunfalismo. A medicina enfrenta um programa espinhoso, continuamente exposta em uma era de informação orientada para a mídia. A épica pandemia de AIDS é a maior crise contemporânea de saúde; esperam-se outras mais. Os fortes tratamentos para as doenças infecciosas de hoje podem de nada valer amanhã: os antibióticos têm limites e, de acordo com o que sabemos, quanto mais se espera remédios, mais eles demoram a aparecer. Para prevenir ou tratar as doenças virais. A perspectiva de terrorismo biológico é, em parte, uma conseqüência lamentável do progresso da medicina.

Progresso demais? Uma geração atrás, poucos teriam imaginado que, nas páginas da revista *Science*, um filósofo e bioético, John Harris, seria convidado no ano 2000 a encarar a perspectiva da imortalidade humana. Hoje, alguns não se surpreenderão se chegar o dia em que se pensará que as pessoas vivem demais. Nos países ricos, escreveu Roy Porter em um artigo recente, a medicina "tornou-se prisioneira de seu sucesso".[5]

Ela também tornou-se imensamente cara no mundo desenvolvido. Há um certo sistema de medicina socializada em muitos países, mas em toda parte os recursos estão se restringindo. No ano 2000, a América do Norte era um microcosmo piramidal: o Canadá, com um sistema de saúde nacional em funcionamento; os Estados Unidos, com mais de 40 milhões de pessoas sem qualquer plano de saúde; e o México, com uma taxa de mortalidade infantil de 40 por mil.

Em resumo, os problemas que a medicina enfrenta atualmente são tão complexos quanto aqueles que superou no passado — e eles são globais. A medicina ocidental tornou-se poderosa, com sua influência sentida em todo o mundo — mas sua história mais modesta tem muito a ensinar ao futuro. "Devemos lutar para melhorar e transmitir o nobre legado que chegou a nós",[6] escreveu George Rosen em 1958, concluindo sua clássica história da saúde pública com uma observação que hoje inspira alguma ironia: "E o resultado pode ser feliz!"

Este livro tenciona envolver quem quer que esteja interessado em saber alguma coisa sobre as pessoas que criaram o universo médico com o qual a maioria de nós tem familiaridade. Os capítulos estão distribuídos para proporcionar um contexto histórico, com a importância contemporânea como guia. A Parte I perfila sete figuras que representam o escopo e a trajetória da medicina ocidental. Os indivíduos associados com as principais transformações no pensamento médico estão na Parte II, de Vesálio à aurora da descoberta do DNA. A Parte III inclui as figuras fundamentais a que aludimos constantemente, sempre que pensamos na medicina. Alguns cujas descobertas estabeleceram a base para a medicina moderna compreendem a Parte IV, enquanto a Parte V traz a história mais próxima do presente, com uma amostra de pesquisadores contemporâneos — biólogos moleculares, imunologistas, neurocientistas, farmacologistas, caçadores de enzimas e nomes proeminentes nos esforços atuais na luta contra o câncer e a AIDS. A seção final, a Parte VI, é uma miscelânea de figuras tanto de dentro como de fora da medicina dominante.

Alguns indivíduos retratados neste livro são controversos, enquanto outros são em geral tratados com respeito e até reverência. Biografias e pesquisas históricas recentes com freqüência retificaram o equilíbrio, resolvendo velhas controvérsias e contestando a antiga hagiografia. Os eruditos levantaram questões fascinantes sobre o registro histórico, investigando diversos aspectos da descoberta e da prática médicas nos contextos social, econômico e político. Até o ponto em que estas biografias permitem, todo esforço foi feito para levar tais estudos em consideração, embora seus meros números garantam que alguns foram esquecidos. A questão maior é que os legados de muitas figuras complexas e controversas na história da medicina estão sob constante reavaliação. Os veredictos na história da medicina às vezes resistem a uma análise mais profunda, mas raramente são simples ou unânimes.

Por fim, certamente não é necessário dizer que as escolhas que compreendem este livro não podem ser abrangentes — não há espaço ou tempo para isso. O grande número que ficou de fora não requer desculpas, mas serve para lembrar que a história da medicina não pode ser um registro de reis e primeiros-ministros, que os médicos são muitos porque o foco em seu trabalho, em última análise, está nos indivíduos que eles tentam ajudar. Esta mistura foi escolhida aqui para ser estimulante, para encorajar os leitores a imaginar outras inclusões e omissões. Oitenta e seis é um número pequeno, mas os incluídos o aumentam por si mesmos — por seu trabalho, sua influência, e, com bastante freqüência, sua visão iconoclasta e visionária da dor e do sofrimento, do corpo e da mente humanas, e da própria natureza.

Parte I A Bússola da Medicina Ocidental

Charles Darwin [1809-1882]

Biologia e Medicina

A incalculável dívida da medicina para com a ciência, contraída durante pouco mais de um século, deve-se em primeiro lugar às disciplinas associadas com a biologia. As tecnologias criadas em toda a revolução do século XX na física e na química têm papéis contextuais e instrumentais; mas, para falar da influência, a estrutura real dos progressos na medicina derivaram de *insights* básicos sobre como os organismos vivem e interagem, crescem e se reproduzem. A microbiologia e a bioquímica, a genética, a embriologia e outras ciências da vida fundamentam as perspectivas contemporâneas da doença, bem como a poderosa terapêutica para tratá-las. Embora muitas figuras essenciais tenham levado estas disciplinas a seu atual estado de sofisticação, quem lançou os conceitos básicos que os fundamentam merece um lugar de honra. Este é Charles Darwin.

Colocar Darwin à entrada do panteão da história da medicina é um convite à discussão e à controvérsia. Ele não era médico, nem fez pesquisa em medicina — e pode-se argumentar que ele não cabe de maneira nenhuma neste livro. Esta linha de raciocínio seria convincente se qualquer uma das outras influências preponderantes na medicina moderna — Rudolf Virchow (p. 31), Claude Bernard (p. 37), Louis Pasteur (p. 43) ou Robert Koch (p. 49) — tivesse prestado muita atenção aos princípios evolutivos ou ao conceito de seleção natural. Mas, por razões históricas e várias outras, eles não o fizeram. Apresentar estes indivíduos — por um consenso impreciso, os fundadores da medicina que conhecemos e experimentamos — *sem* Darwin, é, em última análise, uma grande negligência.

Apesar de não ter sido médico, Charles Darwin podia assistir a seu pai e seu avô. Ele nasceu em 12 de fevereiro de 1809, na próspera família ae Robert Waring Darwin, um médico, e Susannah Wedgwood. Seu avô paterno era Erasmus Darwin, um famoso médico, poeta, filósofo e inventor. Depois da morte da mãe de Darwin, provavelmente de câncer, quando ele tinha oito anos, suas irmãs, tomadas de desgosto, proibiram-no de comentá-la. Na escola, ele tinha pouco interesse nos clássicos, mas desenvolveu um ardor pela natureza. "A paixão por colecionar", escreveu Darwin em sua *Autobiography*, "que leva um homem a ser um naturalista sistemático, um virtuoso ou um avarento, era muito forte em mim, e claramente inata, e nenhuma de minhas irmãs ou meu irmão jamais teve essas preferências."[1]

Embora Darwin pretendesse seguir seu pai e ingressar na medicina quando foi para a Universidade de Edimburgo em 1825, ele a achou fatigante. A anatomia teria sido uma habilidade útil, mas, como ele não gostava do currículo, nunca aprendeu a dissecar. Acima de tudo, Darwin era sensível ao sofrimento. Tinha um medo mórbido de sangue e não conseguia suportar a sala de operações. Em 1827, ele mudou de rumo, transferindo-se para o Christ's College, em Cambridge, com a perspectiva de se tornar ministro religioso. Mas seus amigos e mentores eram botânicos e geólogos, e o interesse de Darwin na natureza subsistiu e cresceu.

O momento decisivo na vida de Darwin foi sua indicação, por recomendação do professor de botânica John Stevens Henslow, como naturalista não remunerado para a viagem do HMS *Beagle*. A missão principal era fazer um levantamento da exótica Patagônia, Terra do Fogo, Chile, Peru e algumas ilhas do Pacífico. A conselho de seu pai, Darwin inicialmente recusou o convite. Mas o desejo superou a injunção paterna. Ele subiu a bordo em 27 de dezembro de 1831, quando o *Beagle* deixou a Inglaterra, e só retornou cinco anos depois.

O grande significado de sua longa e exótica viagem foi expor Darwin às numerosas formas de vida entre as paisagens intocadas pela civilização. Ele redigiu uma série de livros de notas, decifrando as questões básicas incorporadas na arquitetura e no comportamento dos seres vivos. Coletou exemplares da flora e da fauna. Nas Galápagos, por exemplo, observou ligeiras variações entre várias populações de pássaros nas ilhas vizinhas. A bordo do *Beagle*, Darwin lia e estudava o trabalho recém-publicado de Charles Lyell, *Princípios de geologia*. Um desafio à mais antiga teoria do catastrofismo, que atribuía as características físicas da Terra à maré ou ao fogo, a teoria de Lyell do gradualismo — de que mudanças significativas se acumulam por longos períodos de tempo — tornou-se a base de toda a pesquisa geológica moderna. Ela também organizou a visão de Darwin do mundo exótico que encontrara, e assim se tornou uma das principais bases de apoio de sua teoria da evolução.

A gestação desta teoria, que notoriamente durou duas décadas, começou depois de Darwin retornar à Inglaterra no final de 1836. Sabe-se há muito tempo que as melancólicas idéias de Thomas Malthus sobre a população foram centrais para a teoria da evolução de Darwin e para o conceito de "luta pela existência". Hoje em dia, entende-se que seu trabalho teve também outras influências. As idéias econômicas de Adam Smith enfatizaram para Darwin a centralidade do indivíduo. Ele também observou o conceito do filósofo Auguste Comte de que uma teoria científica devia ser profética e quantificável, pelo menos em princípio. E, como Florence Nightingale (p. 123), Darwin leu o controverso pioneiro da estatística, o belga Adolphe Quételet. Logo ele começou a analisar todas estas idéias por sua relevância para o mundo natural das plantas e dos animais. Em 1842, fez o primeiro esboço da teoria da evolução e o conceito da descendência das espécies, empregando a expressão "seleção natural".

Darwin estava bem consciente de que sua teoria era potencialmente subversiva com relação à religião. Na verdade, sua disposição de vencer as objeções teológicas foi um de seus pontos fortes como cientista. Mas isso também foi levado em conta em sua cuidadosa, e reticente, abordagem à divulgação de suas idéias. Darwin continuaria refinando sua teoria e concluiria o terceiro esboço em 1856.

Darwin passou os anos da meia-idade acumulando a massa de evidências circunstanciais sobre as quais sua teoria da evolução, quando proposta publicamente pela primeira vez, se baseava. Em 1842, casou-se e se mudou para uma propriedade rural nos arredores de Londres, a Down House, onde passou o resto de sua vida. Publicou um relato sobre sua viagem no *Beagle* e, em 1842, *The Structure and Distribution of Coral Reefs* (Estrutura e distribuição de recifes de corais). Estes e outros trabalhos lhe trouxeram uma considerável reputação como naturalista. Darwin também continuou a colecionar espécimes, especializando-se em cracas, e reuniu e classificou uma imensa variedade delas.

As persistentes recusas de Darwin à publicação de suas teorias, apesar do estímulo de Charles Lyell, chegaram ao fim em 1858, depois que ele recebeu uma longa carta de Alfred Wallace, um naturalista amador. Wallace também viajara a terras exóticas e desenvolvera uma teoria da evolução que de muitas formas era igual à de Darwin. Esta potencial disputa pela prioridade foi resolvida com autodomínio e decoro. Wallace e Darwin leram artigos associados na Sociedade Lineana em 1º de julho de 1859. Tendo desta forma tornado sua teoria pública, Darwin não se apressou em preparar seu trabalho mais longo, gerando muita expectativa pública. Quando *Sobre a origem das espécies por meio da seleção natural, ou a Preservação de raças favorecidas na luta pela vida* foi publicado em 1859, a primeira edição, de 1.250 exemplares, esgotou-se completamente em um único dia.

O darwinismo tornou-se muito discutido, adquiriu *status* científico e teve seus adeptos e oponentes. Embora tenha sido demasiado lacônico sobre a evolução antes da publicação da *Origem*, Darwin tornou-se excepcionalmente prolífico logo depois disso. Entre outros trabalhos, ele publicou *Variations of Animals and Plants Under Domestication* (Variações de animais e plantas sob domesticação) em 1868, e seis livros durante a década de 1870, inclusive o influente *The Expression of the*

Emotions in Man and Animals (A expressão das emoções no homem e nos animais), de 1872, e *The Formation of Vegetable Mould through the Action of Worms* (A formação de húmus vegetais pela ação das minhocas), de 1881. Mas a mais famosa destas últimas obras foi o controverso *The Descent of Man* (A origem do homem), de 1871. Ali Darwin expressou sua "principal conclusão" de que "o homem descende de algumas formas menos organizadas de vida".[2] Os elementos, incontroversos, são: "A estreita similaridade entre o homem e animais inferiores em desenvolvimento embrionário, bem como em inumeráveis pontos de estrutura e constituição, tanto de alta como da mais insignificante importância (...)." Consoante a trajetória de grande parte da ciência desde o século XVI, o conceito de Darwin da evolução humana representou um afastamento distinto da visão dos seres humanos como privilegiados no esquema da natureza.

A personalidade complexa de Darwin resiste a uma síntese, especialmente porque tem sido romanceada com freqüência. Quando criança, ele era travesso e podia ser arruaceiro; quando adulto, amava a solidão — um resultado, disse ele, de sua viagem no *Beagle*. Era afável e inseguro, e tendia a doenças, algumas das quais talvez fossem psicossomáticas. Em qualquer situação, Darwin gostava de ser cuidado tanto quanto gostava de cuidar dos filhos. Seu casamento com sua prima em primeiro grau, Emma Wedgwood, foi um sucesso. Dos dez filhos do casal, sete viveram até a idade adulta. Quanto à religião, Darwin era originalmente um teísta, mas no fim de sua vida tornou-se agnóstico. Darwin morreu em 19 de abril de 1882. Foi sepultado na abadia de Westminster, não muito longe de Isaac Newton.

Hoje, a influência de Darwin em toda a biologia é inquestionável. Sua reputação acabou por se consolidar, e a gama de seu pensamento se ampliou alguns anos depois da redescoberta das leis da hereditariedade de Mendel, em 1900. Embora não estivesse inicialmente claro se o conceito de Darwin da seleção natural e a idéia de alteração por mutação eram compatíveis, em 1930 esta questão foi definitivamente resolvida. A seleção darwinista e a genética mendeliana tornaram-se "mutuamente indispensáveis",[3] escreve Anthony Flew, "e entre elas [estabelece-se] exatamente o mecanismo necessário para a evolução por seleção natural". A genética clássica que surgiu das leis de herança mendeliana encontra-se com a genética das populações no cruzamento fornecido pela seleção natural.

A prolongada influência de Darwin continuou a dominar a biologia, combinando evidências da genética (com a ajuda das moscas-das-frutas) e da paleontologia (uma compreensão encorajadora do registro fóssil), de forma que surgiu um ponto de vista "neodarwinista" amadurecido em uma teoria freqüentemente chamada de "síntese moderna". Muitas idéias de Darwin foram modificadas e ampliadas, como era de se esperar; vários aspectos da biologia da evolução continuam em um saudável fluxo. O paradigma neodarwinista é a raiz de quase todo o pensamento contemporâneo na biologia.

E o que isso tem a ver com a medicina? "O que os médicos aprenderam com Darwin?",[4] pergunta o historiador da medicina W. F. Bynum. "A resposta mais curta é que, como tantos cientistas da vida no século passado, eles aprenderam muito." Os médicos em geral eram receptivos ao pensamento darwiniano por seu poder explanatório em anatomia e fisiologia comparativas, bacteriologia e farmacologia. Durante os últimos cem anos, as principais descobertas nestes e em outros campos foram influenciadas e condicionadas pelo pensamento evolutivo.

Isto é, a influência de Darwin no pensamento médico não é meramente difusa, mas em muitos casos específica e está em constante expansão. Os conceitos evolutivos estavam constantemente presentes na mente de cientistas e médicos que delineavam os experimentos que modelavam a pesquisa médica. Como idéias simples, a evolução e o conceito de diátese, ou a predisposição hereditária a doenças, precedeu Darwin. Mas a teoria da evolução organizou o que tinha sido especulação e observação. John Hughlings Jackson, através de Herbert Spencer, deu contribuições fundamentais à neurologia baseando-se nas idéias evolutivas. Em 1882, *sir* James Paget afirmou que várias doenças "novas", como a osteíte deformante (doença de Paget), deviam ser estudadas "como Darwin estudou as variações entre as espécies".[5] Archibald Garrod (p. 261), no final do século XIX, apresentou fortes evidências para distúrbios herdados e os relacionou diretamente com as leis mendelianas nos meses que se seguiram a sua redescoberta, em essência aplicando ao pensamento médico a idéia de Darwin da variação individual. O próprio Garrod a chamava de "um campo pouco explorado, mas promissor, em relação à seleção natural".[6] Ignorado inicialmente, sua importância continuou a crescer; recentemente, a expressão "medicina evolutiva" adquiriu uma conotação clínica.

Mas isso não é tudo. No século XX, os conceitos de Darwin vieram a ter um grande valor quando o conhecimento médico tornou-se molecular. Na década de 1930, quando Hans Krebs (p. 291) descobriu o famoso "ciclo do ácido cítrico" — a chave para o metabolismo intermediário — ele lembrou que, entre suas considerações, estava sua "convicção, baseada nos princípios da evolução",[7] de que a oxidação estava relacionada com a combustão de derivados de alimentos — em animais, plantas e até em bactérias. Em 1954, Macfarlane Burnet (p. 339) formulou a teoria da seleção clonal, a raiz de toda a imunologia contemporânea, com os conceitos darwinianos em mente. A lista não tem fim. Em resumo, Charles Darwin modelou a biologia subjacente à medicina contemporânea. Sua influência não deve ser subestimada, pois Darwin, como Isaac Newton ou Albert Einstein, é responsável por um novo relacionamento entre seres humanos e a natureza no mundo ocidental. Seu grande significado para a medicina deve estar aparente, repetidamente e de muitas formas, nos capítulos que se seguem.

Rudolf Virchow [1821-1902]

O Escopo da Medicina Moderna: Celular e Social

Rudolf Virchow foi um pesquisador experimental talentoso, um microscopista perito, anatomista, patologista e médico. Talvez seja mais lembrado pela cristalização da teoria — fundamental para a medicina científica — de que as células, as unidades básicas da vida, surgem de outras células e representam a morada última da doença. Virchow, segundo escreveu Levi C. Lane em 1893, "fez de toda a profissão médica herdeira de sua doutrina".[1] Um século depois, podemos dizer o mesmo.

Mas, além disso, Virchow foi um importante militante pela saúde pública, pela epidemiologia e pela reforma da medicina. Um proponente das estatísticas médicas, ele também tinha uma aguda consciência das dimensões sociais e políticas da doença e das epidemias. Já no início de 1848, Virchow demonstrou a importância de um sanitarismo decente e defendeu o direito dos cidadãos à boa saúde como uma questão de regulamentação governamental. Em uma pergunta retórica, merecidamente famosa, ele indagou: "Levarão os triunfos do gênio humano somente a isso, que a raça humana deva se tornar mais infeliz?"[2] A consciência e as contribuições de Virchow para a saúde pública e a reforma médica continuam centrais a sua duradoura reputação.

Rudolf Ludwig Carl Virchow nasceu em 13 de outubro de 1821 em Schivelbein, uma pequena cidade (hoje Swidwin, na Polônia) na Pomerânia Oriental, uma região atrasada e politicamente conservadora da Prússia. Seu pai, inteligente mas excêntrico e nada próspero, era Carl Christian Siegfried Virchow; sua mãe, a rabugenta Johanna Maria Hesse. A formação familiar não foi ilustre, e pouco no ambiente da infância de Virchow levaria ao gênio. Desde cedo, contudo, ele era excepcionalmente curioso, interessado em história natural, com um talento para as línguas. Um estudante de destaque, ele cedo manifestou uma forte personalidade. Os colegas de classe o chamavam de seu "rei".

A formação médica de Virchow foi exemplar, combinando a nova ciência germânica com os progressos na patologia clínica, associados com o sistema hospitalar de Paris. Depois de se formar no ginásio, Virchow, em 1839, ingressou na

Universidade Friedrich Wilhelm em Berlim. Esta instituição estatal oferecia uma educação médica gratuita a um pequeno número de estudantes, com a condição de que eles servissem como médicos do exército depois que se formassem. Virchow teve sorte o bastante para estudar com o carismático Johannes Müller (p. 99), que se tornou seu orientador no laboratório; na clínica, ele foi influenciado por outro pesquisador famoso, Johann Schönlein. Virchow recebeu seu diploma de medicina em 1843 e foi designado para o distinto Hospital Cáritas em Berlim como "cirurgião associado". Não só trabalhou como clínico, mas também fez pesquisa.

O declínio da romântica *Naturphilosophie* na Alemanha em meados do século, depois de uma geração de predomínio nas universidades, criou oportunidades incomuns para novas influências. Apenas dois anos após conquistar seu diploma, Virchow tornou-se um médico renomado, articulado e sem papas na língua. Em 1845 fez dois discursos diante de grandes públicos na Universidade Friedrich Wilhelm, em que fixou um programa ambíguo para a medicina, de experimento e pesquisa. Defendendo a visão de Theodor Schwann e outros, Virchow já estava proclamando a importância central da célula como unidade básica da vida. Ele desafiou e ridicularizou o vitalismo e a patologia humoral, e falou em favor da nova medicina científica reducionista. Em 1847 Virchow tornou-se editor do *Archiv für pathologische Anatomie und Physiologie und für klinische Medizin* (Arquivo de patologia anatômica, fisiologia e medicina clínica), que em breve seria conhecido como o "Arquivo de Virchow", a mais importante publicação médica da época. Virchow trabalharia ali como editor até a sua morte.

Contribuindo para a crescente autoridade de Virchow estava sua própria pesquisa experimental. Uma teoria popular sustentava que a flebite, ou inflamação em uma veia, tinha um papel causal em doenças de todos os tipos. A idéia era plausível, porque os patologistas em autópsias freqüentemente encontrariam coágulos sangüíneos, ou trombos, na corrente sangüínea. Acreditava-se que a fibrina — a substância fibrosa dos coágulos — era uma substância "vital". Incumbido de verificar essas concepções, Virchow chegou a conclusões diferentes. Ele desmascarou a idéia de que a fibrina era "a essência da vida" e sugeriu que era um artefato químico, um resultado mecânico derivado de outras circunstâncias. No curso de seu trabalho, Virchow cunhou o termo *trombose* — a formação do trombo, ou coágulo sangüíneo intravascular. Ele descreveu o novo fenômeno, a *embolia*, em que um corpo estranho se move pela circulação sangüínea e se aloja em algum lugar dela, com vários resultados patológicos. A teoria "inflamatória" de Virchow da formação de placas arteriais, embora não estivesse totalmente correta, era influente, detalhada e gerou muita pesquisa útil.

Todo esse trabalho inicial, realizado com a ajuda do recentemente aprimorado microscópio, indica a capacidade de Virchow para desenvolver generalizações significativas a partir de dados experimentais. O mesmo se pode dizer da doença conhecida como "sangue branco". Na autópsia, Virchow reconheceu que a proporção de glóbulos brancos para glóbulos vermelhos estava invertida. Familiarizado com as proporções normais através de seu trabalho sobre a flebite, Virchow descobriu e passou a descrever a leucemia. Virchow também deu numerosas outras contribuições à descrição de vários cânceres, e também realizou estudos químicos que, embora hoje estejam esquecidos e obsoletos, foram valiosos em sua época.

A carreira de pesquisador de Virchow foi interrompida pela inquietação social que tomou grande parte da Europa no final da década de 1840. Primeiro, ele foi enviado para dirigir um levantamento médico na Alta Silésia, onde uma epidemia de tifo havia irrompido entre a minoria polonesa pobre. Dirigindo-se ao governo, Virchow escreveu uma recomendação politicamente radical de reforma, afirmando que as causas da epidemia eram essencialmente sociais. A autogestão, a separação entre Igreja e Estado, a tributação dos ricos e a melhoria das técnicas agrícolas estavam entre suas recomendações. Virchow subseqüentemente desenvolveu a idéia construtiva da "epidemia artificial", que considerava os surtos de doenças resultantes de condições sociais, e citou o tifo e a tuberculose como exemplos. Neste contexto, Virchow via os médicos como "defensores naturais dos pobres",[3] e afirmou que eles deviam ter um papel ativo na solução dos problemas sociais.

Virchow despertou para a mudança política com o início da revolução de 1848, quando a Áustria perdeu o controle sobre os Estados germânicos. Ele serviu com ineficácia nas barricadas, mas continuou comprometido com o socialismo e os ideais revolucionários depois que a revolução acabou. Tornou-se editor de um semanário radical, *Die Medizinische Reform* (Reforma médica), e participou de reuniões e manifestações que logo lhe trariam uma suspensão parcial no Cáritas.

A década de 1850 foi a mais frutífera para Virchow em termos de medicina e patologia. Em 1849, com o início de um clima político revolucionário, Virchow mudou-se para a Universidade de Würzburg. Envolveu-se em um programa de pesquisa e publicação de um maciço livro, em seis volumes, de patologia e terapêutica — um dos primeiros de muitos *Handbücher* da ciência alemã. Virchow também começou seu longo trabalho como um dos editores do anuário *Canstatt's Jahresbericht*, uma publicação médica que armazenava grande quantidade de informações médicas e lida por um público internacional de anatomistas, patologistas, cirurgiões e médicos.

Em 1856 Virchow voltou a Berlim, onde uma cadeira de anatomia patológica foi criada para ele na Universidade Friedrich Wilhelm. Seu professor Johannes Müller foi em grande parte responsável por esse convite, e um prédio especial para o Pathologisches Institut foi construído para seu trabalho. Neste instituto, perto do Cáritas, Virchow educaria duas gerações de médicos, e sua reputação e influência se tornariam mundiais.

O lançamento de *Die Cellularpathologie* (*Patologia celular*) de Virchow, em 1858, é um marco genuíno da medicina científica. A publicação contém uma série de vinte conferências que renovam meio século da ciência da patologia. Historicamente, via-se primeiro o órgão individual, depois vários tipos de tecidos começaram a ser considerados os lugares que fundamentalmente sofrem alterações na doença. Agora vinha a célula. No corpo, composto de uma vasta reunião de células individuais, todo processo de doença afeta o funcionamento normal das células. Com Virchow, a anatomia patológica tornou-se a patologia celular.

Além disso, a célula não era mais simplesmente uma entidade estrutural, mas agora evocava todo um sistema biológico. Virchow, já no início de 1852, havia rejeitado a idéia, estreitamente relacionada com Theodor Schwann, de que as células surgem de um blastema indiferenciado. Em vez disso, ele adotou — com pouco reconhecimento — as perspectivas apresentadas primeiro por Robert Remak, um pesquisador polonês. Remak criticou a visão de Schwann e, com ovos de sapo, concluiu "que a produção independente de núcleos ou células é na verdade somente a divisão de núcleos ou células preexistentes".[4] Quando apresentou estes conceitos em suas conferências sobre patologia celular, Virchow as expressou como uma fórmula poderosa: *Omnis cellula e cellula* (toda célula surge de outra célula).

A doutrina da auto-replicação celular abriu caminho para a biologia e a medicina unificadas. "Em toda a gama de seres vivos, plantas, animais, as partes constituintes de um ou outro", proclamou Virchow, "prevalece a eterna lei do desenvolvimento contínuo. (...) Devemos reduzir todos os tecidos a um único elemento simples, a célula."[5] O *Patologia celular*, escreveu Ralph Major alguns anos atrás, "causou uma revolução no pensamento médico. (...) Em pouco tempo, o mundo médico *in toto* tornou-se discípulo de Virchow".[6] Uma aplicação direta da teoria celular na medicina veio com o trabalho de Virchow sobre os tumores, *Die krankhaften Geschwülste* (*A patologia dos tumores*), publicado entre 1863 e 1867.

Virchow teve o privilégio de uma vida saudável e longa, e teve uma segunda carreira como político, e uma terceira como antropólogo físico. Em 1862, foi eleito pela primeira vez para a Câmara dos Deputados prussiana. Opôs-se à reunificação forçada de um Estado germânico militarizado, e em breve se tornaria inimigo de

Otto von Bismarck, que certa vez o desafiou para um duelo. (Supõe-se que Virchow tenha respondido dizendo que aceitaria o desafio somente quando Bismarck o acompanhasse no reino da moralidade.) De 1880 a 1893, serviu no Reichstag e foi membro da câmara de vereadores de Berlim. Entre outras coisas, seu trabalho político ajudou a realizar reformas na higiene e melhorou o sistema hospitalar municipal. Berlim também pôde agradecer a Virchow pela melhor disposição da rede de esgotos e um abastecimento de água potável.

Como antropólogo, Virchow também foi influente, com mais de mil contribuições publicadas. Em 1869 Virchow fundou a Sociedade Berlinense de Antropologia, Etnologia e Pré-história, que dirigiu por mais de trinta anos. A antropologia era uma ciência relativamente nova, e Virchow tornou-se uma figura poderosa para seu desenvolvimento na Alemanha. Ele também influenciou Franz Boas, que viria a fundar a antropologia americana. Foram muitas as atividades arqueológicas de Virchow. Ele escavou amplamente nas províncias orientais da Prússia, onde nasceu e foi criado. Gostava de debater com chauvinistas alemães. Com escavações na Pomerânia, ele solapou a idéia de uma raça alemã unificada e culturalmente avançada. Mostrou que os homens tribais primitivos habitavam ali em cavernas, enquanto em toda parte do mundo prosperavam as civilizações superiores. Virchow também se tornou amigo e patrocinador de Heinrich Schliemann, que descobriu Tróia e o acompanhou ao Egito em 1888.

Em sua personalidade, Virchow possuía uma certa frieza que mal correspondia a seu amor profissional pela humanidade. Belicoso nos debates, nas relações pessoais ele não tinha consciência de como suas palavras podiam ferir. Como professor, era conhecido como "papa" ou "paxá", mas era receptivo às idéias dos alunos e proficiente nas colaborações. Dizia-se que era capaz de um comportamento alegre, especialmente em família. Seu casamento com Rose Mayer, quando era um agitador em 1848, perdurou e gerou seis filhos. A morte de Virchow, de doença cardíaca, veio várias semanas depois de ele ter sofrido uma fratura de fêmur em um acidente de bonde. Quando morreu, em 5 de setembro de 1902, Berlim lhe prestou um funeral com honras públicas.

Em toda a sua carreira, Virchow cometeu erros, grandes e pequenos. Opôs-se à lavagem das mãos defendida por Ignaz Semmelweis (p. 207) em 1849, e sua admissão de que estava errado, anos depois, não foi nada generosa. Também não foi mais afável com a muito mais bem-sucedida teoria bacteriológica proposta mais tarde por Pasteur (p. 43), Robert Koch (p. 49) e outros. Virchow estudou amplamente e escreveu sobre a doença tubercular, mas não via a tuberculose — que tinha numerosos locais e manifestações — como uma entidade patológica única.

Na verdade, turvou seriamente as águas depois de uma sólida fundação estabelecida por René Laennec (p. 93) e outros pesquisadores. Por fim, a suspeita de Virchow da teoria da evolução de Darwin, apesar de seu interesse pela antropologia, é evidência da mentalidade rígida que caracterizou algumas de suas visões anos depois.

Mas nada disso deve diminuir a influência central de Virchow no rumo da medicina e da pesquisa médica. Ele foi, escreve Erwin Ackerknecht, "mais que um cientista médico; também foi um grande auxiliador e salvador de vidas — um grande médico no sentido pleno da palavra".[7]

Claude Bernard [1813-1878]

A Medicina e a Moderna Fisiologia Experimental

As muitas descobertas de Claude Bernard e sua riqueza de *insights* sobre as funções do corpo humano, na saúde e na doença, tornam-no uma figura central no desenvolvimento da medicina moderna. Baseando-se nas frutíferas pesquisas em anatomia e patologia na virada do século XIX, Bernard forjou uma patologia baseada na função. Sua ênfase estava no experimento e na vivissecção, e seu trabalho prenuncia a moderna explicação biológica e bioquímica. Isto o torna notavelmente moderno aos olhos contemporâneos, como também o faz sua sofisticação conceitual e capacidade de proporcionar uma visão unificada do corpo em funcionamento. "Sua filosofia", escreve Rosalyn S. Yalow (p. 347), "fornece as bases da pesquisa interdisciplinar que se torna cada vez mais importante na ciência moderna à medida que as fronteiras entre as várias disciplinas parecem se fundir."[1]

Na verdade, qualquer relação das realizações de Bernard deve incluir um catálogo tanto de suas descobertas específicas como de seus princípios teóricos. Bem no início de sua carreira, Bernard mostrou como o pâncreas funciona na digestão das gorduras e como o fígado armazena, processa e secreta açúcar. Ele fez numerosas descobertas relacionadas com operações de vários nervos e, ao demonstrar a ação do veneno curare, tornou-se uma figura essencial na história da farmacologia. Mas além disso, à medida que ia ficando mais velho, Bernard foi responsável por amplas e sólidas generalizações sobre a fisiologia humana e a natureza da doença. Seu conceito mais famoso, do *milieu intérieur*, tornou-se a base do que Walter B. Cannon mais tarde chamaria de *homeostase* — desde então um dogma fundamental em toda a biologia. Sobretudo, escreve Hugh LaFollette e Niall Shanks: "Bernard modelou o paradigma fisiológico mecanicista que reinou na maior parte do século XX."[2]

Relativamente pouco na criação de Claude Bernard indica uma capacidade para a dedicação à ciência e à medicina. Nasceu em 12 de julho de 1813, em Saint-Julien, um vilarejo na região francesa de Beaujolais, filho de Pierre François Bernard, um vinicultor; sua mãe, com quem desfrutou de grande afeição, era Jeanne Saulnier. Claude foi educado em escolas religiosas, e embora intrigado com a natureza desde jovem, não recebeu educação em ciências. Quando era aprendiz de um farmacêutico, Bernard desenvolveu um interesse pelo teatro. Depois de desfrutar de sucesso provincial com uma de suas comédias, escreveu uma peça, *Arthur de Bretagne*, e mudou-se para Paris com a esperança de se tornar um dramaturgo de sucesso. Mas depois de ser rejeitado por um crítico conhecido, Bernard voltou as costas à carreira literária. Obteve o diploma de bacharelado e ingressou na faculdade de medicina. Um aluno mediano, ele se formou entre os piores da turma e tornou-se residente em 1839.

Enquanto ainda era estudante, Bernard ficou muito impressionado com as aulas de François Magendie (p. 103). Apreciava o ceticismo e a desconfiança que o grande patologista tinha pela fisiologia contemporânea, que dependia demais de observação acumulada e raciocínio indutivo, mas de pouco experimento. No Hôtel-Dieu, Bernard tornou-se membro da equipe de Magendie. Quando sua residência acabou, manteve seu relacionamento com Magendie, tornando-se seu assistente de 1841 a 1844. Embora tenha recebido seu diploma de médico em 1843, Bernard jamais praticaria a medicina clínica.

Por vários anos Bernard trabalhou em um laboratório particular, e sem recursos financeiros. Foi ajudado pelo grande dote que obteve quando se casou com Marie Françoise Martin em 1845. Este casamento de conveniência viria a assombrá-lo. Muitos experimentos de Bernard eram realizados com animais — na verdade, eles mostraram o caminho para grande parte da pesquisa do século XX. Mas sua esposa e as duas filhas do casal eram discriminadas por seu trabalho e tornaram-se antivivisseccionistas.

Bernard buscou várias linhas diferentes de pesquisa ao mesmo tempo. Dois de seus principais focos eram a digestão e o metabolismo. Sua tese de doutorado, de 1843, tratava da química da digestão, e em 1849 Bernard publicou um artigo sobre o papel do pâncreas, mostrando sua contribuição crucial para o metabolismo das gorduras. Esse tipo de descrição e demonstração de uma atividade específica, relacionada com uma teoria mais ampla da função, era característico do grande trabalho de Bernard. Anteriormente, a ciência da fisiologia tinha sido muito limitada pela especulação. A abordagem de Bernard era revolucionária.

Igualmente importantes foram os estudos de Bernard da função do fígado. Ele demonstrou, em 1848, que o sangue de pessoas saudáveis, não apenas dos diabéticos, continha açúcar. Mostrou que o fígado adiciona açúcar ao sangue à medida que este passa pelas veias hepáticas e também secreta bile durante a digestão. A dupla função do fígado tornou-se essencial na nova e mais ampla compreensão da nutrição e do metabolismo intermediário. Em 1850 o artigo de Bernard, "Sobre uma nova função do fígado", deu-lhe o prêmio em fisiologia experimental da Academia de Ciências — pela terceira vez — e se tornou a base de uma tese com a qual ele obteria um doutorado em ciências naturais em 1853. Em 1857 Bernard isolou quimicamente o glicogênio, a forma de armazenamento do açúcar no fígado.

Outro foco da pesquisa de Bernard foi o sistema nervoso. Em 1843, investigando o nervo facial conhecido como *corda timpânica*, ele não foi muito bem-sucedido a princípio. Mas a partir de 1851, realizou experimentos que mais tarde mostraram que determinados nervos — os nervos vasomotores, como os chamamos hoje — controlam o sistema vascular. Em 1858 descobriu os nervos vasodilatadores que regulam o diâmetro dos vasos sangüíneos.

Os esforços de pesquisa se combinaram, até certo ponto, com o trabalho sobre a circulação de órgãos em repouso ou em funcionamento. Bernard publicou *Leçons sur les propriétés physiologiques et les altérations pathologiques des liquides de l'organisme* (*Lições sobre as propriedades fisiológicas e alterações patológicas dos fluidos do organismo*) em 1859.

Embora não tenha tido formação em química, Bernard se beneficiou muito do trabalho de pelo menos dois excelentes químicos, seus amigos Jules Pelouze e Charles-Louis Barreswil. As reações químicas foram uma parte especialmente importante dos experimentos de Bernard com venenos e drogas. Determinados venenos, descobriu ele, podem revelar a química da ação fisiológica. Por exemplo, Bernard descobriu que o monóxido de carbono asfixia porque substitui o oxigênio nos glóbulos vermelhos, com um efeito letal. Ele também fez experimentos com curare, ópio, estricnina e vários anestésicos.

A partir de 1855, depois de uma longa gestação em seus livros de notas, os escritos de Bernard se voltaram para o desenvolvimento conceitual e a filosofia da pesquisa médica. Isto pode se dever em parte às obrigações de sua envergadura. Em 1854 ele fora eleito para a Academia de Ciências. Assumiu um cargo de professor de fisiologia geral na Faculdade de Ciências de Paris, e em 1855, com a morte de Magendie, Bernard tornou-se professor de medicina no Collège de France. É ainda assim extraordinário, para Bernard, que depois de anos como experimentador assíduo tenha surgido como uma das figuras mais significativas da filosofia da medicina e da pesquisa médica.

O *Introduction à l'étude de la médecine expérimentale* (*Introdução à medicina experimental*) de Bernard, concebido em 1858 e publicado sete anos depois, continua sendo um dos livros mais influentes na medicina moderna. Bernard levou esse tempo para ler vários filósofos, inclusive Immanuel Kant e Auguste Comte, e desenvolveu um argumento astuto e sofisticado para o "raciocínio experimental". A pesquisa médica, escreve Bernard, deve ser realizada gradualmente em três estágios: a *observação*, que estimula a imaginação a desenvolver a *hipótese*, que por sua vez leva ao *experimento*. Sua meta geral era "conquistar a natureza viva, agir sobre os fenômenos vitais e regulá-los e modificá-los".[3] Bernard era um forte determinista e colocou-se contra o vitalismo.

Outro conceito central no pensamento de Bernard, extensivamente discutido em sua introdução à *Medicina experimental*, é o de *milieu intérieur*, um conceito que tomou forma gradualmente no curso de seu trabalho durante a década de 1850. Bernard via o "ambiente interno" do corpo como necessariamente estável, o melhor para prover "condições constantes de temperatura, umidade, disponibilidade de oxigênio, sem os quais os órgãos não podem ser nutridos".[4] Várias décadas depois, com uma teoria celular um pouco mais desenvolvida, a descoberta dos hormônios e melhor compreensão do sistema nervoso simpático, Walter B. Cannon (p. 257) desenvolveria o conceito mais moderno de homeostase. Como uma generalização na fisiologia, o *milieu intérieur* era um organizador poderoso.

Bernard tornou-se uma figura de grande renome à medida que envelhecia, o que deve ter sido um consolo para vários surtos de doença. A partir de 1869, suas aulas eram freqüentadas não somente por alunos de medicina e fisiologia, mas pelos ricos e famosos. Bernard tornou-se conhecido para muitos dos gigantes da literatura francesa, e *O romance experimental* de Émile Zola foi um esforço fracassado de parodiar *Introdução ao estudo da medicina experimental*.

A vida doméstica de Bernard não era feliz, e depois de 1869 ele viveu separado de sua esposa e filhas. Teve um relacionamento íntimo com Madame Raffalovich, uma jovem atraente e intelectual, esposa de um banqueiro. As cartas de Bernard a ela foram mais tarde publicadas em 1950 como *Lettres beaujolaises*. Admirado por Luís Napoleão, Bernard foi nomeado senador em 1869 e dava sua aprovação oficial ao governo autoritário sem questionamentos. Depois de sua morte, em 10 de fevereiro de 1878, Bernard teve um funeral de Estado — o primeiro cientista francês a receber tal honra. O cortejo terminou no cemitério Père Lachaise, e Gustave Flaubert o descreveu mais tarde, com um toque de ironia, como "religioso e muito bonito".[5] Bernard era agnóstico.

Uma advertência deve ser acrescentada a qualquer avaliação das realizações de Bernard. Embora quase sem paralelo, sua herança científica pode ser descrita como variada. Seu poderoso paradigma para a pesquisa experimental também envolveu o ceticismo da medicina clínica, uma confiança desnecessária nas estatísticas e na epidemiologia, e uma rejeição infeliz ao pensamento evolutivo. "Os custos da aceitação contínua do paradigma de Bernard por parte dos pesquisadores é substancial",[6] escreve Hugh LaFollette e Niall Shanks em uma recente declaração. "A insensibilidade contínua da fisiologia em relação à evolução tem-na afastado cada vez mais de outras ciências biológicas." O enriquecimento da medicina moderna de Claude Bernard pode ser atribuído tanto a valores culturais como ao próprio cientista — que descobriu, na visão de seu aluno Paul Bert, "como os outros respiram".[7]

Louis Pasteur [1822-1895]

A Teoria do Germe na Doença: a Microbiologia

Louis Pasteur em geral é retratado como um dos grandes heróis da medicina. A ele é popularmente creditada a criação da teoria do germe na doença — delineada gradualmente por trabalhos experimentais e teóricos durante várias décadas antes de ser plenamente enunciada e demonstrada por volta de 1880. A partir daí, os microorganismos seriam identificados como agentes infecciosos para muitas doenças específicas. Pasteur desenvolveu uma das primeiras vacinas preventivas, contra o antraz, em 1882. Ampliada para a higiene e a sepse, a teoria do germe teve um efeito cascata na pesquisa, na prática e mais tarde na terapêutica médicas. Na verdade, com Louis Pasteur, o grande potencial para combater cientificamente as doenças físicas da vida humana através da medicina era, pela primeira vez na história, óbvio, se não prestes a acontecer.

A carreira de Pasteur teve uma trajetória definida, e sua personalidade, um caráter distinto. Ele formou-se em química, e no início de sua carreira passou a pesquisar questões significativas da biologia. Seu trabalho em patologia estava estreitamente relacionado com a crescente indústria francesa e foi de certa forma significativamente patriótico. A cerveja impotável, o vinho estragado e as doenças do bicho-da-seda foram os temas dos primeiros estudos de Pasteur. Ele se voltou para o antraz, uma doença do gado, em 1878. O desenvolvimento da vacina antirábica humana representou o clímax de sua carreira. Pasteur expunha seu trabalho com vigor, às vezes dramaticamente, aos colegas e a um público fascinado. "Ele criou a felicidade em torno dele enquanto dava glória à França",[1] escreveu René Vallery-Radot sobre seu sogro em uma biografia laudatória. A realidade de Pasteur é mais complexa do que a lenda e mais interessante também.

Único filho homem e segundo de quatro filhos, Louis Pasteur nasceu em Dole em 27 de dezembro de 1822. Sua mãe era Jeanne-Etiennette Roqui. Jean-Joseph Pasteur, seu pai, era curtidor por profissão e um veterano altamente condecorado do exército de Napoleão. Pasteur sempre lembrava dele com expressões de devoção e reconhecia sua perseverança e patriotismo. Na verdade, durante os primeiros anos de escola, quando ele se saiu apenas moderadamente bem, seu pai o educou.

Louis cresceu diligente, industrioso e perfeccionista. Em 1838 ingressou em uma escola preparatória de Paris. Em sua juventude, Pasteur gostava de pintar e, como atestam os retratos remanescentes, era um artista promissor. Mas na idade de 19 anos ele abandonou a arte em favor da ciência.

Inicialmente foi mais atraído para a física e estudou química na prestigiosa École Normale Supérieure. Recebeu sua *agrégation*, nestas duas disciplinas, em 1846.

A passagem de Pasteur da físico-química para a biologia se deu através da pesquisa no que se pode chamar de "problema do ácido tartárico". Os ácidos tartáricos foram a princípio identificados como depósitos em tonéis de vinho por volta de 1770. À medida que eram descobertos, reconheceu-se que vários tartaratos tinham igual composição química (inicialmente eram exemplos de isomeria), mas propriedades bastante diferentes. Contudo, em 1844 descobriu-se que dois tartaratos tinham uma propriedade idêntica: a capacidade de polarizar a luz. Como poderiam ser iguais? Aqui Pasteur começou seu trabalho. Com uma análise cuidadosa dos cristais do tartarato conhecido como ácido racêmico, usando uma lupa, ele descobriu duas formas assimétricas, uma a imagem especular da outra. Na verdade, ele conseguiu separar os cristais em dois grupos e mostrou que a luz giraria para a esquerda em um grupo e para a direita em outro. Foi um trabalho brilhante, e também uma descoberta de sorte. A Pasteur se deve a famosa frase, freqüentemente ouvida: "O acaso favorece apenas a mente preparada".

O trabalho de Pasteur com os tartaratos de tonéis de vinho evoluiu em uma pesquisa da fermentação depois que ele se tornou professor e diretor do Departamento de Ciências em Lille, em 1854. Esta área de industrialização na França central era conhecida por sua fabricação de álcool a partir de açúcar de beterraba. Instado por industriais locais, Pasteur realizou uma longa série de experimentos que objetivavam compreender a fermentação e o problema associado da deterioração. Ele continuou este trabalho quando voltou a Paris para dirigir a École Normale, sua *alma mater*, em 1857.

A fermentação, quando Pasteur começou a estudá-la, era amplamente considerada um processo puramente químico, de acordo com a famosa teoria do grande químico alemão Justus von Liebig. Mas Pasteur agora dava um passo à frente, afirmando que a "levedura lática", composta de organismos vivos, era responsável pela transformação do açúcar em ácido lático — do qual são produtos comuns o leite azedo e o iogurte. Ele publicou um artigo audacioso, "Mémoire sur la fermentation appelée lactique" (Observações sobre a chamada fermentação lática), em 1857. Pasteur prosseguiu, em 1860, para tratar da fermentação alcoólica, mostrando que todos os vários tipos e processos envolviam a presença de "seres orgânicos". O controle do processo de fermentação, um enorme progresso para a indústria, foi o resultado prático de seu trabalho. Em termos teóricos, Liebig e Pasteur estavam parcialmente certos: a levedura é um organismo vivo, mas a fermentação é um processo químico e enzimático.

O estudo da fermentação por Pasteur levou-o então a investigar a "geração espontânea". A idéia de que certas formas de vida surgem de matéria inanimada — como as moscas parecem surgir plenamente crescidas do solo — era muito discutida mais ou menos na época em que Pasteur estava formulando suas idéias a respeito de leveduras e fermentação. Pasteur realizou uma longa série de engenhosos experimentos, mostrando que o ar atmosférico nunca estava livre de organismos vivos. A água que era fervida para destruir os germes podia permanecer estéril indefinidamente — a não ser que ficasse exposta ao ar. Em 1864 Pasteur recriou seus experimentos diante de um público ilustrado na Sorbonne, descrevendo como se podia passar a eternidade esperando que uma forma de vida surgisse em uma solução estéril. "E eu espero, observo, questiono, suplico que recomece diante de mim o belo espetáculo da criação da vida."[2] Mas nada aconteceu, porque, como Pasteur argumentou, "A vida é um germe e o germe é a vida. Jamais a doutrina da geração espontânea se recuperará do golpe mortal deste simples experimento".

A indústria continuou sendo a força propulsora dos projetos de pesquisa de Pasteur naquele período. Em 1862 ele sugeriu novos meios práticos de fabricar vinagre e controlar seus fermentos. Em 1863, a pedido de Napoleão III, ele começou a trabalhar em vários problemas associados com o vinho, um produto francês de exportação cada vez maior. Determinados vinhos reagiam pouco ao aquecimento, armazenamento e transporte. Pasteur investigou a microbiologia subjacente que pode tornar o vinho azedo, turvo, amargo ou ácido demais. Ele fez uma variedade de recomendações, mais significativamente do tratamento por calor para preservar e até melhorar a qualidade. Vários anos depois, em 1871, Pasteur pesquisou a cerveja, novamente mostrando que os microorganismos podiam afetar a fermentação e sugerindo que sua presença devia ser controlada. Em resumo, o resultado da pesquisa de Pasteur no vinho e na cerveja foi a *pasteurização*, um processo mais tarde também aplicado a derivados do leite. Aproximadamente na mesma época, Pasteur também estudou duas doenças contagiosas que estavam destruindo os bichos-da-seda e arruinando a indústria da seda na França. Ele mostrou como medidas simples podiam remediar ou prevenir a recorrência do problema.

Desde a época de sua eleição para a Academia de Medicina em 1873, Pasteur se interessou pela aplicação de sua teoria do germe, em desenvolvimento, a doenças de seres humanos e animais. Ele foi recompensado por saber que seus experimentos haviam se mostrado cruciais para o trabalho de Joseph Lister (p. 129) no desenvolvimento de medidas anti-sépticas na cirurgia na Inglaterra, e de melhorias semelhantes nos hospitais franceses. Ele suspeitava que os microorganismos eram responsáveis pela gangrena e, talvez, pela febre puerperal. Em 1878 e 1880 Pasteur fez observações e sugestões terapêuticas em relação à "teoria do germe" diante da Academia Francesa de Ciências. Junto com o trabalho de Robert Koch sobre o antraz, esses artigos constituem a primeira articulação essencial da teoria do germe na doença.

Os estudos de Pasteur do antraz, iniciados em 1877, foram dramáticos, porque a doença estava matando ovelhas na Europa em números epidêmicos. Ele se beneficiou da descrição de Robert Koch (p. 49) do ciclo vital do micróbio do antraz, enquanto sua própria colaboração foi o desenvolvimento de uma inoculação preventiva. Chegou a este resultado por meio dos estudos com o cólera das galinhas, que não era uma doença comum, mas se mostrou um modelo útil. Pasteur descobriu que a virulência podia ser retardada e que, por fim, cederia. O produto atenuado do sangue de galinhas com a doença em forma branda serviria, como percebeu Pasteur, como uma inoculação protetora. A vacina "meramente transmite aos animais uma doença benigna",[3] escreveu ele, "que os preserva da forma letal".

O ceticismo recebeu os argumentos de Pasteur por uma vacina contra o antraz, e assim abriu caminho para um grande sucesso. Uma sociedade agrícola ofereceu sessenta ovelhas para experimentos e Pasteur prontamente aceitou o desafio. O público acompanhou com avidez a história, amplamente relatada na imprensa, à medida que se desenrolava. Em 5 de maio de 1881, em Pouilly-le-Fort, Pasteur infectou com o antraz 25 animais não vacinados. Outros 25 foram vacinados primeiro, e depois infectados. (Dez ovelhas serviram como grupo controle.) No prazo de um mês, os resultados eram claros e atordoantes. Todas as ovelhas vacinadas continuavam vivas; 21 animais não vacinados estavam mortos, os demais moribundos. O triunfo de Pasteur foi completo. Ele batizou o método de "vacinação" em homenagem a Edward Jenner (p. 191), que havia cunhado o termo (a partir do latim *vacca*, para "vaca") por sua inoculação da varíola humana, derivada da bovina. A teoria do germe podia explicar não somente a varíola e o antraz, mas, em princípio, um grande número de outras doenças infecciosas.

A maior realização de Pasteur chegou com a hidrofobia. Uma doença antiga conhecida por ser transmitida de animais para seres humanos, a raiva (ou hidrofobia) ataca o sistema nervoso. Com seus sintomas dramáticos, a raiva era um perigo bem conhecido em um mundo ainda amplamente rural. Por vários anos, a partir de 1880, Pasteur descobriu que podia reduzir a virulência da raiva, como havia feito com o cólera e o antraz, transmitindo a doença de um animal para outro. (Ele não conseguiu isolar o agente, um vírus.) Anunciou estes resultados, mas em princípio não ficou tentado a experimentar em seres humanos. Contudo, em 6 de julho de 1885, confrontou Joseph Meister, um jovem que, dois dias antes, havia sido mordido por um cão que parecia ter raiva. Ele ainda não apresentava sintomas quando Pasteur decidiu empregar sua vacina. Sob sua direção, os médicos deram ao jovem Joseph 13 inoculações. Depois de três meses, como o rapaz não caíra doente, Pasteur proclamou o sucesso. Em outubro tratou de outro caso, e logo anunciou à Academia de Ciências: "Aperfeiçoei um meio prático e rápido de prevenção [da raiva]",[4] e ele acreditava que seria aplicado com segurança em seres humanos e animais.

Pasteur, já famoso, foi coberto de glória quando sua vacina contra a raiva se mostrou um sucesso. Três anos depois, em 1888, o Instituto Pasteur era inaugurado em Paris, tornando-se uma grande instituição de pesquisa que ainda está em funcionamento hoje. O próprio Pasteur nunca teve realmente a oportunidade de trabalhar lá, por estar cada vez mais doente. Ele havia sofrido um derrame que o deixou hemiplégico em 1867, e quase trinta anos depois sofria também de problemas cardiovasculares. À oferta de uma xícara de leite em 27 setembro de 1895, ele murmurou: "Não posso", e, de acordo com Vallery-Radot, "olhava para tudo com uma expressão indescritível de resignação, amor e despedida".[5] Católico devoto, ele trazia um crucifixo na mão, ao lado de sua esposa, Marie Laurent, com quem se casara meio século antes. Pasteur faleceu no dia seguinte.

Há muita confusão em torno da personalidade de Pasteur. Graças a numerosas biografias adulatórias, às vezes ele ainda é descrito como "caloroso, efusivo, pessoal, emocional".[6] Pasteur podia ser afetuoso com a família e os colegas, mas na verdade era orientado e dedicado ao trabalho, de temperamento melancólico, e carecia de qualquer senso de humor. "Venere o grande homem", disse certa vez Pasteur aos estudantes, e ele próprio cultivava o mito que cresceu e por fim o envolveu completamente.

Um historiador, o falecido Gerald Geison, recentemente trouxe o mestre de volta à terra como cientista em seu excepcional *The Private Science of Louis Pasteur* (A ciência pessoal de Louis Pasteur). Este estudo, baseado nas notas de laboratório de Pasteur, não corresponde, em vários aspectos, ao que se supõe dele. Por exemplo, Pasteur escondeu o fato de que, em seus famosos ensaios do antraz em Pouilly-le-Fort, ele empregou uma vacina quimicamente atenuada originalmente desenvolvida por um rival, Jean-Joseph Henri Toussaint, em vez da vacina atenuada na atmosfera que havia defendido originalmente. No desenvolvimento de sua vacina contra a raiva, ele parece ter se apropriado de métodos desenvolvidos por um colega, Émile Roux. A própria teoria de Pasteur da "exaustão biológica" para explicar a patogenicidade era falha, e parece que mais tarde ele adotou idéias práticas e teóricas de terceiros que antes ele havia criticado — mas sem dar seu reconhecimento. Geison também detalha os lapsos éticos relacionados com a decisão de Pasteur de empregar a vacina contra a raiva em um paciente assintomático.

Embora nos últimos anos os historiadores venham questionando a pureza ética de outros heróis da ciência, nenhum foi tão invadido e mais conhecido do que Pasteur. De acordo com isso, o trabalho de Geison foi recebido com alívio e resistência depois de sua publicação em 1995. E não foi menos esclarecedor que o laureado com o Nobel Max Perutz tenha atacado as tentativas de diminuir o que se tornou conhecido como a lenda de Pasteur. Embora o tom de Geison seja às vezes denunciatório, seu estudo assinala as falhas de Pasteur, avalia adequadamente os aspectos retóricos de seu grande sucesso e diminui o *status* mítico. Embora Pasteur fosse um orador cativante, ousado em seus escritos — seus discursos e artigos ainda são uma leitura cativante — não há motivo para idolatrá-lo. A influência de Pasteur na ciência e na medicina resistirá sem genuflexões.

Robert Koch [1843-1910]

Os Fundamentos da Bacteriologia

Se Louis Pasteur (p. 43) foi um gênio da ciência imbuído de visão, Robert Koch foi o incansável e metódico virtuoso que identificou as bactérias responsáveis por várias doenças. O antraz, a febre tifóide, a gonorréia e a sífilis, a lepra e a pneumonia foram de certa forma desenredadas no laboratório de Koch. Entre seus maiores triunfos estão a identificação, em 1882, do microorganismo que causa a tuberculose e o isolamento do *Vibrio cholerae*, em 1884. A tuberculose foi o grande flagelo do século XIX, e o cólera uma doença alarmante e com freqüência epidêmica.

Desde o início de sua carreira, Koch desenvolveu novas técnicas em microscopia e novos procedimentos para a cultura de micróbios. O fato de que os "postulados de Koch" — regras para a aceitação de qualquer microorganismo específico como agente de uma doença específica — ainda são citados com freqüência hoje em dia é testemunho de sua influência na medicina ao longo do século passado. O discernimento, a perseverança e a técnica metódica caracterizaram sua personalidade culta. "A consolidação da bacteriologia em uma disciplina científica", escreve Roy Porter, "deve-se principalmente a Robert Koch."[1]

Robert Koch, um de onze rapazes e treze filhos, nasceu em 11 de dezembro de 1843. Seu pai, Hermann Koch, era engenheiro de minas cujo trabalho o levara a Clausthal-Zellerfeld, uma cidade nas montanhas Harz. Sua mãe, Mathilde Julie Henriette Biwend, era sobrinha-neta do pai dele. Criado em um ambiente familiar harmonioso, Robert era o filho favorito, intelectualmente precoce, com um forte interesse na natureza. Andando pelas montanhas, ao lado de um guia de campo, ele coletava rochas, líquen, musgo e insetos. Formou-se como primeiro da turma no ginásio, e uma reviravolta na sorte da família permitiu-lhe ingressar na Universidade de Göttingen em 1862. Ele já era interessado em pesquisa médica. Usando a si mesmo como objeto experimental, ele começou a comer 500 gramas de manteiga por dia, tentando medir os níveis de ácido succínico em sua urina. Adoeceu, mas seu relato do experimento lhe forneceu uma dissertação, e ele se formou em 1866.

A decisão de Koch de ingressar na prática privada derivou de seu desejo de se casar com Emmy Fraatz, o que ele fez em 1867. Como forma de sustento, durante algum tempo trabalhou em um sanatório para crianças retardadas. Com a deflagração da Guerra Franco-prussiana em 1871, Koch serviu nas forças armadas como médico de campo. Com o fim da guerra, ele se estabeleceu como jovem médico distrital na cidade provinciana de Wollstein (hoje Wolsztyn, na Polônia). Essencialmente um médico rural, Koch montou um laboratório em casa e, armado de um microscópio, presente de aniversário de sua esposa, começou sua carreira como pesquisador.

Na década de 1870, desenvolveu-se um considerável interesse em torno das bactérias patogênicas, incitado pelo microscópio aprimorado e por uma experimentação muito sugestiva. É uma indicação do estado comparativamente elementar da ciência o fato de que Koch, trabalhando no isolamento rural, pudesse se voltar para o problema do antraz. O antraz, uma doença que mata o gado e pode ser transmitida a seres humanos, era naquela época epidêmico na França e na Alemanha. O bacilo do antraz já fora visto sob o microscópio em 1849, mas seu papel na doença continuava obscuro. Misteriosamente, o antraz podia surgir mesmo onde as bactérias não pareciam estar presentes.

A chave para a doença estava no ciclo de vida da bactéria. Isto Koch descobriu e descreveu. Em 1876, ele escreveu a Ferdinand Cohn, o mais prestigioso pesquisador da Alemanha, e ganhou um convite imediato para apresentar suas descobertas no Instituto Botânico em Breslau. Koch descreveu seu trabalho durante três dias da primavera de 1876, esclarecendo para seu distinto público a metamorfose da bactéria do antraz, de sua origem a sua morte. Ele mostrou como a bactéria se multiplica rapidamente sob condições favoráveis, mas assume uma forma dormente e esporulada em outras épocas. As notícias de sua descoberta, publicadas semanas depois, espalharam-se rapidamente. Pouco tempo depois, e com muita fanfarra, Louis Pasteur, na França, desenvolveria a vacina.

Enquanto Koch voltava para seu laboratório caseiro em Wollstein, sua reputação era ainda mais consolidada por dois outros artigos experimentais. Suas descobertas relacionadas com o antraz se deveram largamente a suas inovações no microscópio, que ele agora descrevia para o mundo. Fotógrafo entusiasta, Koch havia adaptado e desenvolvido novos métodos de fixação, coloração e fotografia de *slides* bacterianos. Além disso, ele também publicou, em 1878, "The Etiology of Traumatic Infective Diseases" (A etiologia das doenças infecciosas traumáticas). É com este artigo que os acadêmicos freqüentemente datam a fundação da teoria do germe. Em 1880, com o apoio de Cohn e outros, Koch foi nomeado para o Gabinete Imperial de Saúde em Berlim, onde teria um laboratório e verba para a pesquisa.

A demonstração de Koch de que doenças específicas, surgindo de vários ferimentos, podem ter sua origem identificada em certas espécies de bactérias, para que sejam nomeadas e classificadas, é um marco na história da bacteriologia. Todavia é preciso fazer uma importante advertência. A insistência de Koch de que cada doença era causada por uma forma invariável de micróbio foi infeliz. Levou a um debate entre o "monomorfismo" de Koch e os "polimorfistas". Carl von Nägeli, notavelmente, apresentou um quadro mais complexo de um micromundo em evolução modelado pela seleção natural. Koch, que suspeitava do darwinismo, não estava inclinado a concordar. Era difícil sobrepujar sua maior autoridade, e o reconhecimento de que os micróbios de uma espécie são geneticamente variados foi, inquestionavelmente, adiado por muito tempo.

As inovações de Koch no laboratório foram ao mesmo tempo simples e profundamente influentes. No Congresso Internacional de Medicina na Inglaterra em 1881 — Virchow e Pasteur também estavam presentes — Koch demonstrou seu novo método de crescimento de bactérias. Pasteur preferia frascos para suas culturas, mas Koch trabalhava com um método que era simples, eminentemente replicável e barato. Uma placa rasa de vidro, coberta com um gel infundido com um caldo de carne para o crescimento, tornava-se um meio transparente em que as culturas puras das bactérias podiam crescer com facilidade e seletivamente. (Uma ligeira inovação com um legado duradouro, a placa de Petri, foi batizada depois que o assistente de laboratório de Koch, Julius Richard Petri, adaptou a lâmina de vidro com uma tampa para manter fora os contaminantes.) Koch também desempenhou um papel significativo na evolução prática da assepsia na medicina clínica. Ele sugeriu substituir o ácido carbólico, que Joseph Lister recomendava, por cloreto de mercúrio, e recomendou o vapor para a esterilização.

Os novos métodos de cultura de Koch foram centrais para sua descoberta mais espetacular: o isolamento da bactéria que causa a tuberculose. Uma das doenças mais frustrantes e confusas a infestar o século XIX, seus sintomas tinham sido muito estudados, e Jean Antoine Villemin e outros forneceram evidências sugestivas, mas inconclusivas, de que a doença podia ser transmitida a animais, mas nenhum culpado bacteriano havia sido detectado. Koch tornou a bactéria visível corando amostras de tecido com azul de metileno (graças à indústria alemã de tintas). Ele descobriu um grande número de bactérias em formato de bastão em "todos os locais onde o processo da tuberculose havia se desenvolvido recentemente e estava progredindo com muita rapidez".[2] Em seu artigo de 1882, Koch escreveu taxativamente: "Considero isso uma prova de que, em todas as condições de tuberculose do homem e de animais, existe uma bactéria característica que designei bacilo tubérculo, com propriedades específicas que os permitem ser distinguidos de todos os outros microorganismos". Foi a pedra fundamental para a futura pesquisa de uma doença complexa — um "dia memorável na história da bacteriologia",[3] escreveu Claude Dolman —, e por isso Koch seria recompensado com o prêmio Nobel de fisiologia e medicina de 1905.

Em 1890, Koch apresentou um grupo de requisitos para determinar se um micróbio podia ser considerado a causa de uma doença. Os postulados de Koch, como conhecidos hoje, são quatro: (1) pode-se demonstrar que o organismo está presente em qualquer caso da doença; (2) deve-se poder obter uma cultura pura do organismo; (3) a cultura deve produzir a doença quando inoculada em animais saudáveis e suscetíveis; e (4) o organismo deve ser encontrado em animais doentes. A isso deve-se acrescentar que estes postulados adotam as idéias apresentadas pelo professor de Koch, Jacob Henle (p. 117). Os postulados de Koch, embora úteis na ciência médica por mais de um século, têm certas limitações. Eles funcionam melhor com as infecções bacterianas que com as virais, e sempre há exceções — no mínimo porque os micróbios não lêem livros didáticos sobre doenças.

A carreira de Koch e o nascimento da teoria do germe coincidiram com a expansão imperialista européia na África, Ásia e no subcontinente indiano. Colonizadores e soldados eram assediados por velhas doenças, bem como por doenças que nunca haviam sido encontradas. Em 1883, Koch liderou uma comissão ao Egito para investigar o cólera. Mais tarde estudou a doença na Índia e isolou o *Vibrio cholerae*, confirmando que a água estagnada era a principal via de transmissão. Na África do Sul, em 1896, Koch estudou a peste bovina, uma doença do gado, e, embora não conseguisse isolar o organismo responsável, desenvolveu uma forma de imunização. No ano seguinte estudou a peste bubônica em Bombaim. Na África oriental em 1902, a pedido do governo alemão, Koch pesquisou as doenças parasitárias ocasionadas pela mosca tsé-tsé e quatro anos depois chefiou uma comissão para estudar a doença do sono.

Na verdade, depois de ter alcançado eminência, houve uma constante demanda pelos serviços de Koch, freqüentemente solicitados pelo governo, às vezes patrocinados pela indústria e amplamente relatados na imprensa. Seu trabalho sobre várias bactérias patogênicas, embora não tenha sido plenamente bem-sucedido em todos os casos, praticamente ultrapassa um resumo. Koch recebeu várias nomeações nos anos posteriores. Em 1885 foi nomeado para o cargo especialmente criado de professor de higiene na Universidade de Berlim, onde também dirigiu o

Instituto de Higiene. De 1891 a 1904, Koch dirigiu o Instituto para Doenças Infecciosas em Berlim, embora freqüentemente de longe, por viajar constantemente.

Koch cometeu um erro flagrante em 1890, quando subitamente anunciou que tinha descoberto um remédio para a tuberculose. Chamou o agente de "tuberculina", e recebeu muita publicidade. As vítimas da doença inundaram Koch com cartas apelando pelo medicamento, e muitos rumaram para Berlim. Milhares receberam o remédio. Mas logo ficou claro que a tuberculina era positivamente perigosa para os pacientes com tuberculose pulmonar. Sigiloso em relação a sua verdadeira composição, Koch por fim foi instado a revelar a fórmula, que nada mais era que glicerol contendo extrato de bacilos tubérculos. Todo o episódio foi extremamente constrangedor, e Koch logo partiu para uma longa viagem pelo Egito.

Em Koch, assim como em Pasteur, alguns encontraram uma parte considerável de ambição, egoísmo e xenofobia, mesclada com o talento científico e até o gênio. Se a competição pessoal e cultural é comum na pesquisa médica, todo exemplo pode bem ser avaliado tendo como parâmetro a rivalidade de Robert Koch e Louis Pasteur. Na terminologia, Pasteur preferia "microbiologia", enquanto Koch gostava de "bacteriologia" — e isto é somente o começo. Enquanto a teoria do germe estava inaugurando uma revolução na medicina, seus dois mais proeminentes fundadores envolver-se-iam em calúnias e polêmicas. Essa discórdia contínua durante a década de 1880 teve como pano de fundo a Guerra Franco-prussiana, que a França perdeu em 1871, para grande dissabor de Pasteur. Em 1882 Koch creditou a Jean-Joseph Toussaint, rival de Pasteur, a descoberta da vacina do antraz. As qualidades menos atraentes de Koch ficaram evidentes em suas relações com Pasteur.

Na vida cotidiana, Koch era amistoso e entusiasmado; sua característica belicosidade adquiriu uma certa arrogância no final da vida. Ele amava a natureza, as "maravilhas da África" e a arqueologia. Não é de surpreender descobrir que ele era um ávido jogador de xadrez, nem surpreende também que não tivesse interesse em religião ou política. Embora a esposa de Koch, Emmy, tenha lançado Koch em sua carreira ao lhe dar o microscópio de presente, o casal não era realmente compatível. Eles tiveram uma filha, enquanto continuaram juntos por um quarto de século; mais tarde se divorciaram. Em um caso muito propalado, em 1891 Koch se apaixonou por Hedwig Freiberg, uma atraente estudante de arte trinta anos mais nova que ele, com quem se casou em 1893. A elite alemã se escandalizou, mas Hedwig tornou-se companhia constante de Koch e viveu muito tempo depois dele, morrendo em 1945. A saúde de Koch piorou durante 1909, e na famosa estação de águas de Baden-Baden, em 27 de maio de 1910, aos 67 anos, ele viria a falecer de doença cardíaca.

A adulação em geral concedida a Robert Koch tem seu lado negativo. Os "ditos" de Koch "eram cuidadosamente lembrados e repetidos",[4] escreve seu biógrafo Thomas D. Brock. "Desenvolveu-se um *mito Koch*; o grande Koch não podia estar errado (...). Infelizmente, até Koch teve problemas em distinguir o mito da realidade." Para seus contemporâneos, contudo, sua grandeza era transparente. Depois de sua morte, suas cinzas foram depositadas em uma urna no instituto que ele fundou. Elie Metchnikoff (p. 231) levou uma placa de Paris para Berlim, enquanto no Japão seu celebrado colega Shibasaburo Kitasato erigia um santuário que incluía uma mecha do cabelo de Koch.

Hipócrates [c. 460-370 a.C.]

A Medicina Racional

Na Grécia, por volta do século VI a.C., surgiram as linhas básicas de uma tentativa racional, baseada em idéias reconhecidamente ocidentais, de compreender o corpo humano e suas aflições. Em meio a curas populares e tradições de deuses e heróis associados com a doença e a saúde — o mais famoso foi Esculápio —, surgiram escolas em que evoluíam as teorias da doença e os tratamentos para curá-las. Os médicos da Grécia antiga eram artesãos que não tinham um *status* social elevado e que freqüentemente precisavam viajar em busca de trabalho. Sob a influência dos primeiros filósofos, como Pitágoras e Empédocles, alguns médicos por fim começaram a escrever, preparando catálogos de observações, elaborando conceitos de saúde e estabelecendo os termos do dever moral. O mais famoso destes escritos é um conjunto de cerca de sessenta obras, conhecido coletivamente como o *Corpus Hippocraticum*. É associado ao nome de Hipócrates.

Hipócrates de Cós é tradicionalmente considerado o fundador da medicina ocidental, e neste aspecto ele não tem rivais. Mas pouco ou nada se sabe sobre sua vida; a literatura da Grécia antiga proporciona pouca informação. Embora não se possa dizer com completa segurança que Hipócrates um dia tenha vivido, é justo reconhecê-lo como uma figura histórica e não mítica. Ele viveu mais ou menos na mesma época de um punhado de outras figuras dominantes na cultura ocidental, inclusive Aristófanes e Sófocles, e o estadista Péricles. As únicas referências mais ou menos contemporâneas a Hipócrates estão nas obras de Platão. Em *Fedro*, diz-se que ele escreveu textos médicos; em *Protágoras*, ele é mencionado como médico e professor. Uma geração depois, Aristóteles trouxe Hipócrates à tona em conexão com sua estatura — ele pareceria ser mais renomado do que sugeria seu pequeno porte.

Por outro lado, muito tempo depois de sua morte, no florescente centro intelectual da Alexandria, vários autores desenvolveram biografias bastante extensas de Hipócrates — sobre as quais nada pode ser verificado ou aceito prontamente. Diz-se que Hipócrates nasceu por volta de 460 a.C. em Cós (ou Kós), uma das ilhas do Dodecaneso do mar Egeu, que hoje formam uma província da moderna Grécia.

Sua mãe era Fenaretes; seu pai, Heráclides, um médico com quem ele estudou. Hipócrates viajou por toda a Grécia, de acordo com os antigos biógrafos. Em 430 a.C., ele acendeu fogueiras em Atenas para espantar a peste. Entre seus casos mais conhecidos, estava um tirano macedônio, que ele curou de uma paixão. Quando Hipócrates morreu, ninguém sabe; chegou a uma idade que pode variar de 85 a 109 anos, e diz-se que foi sepultado na Tessália.

O *corpus* hipocrático não foi publicado em nenhum sentido comum. É uma coletânea de textos, talvez os remanescentes de uma biblioteca, escritos no dialeto jônico e provavelmente reunido por eruditos da Alexandria em cerca de 280 a.C. Seus sessenta volumes são obra de vários autores, e o *corpus* cobre uma ampla variedade de questões, da doença e lesões a problemas relacionados com a lei e a conduta. O autor de *Sobre a doença sagrada* — isto é, a epilepsia — almeja um público leigo e faz um esforço para desmistificar uma doença assustadora, que no mundo antigo era facilmente atribuída à intervenção demoníaca ou divina. *Ar, água e lugares* é mais ou menos um livro didático, um meio de auxiliar o médico que chega em uma nova cidade e precisa lidar com as condições e as doenças locais. O tema de *Decorum* é o comportamento ao leito do doente. Tradicionalmente, o texto hipocrático mais popular são os *Aforismos*, que foi reimpresso repetidamente ao longo dos séculos e inspirou uma quantidade interminável de comentários.

A observação, com uma perspectiva do desenvolvimento de um prognóstico, surge como a atitude básica da medicina hipocrática. O diagnóstico e o tratamento não eram fáceis ou indolores, e tanta ênfase em descrever para o paciente o que podia ser esperado era um rumo prudente. Havia uma certa vantagem para o médico antigo que não prometia consertar ou curar o que não podia ser tratado. Um prognóstico adequado protegia o médico de acusações de inépcia e também trazia reconhecimento pela perspicácia do competente previsor.

Todo o *corpus* hipocrático compartilha uma perspectiva essencialmente racionalista. A doença é vista como um processo da natureza, durante a qual sinais e sintomas cruciais podem ser discernidos. "Examinar o corpo requer visão, audição, olfato, tato, paladar e raciocínio",[1] afirmava o autor do *Epidemia* hipocrático. Esta perspectiva de observação e análise, e o uso dos cinco sentidos, é essencialmente o primeiro exemplo de uma abordagem naturalista e reflexiva na medicina ocidental. Não é encontrado, em qualquer forma direta, na medicina xamanista ou mágica; não caracteriza a medicina praticada no Egito e na Mesopotâmia.

Subjacente à atitude básica do médico hipocrático estava a doutrina dos humores. De imensurável importância histórica para a medicina ocidental, a doutrina humoral inicialmente se baseava em uma idéia filosófica e cosmológica. Empédocles, que viveu por volta de 490-430 a.C., foi o primeiro a sugerir que todo o universo é composto de quatro elementos: terra, ar, fogo e água. Estes eram associados de várias maneiras com os ventos e as estações, e mais tarde com os humores, como uma adaptação para o objeto humano, previsivelmente consistindo em quatro fluidos e emissões humanas. (O termo "humor" era originalmente descritivo de qualquer fluido encontrado em um animal ou vegetal.) O *sangue*, associado com a infância, evoca o coração e a estação da primavera; é o humor primário. A *bile* (bile amarela) é seca, associada com a juventude e o verão. A *fleuma* está relacionada com a velhice e o inverno. A *bile negra* é associada com a idade adulta, o frio do outono e a melancolia. Com o tratado hipocrático *Sobre a natureza do homem*, a teoria humoral entra na medicina como uma teoria geral da função corporal e das doenças.

O sistema humoral também era, em grande parte, a forma pela qual a antiga medicina grega compreendia o interior do corpo humano. Os humores proporcionavam a base para belas e analógicas descrições de como o corpo funcionava, que mais tarde teria apelo para o clero medieval. O olho é comparado com uma lanterna; o estômago, com um forno. Os rins são como ventosas, atraindo fluidos para dentro de si. "Partes esponjosas e porosas, como o baço, os pulmões e os seios", de acordo com o autor de *Sobre a medicina antiga*, "absorverão rapidamente o que entrar em contato com eles, e aquelas partes especialmente endurecem e aumentam com a adição de fluido."[2] O esquema humoral é ao mesmo tempo racional e dogmático, baseado na observação, mas de forma alguma no experimento. O interesse hipocrático no corpo não inclui uma classificação ou investigação extensa de seu interior; poucos procedimentos cirúrgicos eram permitidos.

Quando aplicados à doença, os conceitos humorais do médico hipocrático eram holísticos. Da teoria humoral surge a idéia familiar e ainda popular de que a saúde implica equilíbrio. A doença é o resultado de um desequilíbrio de humores, e o tratamento é planejado para restaurar este equilíbrio. Fleuma demais, por exemplo, causava a epilepsia. Bebida ou libertinagem em excesso perturbava os humores, como o clima quente ou frio, ou não dormir o suficiente. Era da natureza do corpo restabelecer o equilíbrio por meio de seu calor, pelo qual os humores amadureciam e eram expelidos. Isto fornecia uma explicação para as febres e, se o corpo não conseguisse realizar seu trabalho de restauração, o paciente morria.

Com estas explicações poderosas e racionais, a teoria humoral conservou um firme lugar na prática médica por bem mais de dois mil anos. Seu declínio definitivo só chegou realmente no século XIX, com a ascensão de uma química confiável e, algum tempo depois, com o advento da bioquímica. O conceito de imunidade "humoral" (em oposição a "celular") ainda persistia no século XX, e conceitos como "estresse" por muito tempo puderam ser descritos como pertencentes à teoria humoral. Deve-se acrescentar que os humores também possuíam um aspecto psicológico: supunha-se que sua mistura determinava o temperamento individual. É interessante observar que hoje em dia a pesquisa genética baseada na biologia molecular tem levado, através da sociobiologia, a uma nova ênfase no temperamento básico e uma correspondente desconsideração pelas complexidades da personalidade. A teoria humoral vem, com efeito, sendo substituída pelas explicações moleculares — com o mesmo valor funcional, mas com uma profundidade limitada de visão.

Por fim, há o juramento. Ele continua sendo o mais significativo remanescente da medicina hipocrática, e partes dele ainda são recitadas pelos estudantes de graduação em sua formatura. Extensivamente estudado por filólogos, o juramento essencialmente tem duas partes, a primeira das quais constitui um contrato entre o mestre e o estudante. A segunda parte profere os deveres do médico para com a sociedade — principalmente em relação ao que é proibido. O juramento proíbe envenenamento, abortivos, suicídio assistido, realização de cirurgia usando a faca e relações sexuais com pacientes e outras rupturas na confiança. "Se cumprir este juramento e não o violar, poderá ser-me permitido desfrutar a vida e a arte, ser honrado com a fama entre todos os homens por todo o tempo que virá; se o transgredir e o jurar falsamente, o contrário me advirá em dobro."[3] O juramento hipocrático, que pode ter sido composto já no século VI a.C., ou talvez bem mais tarde, tem paralelos com as crenças encontradas no culto de Pitágoras e está em consonância com os princípios da Igreja cristã primitiva.

A longevidade de Hipócrates na medicina é ao mesmo tempo lógica e fortuita. Ao apresentar a medicina como um esforço racional, essencialmente livre de elementos sobrenaturais ou místicos, Hipócrates estabeleceu o programa para a medicina ocidental. Ele tem sido perpetuamente redescoberto. Sua fama foi defendida pelo médico grego Galeno (p. 61), que serviu de árbitro da medicina medieval. No século XVII, Thomas Sydenham (p. 169) tornou-se conhecido como o "Hipócrates inglês". Depois da Revolução Francesa, quando a medicina moderna surgiu em Paris, foi criada uma cátedra hipocrática. Em meados do século, uma nova e importante edição de todo o *corpus*, publicada por Émile Littré, estabeleceu a base de um quadro moderno de Hipócrates. Ele continuou a interessar eruditos por todo o século XX, até uma obra recente, *Hippocrates*, de Jacques Jouanna, que afirma a contínua relevância do corpo como um monumento à tradição intelectual ocidental e a importância de Hipócrates como personalidade histórica. Embora seu sistema e suas práticas tenham sido largamente descartados ou transformados, Hipócrates continua a exemplificar, escreve Oswei Temkin, "a autonomia da medicina como esfera da vida".[4]

Galeno [c. 129-204 d.C.]

A Tradição Médica Ocidental

A figura pré-científica mais significativa da medicina ocidental, que na verdade modelou o cadinho a partir do qual ela surgiu, é Galeno de Pérgamo. Vivendo na época do Império romano, ele representa o ápice da longa e essencialmente frutífera história da medicina grega. Dono de uma personalidade controversa e quase sempre antagônica, Galeno foi muito celebrado em seu tempo e, pela amplitude de seu trabalho, ele é com freqüência comparado a Aristóteles. Era um anatomista excepcional e tentou sintetizar tudo o que se sabia sobre o corpo humano e as doenças. Embora sem estilo, foi um escritor imensamente prolífico. Como o "clímax e a flor do espírito experimental da antigüidade", escreveu Charles Singer alguns anos atrás, Galeno "representa um fenômeno único na história da ciência e talvez único em toda a história cultural".[1]

Historicamente, o legado de Galeno é complexo. Seu *status* foi ampliado na Idade Média, quando seu trabalho tornou-se a principal autoridade em medicina, adotado por escolásticos e ensinado como dogma. A influência de Galeno diminuiu, mas não terminou de todo, com o advento de figuras como Paracelso (p. 79) e Vesálio (p. 69), e subseqüentemente a revolução científica. O motivo para a duradoura influência de Galeno é que, ao contrário de outros pensadores médicos da antigüidade, seu foco estava na estrutura e na função do corpo humano. O conceito anatômico da doença pertence antes de tudo a Galeno. Excetuando Hipócrates (p. 55), Galeno é, por um amplo consenso, a fonte mais influente da medicina ocidental.

Nascido em uma família rica em cerca de 129 d.C., Galeno era filho de Nicon de Pérgamo (hoje Bergama, na província Izmir da Turquia), uma cidade próspera e um centro cultural do Império romano. Sua mãe é descrita como irascível e desagradável, uma mulher perversa que "às vezes mordia as criadas".[2] Mas Galeno escreveu: "Foi boa sorte minha ter um pai que era perfeitamente calmo, elegante e dedicado". Sob sua tutela, Galeno estudou filosofia, matemática e literatura. Um sonho de seu pai em que ele era visitado por Esculápio — na *Ilíada* de Homero, o pai dos bons médicos — pode ter impelido Galeno a se dedicar à medicina. Sua educação foi longa, peripatética e abrangente. Depois de vários anos na escola de medicina em Pérgamo, Galeno estudou anatomia em Esmirna. Ali ele escreveria seu primeiro tratado, *Sobre a experiência médica*, por volta de 149. Depois de outras viagens, Galeno estudou por cerca de cinco anos na Alexandria, há muito o centro dos estudos médicos, mas — como Galeno parece ter descoberto dois séculos depois do auge de sua influência — destituída de novas idéias. Ele posteriormente viajou pelo Egito, assimilando ali muitos conhecimentos médicos úteis.

Galeno começou a exercer a medicina quando voltou a Pérgamo, por volta de 157, aos 28 anos. Como médico de gladiadores na arena da cidade, Galeno teve a oportunidade de ganhar considerável conhecimento sobre anatomia e tratamento de feridas. Desenvolveu uma considerável reputação por suas habilidades, e caracteristicamente afirmou ter sido imensamente bem-sucedido. Por volta de 162, Galeno mudou-se para Roma, por motivos que não são claros, e descobriu que sua fama o havia precedido. Deu aulas públicas, serviu como médico para os eruditos e renomados, e fez uma cura famosa de seu ex-instrutor de filosofia, Eudemo. Em 166 subitamente deixou Roma, para evitar uma epidemia (talvez de varíola) ou para fugir de animosidades profissionais que não são claras. Em 168 Marco Aurélio pediu que ele o acompanhasse em uma expedição militar; era o pedido de um amigo e protetor que Galeno dificilmente poderia recusar. Voltou a Roma com o exército em 169. Ali ele permaneceria, com freqüência a serviço do Império, pelo resto de sua vida.

Galeno era herdeiro de uma longa e produtiva série de tradições da medicina grega, desenvolvida no curso de 600 anos. Várias seitas e escolas tinham evoluído, e no início do período alexandrino a dissecação era permitida, e assim a anatomia floresceu. Os primeiros teóricos, de dogmatistas a metodistas, fizeram tentativas criativas de compreender e tratar as doenças. Embora nenhuma de suas idéias tenha se transformado em um sistema complexo e abrangente, elas ajudaram a modelar a medicina de Roma durante o império.*

Galeno remodelou inteiramente este saber, beneficiando-se das poderosas tradições filosóficas estabelecidas por Platão e Aristóteles. Seu trabalho, na teoria e na terapêutica, representa uma síntese criativa do conhecimento médico de sua época. Ele reconheceu a proeminência de Hipócrates quando escreveu que o pai da medicina "não foi tão longe quanto pudemos desejar".[3] Galeno acrescenta sobre

*Como no caso de Aristarco, que acreditava que a Terra e os planetas viajavam em torno do Sol, idéias basicamente corretas eram às vezes esboçadas e, em seguida, eclipsadas. Um dos fundadores da medicina alexandrina, Erasístrato (c. 300-225 a.C.) acreditava que os elementos que compreendiam o corpo eram compostos de átomos e nutridos pelo ar; ele também sustentou uma concepção mecanicista da digestão.

Hipócrates: "Seus escritos são falhos na ordem, nas distinções necessárias; (...) ele abriu o caminho, mas eu o considerei apenas passável."

O escritor médico mais prolífico até os tempos modernos, a Galeno é creditada a autoria de mais de 300 obras, cobrindo cerca de oito mil páginas. (Uma edição *standard*, em 22 volumes, foi publicada no início do século XIX.) Desprovidos de um estilo elaborado, seus textos eram de difícil leitura, com freqüência passando de um assunto a outro sem aviso. "Chegamos, então, ao que parece, ao tema da Nutrição",[4] escreve Galeno em *Sobre as faculdades naturais*, trocando de marcha depois de uma discussão aguda e desconexa do crescimento. Ele escrevia em grego ático, o principal dialeto literário e a forma padrão de linguagem. Embora tenha se especializado em medicina, Galeno também escreveu sobre questões de lingüística e filosofia. Cinco de seus tratados dizem respeito a antigos poetas cômicos. A maior parte de seus escritos não relacionados com a medicina, contudo, se perdeu.

Entre os livros mais importantes e mais influentes de Galeno está *De usu partium corporis humani* (Sobre as ações de partes do corpo humano). Um livro didático de fisiologia e anatomia, repleto de demonstrações experimentais, ele se tornou o instrumento de ensino fundamental dos escolásticos. *De anatomicis administrationibus* (Sobre os procedimentos anatômicos) foi o ponto de partida para os estudos de anatomia de Vesálio. Outras obras importantes incluem *De ossibus ad tirones* (Sobre ossos para estudantes), baseado em esqueletos humanos, e *De locis affectis* (Sobre partes em desordem), um livro sobre doenças que foi altamente influente, depois de ser impresso em 1500, do século XVI ao XVIII. Como aconteceu com muitos autores da antigüidade, a obra de Galeno foi traduzida pela primeira vez para o árabe e depois para o latim, em princípio com muitas distorções. Somente em 1453, quando Constantinopla voltou à cristandade, foi que seus escritos originais em grego retornaram ao Ocidente.

Como pesquisador, a qualidade mais intrigante de Galeno é sua disposição à análise criteriosa, à experimentação e à demonstração. Embora a dissecação humana estivesse proibida na época em que ele viveu, Galeno dissecou muitos tipos de animais, especialmente uma espécie de macaco encontrada na Ásia e no norte da África. Uma breve e cuidadosa leitura de qualquer texto de Galeno indica sua atitude observacional. Galeno mostrou, por exemplo, que a voz se origina da laringe e não dos pulmões, como se acreditava antes. Embora tenha confundido tendões e nervos — ele não tinha lentes de aumento — Galeno mostrou que o sistema nervoso não funciona se os nervos são cortados. Cometeu muitos erros na descrição, mas, ao ver os três principais órgãos do corpo como o coração, o fígado e o cérebro, prenunciou um paradigma útil para a medicina ocidental de sua época até hoje.

Galeno apoiou e em alguma extensão ajudou a configurar a teoria dos humores que evoluiria na medicina ocidental depois de Hipócrates, principalmente tornando-a compatível com a física aristotélica. O fogo, o ar, a terra e a água eram os elementos básicos, de acordo com Aristóteles, e toda matéria estava compreendida neles em quantidades misturadas de calor, frio, seco e úmido. Galeno acreditava que os humores eram combinações destes elementos e qualidades no corpo humano. Disto ele derivou um esquema de nove temperamentos relacionados, que se referiam tanto ao tipo psicológico — uma pessoa era em vários graus sangüínea, fleumática, colérica ou melancólica — e também aos vários órgãos. Um coração que era quente e seco podia ser detectado: "O pulso é duro, grande, rápido e freqüente, a respiração é profunda, rápida e freqüente."[5] Esse tipo de coração seria encontrado em pessoas de temperamento tirânico e agitado, "prontas para a ação, corajosas, velozes, ousadas, selvagens, temerárias e atrevidas".

Um aspecto da perspectiva básica de Galeno que o tornou muito atraente para os escolásticos médicos envolve o conceito de que criaturas vivas pertenciam a um espírito do mundo, e que a estrutura e função do corpo humano refletiam a perfeição da natureza. Um bom exemplo é a visão de Galeno do fígado: é o lugar onde o espírito natural é produzido e enviado ao corpo através das veias, transmutado em espírito vital e distribuído pela artérias para nutrir o corpo e o cérebro. No cérebro, o espírito vital é transformado em espírito animal e é por sua vez distribuído pelos nervos. Este amplo conceito da irrigação correspondia aos processos naturais e foi significativo tanto no mundo de Galeno quanto no final da Idade Média.

A capacidade de Galeno como clínico deve ter sido impressionante aos olhos dos antigos. Ele podia tratar fraturas e deslocamentos, e realizar operações simples para excisar pólipos, mas também realizava procedimentos mais complexos e dolorosos, como a remoção de cálculos na vesícula. Ele descreveu a arritmia cardíaca, era um forte defensor da sangria e, sendo Galeno, desenvolveu fundamentos lógicos de como muito sangue seria melhor drenado, e de que parte do corpo, para curar uma doença específica. A nutrição, no esquema humoral de Galeno, desempenhava um importante papel na saúde, e ele recomendava regimes profiláticos e terapêuticos. Seus remédios incluíam ópio, óleo de castor, ácido tânico e muitos outros. Os remédios "galênicos", como evoluíram mais tarde, podiam ser complexos, com dezenas de ingredientes. Mas o próprio Galeno tinha uma classificação complicada, em que havia 12 graus de ação medicamentosa — que também se ajustavam em seu esquema metafísico. Conjuntamente, o amplo conhecimento de Galeno, somado a sua reputação ímpar, tornou-o uma autoridade formidável.

A personalidade de Galeno, que aparece vigorosamente em seus escritos, modera seu brilhantismo com uma ambição extravagante; ele podia ser antipático, dado à auto-exaltação e falaz. Galeno era, contudo, um egocêntrico com uma missão e, neste aspecto, não era diferente de muitos médicos e pesquisadores importantes de hoje. O ano da morte de Galeno é incerto. Há um consenso de que ele morreu por volta de 200 d.C., porém algumas fontes sugerem que possa ter vivido até 216 e, pela evidência dos manuscritos, isto não é improvável.

"Ele é o defensor de um credo impressionante", escreve Vivian Nutton em uma recente avaliação, "a unidade dos olhos e das mãos, da razão e da experiência, do aprendizado com o passado e o desempenho futuro. Dizer que Galeno esforçou-se em corresponder a seu próprio ideal, e em grande parte foi bem-sucedido, é saudar seu gênio."[6]

Parte II As Principais Transformações

Andreas Vesálio [1514-1564]

A *Fabrica* e a Nova Anatomia

Em 1543, na Basiléia, foi lançada uma obra de arte e ciência que influenciaria os anais da medicina ocidental para sempre. *De humani corporis fabrica* foi um dos primeiros textos de anatomia a sistematicamente fornecer descrições derivadas da dissecação do corpo humano. Seus desenhos ricamente detalhados representaram um rompimento com o modelo escolástico do corpo baseado no trabalho de Galeno (p. 61), então com mais de mil anos e, não surpreendentemente, cheio de erros. Sobretudo, o *Fabrica* corporificou o Renascimento e sua nova visão da humanidade, menos estorvada pela religião, livre do dogma. Seu autor, Andreas Vesálio, é por conseqüência tradicionalmente classificado junto a figuras históricas da medicina como William Harvey (p. 73) e Ambroise Paré (p. 155).

Andreas Vesálio nasceu de Isabella Crabbe e seu marido, Andreas, em 31 de dezembro de 1514, em Bruxelas. O lado paterno de sua família se envolveu com a medicina, a partir de seu pai, boticário do imperador habsburgo Carlos V, a seu trisavô, um renomado médico. Os Vesálio eram prósperos e tinham uma biblioteca, e o jovem Andreas deixou-se absorver pelos livros. Faltam outros detalhes de sua educação inicial — diz-se que ele dissecava animais —, mas ele ingressou na Universidade de Louvain em 1528. Recebeu uma ampla educação ali, antes de seguir o estudo da medicina na Universidade de Paris em 1533. Não aprendeu muita coisa naquela instituição conservadora, segundo ele próprio, mas envolveu-se com os estudos anatômicos. A dissecação de cadáveres humanos era comum nas escolas de medicina desde o século XIV. Um dos professores de Vesálio era Johann Guinther de Andernach, um tradutor da obra anatômica de Galeno, sem ser ele próprio um anatomista. Outro professor foi Jacobus Sylvius, lembrado por ajudar a desenvolver uma terminologia racional para a anatomia.

Vesálio só se formou depois de ser compelido a deixar Paris quando Carlos V invadiu a França em 1536. Voltando aos Países Baixos, Vesálio logo ficou conhecido por seu conhecimento de anatomia, e foi durante este período, segundo seu relato, que ele teve grandes problemas para obter seu primeiro esqueleto, de um prisioneiro executado. Os corpos eram em geral deixados nos cadafalsos após o enforcamento, e a carne logo apodrecia e era devorada pelos animais até os ossos. "Depois de ter levado os braços e as pernas para casa em segredo (...) eu me permiti sair oculto pela cidade à noite para obter o tórax que estava firmemente preso por uma corrente. Eu ardia de um desejo tão grande (...) que não temi ser apanhado no meio da noite pela qual tanto ansiei (...)."[1] Vesálio subseqüentemente realizou dissecações diante de estudantes. Mas logo se mudaria para Pádua, um eixo de cultura e aprendizado durante o Renascimento. A faculdade da Universidade de Pádua recompensou Vesálio em sua formatura, em 1537, com uma alta distinção.

As demonstrações de anatomia do jovem Vesálio eram populares entre os estudantes. Elas se distinguiam de duas maneiras. Primeira, o próprio Vesálio dissecava os cadáveres. Isso contrariava o procedimento habitual, em que o professor lia o texto galênico enquanto o corpo era aberto por um subalterno, ou dissector. Além disso, como conseqüência, Vesálio começava a empregar desenhos para esclarecer as várias estruturas do corpo. O sucesso deste método o levou a publicar seus esquemas. O *Tabula anatomicae sex* (Seis lâminas anatômicas), com desenhos de Jan Stefan van Calar, apareceu em 1538. Retratava os órgãos reprodutores de homens e mulheres, o fígado e o sistema vascular. A influência de Galeno continuava forte em seu trabalho inicial: o fígado é desenhado como um órgão com cinco lobos, e o coração é o de um macaco. Todavia, os esquemas fizeram um sucesso imediato e foram amplamente plagiados.

Durante os seis anos seguintes Vesálio trabalhou, como havia insinuado que faria, em uma obra mais ampla e mais abrangente. Ele teve a vantagem de um bom suprimento de cadáveres, que o estimulou a dar mais realismo ao dogma de Galeno. Em 1543 — semanas depois da publicação de *De revolutionibus* de Copérnico — apareceu a obra-prima de Vesálio, *De humani corporis fabrica libri septem* (Sete livros sobre a estrutura do corpo humano). Belamente impresso por Johannes Oporinus da Basiléia, o livro representa um casamento da descrição objetiva com o novo realismo na arte característico do final do Renascimento. Houve muita discussão sobre a identidade do artista ou dos artistas responsáveis pelas lâminas. Hoje pensa-se que vários trabalharam no livro, entre eles o próprio Vesálio, mas também artistas da celebrada escola de Ticiano, considerado o maior dos pintores venezianos.

Embora seja uma obra revolucionária, o *Fabrica* não consegue escapar da influência de Galeno, que ainda permeia o pensamento sobre o corpo. Assim, elementos da anatomia galênica ainda persistem, embora o livro como um todo leve o pensamento médico a uma direção completamente diferente. O *Fabrica* objetivava elucidar o verdadeiro corpo humano para benefício dos estudantes. É ao mesmo tempo um catálogo descritivo do corpo e um guia didático à dissecação. Os ossos e músculos são detalhados nos Livros I e II, e o Livro III tenta descrever o sistema vascular. O Livro IV, sobre o sistema nervoso, mostra como Vesálio podia ser induzido, pela classificação de Galeno, a errar na descrição dos nervos. O Livro V descreve os órgãos abdominais e reprodutores — o fígado é agora o fígado real, humano. No Livro VI, Vesálio expressa uma clara suspeita em relação ao septo cardíaco. Galeno supusera que devia ser permeável para permitir o fluxo de sangue venoso, que ele acreditava ser produzido no fígado, para entrar no sistema arterial. O Livro VII descreve o cérebro.

A publicação de uma obra que na verdade era um ataque à autoridade estabelecida estava destinada a suscitar algum furor. *De fabrica* rapidamente conquistou a atenção, parte dela negativa. Foi criticado pelo ex-professor de Vesálio, Sylvius, de Paris, entre outros. Sylvius passou a ser extraordinariamente vituperioso em suas denúncias a Vesálio — chamando-o de louco —, mas sem grandes resultados. O *Fabrica* tornou-se uma obra de autoridade em pouco tempo.

Parece estranho que a publicação do *Fabrica* tenha concluído a carreira de Vesálio como anatomista, mas foi essencialmente o que aconteceu. Vesálio continuaria a acompanhar os desenvolvimentos na anatomia, e viu a impressão de uma segunda edição, pródiga, do *Fabrica* em 1555. Mas, talvez com a ajuda de seu pai, em 1544 ele procurou e obteve a nomeação de médico imperial do monarca Carlos V. Costumava-se pensar que Vesálio esperava que, ao entrar para o serviço da realeza, escaparia da inimizade incitada por seu *Fabrica*. É mais provável, contudo, que essa decisão represente a satisfação de uma ambição. Vesálio encontrou tempo para se defender de Sylvius em uma brilhante epístola a um amigo, de 1546, conhecida na história como a carta "Raiz da China" — assim chamada porque continha conselhos sobre um remédio semelhante à salsaparrilha observado na corte de Carlos V.

Por duas décadas como médico real, a Vesálio foram atribuídos casos conhecidos e intervenções cirúrgicas de grande habilidade. Em 1548 ele profetizou dramaticamente o falecimento de Maximiliano de Egmont, um prognóstico que se tornou assunto de conversas na Europa. Vesálio conseguiu uma pensão vitalícia quando o imperador abdicou em 1556. Continuou na corte, contudo, agora a serviço do novo monarca, o filho único de Carlos, rei da Espanha, Filipe II. Nem Vesálio, nem Ambroise Paré puderam fazer alguma coisa pelos ferimentos que o rei Henrique II da França adquiriu em uma justa em 1559. O último grande caso de Vesálio, em 1562, envolveu o filho desequilibrado de Filipe, Dom Carlos. O jovem príncipe rolou por uma escadaria abaixo — notoriamente quando fazia investidas sexuais a uma criada — e recebeu uma ferida na cabeça que logo se infeccionaria.

Os medicamentos de Vesálio trouxeram o paciente de volta das portas da morte, e Filipe lhe ficou grato.

Contudo, a restauração da saúde do príncipe teve uma conseqüência decisiva. Para alguns, parecia ser uma perigosa bruxaria. Vesálio foi forçado a desistir do serviço real e, para expiar seus pecados, fez uma peregrinação ao Chipre e a Jerusalém. Várias memórias, todas de certa forma dúbias, fornecem relatos de seu falecimento. O que parece certo é que sua viagem de volta foi um desastre marinho. Vesálio adoeceu ou naufragou na ilha de Zante, perto do Peloponeso. Ali ele morreu.

A personalidade de Vesálio tem sido tema de debate por quatro séculos. Ele foi descrito em relatos de primeira mão como "colérico", e também caracterizado como litigioso e rabugento, irado, esquizóide, deprimido, um carrasco em essência, e avarento. Mas também foi interminavelmente admirado. Como fica evidente por seus escritos, Vesálio era agressivo, consciente de seu significado histórico e tinha uma ampla compreensão de toda a amplitude da medicina de seu tempo. "Posso não ter feito nada mais digno de mérito", escreveu ele, "do que dar uma nova descrição de todo o corpo humano, do qual ninguém compreendia a anatomia."[2]

William Harvey [1578-1657]

A Circulação do Sangue

William Harvey era médico do rei da Inglaterra e contemporâneo de William Shakespeare e Thomas Hobbes, e de Galileu e Johannes Kepler. Em 1628 ele demonstrou que o coração é uma bomba que provoca a circulação do sangue pelo corpo, passando pelas artérias e veias. A descoberta de Harvey, que contrariava a antiga teoria de Galeno (p. 61), é uma das inovações essenciais e incontestáveis da história da ciência e da medicina. Como a redescoberta de Vesálio (p. 69) da estrutura do corpo humano através da dissecação, a descoberta de Harvey carecia de aplicação clínica imediata. Mas foi o primeiro passo para uma nova compreensão do funcionamento do corpo. Seu significado mais geral está no uso por Harvey do método científico e do raciocínio quantitativo para produzir um conhecimento confiável. "Não professo aprender e ensinar Anatomia, a partir dos axiomas dos Filósofos", escreveu Harvey na introdução a seu tratado histórico, comumente conhecido como *De motu cordis*, "mas das Dissecações e da Estrutura da Natureza."[1]

Nascido em Folkestone, em Kent, em 1º de abril de 1578, William Harvey foi o mais velho de nove filhos de Thomas Harvey, um pequeno proprietário rural que prosperou o bastante para se juntar à pequena nobreza, e sua esposa, uma "piedosa e inofensiva mulher", Joan Halke. Sua educação inicial incluiu cinco anos na King's School da Catedral de Canterbury, onde aprendeu latim e grego. Em 1593 William, tendo obtido uma bolsa de estudos, ingressou no Gonville and Caius College, em Cambridge. Quatro anos depois, após receber seu diploma de bacharelado, viajou para a Itália para estudar na celebrada Universidade de Pádua. Recebeu o diploma de medicina de Pádua e Cambridge em 1602.

A educação de Harvey em Pádua foi de importância decisiva para sua descoberta da circulação do sangue. Ele certamente absorveu a atmosfera secular e cosmopolita daquele centro de aprendizagem do final do Renascimento, onde Copérnico ensinou e Vesálio transformou drasticamente o ensino da anatomia humana. Mais especificamente, Harvey estudou com Fabricius de Aquapendente. Um anatomista aristotélico preocupado com a estrutura e a função, Fabricius havia observado "pequenas portas" — as válvulas — nas veias. Ele interpretou erroneamente sua função seguindo a linha de Galeno, acreditando que serviam para retardar o fluxo de sangue para as extremidades. Na verdade, como Harvey perceberia mais tarde, as válvulas servem como portas de eclusas que ajudam a bombear o sangue de volta para o coração. Mais tarde, Harvey contaria ao químico Robert Boyle que saber da existência das válvulas foi decisivo para sua posterior compreensão da circulação.

A autoridade escolástica em questões anatômicas vinha erodindo desde a segunda metade do século XVI. O uso eclesiástico de Galeno, como sua dependência filosófica de Aristóteles, era dogmático. Mas devemos lembrar que o conceito galênico do sangue e dos humores não era somente arraigado, mas satisfatório, se não belo. Em resumo, pensava-se que o sangue era produzido constantemente no fígado com a nutrição absorvida pelos intestinos. O sangue se movia para o coração, presumivelmente passava pelos "poros" do septo (a divisão que separa os átrios cardíacos) e misturava-se com o "pneuma", produzindo sangue arterial. A imagem resultante do fluxo e refluxo do sangue e do "espírito vital" através do corpo, como a água irriga um campo, tornava-o um construto poderoso.

Embora esse esquema racional não tenha conseguido resistir aos argumentos da ciência renascentista, ele não caiu facilmente. Em 1553 Michael Servetus, médico espanhol, apresentou a noção de circulação pulmonar, mas o contexto religioso de seu trabalho o levou a ser queimado na fogueira por heresia, e exemplares de seu livro, *The Restoration of Christianity* (A restauração da cristandade), desapareceram com ele. Servetus tinha estudado com Vesálio, que em 1543 duvidou, e vinte anos mais tarde declarou definitivamente, que os "poros" no septo não existiam. Harvey sabia do trânsito pulmonar do sangue (da direita para a esquerda no coração, via pulmões), que fora confirmado por Realdo Colombo em 1559. Um conservadorismo básico, dominante na anatomia, aceitara a descoberta, embora preservasse a lealdade espiritual a Galeno. Harvey, ao contrário, vivendo várias décadas depois na Inglaterra, longe da autoridade da Igreja católica, estava em condições de contestar as idéias de Galeno.

Desde o início de sua carreira Harvey praticou a medicina nos círculos mais elevados. Casou-se com a filha do dr. Lancelot Browne, médico da rainha Elizabeth, e se tornou associado do hospital St. Bartholomew em 1609. Ali ele continuaria por cerca de 34 anos. Além de praticar a medicina, realizaria extensas observações anatômicas, dissecando muitas espécies diferentes de animais, bem como seres humanos. Em 1615 foi honrado pelo Colégio Real de Médicos como professor lumleiano de cirurgia. Harvey tornou-se um dos médicos reais em 1618, servindo primeiro ao rei Jaime I e depois a Carlos I. Algumas de suas anotações de aula, descobertas em 1876, mostram que ele estava ensinando a circulação do sangue já em 1616. "É certo, a partir da estrutura do coração", dizem suas observações daquele ano, "que o sangue é perpetuamente transportado através dos pulmões na aorta como que por dois estalos de um fole de água para erguer a água."[2]

Exercitatio anatomica de motu cordis et sanguinis in animabulus (Sobre o movimento do coração e do sangue nos animais) é o texto definitivo, escrito em latim, publicado em Frankfurt em 1628. Um pequeno volume de 72 páginas e setenta capítulos, *De motu cordis* começa com uma análise crítica da concepção galênica do pulso. Na verdade, o batimento cardíaco — a sístole e a diástole, como são há muito conhecidas — torna-se uma espécie de prova observacional para Harvey em todo o livro. O coração, percebe Harvey, é uma bomba de expulsão; seu funcionamento como músculo é evidenciado pelo pulso. Desde o início, ele assinala as opiniões "incongruentes e mutuamente subversivas" que sustentam que as artérias contêm "vapores fuliginosos",[3] espíritos ou ar — embora o próprio Galeno tenha admitido que em qualquer artéria que você abra, "nada encontrará, a não ser sangue".

Harvey passou a estabelecer as fundações para sua própria teoria, em parte por meio de análise quantitativa. Ele mostrou que não se podia esperar que o fígado produzisse tanto sangue como exigia a teoria de Galeno. Baseado no exame do coração humano, Harvey estimou a quantidade de sangue que ele podia expelir a cada batida. Se todo o sangue fosse criado no fígado à medida que fosse necessário, observou Harvey, uma quantidade estimada de 15 quilos por meia hora, ou qualquer valor estimado similar, sempre haveria uma quantidade maior de sangue do que é encontrado em todo o corpo. Seus cálculos estavam na verdade completamente equivocados (o coração bombeia muito mais sangue e bate duas vezes mais do que ele supôs), mas ele demonstrou seu argumento.

A circulação do sangue, mostrou Harvey, com o coração como bomba, era a alternativa mais razoável à análise de Galeno. "Pois este é o coração, por cuja virtude e pulso o sangue é movido, aperfeiçoado, e feito nutriente, e é preservado da corrupção e da coagulação", escreveu Harvey, acrescentando com extravagância, "[Ele] é a divindade doméstica que, derramando sua função, nutre, acalenta, vivifica todo o corpo, e é na verdade o fundamento da vida, a origem de toda a ação."[4]

Para apoiar o conceito de circulação, Harvey empregou experimentos famosos que podiam ser repetidos por qualquer leitor. Se uma veia é localizada, digamos, no braço, e se exerce pressão entre as válvulas, o fluxo do sangue venoso pode ser visto e sentido, não para trás e para frente, mas inelutavelmente em direção ao coração. Da mesma forma, se uma bandagem é enrolada em torno do braço de forma que bloqueie o fluxo de sangue através das veias enquanto deriva o fluxo arterial livre, as veias (mas não as artérias) incharão. Esta era uma evidência provável para a teoria de Harvey de que o sangue passava às extremidades do corpo através das artérias e voltava ao coração pelas veias.

É importante observar que, em sua explicação, Harvey fornece um dos grandes *insights* indutivos da história da ciência. Harvey sabia que o sistema venoso tubular é diferente das artérias mais musculares, e pôde mostrar que a perfusão dos pulmões podia ser responsável pela comunicação entre os sistemas venoso e arterial. Mas como o ciclo era concluído? Como Harvey pensa que o sangue arterial podia entrar no sistema venoso nas extremidades? Na verdade, ele especulou, escrevendo: "É absolutamente necessário concluir que o sangue no corpo animal é impelido em um ciclo, e em um estado de movimento incessante".[5] Restaria a Marcello Malpighi, fundador da anatomia microscópica, décadas depois, em 1660, descobrir os capilares.

De motu cordis atraiu considerável atenção quando de sua publicação. Os críticos de Harvey, que ele caracterizava como "birutas", publicaram vários ataques, mas em geral tiveram dificuldades com isso. Um ataque muito ruidoso veio de Jean Riolan o Jovem, em Paris, que escreveria uma descrição detalhada dos vasos coronarianos em 1648. Riolan reconhecia algumas implicações da teoria de Harvey para a medicina galênica: a função do fígado era questionada, como as regras para a sangria e a base racional de vários remédios. Harvey respondeu a Riolan com um tratado publicado no ano seguinte, ridicularizando sua visão.

A influência subseqüente de Harvey na ciência e na medicina há muito vem sendo considerada de primeira ordem, e foi tanto direta como difusa. A publicação de uma versão em inglês de *De motu cordis* em 1653 indica a popularidade de seu trabalho. Mais geralmente, como um médico famoso, Harvey serviu como modelo para aqueles que procurariam a ciência e a pesquisa. Ele se tornou uma figura importante para anatomistas, químicos e fisiologistas por toda a última metade do século XVII, que viam a si mesmos como parte de uma revolução harveyana. Durante o curso de várias gerações, escreve Robert G. Frank, Jr., estes pesquisadores "remodelaram completamente nosso conhecimento da função do corpo humano".[6] Embora suas conclusões tenham sido limitadas em termos de realização de processos médicos e uma fisiologia satisfatória, a "totalidade de [seu] trabalho era uma realização de uma magnitude tal que não foi superada nas ciências médicas por mais de um século".

Exercitationes de generatione animalium (Sobre a geração de animais), uma obra de certa importância para a história da embriologia, foi publicado seis anos antes de sua morte. O interesse de Harvey na embriologia era notável por refletir sua visão de mundo teleológica e aristotélica, que valorizava a experiência sensorial enquanto presumia que a perfeição última existia na natureza. Harvey observou e registrou o desenvolvimento diário de galinhas, mas foi limitado mais uma vez pela falta de um microscópio. O microscópio fora inventado já em 1590, mas ainda continuava, para propósitos científicos, uma curiosidade.

O retrato de William Harvey legado à história deve-se em grande parte a John Aubrey, um contemporâneo e autor de *Briefs Lives*. É um retrato vívido, embora não de todo confiável. Benquisto apesar de ser temperamental e excêntrico, Harvey era impetuoso na juventude e ostentava uma adaga. Ele e sua esposa, Elizabeth, não tiveram filhos, embora mantivessem um papagaio "insolente e sensual" que se aninhava à noite no peito da sra. Harvey. Ela o deixou viúvo em 1645. Harvey subseqüentemente viveu com um ou outro de seus irmãos, todos mercadores bem-sucedidos.

Em 1655 Harvey se aposentou da cátedra lumleiana. Durante seus últimos anos, sofreu de gota e cálculos renais, mas Aubrey assinala que seu sangue era mantido aquecido por uma "aldeã muito jovem" que ele considerou em seu testamento. Em 3 de junho de 1657, o septuagenário vacilante sofreu um derrame e foi enviado a seus parentes mais jovens. Eles começaram a vigília da morte. Ele não podia falar claramente, e pedia que sua língua fosse sangrada. Perdeu a consciência e morreu antes que o dia terminasse. Foi sepultado primeiramente em um jazigo da família, mas, graças ao Colégio Real de Médicos, os restos de William Harvey hoje repousam na Hempstead Church, em Essex.

Paracelso [1493-1541]

Uma Nova Tradição na Medicina

Com o controverso médico e filósofo natural Paracelso, a autoridade da medicina medieval sofre uma ruptura. Embora seu trabalho seja cheio de misticismo e com freqüência recorra à magia — como outras grandes figuras do Renascimento —, Paracelso representa um afastamento desafiador do escolasticismo para esmiuçar o mundo real. Ele recolhia informações de "vagabundos, açougueiros e barbeiros"[1] enquanto viajava entre o povo comum, queimou os livros de Galeno e ganhou a inimizade da sociedade médica. De crenças místicas antigas, modelou um universo complexo e protocientífico. O resultado foi uma nova tradição na medicina. Suas crenças foram resgatadas e modificadas mais tarde por seus seguidores e tiveram grande influência no curto prazo e um impacto duradouro no pensamento médico — dos quais ainda hoje existem nuances.

Paracelso é impressionante aos olhos modernos por tentar dar uma interpretação química ao mundo, e também por introduzir o conceito de que as doenças têm causas externas. Seus escritos são freqüentemente esotéricos, mas também espirituosos, escandalosos e passionais. Ele é mencionado por seu compromisso com os pacientes. "Ninguém requer maior amor do coração do que o médico", escreve Paracelso. "Para ele, a instância máxima é o sofrimento do homem."[2] Brilhante, frustrante e contraditório, Paracelso foi admirado durante séculos por historiadores e filósofos. "É difícil", escreve um de seus biógrafos, Walter Pagel, "superestimar o efeito da realização de Paracelso no desenvolvimento da medicina e da química."[3]

Philippus Aureolus Theophrastus Bombastus von Hohenheim nasceu em Einsiedeln, uma comunidade hoje nos Alpes suíços, mas que era parte do Sacro Império Romano em 1493. Doentio na infância, como rapaz ele desfrutava de um relacionamento próximo com seu pai, o médico e alquimista Wilhelm von Hohenheim, "que nunca me abandonou". Sua mãe, Els Ochsner, provavelmente serva da famosa abadia beneditina de Einsiedeln, morreu quando Theophrastus era jovem. Depois de sua morte, pai e filho se mudaram, por volta de 1502, para Villach, um distrito minerador da Áustria. Wilhelm ensinou a seu filho uma versão da filosofia natural, bem como botânica e mineralogia. Theophrastus teve outros professores inicialmente, inclusive Johann Trithemius, um conhecido adepto do esoterismo e do ocultismo.

Paracelso estudou em várias universidades italianas, mas a evidência de que recebeu um diploma é circunstancial. Suas viagens lhe proporcionaram a verdadeira educação. O médico itinerante não era um fenômeno raro na Europa renascentista, mas Paracelso aproveitou a oportunidade para reunir um tesouro de conhecimento e sabedoria médica popular enquanto praticava em diferentes terras. Ele escreve que estudou no Egito e na Terra Santa. Visitou a Rússia e serviu como cirurgião para exércitos mercenários na Itália. Durante as Guerras Napolitanas, adquiriu uma longa espada, que ele sempre usava depois disso. Em toda parte que ia, Paracelso aprendia, não só com médicos mas com barbeiros, curandeiros de todos os tipos, alquimistas e magos.

Na verdade, a relação de Paracelso com o povo comum e sua hostilidade para com a academia são as características que definem seu caráter. Cedo em suas andanças, ou talvez ainda em 1529, Theophrastus assumiu o nome de Paracelso, talvez para indicar sua superioridade em relação ao autor médico romano Celso (p. 449), cujos trabalhos haviam sido publicados meio século antes com uma ampla admiração. Em Salzburgo, para a Guerra dos Camponeses em 1525, Paracelso aparentemente foi preso por aderir ao lado dos camponeses. Na Suécia, ele investigou as doenças que afligiam os mineradores — um dos primeiros estudos de doenças ocupacionais — e identificou a tuberculose e a silicose.

Em 1526 a carreira de Paracelso tomou um novo rumo. Naquele ano ele havia se estabelecido em Estrasburgo, onde escreveu vários tratados e desenvolveu uma prática de sucesso. Mas sua estada foi curta. Logo foi chamado à Basiléia, onde, com tratamento conservador, conseguiu recuperar o famoso pintor Johannes Froben de uma grave doença. Não só Froben lhe ficou grato, mas também seu anfitrião, o grande humanista Erasmo. Em conseqüência, reformadores da Igreja nomearam Paracelso médico municipal e o convidaram a ensinar na universidade. Sua reputação já era considerável quando ele chegou, e também controversa. Paracelso não decepcionou. Deu aulas em alemão em vez de latim, e supõe-se que tenha ensinado aos estudantes: "Os pacientes são nosso livro didático, o leito do doente é nosso estudo".[4] Ele dramatizou sua rejeição ao aprendizado pelos livros queimando solenemente em público as obras de Galeno (p. 61) e Ibn Sina (Avicena) (p. 453) durante um festival estudantil. Nada disso o fez granjear a afeição dos clérigos locais, que o atacaram como "Cacophrastus" — um insulto escatológico — e o compararam sarcasticamente a Lutero. Paracelso reagiu com seus próprios insultos. Quando seu amigo e protetor Froben morreu subitamente em 1528, Paracelso foi compelido a deixar a Basiléia. Ele retomou suas andanças.

Durante os trinta anos restantes, Paracelso foi ao mesmo tempo um médico itinerante, tratando de igual forma de ricos e pobres, e um escritor prolífico. Sua obra abrange alquimia, astronomia, religião e filosofia, bem como medicina. Ele esclareceu todos estes tópicos em seu livro mais celebrado, *Buch paragranum* (Ao revés), publicado em 1530. Ampliou sua obra no ano seguinte com *Opus paramirum*, em que classifica a teoria humoral sob sua noção de cinco *entia*, ou poderes, que governam a mente e o corpo.

A pobreza não pôs fim aos escritos de Paracelso, embora muitos de seus trabalhos só tenham aparecido depois de sua morte. Ele publicou um livro sobre cirurgia em 1536, intitulado *Grosse Wundarzenei*. Seu *Astronomia magna*, de 1538, é um esforço caótico de criar um sistema de filosofia natural. Inclui muito apoio na magia, mas deve-se acrescentar que isso não era incomum para um intelectual rebelde da época. Johannes Kepler, da mesma época, produziu mapas astrológicos, e há muito misticismo em suas grandes obras sobre astronomia. Mas tal extravagância em uma habilidade prática é mais problemática. É difícil distinguir as contribuições úteis de Paracelso, não menos porque, mesmo quando verdadeiras, elas são expressas com auto-adulação. "Vinde, pois, e ouvi",[5] Paracelso instava seus adversários,

> impostores que prevalecem somente pela autoridade de suas altas posições! Após minha morte, meus discípulos irromperão e vos arrastarão à luz, e revelarão vossas drogas torpes, por meio das quais até este momento vós tramais a morte de príncipes. (...) Uma tragédia para vosso pescoço no Dia do Juízo! (...) Não sou eu que louvo a mim: é a Natureza que me louva.

"Será isso retórica", pergunta o historiador da química William H. Brock, "ou são os delírios de um lunático?"

As principais idéias de Paracelso claramente o afastam da tradição galênica há muito dominante na Europa. Sua influência inclui noções extraídas das tradições gnósticas e neoplatônicas. Ele via o homem, por exemplo, como um microcosmo do universo: "Pois o sol e a lua e todos os planetas, bem como todas as estrelas e todo o caos, estão no homem. (...) Pois o homem foi criado do céu e da terra, e é portanto semelhante a eles!"[6] O próprio mundo é compreendido de forças espirituais, inclusive aquelas que regem a digestão; e os venenos que criam as doenças podem vir das estrelas. Paracelso também acreditava na doutrina das assinaturas, pela qual uma planta ou raiz constitui um medicamento para a parte do corpo com a qual se assemelha — a orquídea para os testículos, por exemplo.

Grande parte disso pode parecer bizarro e místico atualmente. Esta percepção é enganosa. Paracelso estabeleceu as bases para uma medicina em que a química desempenha um papel central e as doenças não são vistas como o resultado de desequilíbrios humorais no corpo, mas entidades do mundo, distintas e invasivas. Em lugar dos elementos básicos e humores defendidos pela medicina dominante da época, Paracelso sustentava as três substâncias primárias encontradas na matéria: sal, enxofre e mercúrio. Estes são os princípios básicos a partir dos quais o mundo é feito. O mercúrio é o espírito; o enxofre, a alma; o sal, o corpo. Parece estranho? Considere o sal em suas várias formas relativas ao corpo — os cálculos renais são um exemplo doloroso e visível.

Paracelso empregou técnicas de laboratório para isolar ou purificar a "quintessência" de várias substâncias. O grande tema alquímico, a transmutação de metais básicos, não interessava muito a Paracelso, mas sua obra inclui um dos primeiros esforços já feitos para criar um sistema químico. Não é de surpreender que ele tenha empregado o pensamento analógico. Ele relacionou o sal, o enxofre e o mercúrio à trindade de corpo, espírito e alma. O *tria prima* de Paracelso, escreve Allen G. Debus, "tem uma importância especial na ascensão da medicina moderna".[7] Visto como um novo sistema de elementos, ele pode "[colocar] em questão todo o contexto da medicina e da filosofia natural antigas".

Na verdade, os historiadores há muito compreendem o significado revolucionário de Paracelso. A nova tradição que começa com ele foi muito ampliada no final do século XVI, quando a obra de Paracelso começou a ser amplamente distribuída e algumas de suas idéias básicas conquistaram adeptos, especialmente entre os protestantes. (O próprio Paracelso ouvira Lutero na Dieta de Worms, mas em questões religiosas ele não era nem católico, nem luterano.) Seus seguidores encontraram apoio entre as cabeças coroadas da Europa, particularmente no império germânico. A ciência que surgiu a partir da obra de Paracelso veio a ser conhecida como *iatroquímica*, ou química médica. Assim como Paracelso, a iatroquímica foi influente, antielitista e fez parte do pensamento da Reforma. Sua considerável influência duraria até que fosse absorvida pelos avanços na filosofia natural e das novas formas de pensamento sobre a medicina e o corpo humano.*

---

*A iatroquímica floresceu depois da morte de Paracelso e atraiu vários médicos brilhantes e idiossincráticos. O médico flamengo Joan Baptista van Helmont (1579-1644) levou a química adiante através de sua emergência como disciplina e de certa forma sistematizou o conceito de Paracelso de doença. Franz de la Boë, ou Sylvius (1614-72), era de orientação clínica e preocupado em grande parte com a fisiologia e as doenças específicas; ele era mais cético que místico. Daniel Sennert (1572-1637) foi muito influente na Alemanha e tentou adaptar as idéias de Paracelso ao humoralismo tradicional.

Embora suas teorias não possam ser sustentadas, Paracelso e seus seguidores trouxeram (ou devolveram) à medicina numerosos remédios, inclusive o uso de ópio, chumbo, arsênico, sulfato de cobre, sulfato de potássio e ferro — bem como o mercúrio e o enxofre. Todos estes eram amplamente desconhecidos da medicina galênica, e muitos dos novos remédios, em várias formas, encontraram seu caminho na farmacopéia do século XVII.

As obras completas de Paracelso abrangem 14 volumes. Freqüentemente obscuras e sempre precisando de exegese, elas têm gerado comentários intermináveis ao longo dos séculos. Sua vida tem sido uma fonte de fascínio para muitos e, o que não nos surpreende, há também uma literatura de difamação. (Pode-se recordar a reação a Sigmund Freud [p. 217] no final do século XX.) Os inimigos se aproveitaram da excentricidade de Paracelso para depreciá-lo postumamente. De acordo com um detrator, ele "vivia como um porco, parecia um tropeiro, encontrava maior prazer na companhia dos mais dissolutos e da ralé mais baixa, e em toda a sua gloriosa vida bebeu generosamente".[8] Estes insultos sempre tinham algum fundamento nos fatos. Paracelso gostava de beber, era especialista em vinhos e vinícolas e, se devemos acreditar no testemunho ocular narrado por seu amanuense, Johannes Oporinus, era um bêbado raivoso e irascível.

Não há muita coisa conhecida dos últimos anos de vida de Paracelso, mas no verão de 1540 ele estava em Salzburgo, onde o arcebispo Ernest de Wittelsbach o convidou a desfrutar de sua proteção. Paracelso não se casou e não deixou herdeiros quando morreu, logo depois de sofrer um derrame, em 24 de setembro de 1541. Seu túmulo tornou-se santuário de peregrinos para os doentes e inválidos que acreditavam em suas idéias e remédios poderosos. Em um poema celebrado de Robert Browning, ele previu sua duradoura reputação: "mas depois, eles me conhecerão", diz Paracelso,

Se eu me curvar
Em um tremendo mar sombrio de névoa
Será passageiro; pressiono a lamparina de Deus
Contra meu peito; seu esplendor, cedo ou tarde,
Penetrará a escuridão: eu surgirei um dia.
Podes me compreender? Eu disse o bastante.[9]

Giovanni Morgagni [1682-1771]

"Sua Majestade, a Anatomia"

A idéia de que os sintomas das doenças, de gripes a câncer, surgem de mudanças nos órgãos e tecidos do corpo parece um lugar-comum, se não banal. Mas a correlação sistemática da história clínica da doença com mudanças estruturais vistas na autópsia foi um novo conceito em determinada época. Durante séculos, na medicina ocidental, com intervalos para figuras como Paracelso (p. 79), as doenças eram consideradas o resultado de um desequilíbrio dos quatro humores do corpo. A idéia persistiu no Iluminismo. Em 1761, contudo, consolidando mais de um século de pesquisa em anatomia, o médico italiano e anatomista Giovanni Morgagni publicou *Sobre os locais e causas da doença.* "Foi Morgagni", escreve Roy Porter com simplicidade, "quem finalmente estabeleceu a importância direta da anatomia para a medicina moderna."[1] Por esta realização, Morgagni é uma figura essencial, uma ponte para a moderna medicina. Suas palavras, já idoso, a James Boswell, que o visitou em 1765: "Passei toda a minha vida entre livros e cadáveres."[2]

Giovanni Battista Morgagni nasceu na pequena cidade de Forli, na Itália, em 25 de fevereiro de 1682, filho de Fabrizio e Maria Tornieli Morgagni. Precoce na infância, ele escrevia poemas e ensaios. Em 1698 começou a freqüentar a Universidade de Bolonha, não muito distante de sua casa, onde recebeu o diploma de filosofia e medicina com apenas 19 anos, em 1701. Seu professor mais importante foi Antonio Maria Valsalva, um discípulo de Marcello Malpighi, o famoso fundador da anatomia microscópica que descobriu os capilares. Morgagni continuou na universidade para trabalhar como assistente de Valsalva e tornou-se ele próprio um demonstrador.

Os primeiros anos de Morgagni na medicina foram um sinal do sucesso de toda a sua carreira. Quanto ainda era estudante, foi admitido na Accademia degli Inquieti, começando a trabalhar como seu diretor em 1704; no ano seguinte, Morgagni discutia o material para seu *Adversaria anatomica prima* (Observações sobre anatomia), a ser publicado em Bolonha em 1706. Nesta obra de anatomia descritiva, Morgagni corrige os erros de seus predecessores e descreve várias descobertas originais. Ele também incluiu descrições novas e mais detalhadas da laringe, da uretra masculina e dos genitais femininos.

Em 1709, depois de dois anos em Veneza, onde colecionou livros requintados e examinou a anatomia dos peixes, Morgagni voltou a Forli, sua cidade natal, para trabalhar como médico. Nisso, como em tudo o mais, Morgagni foi bem-sucedido. Casou-se com Paola Verzeri, e juntos eles criariam uma grande família de três meninos e 12 meninas.

Em 1711 Morgagni aceitou a cátedra de medicina teórica na Universidade de Pádua. Quatro anos depois, assumiu a cátedra de anatomia, antes mantida por Vesálio e toda uma sucessão de eminentes mestres. Morgagni tornou-se um professor popular, e sua presença atraía os estudantes de Veneza e do exterior. Porque desfrutava da cooperação de autoridades religiosas e seculares, Morgagni recebia todos os cadáveres de que necessitava. Indivíduos de todas as classes desejavam ser autopsiados por Morgagni. Ele publicou volumes adicionais do *Adversaria anatomica* em 1717 e 1719.

Por volta de 1740, Morgagni passou a se interessar por um esforço gigantesco, mas fracassado, de Théophile Bonet, um patologista suíço, de relacionar as descobertas de doenças específicas feitas em autópsias. A obra enciclopédica de Bonet, *Sepulchretum sive anatomia practica*, foi publicada pela primeira vez em 1679 e era uma referência padrão. Morgagni a considerou desordenada e imprecisa demais para ser de grande valia. Como conseqüência, começou a reunir material ele mesmo. Versado em todos os aspectos da medicina, Morgagni era bem organizado, excelente no raciocínio dedutivo e um escritor elegante em latim. Ele reuniria material nas duas décadas seguintes.

Morgagni não só foi um aclamado anatomista, mas também um fisiologista e médico que continuou a clinicar ao longo de toda a sua carreira. Na realização de exames físicos, Morgagni não tinha repugnância pelo corpo humano. Ao contrário da maioria de seus colegas da época, ele usava seus olhos para examinar a superfície do corpo e até seus orifícios, suas mãos para palpar, seus ouvidos para auscultar. Dizia-se mesmo que empregava a percussão.* Morgagni envolveu-se em muitas consultas médicas, freqüentemente por carta. Embora não tivesse o conceito de doença subjacente, ele avaliou sintomas e procurou por sinais visíveis de doença. Seguindo o pensamento iluminista, Morgagni via o corpo como basica-

*A percussão, ou dar pequenas pancadas no abdome e no peito em busca de sinais diagnósticos, foi sistematizada perto do fim da carreira de Morgagni com o famoso livro do médico vienense Leopold von Auenbrugger.

mente mecânico. Quando as partes falhavam, a harmonia de toda a máquina era perturbada e o resultado era a doença.

Foi somente em 1761, quando tinha 78 anos de idade, que Morgagni publicou *De sedibus et causis morborum per anatomen indagatis* (Sobre os locais e causas da doença). Representa uma divergência fundamental na história da medicina. Traz registros de 640 dissecações, e o livro é organizado em cinco partes. Morgagni relata histórias de caso fornecidas por seu professor, Valsalva, e inclui outras de sua própria experiência e ainda de terceiros, a partir de citações encontradas na literatura médica. Ele discute doenças da cabeça, respiratórias e distúrbios cardíacos, do estômago e problemas cirúrgicos; uma seção suplementar é epistolar. Os registros incluem informação sobre sintomas de cada doença e uma história clara do caso em questão, inclusive o tratamento, o curso e as descobertas na autópsia. Quatro índices tornam o livro eminentemente útil aos clínicos.

Em geral, *De sedibus* é uma série fascinante de excursões no corpo humano. Inclui várias descobertas e descrições com clareza suficiente para a compreensão do clínico moderno. Morgagni descreve o estômago canceroso e distingue a úlcera gástrica. Ele registra as mudanças encontradas no coração depois da morte por infarto do miocárdio. Delineia a síndrome do bloqueio cardíaco (agora chamada síndrome de Adams-Stokes), que envolve desmaios ou tonturas, e também a chama de "epilepsia com pulso lento". São muitas as descrições essencialmente corretas e adequadas. Depois de dois séculos, "sua obra permanece viva e completa", escreve Roberto Margotta, "de forma que hoje se pode dar um diagnóstico exato dos casos que ele descreve".[3] Muito tempo depois da morte de Morgagni, 12 volumes de suas cartas foram descobertos e publicados, em 1935, como *Consulti medici*.

É fácil ver por que o trabalho de Morgagni recebeu elogios extravagantes, especialmente dos próprios médicos, ao longo de dois séculos. Rudolf Virchow (p. 31) disse que, com Morgagni, "tem início a nova medicina".[4] Também se poderia dizer que ele representa uma continuação da tradição renascentista na medicina, que começa com Vesálio (p. 69) e inclui William Harvey (p. 73) e Marcello Malpighi. Ao mesmo tempo, Morgagni representa um movimento para a patologia clínica que por fim se tornaria notoriamente importante no século XIX. Seu *De sedibus* mais tarde seria ampliado pela obra de Xavier Bichat (p. 89), René Laennec (p. 93) e o próprio Virchow, entre muitos outros.

Reconhecido como "sua majestade, a anatomia", Morgagni contou entre seus amigos com Hermann Boerhaave (p. 173) e seu ex-aluno Albrecht von Haller. Dada a paciência com que compilou o *De sedibus*, não é de surpreender que se dissesse que ele possuía uma disposição serena. Aos 82 anos, ele "ainda lia sem óculos e era tão lúcido quanto um homem de cinqüenta",[5] escreveu um visitante americano em 1764. Na verdade, Morgagni viveu apenas mais sete anos. Depois de sua morte, em 1771, foi realizada uma autópsia. Ela mostrou um miocárdio rompido, sugerindo um ataque cardíaco.

Xavier Bichat [1771-1802]

A Doutrina dos Tecidos

O cirurgião e anatomista francês Xavier Bichat fundou a disciplina da histologia, o estudo dos tecidos, e às vezes era chamado de "o pai da anatomia descritiva". No curso de uma carreira efêmera que terminou com sua morte aos 31 anos, Bichat publicou quatro importantes obras que criaram um trampolim para a transformação da medicina através da pesquisa fisiológica. A classificação dos tecidos proporcionou uma nova unidade elementar para a compreensão da doença, e de certa forma parecia o toque fúnebre da patologia humoral — a idéia de que a doença se deve a um desequilíbrio nos humores essenciais. Em um curto período de tempo, Bichat se tornou imensamente importante. "Suas obras tornaram-se uma espécie de sagrada escritura", escreveu John Cross em 1820, "da qual não se podia desviar sem sacrilégio."[1]

Embora sua autoridade direta em breve viesse a desaparecer com os progressos na química e o desenvolvimento da teoria celular que tornaram sua classificação obsoleta, a influência histórica de Bichat permaneceu. O programa realçado em *Recherches physiologiques sur la vie et la mort* (Pesquisas fisiológicas sobre a vida e a morte) representou a crença de Bichat, escreve John Lesch, de que "ele tinha satisfeito a eterna ambição do século XVIII de fazer para a fisiologia e a medicina o que Newton fizera pela física".[2] Na verdade, junto com Philippe Pinel (p. 187) e vários outros que trabalhavam em hospitais parisienses, Bichat foi uma importante figura entre os responsáveis por uma série de avanços radicais para uma medicina científica na virada para o século XIX.

Marie-François-Xavier Bichat nasceu em 14 de novembro de 1771, em Thoirette-en-Bas, um vilarejo em Bresse (mais tarde departamento de Jura) na França oriental. Era filho de Jean-Baptiste Bichat, médico que fora educado em Montpellier, e sua esposa e prima, Jeanne-Rose Bichat. Em seus primeiros anos acadêmicos, Marie-François estudou ciências humanas e fez cursos de retórica, mas interessou-se pela medicina e começou a estudar anatomia em Lyon em 1791. Durante a Revolução, Bichat ganhou experiência prática como cirurgião do Exército nos Alpes. Em julho de 1794, mês em que o Reino do Terror entrou em colapso, Bichat se mudou para Paris para concluir seus estudos.

No Grand Hospice l'Humanité (como o Hôtel-Dieu era conhecido durante a Revolução), Bichat ficou sob a influência formidável de Pierre Desault, um renomado cirurgião e professor. Os métodos de ensino de Desault levavam os alunos para perto dos pacientes, tanto mortos quanto vivos. O talento de Bichat foi notado, e ele em breve se tornaria não somente o discípulo mais valorizado de Desault, mas um hóspede em sua casa. Depois que Desault morreu subitamente em 1795, Bichat aparentemente sofreu um colapso nervoso. Mas, quando voltou ao Hôtel-Dieu, o fez com a meta ambiciosa de organizar a riqueza de observações e *insights* de seu mestre e lhe proporcionar um novo fundamento teórico. Desault fora cirurgião, mas Bichat adaptaria seus métodos e sua abordagem à fisiologia.

Na verdade, embora o principal foco de Desault fossem os pacientes e a medicina clínica, o maior interesse de Bichat estava no campo teórico da observação anatômica. Em 1796, ele e vários outros colegas fundaram formalmente a Société d'Émulation de Paris, que proporcionou um fórum intelectual para debater os problemas da medicina. Ao mesmo tempo, Bichat realizou um grande número de autópsias, abrindo cerca de 600 corpos em um ano. Apesar de seu extenso trabalho e sua crescente reputação, Bichat inicialmente não tinha um título oficial no sistema hospitalar francês. Ele ocupava o cargo não oficial de *chirurgien-externe*, e dava cursos particulares de anatomia. Mas, apesar de sua associação com Desault, foi apenas em 1801 que Bichat foi nomeado médico no Hôtel-Dieu.

Em 1798 Bichat começou a publicar artigos relacionados com a potencial classificação de vários tecidos separados dos órgãos que eles formavam. Um livro, *Traité des membranes* (Tratado sobre membranas), foi publicado em 1799, e dois anos depois ele produziu *Anatomie générale appliqué à la physiologie et à la médecine* (Anatomia geral aplicada à fisiologia e à medicina).

Reunidas, estas obras expressam uma grande simplificação. Embora a pesquisa subseqüente viesse a revisar a maior parte de seus conceitos essenciais, é fácil ver por que Bichat teve um impacto tão grande na virada do século XIX. Os órgãos, escreveu Bichat, "são em si mesmos compostos de vários tecidos de natureza muito diferente, que verdadeiramente formam os elementos destes órgãos. A química possui seus corpos simples, que, por várias combinações, formam corpos compostos (...) da mesma forma a anatomia tem seus tecidos simples, que, por combinação (...) compõem os órgãos."[3] A alusão de Bichat à química — ele escreveu uma década antes da morte de Antoine Lavoisier — é uma prova de sua modernidade. Não é de surpreender saber que seus admiradores incluíam Auguste Comte, ou que o filósofo alemão Schopenhauer se considerasse discípulo de Bichat.

Para perceber o poder da abordagem histológica de Bichar, precisamos somente considerar o coração. Bichat distinguiu corretamente o tecido muscular cardíaco (o miocárdio) do tecido membranoso que o envolve (o pericárdio), e do tecido de revestimento das câmaras (o endocárdio). Cada um destes três tecidos pode ser atacado por doenças, levando a três problemas diferentes. Em vez de "inflamação do coração", Bichat tornou possível distinguir a pericardite, a miocardite e a endocardite.

O papel predominante de Bichat no desenvolvimento da histologia requer ser qualificado de várias maneiras. Na classificação de 21 tipos de tecido, Bichat confiava na aparência externa, bem como na determinação de como cada tipo reagia com substâncias químicas e outros meios de "decomposição". Ele macerava tecidos, assava-os, fervia-os, secava-os e observava como se decompunham. Examinava como reagiam a ácidos e álcalis. Contudo, Bichat não fez um uso significativo do microscópio, que só seria aprimorado na década de 1830. Mas esta inovação técnica e a teoria celular que surgiria logo depois seriam desenvolvimentos cruciais. Quando os alunos de medicina estudam histologia hoje, fazem na verdade o estudo dos tecidos através de anatomia microscópica — refinada posteriormente com o uso do microscópio eletrônico e todos os métodos da química e da biologia molecular. Como conseqüência, o mérito pela descoberta da histologia deve incluir não só Bichat, mas Marcello Malpighi, Rudolf Virchow (p. 31) e Jacob Henle (p. 117), entre outros.

A publicação de *Recherches physiologiques sur la vie et la mort*, em 1800, representou a meta ainda maior de Bichat de remodelar a fisiologia. Bichat procedeu de duas maneiras. Ele tomou e ampliou o empreendimento de classificação que tinha desenvolvido na medicina durante o século XVIII. Além disso, usando sua experiência em cirurgia e autópsia, aplicou procedimentos experimentais para compreender a função. É muito comum, na ciência, passar da taxonomia para compreender a função, mas raramente isso é realização de um só indivíduo. Foi o que ocorreu com Bichat, como se reflete em suas *Recherches physiologiques*. De acordo com John Lesch, em seu lúcido *Science and Medicine in France* (Ciência e medicina na França), uma conseqüência é que, embora seja inútil hoje em dia, o sistema de classificação de tecidos de Bichat ainda é "um ponto de partida e um exemplo para a fisiologia científica"[4] que transformaria o pensamento médico no século XIX.

Bichat foi, como Albrecht von Haller no século XVIII, um vitalista que acreditava que os animais devem obedecer a um conjunto separado de leis a partir de plantas e matéria inorgânica. Embora o vitalismo com freqüência fosse sugestivo, para Bichat foi um dispositivo poderoso de classificação, modelado mais por programa experimental do que por qualquer preocupação com a manutenção de um lugar distinto para os seres humanos na hierarquia cósmica. Embora o vitalismo viesse a se mostrar insustentável, os argumentos de Bichat em seu favor continuariam sendo bastiões para seus proponentes pelas décadas que viriam.

De conduta modesta e verdadeiramente tímido, Xavier Bichat teve uma vida imensamente ativa, mas não estava destinado a durar muito. Diz-se que ele às vezes dormia no necrotério à noite, onde, durante o dia, dissecava cadáveres. Em 22 de julho de 1801, escrevem seus recentes biógrafos em um excesso de adulação, a morte se vingou "deste audacioso homem, que se encarregara de lhe roubar os terríveis segredos e colocá-los a serviço da vida".[5] A autópsia de Bichat, como seria interpretada hoje, mostra que ele morreu de meningite aguda resultante de uma tuberculose. Uma figura reverenciada na França, ele morreu dez dias depois de Napoleão ter ordenado a escultura de um busto em sua memória.

René Laennec [1781-1826]

Um Novo Olhar do Médico

O estetoscópio tem uma relação estreita com a revolução na medicina que data do primeiro quarto do século XIX na França. O inventor do instrumento, René Laennec, empregou-o para desenvolver uma taxonomia de sons correlacionados com descobertas em autópsias, o melhor meio de diagnosticar doenças do coração e dos pulmões. Embora sua utilidade hoje esteja reduzida em comparação com as novas tecnologias, há pouca dúvida de sua importância histórica. Com o estetoscópio, a medicina tornou-se ainda mais ocupada com as descobertas auriculares ou os sinais visuais de patologia que relacionavam os sintomas a tipos específicos de lesões. Muitos instrumentos posteriores, dos vários endoscópios aos raios X e à ressonância magnética nuclear, são efetivamente a progênie da invenção de Laennec.

René Théophile Hyacinthe Laennec nasceu na velha cidade portuária e murada de Quimper, na Bretanha, França, em 17 de fevereiro de 1781. Era o primogênito de Michelle-Gabrielle Félicité Guedson, uma mulher frágil que morreu quando René tinha cinco anos de idade. O pai de René, Théophile-Marie Laennec, era um tenente do almirantado e funcionário público, de natureza inconstante e que não tinha talento para criar filhos. Depois da morte de sua mãe, René e seu irmão foram mandados para morar em Nantes com seu tio paterno Guillaume, um médico e professor universitário bem-sucedido. Ele se tornou um segundo pai para René, e certamente foi o que o influenciou a se tornar médico. Guillaume certa vez disse a René que um chamado à medicina "é como um monte de correntes que se deve carregar em todas as horas da noite".[1]

A infância de Laennec coincidiu com a Revolução Francesa e as subseqüentes guerras civis. Mas, durante o Terror, muito embora a guilhotina estivesse em operação em Nantes, René freqüentava aulas de retórica e obtinha excelentes notas. Ele pensou em seguir uma carreira na engenharia e tinha numerosos interesses, inclusive botânica e música, mas decidiu pela medicina. Durante as guerras revolucionárias, Laennec recebeu o posto de cirurgião já em 1795, com a ajuda de seu tio, e ganhou experiência tratando de ferimentos. Em 1799 renovou esse posto e participou da primeira campanha napoleônica depois do Dezoito Brumário. Voltou aos estudos da medicina em 1800, e para tanto acabou mudando-se para Paris em 1801. Laennec era brilhante e ambicioso, e estabeleceu para si as metas mais elevadas.

Laennec tirou plena vantagem da inédita atmosfera de progresso no sistema hospitalar parisiense na virada do século XIX. Estudou no Cáritas e no Collège de France, e colaborou com Gaspard Laurent Bayle, um anatomista carismático e influente. Mas o professor mais significativo de Laennec foi Jean Nicolas Corvisart. Para tornar-se médico pessoal de Bonaparte, Corvisart, uma importante figura da medicina parisiense, havia resgatado do esquecimento o trabalho de Leopold von Auenbrugger, o médico vienense. Em 1760 Auenbrugger havia sistematizado a prática do diagnóstico por percussão, ou pequenas pancadas no peito dos pacientes. Laennec aprendeu sobre percussão diretamente com Corvisart, que estudou a prática e a aperfeiçoou, de modo que pode ser considerado o precursor direto do estetoscópio. É interessante observar que, pessoalmente, Laennec não gostava de Corvisart. "Seu caráter me agradava tão pouco", escreveu ele, "que raramente procurava conhecê-lo melhor."[2]

Enquanto ainda era estudante, Laennec se uniu ao grupo de médicos parisienses que estavam tentando relacionar a história clínica e os sintomas com as descobertas nas autópsias. Ele escreveu artigos sobre uma variedade de tópicos, tornando-se especialista em parasitologia, e a ele são creditadas várias descobertas em anatomia patológica. Mas na época em que recebeu seu diploma em 1804, Laennec já era considerado um importante — e, de certo modo, arrogante — jovem pesquisador. Ao mesmo tempo, ele sempre respeitava as importantes figuras históricas da medicina antiga, e sua tese de doutorado se voltou para a utilidade do pensamento hipocrático nos problemas contemporâneos. Ele editou o *Journal de médecine* até 1808 e foi excepcionalmente ativo na Société de l'École de 1804 a 1811.

Em 1801, escreve seu recente biógrafo, Jacalyn Duffin, "Laennec se estabelecera como um especialista na nova ciência da anatomia patológica, cônscio de seu potencial e de suas limitações".[3] Ele foi o primeiro a descrever os sintomas da inflamação abdominal fatal que chamou de peritonite. Um exemplo elegante de seu trabalho é encontrado em sua pesquisa sobre o fígado, o órgão favorito da medicina francesa. Ele cunhou o termo cirrose, derivado do grego *kirrhos*. O autor pós-modernista Michel Foucault, em seu famoso *O nascimento da clínica*, ficou impressionado com a "extraordinária beleza" da descrição de Laennec do "primeiro fígado cirrótico da história da percepção médica".[4] Na verdade, a partir de um olhar e um exame cuidadoso de Laennec veio uma prosa nuançada para descrever o órgão aflito, "reduzido a um terço de seu volume (...) oculto na região que ocupa, sua superfície externa, ligeiramente mamilado e esvaziado (...) de cor amarelo-cinzenta".[5] Grande parte do trabalho de Laennec, e isso deve ser evidente, era principalmente descritivo; nem uma fisiologia funcional, nem uma terapêutica melhorada estava a seu alcance.

Embora não fosse esta sua ambição, Laennec tornou-se um bem-sucedido médico parisiense. Sua prática particular tornou-se a principal fonte de sua renda depois de 1808. Comprou uma carruagem, contratou uma cozinheira, e atendia diariamente a pacientes que lotavam sua sala de espera. Depois da Revolução, sua carreira no hospital teve um início mais lento. Ele só recebeu uma nomeação importante em 1816, quando se tornou chefe do serviço médico no Hôpital Necker. Mas na época ele estava especialmente interessado em problemas associados com a tuberculose, que ele reconhecia ser uma doença complexa e multifacetada. Entre aqueles pacientes que via em seu consultório estava Madame de Châteaubriand, esposa do famoso escritor e estadista. Enquanto outros médicos haviam declarado sua morte iminente por tuberculose, Laennec viu um caso de bronquite. Ele estava certo, e ela viveu até 1847.

A invenção do estetoscópio por Laennec, em 1816, é uma das famosas descobertas da medicina que são fruto do acaso. Laennec tinha sido consultado por uma jovem com doença cardíaca. A percussão do peito não produziu nenhuma informação, por causa do "alto grau de gordura" da paciente. O senso de cortesia de Laennec o impossibilitava de colocar o ouvido diretamente sobre o peito, como ele poderia ter feito com uma paciente mais velha. Pode-se imaginar sua frustração. Então, lembrando como os garotos em suas brincadeiras podiam ouvir os arranhões de um prego transmitidos por uma vara de madeira, ocorreu-lhe um princípio básico da acústica. Laennec escreveu: "Enrolei uma folha de papel em uma espécie de cilindro e apliquei uma extremidade dele na região do coração e a outra em meu ouvido".[6] Com o som melhorado, Laennec imediatamente reconheceu que tinha descoberto uma nova forma de ouvir os sons que emanavam de dentro do peito. O termo técnico seria *auscultação mediada.*

Experimentando com formas e materiais, Laennec partiu do papel e tentou vários tipos de madeira. Descobriu que os sons do peito eram melhor detectados por "um cilindro completamente perfurado, e escavado na forma aproximada de um funil, em uma das extremidades, com a profundidade de 4 centímetros".[7] Ele mesmo modelou seus primeiros estetoscópios, como mais tarde os chamaria, em um torno mecânico. Apresentou seu trabalho na Academia de Ciências em 1818, e

De l'auscultation médiate (Sobre a auscultação mediada) foi publicado no ano seguinte. Junto com a compra do livro, era fornecido o estetoscópio de Laennec por alguns francos a mais.

Os médicos, com o uso do estetoscópio, podiam seguir as descrições de Laennec e aprender a distinguir, entre outros sons: roncos, rumores, frêmitos, egofonia, pectoriloquia e broncofonia. Estes indicavam várias doenças, mais relacionadas com a respiração: pleurisia, enfisema, infarto pulmonar. Em geral, Laennec tinha uma compreensão melhor de sons do pulmão do que do coração. O batimento cardíaco e os sons associados com doenças cardíacas eram mais difíceis de classificar, em grande parte por causa da fisiologia complexa do coração, que permanecia mal compreendida. Mas a contribuição de Laennec para o diagnóstico da tuberculose pulmonar com o uso do estetoscópio foi significativa. Embora a causa da tuberculose não viesse a ser discernida em grande parte do século seguinte, nem seria curável por cinqüenta anos depois disso, o estetoscópio de Laennec representou um progresso considerável para o diagnóstico.

A "grande e maravilhosa descoberta" que "marcaria uma era na história da arte médica"[8] conquistou aclamação no momento em que foi introduzida. Em poucos anos, estetoscópios de vários tipos tornaram-se amplamente disponíveis nas lojas médicas de Paris. O livro de Laennec foi traduzido para o inglês em 1821, e suas idéias amplamente divulgadas pelos estudantes. Originalmente um cilindro, o estetoscópio sofreu vários aperfeiçoamentos e inovações. Em meados do século, George P. Camman introduziu um "estetoscópio duplo auto-ajustável", com a mesma forma dos estetoscópios usados atualmente.

Embora tenha se tornado popular e definitivamente indispensável, o estetoscópio desempenhou um importante papel na mudança do "olhar médico", das histórias que os pacientes contavam sobre si mesmos aos sinais físicos objetivos da doença. Não foi uma questão menor, e o estetoscópio, a julgar pela prosa e paródia contemporâneas, causou algum desconforto psicológico. Rudyard Kipling retratou Laennec como um feiticeiro. O médico cético Oliver Wendell Holmes escreveu "A canção do estetoscópio", em que um "jovem da cidade de Boston" compra um dos instrumentos da moda, e então...

Aconteceu de uma aranha rastejar para dentro,
E teceu uma teia de grandes proporções
Na qual por acidente um dia caiu
Um casal de moscas muito imprudentes.[9]

Para outros, contudo, o estetoscópio claramente corporificava o progresso. George Eliot o considerou emblemático da ciência na medicina. "Acredito que você esteja sofrendo do que é conhecido como degeneração gordurosa do coração",[10] informa Mr. Lydgate a Mr. Casaubon em *Middlemarch*. Uma doença, acrescenta ele, "primeiro descoberta e explorada por Laennec, o homem que nos deu o estetoscópio (...)." Como um exemplo de resistência à tecnologia, alguns médicos rejeitaram inteiramente o estetoscópio no século XX, preferindo aplicar o ouvido diretamente ao peito.

Como o austríaco Auenbrugger, que abria barris de cerveja quando criança e peitos quando médico, Laennec era um músico que se destacou na flauta. Era também atlético, gostava de caçar, e era encantado com a língua bretã. Mas sua saúde não era excelente, e em 1819 Laennec desenvolveu tuberculose. Fatigado, por dois anos se retirou para o interior do país, em Kerlouarnec, e levou a vida de um fidalgo fazendeiro. Sentindo-se melhor, voltou a Paris em 1821 como professor do Collège de France, médico no Cáritas e médico pessoal da duquesa de Berry. Realista conservador na França pós-napoleônica, Laennec acumulou honras e fama. Foi eleito para a Academia de Medicina em 1823 e no ano seguinte se juntou à Légion d'honneur.

Em sua vida pessoal, Laennec era pio e tomado de uma idéia melancólica de seu destino. Depois de um breve romance quando jovem, viveu como celibatário por muitos anos. Mas em 1824 casou-se com Jacquemine Guichard Argou, uma prima distante e bretã, que se tornara sua governanta. Foi um casamento de afeição, não de conveniência, como é às vezes retratado, mas seu tempo juntos foi curto. Laennec adoeceu novamente. Deixou Paris e mergulhou numa extensa revisão de *De l'auscultation médiate*. "Ao voltar [a Kerlouarnec] no ano passado para terminar minha obra, sabia que estava arriscando minha vida", escreveu. "Mas o livro que eu virei a publicar será bastante útil, cedo ou tarde, assim espero, para valer mais que a vida de um homem, e, como conseqüência, meu dever era concluí-lo, o que quer que me acontecesse." René Laennec morreu em 15 de agosto de 1826.

Depois de sua morte, Laennec foi submetido a muito exagero e adulação — de certa forma, foi vítima deles. Ele foi comparado a Isaac Newton e Galileu, e sua fama, relacionada em relatos populares a sua invenção simples, distorceu e obscureceu suas verdadeiras realizações. As biografias hagiográficas, inadequadas e obsoletas, foram por muito tempo as únicas disponíveis. Isso foi remediado recentemente pela excepcional obra em inglês de Jacalyn Duffin, *To See with a Better Eye*. A partir deste livro, Laennec pode ser visto menos como uma relíquia sagrada do que "um vigoroso espécime, embora desafiador",[11] cuja obra promoveu uma mudança transformadora no modo como os médicos vêem os pacientes e compreendem as doenças.

Johannes Müller [1801-1858]

A Ascensão da Medicina Alemã

Quando o materialismo científico e a medicina laboratorial chegaram às universidades alemãs em meados do século XIX, um dos principais instigadores e professores mais influentes foi Johannes Müller. De seu laboratório, por mais de duas décadas a partir de 1820, foi lançada uma cornucópia de novos conhecimentos sobre como funciona o corpo humano. Müller trabalhava com anatomia comparativa, neurofisiologia e patologia, e entre os que estudaram com ele estavam Carl Ludwig (p.113), Jacob Henle (p. 117), o grande médico e fisiologista Hermann von Helmholtz, e Rudolf Virchow (p. 31). Sua reputação levava os estudantes de medicina em peregrinações à Alemanha, de acordo com um relato exagerado, "com o coração empolgado, em ardente fervor, como peregrinos a um santuário".[1]

O *Manual de fisiologia humana* de Müller era um texto moderno, talvez o primeiro de cabedal abrangente de conhecimento duradouro, e estima-se que suas obras publicadas abranjam 15 mil páginas. Quando morreu, em 1858, Müller ganhou elogios de ex-alunos que o teriam conduzido ao paraíso em um coche de primeira classe. "Tão magnética era sua personalidade, um vislumbre de seus olhos causava impressão tão duradoura...", escreveu o historiador da medicina Victor Robinson, "que em um século antes Müller poderia facilmente ter se tornado o fundador de uma religião (...). Emerson escreveu um ensaio sobre o Caráter, mas Johannes Müller o personificou."[2] Virchow perguntou: "Como pode uma só língua elogiar adequadamente um homem que presidiu sobre todo o domínio da ciência da vida natural? (...)."[3] Tais elogios indômitos parecem inflados e até divertidos hoje, mas representam a estatura de Müller aos olhos de seus alunos.

O mais velho de cinco filhos, Johannes Müller nasceu em 14 de julho de 1801, em Koblenz, uma cidade perto de Colônia. Seu pai, Matthias Müller, de uma família de produtores de vinho, era um sapateiro que alcançou um nível de prosperidade que lhe permitiu ter esperanças na educação dos filhos. Johannes era inteligente e competitivo, mas também uma criança sensível, próxima da mãe. Colecionava borboletas e não gostava de aranhas. Por algum tempo considerou ingressar no sacerdócio, mas decidiu, em 1819, estudar medicina. Na Universidade de Bonn, onde se destacou, a educação de Müller foi fortemente influenciada pelo reino da *Naturphilosophie* — a filosofia romântica de Friedrich Schelling, adotada por Goethe e Schiller. Na Faculdade de Medicina, alguns professores de Müller acreditavam em remédios sobrenaturais; e, por algum tempo, ele também acreditou.

Depois de receber o diploma de medicina em 1822, Müller se envolveu em estudos de anatomia e fisiologia. Passou um ano e meio na Universidade de Berlim, estudando com Carol Rudolphi, um dos maiores anatomistas alemães. Rudolphi era um inimigo do misticismo, e Müller, que também leu o químico sueco Jöns Jacob Berzelius durante este período, agora adotava a cada vez mais científica corrente dominante. Seu *Über die phantastichen Gesichtserscheinungen*, de 1826, é um intrigante trabalho de transição em que Müller investiga a forma como o olho reage a estímulos internos, como a imaginação. Em 1824 Müller foi qualificado para o magistério e progrediu rapidamente na Universidade de Bonn. Em 1830 era professor pleno.

A pesquisa de Müller na microscopia e na anatomia embrionária não pode ser resumida brevemente, mas era detalhada e foi amplamente significativa. Por exemplo, ele demonstrou que as membranas envolvidas representam a estrutura básica comum de várias glândulas, e sua descoberta do duto embrionário que leva seu nome esclareceu a embriogênese da determinação do sexo. (Nas mulheres, o duto de Müller se desenvolve nas trompas de Falópio, útero e vagina; nos homens, se atrofia.) Müller também revelou a estrutura delgada da cápsula de Bowman — importante para a compreensão de como funcionam os rins — e fez outras pesquisas semelhantes. Seus estudos em fisiologia glandular foram publicados em livro em 1830. *De glandularum secernentium structura penitiori earumque prima formatione in homine atque animalibus*, traduzida como *A estrutura íntima das glândulas de secreção*, deu impulso à embriologia e à histologia, e compôs a base fisiológica para a endocrinologia.

Na neurofisiologia, Müller estabeleceu os fundamentos para a compreensão dos nervos como parte de um sistema unitário. Ele propôs a "lei das energias nervosas específicas", que afirma que os nervos têm qualidades distintas — os nervos visuais, por exemplo, não transmitem a dor. A Müller também se deve uma formulação moderna do conceito da ação reflexa: a idéia básica de que a tosse, o espirro e os soluços pertencem à mesma classe de fenômenos.

Müller também demonstrou a Lei de Bell-Magendie, que representa uma idéia axiomática na neurologia: as raízes nervosas ventrais (ou anteriores), que brotam da espinha dorsal, controlam a função motora, enquanto as raízes nervosas dorsais (ou posteriores) transmitem a sensação. Em um famoso experimento que incontáveis estudantes de medicina realizaram desde então, Müller cortou as raízes anteriores dos nervos que levam à perna traseira de um sapo. O membro ficou paralisado, mas ainda reagiu à irritação. Ao contrário, quando cortou a raiz posterior, o sapo ainda podia mover a perna, mas a perna estava insensível a estímulos. Este experimento, simples e impressionante, foi uma demonstração experimental clara da divisão sensório/motora das raízes espinhais, que para Charles Bell e François Magendie tinha dado origem a uma rancorosa disputa por prioridade.

Em 1833, quando seu mentor Rudolphi morreu, Müller escreveu ao Ministério da Educação que, "Com a exceção de [Friedrich Theodor] Meckel, ninguém na Alemanha pode preencher este cargo tão bem quanto eu".[4] Ele recebeu a cobiçada cátedra de anatomia, fisiologia e patologia na Universidade de Berlim, e ali fez suas descobertas mais importantes. Müller tornou-se a figura central em um sistema educacional que fez da pesquisa médica alemã a mais avançada do mundo. Em 1834 começou a publicar o *Archiv für Anatomie, Physiologie und Wissenschaftliche Medizin*, que ficou conhecido em toda a Europa como o "*Archiv de Müller*".

A obra mais influente de Müller, *Handbuch der Physiologie des Menschen* (Manual de fisiologia humana), foi publicado entre 1834 e 1840. É um texto resumido de todos os avanços feitos na compreensão da fisiologia humana no meio século anterior. "Contém uma quantidade tão inacreditável de informações novas e revolucionárias",[5] escreveu um comentarista, que mesmo um século depois podia ser lido com proveito.

Um aspecto do *Handbuch* indica uma conservação das primeiras visões filosóficas de Müller: um longo discurso de oitenta páginas sobre a alma. Como muitos cientistas do século XIX, Müller era um vitalista. Ele acreditava que algum princípio vivificante devia habitar as criaturas vivas. Nenhum dogma religioso correspondia ao vitalismo de Müller. Ele não sabia, mas se perguntava, se a alma era uma coisa unificada com o corpo físico, ou se era uma força inerente a toda a matéria. Em apoio a esta visão de que a alma não está simplesmente localizada em algum lugar no cérebro, mas é "mais espalhada no organismo",[6] Müller apontou para criaturas tais como minhocas, que continuam vivas mesmo quando cortadas em duas.

A natureza dos tumores tornou-se outro foco da atividade de Müller, e seus estudos foram úteis, descritivos e lhe conferiram o título de fundador da histologia patológica. Sua pesquisa tornou-se a base de vários procedimentos diagnósticos que os médicos usariam nas décadas que se seguiram. Virchow, um dos mais celebrados alunos de Müller, mais tarde ampliaria esta pesquisa.

Depois de 1840, Müller passou da fisiologia humana para a anatomia comparativa e a zoologia. Um importante motivo foi que ele agora ficava constrangido com a prática da vivissectomia. Ele tolerava, mas passou a não gostar de usar animais superiores na pesquisa fisiológica, acreditando que envolvia sofrimento demais. O trabalho zoológico de Müller se preocupou principalmente com invertebrados e com a fauna oceânica, e a classificação era seu principal objetivo. Ele fez numerosas viagens a campo para coletar uma grande variedade de criaturas — primeiro anfíbios e répteis, e mais tarde invertebrados primitivos, como as lampreias.

Müller casou-se com Nanny Zeiller quando jovem, e eles tiveram dois filhos. Há alguma especulação de que Müller sofria de distúrbio bipolar. Ele enfrentou crises de depressão quando jovem, em 1827, e novamente em 1840. A revolução na Alemanha em 1848 colocou-o, durante algum tempo, em desavenças angustiadas com seus alunos, e ele ficou deprimido naquele ano também. Em 1857 adoeceu mais uma vez e foi encontrado vagando pelas ruas de Berlim, cheio de ansiedade. Em 28 de abril de 1858, foi encontrado morto em sua cama. A causa da morte nunca foi conhecida, porque Müller havia proibido sua autópsia. Alguns disseram apoplexia, outros arteriosclerose. Mas um de seus alunos, o eminente Ernst Haeckel, suspeitou fortemente de uma overdose de morfina.

François Magendie [1783-1855]

"Uma Ciência em Formação"

A fisiologia em que se fundamenta a medicina moderna surgiu na França, na esteira do Iluminismo e da Revolução, no início do século XIX. Suas figuras de influência mais duradoura não estavam preocupadas com a construção de complexos sistemas teóricos, mas baseavam seu trabalho na observação, na classificação e no experimento. Já discutimos René Laennec (p. 93), que desenvolveu o estetoscópio, e Xavier Bichat (p. 89), que simplificou a classificação dos tecidos. Outra figura central foi François Magendie. Ele fez uma legião de descobertas, é considerado o principal artífice da moderna farmacologia e foi uma importante influência para Claude Bernard (p. 37). "Comparo a mim mesmo com um trapeiro", disse Magendie certa vez a Bernard, "com minha vara cravejada em minha mão e minha cesta nas costas, atravesso o campo da ciência e reúno o que encontro."[1] Seu lema era *La médecine est une science à faire*, "A medicina é uma ciência em formação".[2]

A fama de Magendie, em sua própria época, era tal que Honoré de Balzac o colocou como dr. Maugredie em seu romance *La Peau de chagrin* (*Pele de asno*), e o retrato é tão conciso que merece ser reproduzido. "Ele encontrava algum valor em todas as teorias", escreveu Balzac, "não adotava nenhuma delas, afirmando que a melhor maneira de proceder em questões médicas era agir sem teorias e aferrar-se aos fatos." Ele era "um grande explorador, um grande trocista, um campeão de expedientes desesperados". Quando o fictício dr. Maugredie examina o couro encantado, ele assinala (como na verdade Magendie teria feito) que "o enrugamento do tecido cutâneo é um fenômeno inexplicável, embora natural, que desde o início dos tempos causou desespero a médicos e mulheres bonitas".

François Magendie nasceu em 15 de outubro de 1783, em Bordeaux. Sua mãe era parisiense, Marie Nicole de Perey Delaunay. Seu pai, Antoine, era cirurgião e um ardente seguidor de Jean Jacques Rousseau. Firme defensor da Revolução francesa, em 1791 Antoine mudou-se com sua família para Paris, onde sua esposa morreria pouco tempo depois. Aos dez anos, François ainda não havia freqüentado uma escola ou aprendido a ler e escrever. Isso estava de acordo com os preceitos rousseaunianos de seu pai, que se sentiu agradavelmente justificado quando François progrediu rapidamente durante os anos seguintes. Aos 14 anos ele venceu um concurso nacional com seu ensaio sobre os direitos do homem, uma questão causticante na época.

A maior parte da educação de Magendie coincidiu com a institucionalização por Napoleão das principais reformas da Revolução, que afetaram fortemente a educação médica. Uma nova ênfase na experiência clínica em um ambiente hospitalar funcionou muito bem a favor de Magendie. Já em 1799, ainda adolescente, ele era aprendiz de um eminente cirurgião, Alexis Boyer — que mais tarde tornou-se cirurgião pessoal de Napoleão — que ensinou muito a François sobre dissecação. Dois anos depois ingressou na École de Médecine, e em 1803 tornou-se interno do Hôpital St. Louis.

Quando recebeu seu diploma de medicina em 1808, Magendie já estava dando aulas de anatomia e fisiologia, e também ensinava cirurgia. Em dois anos estava bem situado para se tornar uma figura central na medicina francesa. Sua atitude cética em relação às teorias da fisiologia o inclinavam a enfatizar o experimento. Magendie foi claro, em seus primeiros artigos, sobre seu desgosto com idéias que tivessem mesmo um sopro de metafísica, como a "força vital". "Seria mais vantajoso para a fisiologia", escreveu ele, "começar somente no momento do fenômeno em que os corpos vivos tornam-se detectáveis a nossos sentidos."[3]

Os experimentos de Magendie com venenos fizeram dele o fundador da moderna farmacologia. A partir de 1809, ele realizou experimentos planejados para elucidar a ação da estricnina, da planta *Strychnos*, usada por caçadores em Bornéu e Java. Experimentando com as drogas, Magendie mostrou que a morte era causada por asfixia. Mas como o veneno era absorvido? Uma teoria popularizada por William Hunter e John Hunter (p. 177) sustentava que a absorção de nutrientes ocorria exclusivamente por meio do sistema linfático. Esta era uma idéia lógica, mas errada. Magendie, sem sugerir uma teoria alternativa, demonstrou todavia a existência de outras vias. Ele chegou ao ponto de injetar o veneno em vários lugares e depois comparar sua ação. Isto lhe permitiu concluir que o sangue transportava o veneno à espinha dorsal, e que seu efeito letal ocorria no sistema nervoso.

Magendie previu que a estricnina podia ter utilidade para a medicina, como outros alcalóides, como a codeína, brucina e morfina. Enquanto somente uma pequena dose de estricnina, por exemplo, era letal, em doses ainda menores ela tinha vários efeitos não letais. As pesquisas de Magendie em farmacologia foram imensamente auxiliadas pelos progressos na química. Em 1821 ele publicou *Formulaire pour la préparation et l'emploi de plusieurs nouveaux médicaments* (Formulário para a preparação e uso de vários medicamentos novos). Este guia, ao enfatizar o valor de drogas baseadas em plantas, encontrou resistência de alguns médicos. Mas foi tão útil, e o progresso tão rápido, que foi revisado não menos que oito vezes nos 15 anos seguintes. O pequeno volume de Magendie representa um importante ponto de partida da ciência para a prática médica do século XIX.

O trabalho inicial de Magendie lhe granjeou respeito, mas ele não progrediu no sistema universitário. Em 1813 abriu um consultório particular e organizou um curso de fisiologia. Três anos depois publicou o primeiro volume de seu *Précis élémentaire de physiologie* (Um compêndio elementar de fisiologia); o segundo volume apareceu em 1817. Este trabalho logo foi traduzido para vários idiomas, inclusive o inglês e o alemão, e, escreve M. D. Grmek, "Exerceu uma profunda influência sobre médicos e biólogos na primeira metade do século XIX".[4] Magendie foi eleito para a Real Academia de Medicina em 1821. No mesmo ano, fundou o *Journal de physiologie expérimentale* (Jornal de fisiologia experimental), a primeira revista especializada em fisiologia, que armou o palco para o trabalho de Magendie e, mais geralmente, seu esquema geral da fisiologia. Por fim, em 1831, Magendie foi nomeado para o Collège de France como professor de anatomia.

O trabalho sobre o sistema nervoso levou Magendie, entre outras coisas, a uma nova avaliação do significado do fluido cefalorraquidiano. Na época, quando os dissectores abriam os crânios a marteladas na autópsia, quebrando assim a membrana protetora, o fluido vazava. Magendie reconhecia a importância de procedimentos mais cuidadosos e da investigação nuançada. Em 1842 publicou uma obra, *Recherches physiologiques et cliniques sur le liquide céphalo-rachidien ou cérébrospinal*, que relatava seus resultados. Magendie também via a necessidade de uma nova nomenclatura para as doenças neurológicas, baseada em uma cuidadosa pesquisa patológica, e seu trabalho ajuda a explicar por que termos como "apoplexia", encontrados tanto em textos médicos como literários, hoje parecem tão desnorteantes. Com o advento de uma patologia baseada nos tecidos, eles se tornaram vagos e metafóricos.

Clinicamente, Magendie cometeu vários erros interessantes. Ele acreditava que a putrefação era responsável pela transmissão das doenças, e como conseqüência duvidava de que o cólera fosse contagioso, mesmo no contexto das epidemias de 1832 e 1849. Pelo mesmo motivo, opôs-se à quarentena para a febre amarela. Foi especialmente uma infelicidade que, durante o surto de 1848, ele tenha conseguido uma alta nomeação no Comitê Consultor sobre Higiene Pública. Mais surpreendentemente, contudo, foi a oposição solitária mas feroz de Magendie à anestesia com éter depois que sua eficácia foi demonstrada em 1847.

Outras avaliações clínicas de Magendie eram perspicazes. Ele desdenhava da sangria, que estava em voga na década de 1820 na medicina francesa. Apesar de sua preocupação em alinhar a medicina com as ciências exatas, a consciência de Magendie da variação individual serviu-lhe bem, por exemplo, com relação ao orgasmo sexual nas mulheres. Ele delineou várias reações físicas e emocionais, e acrescentou: "Em referência a todos estes fenômenos, não há talvez duas mulheres que sejam precisamente similares".[5] Magendie publicou suas *Leçons sur les phénomènes physiques de la vie* (Lições sobre os fenômenos físicos da vida), em quatro volumes, de 1839 a 1841.

Há espaço aqui para mencionar apenas alguns poucos dos muitos estudos de Magendie sobre estrutura e função. A descoberta em 1827 da abertura no sistema ventricular cerebral conhecida como "forame de Magendie" aconteceu através de sua descrição dos nervos do crânio. Suas investigações dos fenômenos do vômito mostraram como o papel do estômago é essencialmente passivo. Considera-se às vezes que seus experimentos com a absorção de nutrientes apontaram o caminho para outras descobertas, especialmente as de Frederick Gowland Hopkins, que levaram ao conceito de vitaminas.

Os colegas de Magendie o consideravam de difícil trato — franco e suscetível demais. Magendie, de quem se dizia ter sido sensível mas idiossincrático, era conhecido como um médico gentil e compreensivo. Foi entretanto exposto ao ridículo por antivivisseccionistas, por suposta crueldade com animais. Em 1830 casou-se com uma jovem viúva, Henriette Bastienne de Puisaye, e desta forma tornou-se dono de uma propriedade em Sannois, na velha comunidade de Seine-et-Oise, não muito longe de Versalhes. Mudou-se para lá depois de ter deixado o Hôtel-Dieu em 1845, e mais tarde permitiu que Claude Bernard (p. 37) assumisse seus deveres de ensino no Collège de France. Em seus últimos anos, realizou experimentos em horticultura. Um ano depois de Balzac ter publicado sua caracterização do famoso médico em *La Peau de chagrin*, Magendie morreu, em 7 de outubro de 1855.

Pierre Louis [1787-1872]

O Método Numérico

Depois de os médicos franceses terem revolucionado o diagnóstico médico no início do século XIX, foi dado um passo igualmente importante em 1825, quando Pierre Louis introduziu o que chamava de "método numérico". Insistindo que é "indispensável contar",[1] Louis aplicou vigorosamente a quantificação à medicina. Com Louis, passou a ser possível "apreciar o valor dos sintomas", escreveu ele, "para conhecer o progresso e a duração das doenças, avaliar seu nível de gravidade, sua freqüência relativa".[2] As causas das doenças podiam ser esclarecidas; assim, também, o valor de várias terapias. O trabalho de Louis representou o nascimento da bioestatística e da epidemiologia clínica.

Pierre Charles Alexandre Louis nasceu em 14 de abril de 1787, em Ai, à margem do rio Marne, na província de Champagne. Era filho de um próspero mercador de vinho. Criado durante a Revolução francesa, Louis pensou inicialmente em estudar direito, mas depois de vários anos mudou para a medicina. Começou seus estudos em Reims, mas os completou em Paris, recebendo seu diploma de médico em 1813.

O início da carreira de Louis foi incomum e o predispôs ao "ceticismo terapêutico", então comum entre os médicos mais influentes, especialmente na França. Logo depois de se formar, sem ter um futuro determinado, Louis decidiu acompanhar um amigo da família, o conde de Saint-Priest, à Rússia. Em São Petersburgo, Louis conseguiu permissão para praticar a medicina, e depois por vários anos viajou com o conde, que era um importante governador provincial. Em 1816 Louis se estabeleceu em Odessa e desenvolveu uma prática particular bem-sucedida, ganhando o título honorário de médico do czar. Em 1820, contudo, sua incapacidade de tratar eficazmente de pacientes durante a epidemia de difteria o afetou fortemente. Louis retornou à França, com a intenção de estudar mais.

O trabalho estatístico original de Louis ocorreu no sistema hospitalar de Paris. Em La Charrete, nas enfermarias de um antigo colega de turma, Louis inicialmente trabalhou sem remuneração. Ele era um médico com uma missão, tencionando aprender com a experiência. Por mais de seis anos ele trabalhou incessantemente, dia e noite. Vivia no hospital, em um quarto no mezanino. Dizia-se que ele deixava as enfermarias somente para visitar a sala de autópsia. Tomou copiosas notas de casos que via e de autópsias que examinava, e acumulou uma grande quantidade de dados. "Ele consagrou todo o seu tempo e seus talentos", escreveu um estudante, "à observação rigorosa e imparcial."[3] Seu lema era *Ars medica tota in observationibus*, "A arte da medicina é toda observação".

A análise matemática foi essencial para este projeto. Durante a década de 1820, Pierre Simon de Laplace (1749-1827) estava no auge de sua influência. Laplace havia introduzido na ciência em geral o conceito de correlação estatística, e Louis efetivamente se apropriou dele para a pesquisa médica. Ele concebeu a idéia de fragmentar as observações em unidades de informação e utilizá-las como um caminho para novas descobertas.

A partir de 1823, Louis começou a publicar estudos empregando seu método em uma variedade de tópicos, da perfuração do intestino delgado ao fenômeno da morte súbita. Seu trabalho mais significativo foi sobre a tuberculose. A incidência desta doença estava certamente crescendo no início do século XIX. Quando Louis começou suas tabulações, muito esforço já fora feito para se ter uma compreensão melhor de seus sintomas e seu curso. Deve-se muito a René Laennec (p. 93), que desenvolveu uma idéia unitária da tuberculose e de suas manifestações em 1804. Mas os sintomas da doença variavam muito em sua gravidade e de acordo com os órgãos que eram atingidos, de forma que o quadro geral permanecia obscuro, como as taxas de mortalidade reais. Neste contexto apareceu, em 1825, as *Recherches anatomico-pathologiques sur la phtisie* (Pesquisas patológicas sobre a tísica)*, de Louis. Suas informações foram reunidas a partir de 123 casos que ele próprio havia visto, e descrevia lesões e sintomas com atenção meticulosa aos detalhes. Também neste livro ele enunciava o que ficou conhecido como "a lei de Louis" — a observação de que a tuberculose se origina com mais freqüência do pulmão esquerdo e pode subseqüentemente ser encontrada em outra parte do corpo. As *Recherches* tornaram-se uma contribuição significativa para uma extensa literatura sobre a tuberculose.

Em 1829 Louis publicou dois volumes sobre o que então era chamado de febre tifóide — uma doença mais desconcertante, como indicou seu título, que seria traduzido por *Pesquisas terapêuticas, anatômicas e patológicas sobre a doença conheci-*

---

*"Tísica" era o antigo termo para a doença. Em 1839, um professor suíço de medicina, Johann L. Schönlein, rebatizou-a de "tuberculose", baseado na lesão que parecia caracterizá-la: "tubérculo" significa pequena protuberância ou nódulo.

da com o nome de gastroenterite, febre tifóide, pútrida, adinâmica, atáxica etc., comparada com as doenças agudas mais comuns. Em resumo, Louis analisava as lesões em cerca de cinqüenta pacientes que tiveram diagnóstico de febre tifóide e os comparava com as lesões de outras doenças semelhantes. Isso representou uma realização considerável na classificação, embora as "febres contínuas" só fossem categorizadas ou melhor compreendidas alguns anos depois.

Talvez o mais famoso e influente trabalho de Louis tenha sido seu exame da eficácia da sangria. Este antigo remédio desfrutou de um ressurgimento no início de século XIX, em parte por causa das limitações de várias outras terapias. Seu novo defensor era François Broussais, um proeminente médico que criticava com vigor as principais correntes da medicina em Paris. Broussais acreditava que uma inflamação subjacente e inespecífica era responsável por quase todas as doenças. Como conseqüência, ele ordenava o uso de sanguessugas para tratar praticamente qualquer doença. Com a popularidade do ensino de Broussais, a França chegou a importar, pelo ano de 1827, perto de 33 milhões de sanguessugas.

Louis se concentrou na utilidade da sangria na pneumonia. Publicou um artigo em 1828 e um livro sete anos depois, *Recherches sur les effets de la saignée dans quelques maladies inflammatoires* (Pesquisa sobre os efeitos da sangria em algumas doenças inflamatórias). Mesmo em sua época, reconheceu-se que esta publicação fundamental da epidemiologia clínica introduziu "uma nova era em nossa ciência",[4] como escreveu um crítico americano em 1836. Louis havia considerado 77 casos combinados por diagnóstico, idade e saúde geral. Ele reuniu histórias meticulosas, observando quando no curso da doença (cedo ou tarde) os pacientes eram sangrados. Comparou seus dados com o resultado — se o paciente melhorava ou morria. Os resultados, embora não fossem uma condenação geral, representaram uma retração inanbígua do entusiasmo pela sangria. Os pacientes que eram sangrados no início da doença, descobriu Louis, tendiam a se recuperar, enquanto os pacientes sangrados mais tarde tendiam a morrer. Não se podia apoiar nenhum argumento exagerado em favor da sangria em casos de pneumonia ou de suas várias manifestações. Louis concluiu que os vários fatores "estabelecem limites estreitos à utilidade desta forma de tratamento".[5] A sangria só desapareceria como terapia alguns anos depois, mas sua reputação como base terapêutica entrou em declínio, do qual jamais emergiria.*

---

*É interessante observar que, na França, pelo menos, luminares da literatura, inclusive Molière, questionavam a utilidade da sangria mesmo quando os médicos a prescreviam. René le Sage satirizou a prática em seu famoso romance *Gil Blas* já em 1715. No final do século XVIII, o Marquês de Sade fez deste tema uma sátira hilária em seu grande romance *Justine*.

Louis teve reconhecimento na época em que apareceu seu trabalho sobre a sangria. Em 1832 alguns de seus alunos criaram a Sociedade de Observação Médica, e Louis foi nomeado presidente vitalício. Esta organização se reunia uma vez por semana em torno de uma mesa em formato de ferradura, com os participantes prontos para analisar e criticar os casos trazidos a eles. O método numérico foi a fonte de um complexo debate na Academia de Ciências em 1837, e os oponentes continuariam a combater seus méritos durante anos depois. Louis, enquanto isso, tornou-se médico no hospital La Pitié, e um eminente professor. Dos Estados Unidos, especialmente, ele atraiu a nata dos médicos formados nas universidades. Seus alunos americanos incluíram Oliver Wendell Holmes, que escreveu que Louis era "objeto de nossa reverência, eu diria quase idolatria".[6] Outro americano fortemente influenciado por Louis foi Henry L. Bowditch, que deu início à Conferência de Clínica Médica na Faculdade de Medicina de Harvard em 1857.

Louis às vezes tem o mérito pela criação da forma para a história médica padrão; a interrogação cuidadosa sobre a história do paciente e a saúde geral, seguida por um esforço para estabelecer uma narrativa relacionada com os sintomas. Louis entendia que os sintomas apontavam para sinais de anormalidades particulares — como lesões, por exemplo, que indicam uma doença específica. "Com Louis", escreve Stanley Reiser, "a narrativa do paciente assume uma nova importância no diagnóstico." Porque ele tinha regras para examinar o paciente, "tornou-se um instrumento clínico inteiramente diferente".[7]

O procedimento metódico de Louis era um adjunto necessário para o método numérico, além de ter se originado dele, e requeria a coleta ordenada de dados. Seu uso de tal narrativa permaneceu popular por muito tempo, e ainda é fundamentalmente válido. É interessante observar que, ao combinar narrativa e análise estatística, Louis estava integrando abordagens contrastantes das ciências físicas e sociais. Em 1894, Wilhelm Windelbrand batizou essas abordagens de *nomotéticas*, que significam um esforço de encontrar leis gerais, e *idiográficas*, ou o estudo de casos particulares.

As descrições de Pierre Louis destacam sua sinceridade e uma personalidade sem ostentação. Como professor, ele era apático. Casou-se tarde e foi pai de um filho, Armand, que, ainda rapaz, desenvolveu tuberculose em 1853 e morreu no ano seguinte. Louis ficou desolado. Seu compromisso com a prática diária como médico logo terminou. Ele continuou, contudo, a participar das reuniões de medicina e a trabalhar como consultor por duas décadas ou mais.

Um obstáculo ao culto deste grande homem enquanto estava vivo é que a magia cai com a geração seguinte. Foi o que aconteceu com Louis. Ele foi muito admirado em sua carreira ativa pela "progênie acadêmica" que "não fazia distinção de raça ou cor, mas unia-se em um nobre bando de entusiastas na causa da medicina, da ciência e da humanidade".[8] Mas a morte de Louis, em 22 de agosto de 1872, passou em branco para algumas publicações médicas americanas. Mesmo na França ele foi esquecido, talvez devido à visão confusa de Claude Bernard sobre a medicina estatística. Em 1905, um envelhecido William Osler (p. 225), em Paris para uma conferência sobre tuberculose, levou um grupo de colegas ao túmulo de Louis no cemitério de Montparnasse. Ali ele falou um pouco de Louis e de suas realizações, e colocou uma grinalda de folhas de outono nos degraus do mausoléu.

Carl Ludwig [1816-1895]

Uma "Abordagem Integrada" à Fisiologia

Na cidade histórica de Leipzig, ressoando os aspectos mais fervorosos da cultura alemã, o Instituto de Fisiologia abriu suas portas em 1869. Concebido em grande escala, o próprio prédio era modelado como a letra E. Cada uma de suas três alas era dedicada a um único ramo de pesquisa: química fisiológica, histologia e o estudo de problemas fisiológicos. O lugar era adequado tanto para a pesquisa básica como para o ensino. A cada tarde, às quatro horas, o fundador e diretor do instituto subia ao pódio para ensinar a alunos avançados de toda a Europa e dos Estados Unidos. Este era Carl Ludwig — "o grande inaugurador e descobridor", escreveu Karl E. Rothschuh, "a quem devemos um grande número de novas informações na fisiologia".[1]

Carl Ludwig ainda é lembrado como uma das potências intelectuais do desenvolvimento da moderna fisiologia. Ele viveu e trabalhou durante a segunda metade do século XIX quando, em várias universidades florescentes da Alemanha, os sistemas e funções do corpo humano eram descritos, medidos e analisados. Graças à abordagem "integrada" de Ludwig, a anatomia microscópica e os experimentos animais passaram a ser interpretados pelas leis físicas e mecânicas. Surgia uma visão reducionista do corpo. Dentro dos limites da ciência imperfeita mas aprimorada da química, uma riqueza de novos dados de pesquisa ajudaram a estabelecer os fundamentos para a medicina do século XX. Sobre Carol Ludwig, previu William Osler: "À medida que a história da fisiologia experimental é escrita, seu nome permanecerá proeminente com os de Magendie e Claude Bernard (...)."[2]

Carl Friedrich Wilhelm Ludwig nasceu em 29 de dezembro de 1816, em Witzenhausen, perto da cidade de Kassel, capital da Westfália, atualmente parte da Alemanha. Seu pai, Friedrich, fora ferido quando oficial da cavalaria durante as guerras napoleônicas que destruíram a região, e foi recompensado com um cargo de funcionário público na cidade de Hanau. Ali Carl foi criado e freqüentou o ginásio. Em 1834, ingressou na Universidade de Marburgo, onde recebeu uma cicatriz considerável em seu lábio superior em um duelo. Tendo sido expulso, provavelmente por atividades políticas, Carl foi admitido de volta depois de estudar em Erlangen e Bamberg, e recebeu seu diploma de medicina de Marburgo em 1839. Permaneceu na universidade e tornou-se dissector com seu orientador e amigo, Ludwig Fick. Em 1842, teve o privilégio de ensinar a alunos de medicina, e quatro anos depois foi nomeado professor-assistente de anatomia comparativa.

Ludwig era, desde o início de sua carreira, favorável a explicações físicas e químicas e se opunha ao vitalismo. A escola romântica da *Naturphilosophie* alemã, que esposava esta visão — de que as criaturas vivas obedecem a um conjunto de leis diferente das leis da matéria inorgânica — estava em declínio na década de 1840. Nada ilustrou melhor a oposição a isso do que a tese de doutorado de Ludwig, "Beiträge zur Lehre vom Mechanismus der Harnsecretion" — uma investigação de como funcionam os rins.

Para os vitalistas, os rins serviam como o principal exemplo. Como estes órgãos atraíam para si os dejetos do sangue e secretavam urina? As leis da função renal não podiam — assim parecia — ser reduzidas a termos químicos e físicos. Ludwig tentou mostrar outra coisa. Nos rins, o sangue é filtrado através de minúsculas estruturas conhecidas como glomérulos. Este, sustentava ele, é o primeiro estágio na precipitação da urina. Nenhum princípio vital é necessário, porque um simples modelo hidrostático será suficiente. Embora Ludwig não tenha conseguido relatar inteiramente a composição da urina desta forma, o modelo de filtração foi um convincente primeiro passo. Estas pesquisas representaram a primeira explicação da difusão de líquido pelas membranas. Uma explicação fisiológica definitiva de todo o processo da função renal, como o próprio Ludwig percebeu, teria de esperar por uma compreensão melhor da química e por aperfeiçoamentos na anatomia microscópica.

Em 1847, o envolvimento básico de Ludwig com a ciência experimental estava plenamente articulado. Naquele ano, ele se reuniu com três protegidos de Johannes Müller (p. 99): o médico e físico alemão Hermann Helmholtz, o fisiologista vienense Ernst Brücke, e Emil du Bois-Reymond, descobridor da neuroeletricidade. Juntos, eles lançaram um manifesto proclamando que todo fenômeno vital (isto é, vivo) podia ser explicado por meio das leis físicas e químicas. O contexto social para essa asserção militante e influente, devemos observar, foi formado pelas mudanças sociais mais amplas associadas com os levantes políticos que varreram a Europa em 1848.

Em 1849, depois de três anos como professor-assistente em Marburgo, Ludwig foi nomeado professor de anatomia e fisiologia da Universidade de Zurique. O primeiro volume de seu *Lehrbuch der Physiologie des Menschen* (Manual de fisiologia humana) foi publicado em 1852; o segundo volume apareceu quatro anos depois. Era chamado de um "verdadeiro momento decisivo",[3] bem como o "primeiro livro didático moderno de fisiologia",[4] em virtude de sua organização, temas abordados e objetivo geral. "A tarefa de uma fisiologia científica", afirmou Ludwig na famosa primeira frase do livro, "é determinar as funções do corpo animal e deduzi-las quando necessário a partir de suas condições elementares."[5] A visão reducionista de Ludwig é uma primeira expressão da forma físico-química de explicação que em breve se tornaria a marca da pesquisa médica.

A intenção de Ludwig de deduzir a função a partir de dados objetivos o levou (como seu amigo Helmholtz) a fazer várias invenções. Sua adaptação do quimógrafo, ou "escritor de ondas", permitiu a medição de vários eventos fisiológicos, como a pressão sangüínea e as contrações musculares. Era movido por um relógio e consistia em um estilete que registrava a mudança em um manômetro de mercúrio sobre um tambor rotativo coberto de papel. A descrição de Ludwig em 1847 de uma arritmia do sino, um batimento cardíaco irregular de pouco significado, representa o começo da monitoração cardíaca. O instrumento exigia a inserção de um cateter, que o tornava inviável para a medicina clínica, e continuou sendo um instrumento de laboratório.

A dinâmica cardiovascular foi um importante foco da pesquisa de Ludwig. O coração isolado do sapo passou a ser usado como modelo básico depois da descoberta de Ludwig, em 1856, de que podia ser revivido e continuar batendo pela perfusão das artérias coronarianas com sangue desfibrinado. A pesquisa de Ludwig foi ampliada e refinada de muitas formas, e foi usada para descobrir várias leis da função cardíaca. Entre elas: a lei tudo-ou-nada, que declara que o músculo cardíaco se contrai quando estimulado, de modo independente da forma do estímulo. E a "Treppe", ou fenômeno de escada, que descreve como o coração bate com mais vigor quando estimulado.

Ludwig também pesquisou a área relacionada da troca respiratória. Em 1859, junto com Ivan Sechenov, seu aluno russo, Ludwig desenvolveu a bomba sangüínea de mercúrio, pela qual os gases no sangue podiam ser separados e medidos. Este instrumento possibilitou um progresso considerável na compreensão da fisiologia da respiração e da troca de oxigênio. Otto Warburg (p. 265), entre outros, continuaria esta linha de pesquisa.

Como professor, Ludwig aceitava suas responsabilidades com grande seriedade. "O destino conferiu a nós, professores, o favor de ajudar o coração receptivo dos jovens a encontrar o caminho correto",[6] escreveu ele a um aluno. "Na aparentemente insignificante vocação do mestre-escola oculta-se um chamado elevado e abençoado. Não conheço outro maior."

Em 1865, depois de uma década como professor de anatomia e fisiologia na Academia Josephinum em Viena, Ludwig foi chamado à Universidade de Leipzig. Ele planejava a criação do Instituto Fisiológico de Leipzig, que chefiou, construído com fundos fornecidos pelo rei João da Saxônia como parte de uma renovação geral das instalações médicas. O instituto, inaugurado em 1869, logo se tornou o mais famoso centro educacional da Europa, um ímã para estudantes de medicina e fisiologia, que viriam a disseminar os métodos de Ludwig em todo o mundo em vias de industrialização.

O instituto de Ludwig representou uma mudança histórica de ênfase na pesquisa médica que favoreceu a fisiologia em detrimento da anatomia (até a anatomia microscópica) e da morfologia. A fisiologia, escreveu Ludwig, "nada mais é que física aplicada".[7] Mas o trabalho de Ludwig também encerrava uma consciência do crescente significado da química. "Espero que você esteja de acordo comigo", escreveu Ludwig a seu amigo Jacob Henle (p. 117), "em que nossa química de campo, no sentido verdadeiro do termo, proporciona as perspectivas para os avanços mais significativos."[8] Em relação às descobertas que potencializariam a medicina no século XX, esta foi uma excelente previsão.

Embora se pensasse que Ludwig não possuía o brilho criativo de Claude Bernard (p. 37), ele deixou atrás de si uma escola mais poderosa. Uma legião de descobertas se deve a seu trabalho realizado em seu instituto ou por seus alunos. Ele foi um "grande inaugurador e descobridor" cuja influência pode ser considerada maior que a de seu mestre, Johannes Müller. Contudo, o nome de Ludwig não é encontrado com tanta freqüência nos livros didáticos modernos, em parte porque ele não acrescentava seu nome sistematicamente nos artigos dos alunos.

Como no caso de Müller — e por causa da eminência de Ludwig — pode-se ler numerosos artigos sobre Ludwig sem ter o menor discernimento de sua personalidade. Quase um século se passaria até que aparecesse uma biografia ampla. A descrição de George Rosen do homem, observa Louis Acierno, é feita "em termos tão superlativos que é difícil acreditar que Ludwig tenha sido realmente um ser humano".[9] Supõe-se que o entusiasmo pelo trabalho, a generosidade, o senso de humor e a modéstia tenham sido características suas. Ele não era religioso. William Henry Welch, um de seus discípulos mais famosos, descreveu-o como "formal, mas muito gentil".[10] O casamento de Ludwig com Christiane Endemann em 1849 gerou dois filhos. Enfraquecido por uma crise de bronquite, Ludwig morreu aos 79 anos, em 27 de abril de 1895.

Jacob Henle [1809-1885]

Anatomia, Histologia, Fisiologia e Patologia

O trabalho de Jacob Henle, como o de Carl Ludwig (p. 113), representa uma mudança de trajetória na pesquisa médica moderna. Outro aluno de Johannes Müller (p. 99), Henle é responsável por uma multiplicidade de descobertas em meados do século XIX. Com o benefício de um microscópio aperfeiçoado e do renascimento da ciência alemã, Jacob Henle ajudou a reinventar a imagem médica do corpo na doença e na saúde. Ele revisou e reorganizou a histologia, ou o estudo dos tecidos, como primeiro relatou Xavier Bichat (p. 89), descreveu inúmeras estruturas anatômicas até então desconhecidas e trouxe um novo otimismo ao estudo da patologia. Seus influentes livros fundiram ciência e medicina na mente de estudantes de toda a Europa e América do Norte.

Notoriamente, Henle foi o autor da primeira hipótese essencialmente válida do contágio. Embora adiantada em uma geração quando foi proposta, a teoria de Henle teve subseqüentemente um impacto indireto na microbiologia através de Robert Koch (p. 49), um de seus alunos. A importância dos postulados de Koch, que governam o isolamento de agentes causadores de doenças, ainda é muito discutida hoje.

Jacob Henle era o primogênito, nascido em 19 de julho de 1809, em Fürth, perto de Nuremberg, no estado alemão da Baviera. Sua mãe, Helena Sophia Diespeck, era filha de um rabino. Wilhelm Henle foi um pai indulgente, mas seus negócios freqüentemente o afastavam de casa. Os Henle prosperaram durante a infância de Jacob e, como não era incomum na época, por fim se converteram do judaísmo para o evangelismo. Durante algum tempo Jacob pensou em estudar teologia. Sua educação inicial enfatizou os clássicos e a linguagem; ele era um artista excelente e tinha capacidade musical. O desejo de estudar medicina só surgiu em um dia, em um sarau, quando ele conheceu Johannes Müller. Em 1827, ingressou na Universidade de Bonn, onde Müller ensinava, e recebeu seu diploma de medicina em 1832. Sua dissertação sobre o desenvolvimento embrionário do olho foi o primeiro de vários trabalhos que produziu sobre a anatomia ocular.

Atingir a maioridade em um período politicamente volátil teve conseqüências terríveis para Henle. Quando estudante, em 1829, ele se uniu a uma das associações estudantis, ou *Burschenschaften*, que objetivavam a unificação da Alemanha — uma meta liberal considerada subversiva. O curto período de ativismo de Henle voltou a assombrá-lo depois que ele recebeu uma nomeação acadêmica na Universidade de Berlim em 1833. Ele não teve permissão para lecionar — na verdade, foi preso em 1835. Henle passou um mês na cadeia antes que a intervenção de Alexander von Humboldt, o famoso naturalista, conseguisse sua libertação. Ele ainda enfrentou um julgamento, e em 1837 foi condenado a seis anos de prisão. Ligações ilustres lhe conseguiram o perdão, contudo. Quando finalmente assumiu seus deveres acadêmicos em Berlim, a carreira de pesquisa de Henle começou seriamente.

O trabalho inicial de Henle em anatomia rapidamente lhe deu notoriedade, e ele deu numerosas contribuições para o *Archiv* de Müller. Em geral, melhorias feitas no microscópio por volta de 1830 permitiram uma revisão da histologia estabelecida por Xavier Bichat uma geração antes. Depois que Bichat mostrou que era possível classificar e descrever os vários tecidos, o progresso foi hesitante, como escreveu Brian Bracegirdle, "com passos isolados para a frente, mas muita confusão".[1] A teoria celular, embora ainda em sua infância, foi gradualmente tomando forma, primeiro através da botânica, notavelmente com o trabalho de Matthias Schleiden e Theodor Schwann. Usando o microscópio para desenvolver a descrição anatômica, Henle tornou-se um dos primeiros autores médicos a usar regularmente o termo "célula".

Em 1837 Henle montou o cenário para uma importante divergência na histologia ao descrever e definir a camada epitelial de tecido. Pensava-se anteriormente que o epitélio era um exsudato sem vida proveniente de tecido vivo. Henle distinguiu vários tipos e mostrou que "Todas as superfícies livres do corpo, e todas as superfícies internas de seus tubos e canais, e todas as paredes de suas cavidades, são revestidas de epitélio".[2] O corpo era pavimentado, de fato, com matéria viva. Henle forneceu, escreve Henry Harris, "o estudo do epitélio mais sistemático e de mais amplo alcance que fora feito até então, e continuou durante anos a ser o trabalho padrão sobre o tema".[3]

Além de seus estudos anatômicos, Henle também tinha um sério interesse em patologia. Ao contrário de alguns de seus colegas, ele era otimista com relação à perspectiva de descobrir as causas das doenças. Em 1840 publicou *Pathologische Untersuchungen* (Investigações patológicas), que o historiador George Rosen chamou de "um marco na história da bacteriologia e das doenças clínicas".[4] A estatura do livro deriva de sua primeira seção, "Do miasma e contágios e das doenças miasmático-contagiosas".

Henle sugere que agentes microscópicos vivos entram no corpo, multiplicam-se e causam doenças. Ele distingue o *miasma* como as substâncias infecciosas que penetram o corpo a partir do ambiente circundante. O *contágio* é transmitido por contato pessoal. Muitas doenças são "miasmático-contagiosas" e podem ser transmitidas de uma forma ou outra. O tipo de transformação extrema visto na doença, reconhecia Henle, teria de ser produzido por uma criatura viva. "A matéria do contágio não só é orgânica, mas é *viva*", escreveu Henle, "e é na verdade dotada de vida própria, e é, em relação ao corpo doente, um *organismo parasita*."[5]

Incluídas nas doenças discutidas por Henle estavam a raiva, a varíola e a tuberculose. Ele estudou seus exsudatos e fez observações interessantes, mas não conseguiu fornecer evidências experimentais sólidas que mostrassem causa e efeito. A influência imediata de seu trabalho foi portanto limitada. Como assinalou Henry Sigerist, na época em que a ciência alemã estava emergindo de uma *Naturphilosophie* mais especulativa, as evidências sólidas eram especialmente valorizadas e a especulação depreciada. Contudo, a visão de Henle do contágio ajudaria a modelar o pensamento de Robert Koch. Ao considerar como sua teoria poderia ser confirmada, Henle sugeriu que isso exigiria que os parasitas "causadores de doenças" fossem isolados, encontrados em todas as vítimas, e que se mostrassem a causa da doença em outros animais quando transmitida. Estas idéias tornaram-se a base dos postulados de Koch.

Em 1841 Henle publicou seu seminal *Allgemeine Anatomie* (Anatomia geral). O livro representa um avanço considerável em relação à classificação anterior dos tecidos realizada por Bichat. Ele tentou constantemente relacionar estrutura com função. Sua meta, escreveu, era "compreender os processos e sintomas das doenças como reações, semelhantes a leis, de uma substância orgânica dotada de poderes peculiares e inalienáveis contra influências externas anormais".[6] De acordo com o grande biólogo alemão Alexander Flemming, o *Allgemeine Anatomie* de Henle "continha a primeira teoria dos tecidos, real e racional, do corpo animal, tão abrangente e multiforme que conquistou a admiração de todo o mundo da biologia".[7]

O trabalho inicial de Henle lhe trouxe fama e atenção, e ele teve três importantes nomeações acadêmicas. Em 1840 mudou-se para a Suíça, assumindo a cátedra de anatomia da Universidade de Zurique. Em 1844, mudou-se para a Universidade de Heidelberg, e em 1852, para Göttingen, onde permaneceria pelos trinta anos seguintes.

Em Göttingen, Henle produziu o *Handbuch der Rationellen Pathologie* (Manual de patologia racional), publicado entre 1846 e 1853. O público para este livro era o de estudantes de medicina que adotavam plenamente a medicina científica. Escrito em um estilo elegante, o *Handbuch* é cheio de epigramas instrutivos: "Uma hipótese que se torna despossuída pelos novos fatos", escreve Henle, "sofre uma morte honrada; e, se já foi evocada pelo exame daquelas verdades por meio das quais foi aniquilada, merece um momento de gratidão."[8] "A fisiologia da doença e da saúde não é diferente", declarou Henle, em princípio: "a fisiologia e a patologia são uma só."[9]

Ao longo dos anos, Henle tornou-se uma potência na medicina alemã. Entre 1866 e 1871, publicou os três volumes de *Handbuch der systematischen Anatomie des Menschen* (Manual de anatomia sistemática). Freqüentemente traduzido e republicado, este trabalho foi de importância central para a medicina por décadas. Henle também se envolveu na publicação de um importante jornal, o *Zeitschrift für rationelle Medizin* (Jornal de medicina racional), fundado em 1842 e publicado até 1869. O próprio Henle contribuiu com um grande número de relatos e também forneceu análises críticas anuais do progresso contínuo na fisiologia, patologia, histologia e anatomia.

A extensa obra de Henle sobre as fronteiras da classificação dos tecidos garantiu que seu nome fosse associado com várias pequenas estruturas que os estudantes de medicina ainda aprendem nos cursos de anatomia, histologia e fisiologia. A mais famosa talvez seja a *alça de Henle*, a volta em forma de grampo das unidades de filtração dos rins conhecidas como néfrons. Mas há também a *camada de Henle*, encontrada nos folículos capilares. A *fissura de Henle* é um fragmento de tecido conectivo no coração. O *esfíncter de Henle* é a faixa de fibras musculares que circunda a uretra prostática. As *glândulas de Henle* são de forma tubular e encontram-se na conjuntiva das pálpebras. E isso para não mencionar as *verrugas de Henle* e a *espinha de Henle.*

Jacob Henle foi lembrado como um intelectual brilhante e sociável. Ele era um excelente violinista que promovia recitais e concertos. Politicamente, continuou um liberal por toda a vida, compartilhando a visão geral de Rudolf Virchow (p. 31). Quando jovem, envolveu-se romanticamente com a filha do compositor Felix Mendelssohn. Mais tarde se apaixonou pela bela Elise Egloff, filha ilegítima de um burguês suíço e governanta, quando se conheceram em Zurique. Eles se casaram em 1846. A falta de elegância social de Elise, para a qual sua beleza servia de compensação, foi corrigida pela irmã de Henle. Isto de nada adiantou, contudo, pois dois anos mais tarde Elise morreria de tuberculose. (Seu destino foi amplamente divulgado e inspirou um romance e uma peça teatral.) O segundo casamento de Henle, mais duradouro, foi com Marie Richter, filha de um oficial do exército prussiano, e gerou quatro filhas e dois filhos.

Outro dos encantos de Henle era que sua boa natureza aparentemente não sucumbia à doença. Ele sofreu de nevralgia e de um caso crônico de periostite, uma inflamação freqüentemente dolorosa da membrana vascular que recobre os ossos. No fim de sua vida, desenvolveu câncer dos rins e sarcoma espinhal. Morreu em 13 de maio de 1885.

Florence Nightingale [1820-1910]

A Enfermagem Moderna

A enfermagem é uma antiga ocupação, se significa cuidar dos doentes e feridos. Registros da antiga Índia descrevem atendentes que preparavam e administravam medicamentos, e nos lares da Roma antiga tais tarefas eram freqüentemente atribuídas a escravos. Durante séculos, na Europa cristã, os doentes eram cuidados de uma forma limitada por membros das ordens religiosas. Mas no século XIX surgiram necessidades novas e sem precedentes. Com o crescimento das populações urbanas, guerras ainda mais sanguinárias e um sistema médico mais complexo, a enfermagem requeria uma profissionalização. A era moderna na enfermagem é em geral datada do trabalho da heroína britânica Florence Nightingale.

Uma figura intrigante na história da medicina, a fama e as excentricidades de Florence Nightingale não devem obscurecer a amplitude de sua visão e suas realizações. Além de ajudar a criar a imagem da enfermeira treinada profissionalmente, Nightingale deu importantes contribuições para a reforma sanitária e a medicina militar. A ela também é creditado o uso pioneiro das estatísticas. "Grande parte do que agora parece básico nos cuidados modernos com a saúde", sugere o historiador da ciência I. Bernard Cohen, "pode ser remetido às batalhas campais travadas por Nightingale no século XIX."[1] Imensamente famosa em sua própria época, ela foi tema de uma pequena peça teatral celebrada — alguns dizem escandalosa — de Lytton Strachey em seu *Eminent Victorians* (Vitorianos eminentes). Hoje permanece uma figura literária por mérito próprio, através de sua extraordinária correspondência.

Florence Nightingale nasceu em 12 de maio de 1820, filha de William Edward e Frances Nightingale. Foi batizada em homenagem à cidade onde nasceu, bem como sua irmã, Parthenope. Os Nightingale eram ricos, de classe alta e progressistas. O próprio William Nightingale supervisionava a educação de suas filhas, garantindo que elas aprendessem história, filosofia e latim e grego antigos, bem como alemão e as línguas românicas. A educação de Florence foi incomum para uma mulher de sua época e provavelmente superava os padrões escolares; certamente conferiu profundidade a sua distinta personalidade. Embora se esperasse que uma jovem de sua posição se casasse, perto de seu décimo sétimo aniversário Florence teve uma experiência religiosa que influenciaria o rumo de sua vida. Ela acreditava que Deus a havia chamado para servir, sem entretanto especificar uma atribuição. Uma jovem atraente quando apresentada à corte em 1839, nos anos seguintes ela foi perseguida por vários jovens, inclusive o lingüista e reformador político Richard Monckton Milnes. Mas ela estava decidida a não se casar. Na verdade, Florence disse que considerava o arranjo doméstico comum semelhante ao suicídio.

Em 1844 Nightingale tinha consciência de que seu destino era ajudar os doentes nos hospitais. "Se devo me decidir a abraçar a enfermagem", perguntou ela à reformadora americana Julia Ward Howe, "e devotar minha vida a esta profissão, você acha que seria uma coisa horrível?"[2] Na verdade, os desejos de Nightingale encontraram uma oposição violenta e longa de sua família, particularmente de sua mãe e sua irmã. Uma objeção geral era de que era inadequado para uma mulher de sua classe social tornar-se enfermeira. Os hospitais eram lugares pavorosos e mortais; as enfermeiras tinham a reputação (em geral injustificada) de bêbadas dissolutas e ex-prostitutas, provenientes das camadas mais pobres da sociedade. Charles Dickens caricaturou as enfermeiras — "Sra. Sairey Gamp" e "Sra. Betsy Prig" — em seu romance *Martin Chuzzlewit*, publicado no mesmo ano em que Nightingale decidiu por sua carreira.

A determinação de Nightingale não seria reprimida, contudo, e um componente crucial de seu interesse na enfermagem era a reforma. Ela entendia que a enfermagem podia ser uma profissão estruturada e autônoma para mulheres envolvendo um lastro de habilidades especiais e dedicadas ao serviço ao paciente. Por um longo tempo Nightingale estudou a profissão através de relatos das condições sanitárias e da saúde pública. Tornou-se especialista em práticas de enfermagem contemporâneas, que em alguns lugares já estavam indo além da "concepção de freiras" católicas da enfermagem. Treinou em Paris com as Irmãs de Caridade por um breve tempo e passou vários meses no Deaconess Institute na Alemanha. Fundado em 1836 por Theodor Fliedner e sua esposa, Friedriche, o Deaconess originalmente ajudava prisioneiras condenadas, antes de se envolver com o tratamento de pobres e doentes. Nightingale mais tarde o chamou de seu "lar espiritual".

Em 1853, com a aprovação arduamente conquistada de sua família, Nightingale aceitou a oferta de superintender a Harley Street Nursing Home, um estabelecimento para "damas durante a doença". Ali Nightingale mostrou-se uma administradora eficaz, e colocou em prática idéias que havia desenvolvido durante seu período de aprendizagem. As pacientes receberam sinos para pedir ajuda; a comida era entregue a elas na enfermaria. As exigências religiosas foram abolidas e as condições sanitárias melhoradas.

A súbita ascensão à fama de Florence Nightingale veio com a Guerra da Criméia, em 1854. Este importante conflito do século XIX surgiu quando os planos imperialistas russos na Turquia foram contestados pela Grã-Bretanha e pela França. Em geral, o lado britânico da guerra foi administrado com inépcia e combatido durante certo tempo, quando a influência da imprensa estava crescendo. Os relatos dos muitos horrores dos soldados rasos, publicados no *Times* de Londres, incitou a revolta do público. As condições hospitalares eram particularmente apavorantes, e o escândalo decorrente ameaçava o próprio governo. "Por que não temos as Irmãs de Caridade?",[3] exigia uma carta ao *Times* depois que o correspondente W. H. Russell descreveu as condições dos soldados e comparou desfavoravelmente a Grã-Bretanha à França. Naquela altura, Sidney Herbert, secretário da Guerra, entrou em contato com Nightingale, que já estava se preparando para oferecer seus serviços.

Herbert nomeou Nightingale superintendente do estabelecimento de enfermagem feminina. Ela embarcou com 38 enfermeiras, que ela própria havia recrutado de vários hospitais, em 21 de outubro de 1854. A amizade de Nightingale com Herbert e sua esposa proporcionaram assim um conduto de classe alta para o surgimento da moderna enfermagem. O próprio Herbert estava ciente do significado da empreitada. Se bem-sucedida, escreveu ele, "terá sido quebrado um preconceito e estabelecido um precedente, que multiplicará o bem para sempre".[4]

Uma noite, depois de sua chegada a Constantinopla, Nightingale confirmou os piores relatos de caos e desordem nos hospitais. A guerra gerara um número imenso de baixas. As condições higiênicas eram medonhas, sem a utilização de roupas de cama limpas — e havia, àquela altura, cerca de 4 mil leitos. O reservatório de água estava poluído. Só havia vinte urinóis para servir a todos os pacientes, enquanto mil deles sofriam de diarréia.

Inicialmente Nightingale e suas enfermeiras encontraram resistência a sua presença por parte de médicos e cirurgiões. Estrategicamente, Nightingale não permitiu, em princípio, que sua autoridade invadisse as enfermarias. Em vez disso, assumiu o controle da cozinha e dirigiu o serviço de alimentação. Isso a levou a assumir a responsabilidade pela limpeza dos banheiros. Subseqüentemente ela criou um serviço de lavanderia. Por fim, com o consentimento dos médicos, suas enfermeiras começaram a entrar nas enfermarias para banhar, vestir e confortar os pacientes.

O trabalho de Nightingale foi relatado pela imprensa em termos heróicos. Os cuidados que ela e sua equipe dispensavam aos pacientes, e sua preocupação com os soldados que sofriam e morriam — em contraste com a aparente complacência dos médicos — conquistou o coração e a mente do povo britânico. Mais tarde surgiria a idéia de que ela era responsável por uma impressionante queda na mortalidade no hospital. (A própria Nightingale foi muito mais circunspecta.) Quando voltou à Inglaterra em 1856, foi tratada como heroína, brindada e levada à presença da rainha. Vitória presenteou Nightingale com um broche com os dizeres "Abençoada seja sua piedade". Ela era a "Santa Filomena" em um dos populares e demasiado sentimentais poemas de Henry Wadsworth Longfellow:

Vejo uma dama com uma lamparina
Atravessando a escuridão bruxuleante
E adejando de um quarto a outro.

Na década seguinte, Nightingale colocou sua autoridade e eminência para o uso prático de uma variedade de formas. A enfermagem continuava a ser o eixo de sua fama, embora nem sempre o foco de sua atenção. Por subscrição pública, ela conseguiu levantar fundos para abrir uma escola de enfermagem no hospital St. Thomas em 1860. Projetou os prédios do hospital que existem ainda hoje, e seu livro *Notes on Hospitals* (Observações sobre os hospitais), publicado em 1858, estabeleceu-a como uma especialista inovadora na arquitetura dos hospitais. Destes esforços, surgiu o que às vezes era chamado de "sistema Nightingale" de educação de enfermeiras.

O livro mais popular de Nightingale, suas *Notes on Nursing* (Observações sobre a enfermagem), apareceu em 1859, e se tornou um clássico que continua a ser impresso hoje. "Uso a palavra enfermagem por falta de outra melhor",[5] escreveu Nightingale. Em sua concepção holística, a enfermeira não se limitava a administrar remédios e coisas semelhantes, mas servia como uma força positiva no tratamento dos pacientes. A enfermagem, escreveu ela, "deve significar o uso adequado de ar fresco, luz, calor, limpeza, silêncio, e a seleção e administração apropriadas da dieta — tudo com o mínimo consumo da energia vital do paciente".

Mas a influência de Nightingale se estendeu para bem além da enfermagem. Ela teve sucesso onde os primeiros reformadores fracassaram, nas questões de política pública de saúde. Seu trabalho também teve um impacto significativo na medicina militar. Em 1858 ela publicou e distribuiu a sua própria custa um relato de 800 páginas, "Notes on Matters Affecting the Health, Efficiency, and Hospital Administration of the British Army" (Observações sobre questões que afetam a saúde, a eficiência e a administração hospitalar do Exército britânico). Neste trabalho, Nightingale faz um extenso uso da comparação estatística, empregando representações gráficas que ela acreditava úteis para a consecução da reforma legislativa. Membro do Congresso Internacional de Estatística, Nightingale estava particularmente em dívida para com Adolphe Jacques Quételet (1796-1874), cujo *Sur l'homme* (Tratado sobre o homem), publicado em 1835, mostrou como a probabilidade pode ser aplicada a questões sociais.

O trabalho de Nightingale na medicina militar teve repercussões posteriores. Ela se tornou parte importante do movimento de reforma sanitária, na época em andamento na Inglaterra. Também dedicou uma atenção considerável aos problemas do império. Nightingale foi autora de dois livros, *Notes on the Sanitary State of the Army in India* (Observações sobre o estado sanitário do Exército na Índia), publicado em 1871, e *Life and Death in India* (Vida e morte na Índia), de 1874. Ela chamava a atenção para as condições sanitárias deficientes e a intemperança dos soldados, com conseqüências adversas para a disciplina e o moral. Ela nunca fora à Índia, contudo, e os resultados, escreve Colleen Hobbs, representam "uma combinação ambígua de suas tendenciosidades de classe alta, uma crença presciente na importância da saúde pública e suas tentativas complicadas, por vezes contraditórias, de conseguir que seus projetos altamente políticos fossem aprovados pelos administradores governamentais".[6]

A saúde de Nightingale é um aspecto surpreendente e muito debatido do final de sua vida. Depois de voltar da Guerra da Criméia, Nightingale tornou-se, por falta de uma descrição melhor, uma inválida presa ao leito. Seus sintomas mal definidos podem ter sido psicossomáticos, mas um diagnóstico retrospectivo mais recente aponta para a brucelose, uma doença infecciosa que pode resultar em doença crônica. Recentemente, Hugh Small sugeriu que a relutância do governo britânico em reconhecer seu papel nas mortes desnecessárias dos soldados causou um colapso em Nightingale. De qualquer forma, subseqüentemente ela exerceu sua influência escrevendo notas e cartas — de sua cama. Distanciou-se dos amigos e da família, e visitou a Nightingale School somente em 1862, muito tempo depois de sua inauguração.

A partir da década de 1870, Nightingale sentiu seu envelhecimento. Gradualmente se retirou da arena política e não acompanhou o progresso da enfermagem. Embora mais tarde defendesse as técnicas de esterilização e a assepsia, ela acreditava que havia uma ênfase demasiada nas causas das doenças; mais importante que isso era sua administração. Em outros aspectos, Nightingale acabou se tornando uma figura obsoleta. Sempre havia um elemento espiritual em seu pensamento e quando, em 1873, a *Fraser's Magazine* publicou extratos de seu tratado quase religioso *Suggestions for Thought* (Sugestões para refletir), Thomas Carlyle a comparou a "um cordeiro perdido balindo nas montanhas".[7]

Complexa, inteligente e temperamental, Nightingale foi uma mulher apaixonada capaz de atormentar a si mesma e aos outros. Sua correspondência ressoa com um dom para a linguagem, e a coletânea de seus manuscritos é uma das maiores da Biblioteca Britânica. Lendo suas cartas, pode-se facilmente ver por que Nightingale tornou-se tão influente. Às vezes apreensiva e manipuladora, ela usou a forma epistolar em sua plenitude. Suas cartas — uma recente coletânea intitula-se *Ever Yours, Florence Nightingale* — são cheias de sutilezas, às vezes com um tom mordaz, e com um belo fraseado. "Sou um ovo repleto de carne", escreveria ela a *sir* Douglas Galton em 1889, "e você poderia ter vindo e me quebrado se tivesse marcado hora."[8]

Em sua última década, inteiramente afastada do público, Nightingale ficou cega e senil. Morreu em 13 de agosto de 1910, copiosamente pranteada em todo o mundo. Em um tributo, o nacionalista indiano Mohandas Gandhi escreveu que, depois de seu falecimento, "milhares de soldados choraram amargamente como crianças, como se tivessem perdido a própria mãe".[9] Ela não queria ser sepultada na Abadia de Westminster; em vez disso, jaz com sua família em East Wellow, em Hampshire.

Joseph Lister [1827-1912]

A Anti-sepsia e a Moderna Cirurgia

O desenvolvimento de procedimentos anti-sépticos na cirurgia de Joseph Lister é uma realização marcante na história da medicina. Ele não foi o primeiro a recomendar tais técnicas, mas foi inquestionavelmente o primeiro a compreender por que elas funcionam. Pois, em 1865, depois de ler sobre a pesquisa de Louis Pasteur (p. 43), que indicava a presença de organismos vivos invisíveis no ar, Lister reconheceu como a infecção em uma ferida poderia ser evitada pelo uso de um curativo germicida. Inicialmente postos em dúvida e acaloradamente debatidos, os métodos de Lister foram aceitos pelo sistema médico somente com dificuldade e no curso de duas décadas. Mas a assepsia — a ausência de germes — revelou-se essencial para a cirurgia segura, e assim levou a uma cascata de novos procedimentos na virada para o século XX. Atualmente, as contribuições de Lister continuam sendo um grande exemplo do poder e da autoridade de uma descoberta prática na medicina derivada da pesquisa básica.

Joseph Lister nasceu em uma família próspera em 5 de abril de 1827, em Upton, Essex, na Inglaterra. Era um de sete filhos, e todos viveram até a idade adulta. Seu pai, Joseph Jackson Lister, era um comerciante de vinhos, um líder quacre e cientista amador que descobriu o princípio pelo qual os oculistas podiam esmerilhar uma lente acromática — que transmitiria a luz sem fragmentá-la em suas cores componentes. As manchas iridescentes de objetos microscópicos, ou aberrações cromáticas, foram por dois séculos um problema espinhoso para o microscópio composto, e as lentes acromáticas do Lister mais velho abriram caminho para a microscopia moderna.

Como uma criança fortemente influenciada por seu pai, Joseph interessou-se pelo mundo microscópico, e (como Louis Pasteur) era um excelente desenhista que poderia ter se tornado artista. Na Universidade de Londres, que ele começou a freqüentar em 1843 aos 16 anos, Lister inicialmente ingressou na faculdade de belas-artes, graduando-se como bacharel em artes em 1847. Mas ele já havia decidido estudar medicina e, enquanto ainda era estudante, testemunhou a primeira demonstração da anestesia na Inglaterra. Lister ouviu o cirurgião Robert Liston dizer a seu público em 21 de dezembro de 1846, depois de amputar uma perna de um paciente eterizado: "Este truque ianque, cavalheiros, desanca o mesmerismo".[1] Lister recebeu seus diplomas de medicina e cirurgia em 1852.

Os talentos de Lister na pesquisa foram reconhecidos desde o início de sua carreira. Ele inicialmente praticou na Universidade de Edimburgo com James Syme, um professor de cirurgia muito respeitado com quem Lister se tornou cirurgião residente em 1854. Em 1856, casou-se com a filha de Syme, Agnes, que o levou a se converter da religião quacre ao anglicanismo. Durante a longa viagem de lua-de-mel do casal, Lister visitou os principais centros médicos da Europa. Voltando a Edimburgo, assumiu os deveres de cirurgião-assistente na Enfermaria Real, onde também começou a lecionar.

Com uma formação em microscopia e cirurgia, Lister estava bem preparado para estudar os problemas inter-relacionados da inflamação, gangrena e cicatrização de feridas. Em 1858 ele publicou vários artigos importantes, inclusive "On the Early Stages of Inflammation" (Sobre os primeiros estágios da inflamação), em que relata suas observações do tecido da membrana interdigital do sapo quando era irritado por várias substâncias. Não se compreendia bem como os capilares ficavam ingurgitados de sangue durante a inflamação, e os experimentos de Lister apresentaram alguns dados intrigantes — por exemplo, que as artérias de um sapo sem cérebro ou medula espinhal não se dilatavam. Sua teoria definitiva, contudo, de que existiam dois tipos de inflamação, nervosa e local, não estava correta, embora ele acreditasse nisso até o fim de sua vida. Em geral, o trabalho de Lister sobre a inflamação foi impelido pela limitada compreensão dos processos das doenças e pela bioquímica. Mas foi bem-feito, e Lister foi altamente recompensado. Foi nomeado professor de cirurgia na Universidade de Glasgow em 1859, e um ano depois, na jovem idade de 33 anos, nomeado membro do Colégio Real de Cirurgiões.

O interesse de Lister na cicatrização de feridas e na infecção somente se tornou mais agudo quando, em 1861, ele começou a dirigir a ala cirúrgica da Enfermaria Real de Glasgow. Mesmo com a introdução de anestésicos na década de 1840, a cirurgia continuava sendo um procedimento de último recurso. Não eram incomuns as taxas de mortalidade de 50 por cento em algumas operações, e uma ida ao hospital para o mais simples dos procedimentos podia bem terminar em morte. Não estava claro por que as infecções de feridas matavam as pessoas, mas, seguindo a visão do grande e influente químico alemão Justus von Liebig, pensava-se que a putrefação nas infecções cirúrgicas se devia a algum tipo de combustão. Esta era uma idéia lógica — a digestão, afinal, é combustão química — e uma conseqüência foi que os cirurgiões da geração de Lister tentaram proteger as feridas do oxigênio. Vários curativos, úmidos e secos, eram aplicados às feridas, ou emplastros eram usados para cobri-las. Mas o conceito estava equivocado, e nenhuma destas medidas evitava a pavorosa e às vezes mortal infecção conhecida como "hospitalismo".

Na Enfermaria de Glasgow, Lister empregou técnicas que conduziram à higiene, como aquelas defendidas por Florence Nightingale (p. 123). Ele pertencia ao que era conhecido como a "escola da higiene e da água quente", em que médicos e enfermeiras mantinham os objetos limpos e lavavam as mãos. Inicialmente isso não lhe trouxe um sucesso significativo. Contudo, em 1865 Lister leu os artigos inovadores e recentemente publicados de Louis Pasteur, relacionados com a fermentação e a putrefação. Pasteur contestava a teoria de Liebig e sugeria que os agentes da fermentação no vinho e no leite, por exemplo, eram organismos submicroscópicos. A fermentação lática era uma espécie de putrefação causada por germes provenientes do ar ambiente; a fermentação alcoólica era o mesmo processo causado por germes anaeróbicos — isto é, que vivem sem oxigênio. Lister relacionou os conceitos de Pasteur com as feridas cirúrgicas: "Ocorreu-me que a decomposição da parte ferida", escreveu mais tarde, "podia ser evitada sem exclusão do ar, por aplicação no curativo de algum material capaz de destruir a vida de partículas livres."[2] Este era o conceito da anti-sepsia.

Lister não foi o primeiro a sugerir que os germes causavam a doença hospitalar ou que as medidas anti-sépticas eram a solução. Em 1861, Ignaz Philipp Semmelweis (p. 207), um obstetra húngaro, havia publicado *The Etiology, Concept and Prophylaxis of Childbed Fever* (A etiologia, conceito e profilaxia da febre puerperal), mas ele foi ignorado e sua contribuição somente receberia crédito no futuro. Além disso, outros haviam lido os artigos de Pasteur, e Thomas Spencer Wells fez um discurso em 1864 em que sugeriu — sem ter experimentado — que a infecção podia se dever a microorganismos. A grande contribuição de Lister foi, portanto, uma combinação da teoria com a prática, e de ambas com a retórica. Ele reconheceu que, a partir do trabalho de Pasteur, podia-se extrapolar uma explicação da infecção, e viu como as medidas anti-sépticas podiam ser implementadas. Ele era uma figura respeitada, e sua visão atraiu a atenção.

Em 1865, Lister começou um programa de anti-sepsia usando ácido carbólico — que havia sido usado com resultados impressionantes no tratamento do esgoto — no curativo de fraturas expostas, que envolvem a ruptura da pele. Significativamente, ele persistiu depois de dois fracassos iniciais, e esperou por meses antes que outro caso similar fosse levado ao hospital. Desta vez, com um garoto de onze anos chamado James Greenlees, Lister teve um resultado excelente quando seu jovem paciente foi liberado com as duas pernas curadas. Usando os mesmos métodos, em que uma compressa de linho embebida com ácido carbólico era aplicada à ferida, ele por fim teve sucesso em nove de onze casos. Em agosto de 1867, Lister pôde descrever sua divisão cirúrgica da Enfermaria Real de Glasgow — até então um lugar notoriamente fatal — como livre de qualquer morte por envenenamento sangüíneo durante os nove meses anteriores. A *Lancet* publicou o artigo de Lister, "On a New Method of Treating Compound Fractures, Abcess, etc., with Observations on the Conditions of Suppuration" (Sobre um novo método para tratar fraturas expostas, abscessos etc., com observações sobre as condições de supuração), a partir de março de 1866.

Embora os artigos de Lister tivessem muita repercussão nos jornais e revistas britânicos, a aceitação de seus drásticos resultados não foi imediata. Os cirurgiões nem sempre eram suscetíveis a argumentos científicos, e eram com freqüência hostis à idéia de que precisavam ajustar seus procedimentos para derrotar organismos invisíveis. Além disso, as técnicas de Lister, que ainda passavam por refinamentos, possibilitavam um considerável questionamento. Em um ataque particularmente inclemente, *sir* James Young Simpson, o famoso obstetra que descobrira o clorofórmio, afirmou que Lister meramente havia empregado procedimentos europeus em problemas de cicatrização de feridas. Na verdade, ele acusou Lister de ter plagiado o trabalho de Jules Lemaire, um químico francês que descrevera o valor médico do ácido carbólico em um livro publicado em 1863. Mesmo depois de Lister repetir o experimento de Pasteur para seus colegas médicos, muitos continuaram céticos, atribuindo as menores estatísticas de mortalidade de Lister a outras causas, como uma dieta melhor e melhores cuidados de enfermagem.

Em 1869 Lister tornou-se professor de cirurgia clínica na Universidade de Edimburgo. Ali, durante os oito anos seguintes, ele continuaria a testar e melhorar métodos anti-sépticos. Para a bandagem ideal, Lister acabou por estabelecer a gaze de musselina, que continuou popular por décadas. Ele também desenvolveu inovações como tubos de drenagem de borracha para feridas e faixas estéreis de categute. Nem todas as suas idéias mostraram-se bem-sucedidas. Em 1870, introduziu o que ficou conhecido como o Spray de Lister, em que o cirurgião infundia o ar ambiente com uma mistura de ácido carbólico. Impopular e ineficaz, o método foi abandonado em 1887. Lister foi distintamente capaz de desistir do método quando reconheceu seu fracasso, e certa vez disse que, "perto da promulgação de uma nova verdade, a melhor coisa, concebo eu, que um homem pode fazer, é a retratação de um erro publicado".[3]

As idéias anti-sépticas continuaram a ser controversas na Inglaterra em toda a década de 1870. Quando Lister se fixou novamente em Londres, aos cinqüenta anos, a resistência e as dúvidas entre os cirurgiões anti-sépticos britânicos ainda não estavam prontas para desaparecer. Contudo, um corpo crescente de evidências apoiava a anti-sepsia. Tampouco a crescente aceitação de Lister na Europa pôde ser ignorada. O eminente cirurgião alemão Theodor Billroth (p. 213) capitulou em 1878, como fizeram muitos dos outros cirurgiões altamente reconhecidos. No ano seguinte Lister foi tratado com uma ovação tumultuada no Sexto Congresso Internacional de Medicina. "A história dirá infalivelmente, mesmo que os detalhes dos métodos do Sr. Lister sejam suplantados", escreveram os editores do *British Medical Journal* em 1879, "que o homem que mais fez para arrancar a cirurgia da 'desgraça' foi o Sr. Lister." Este foi um entre os muitos tributos que prenunciaram a vitória de Lister sobre seus críticos.

Em geral, os princípios da anti-sepsia foram ampliados nas últimas duas décadas do século XIX, tanto com a ajuda de Lister e, mais integralmente, com a aceitação disseminada da teoria do germe. Métodos "assépticos", em que se objetivava a ausência de germes, substituíram os métodos "anti-sépticos" de Lister, e o calor por fim deu lugar às substâncias químicas. O próprio Lister não prestou atenção aos trajes cirúrgicos — ele simplesmente colocava uma toalha limpa cruzando o abdome —, mas a bacteriologia sugeriu o uso de roupas, máscaras e instrumentos estéreis. Tanto Pasteur como Robert Koch (p. 49) sugeriram o mesmo, e durante a década de 1880 os laboratórios na Alemanha, especialmente, investigaram procedimentos assépticos e estabeleceram padrões de base empírica para a esterilização, que por fim foram adotados em toda a cirurgia e medicina. Estas práticas, podemos acrescentar, ainda estão evoluindo e mudando hoje em dia.

Os anos posteriores de Lister foram repletos de honras de todos os tipos. A morte de Lady Lister em 1893 causou tal sofrimento em Lister que ele abandonou a prática privada e a pesquisa experimental. Mas continuou sendo um dignitário da ciência britânica, e em 1895 foi eleito presidente da Royal Society. Em 1897 foi o primeiro cirurgião a se tornar lorde. Em 1909, seus *Collected Papers* (Artigos reunidos) foram publicados com sua ajuda editorial, mas em seguida ele entrou em declínio. Ele sofria de doença reumatóide, e sua audição e visão começaram a falhar. Sua morte, na manhã de 10 de fevereiro de 1912, pôs um fim piedoso, escreveu um amigo, "a um final de vida de pesar e apreensão".[4] Embora se esperasse amplamente que Lister fosse sepultado na Abadia de Westminster ao lado de notáveis como *sir* Isaac Newton e Charles Darwin, prevaleceu seu desejo de repousar ao lado da esposa no West Hampstead.

Joseph Lister continua sendo um dos ícones da medicina. W. E. Henley escreveu um poema sobre ele intitulado "The Chief", e tipicamente costumava-se aludir à "rara nobreza de seu caráter".[5] A personalidade de Lister resiste ao polimento de sua reverência, contudo, e seu esforço psicológico revela a repressão vitoriana. Embora tratasse os pacientes com grande consideração, Lister era frio e distante nos relacionamentos profissionais. Dizia-se que seu casamento era excelente, e Agnes o ajudou consideravelmente no laboratório. Mas o casal não teve filhos. Depois da morte do irmão em 1848, Lister sofreu um colapso nervoso, e nos anos posteriores, de acordo com seu biógrafo Richard B. Fisher, ele "positivamente temia manifestações emocionais".[6] Carecia inteiramente de senso de humor, e sua única resposta ao "Let us s-pray" — um trocadilho dos estudantes a respeito do ácido carbólico, mesclando "spray" e "pray", orar — foi um olhar condescendente e piedoso. Era notoriamente impontual nos compromissos e tão tímido com o dinheiro que se recusava a estabelecer um honorário.

Do ponto de vista técnico, Lister não era um cirurgião excepcional, e não foi por acaso que se limitou a lidar com ossos e realizar operações relativamente simples. Todavia, foi por mérito de Lister que, depois de séculos de relativa impotência, a cirurgia pôde se tornar enormemente sofisticada, e a sobrecasaca e o bisturi sangrento fossem substituídos por jalecos, luvas e todos os acessórios da esterilidade. "Somente aqueles que viveram na época pré-listeriana podem apreciar a revolução que ocorreu na cirurgia",[7] escreveu William Osler (p. 225), que viveu toda a transição. "Como quase todo o resto que vale a pena preservar nesta vida, houve uma evolução; mas, do grande princípio subjacente segundo o qual agia Lister, não houve desvio."

Wilhelm Conrad Röntgen [1845-1923]

A Descoberta dos Raios X

Um intenso assombro recebeu o anúncio da descoberta dos raios X em janeiro de 1896. "Sua face sem nariz e sem olhos fita a minha", para citar apenas um dos poemas publicados logo depois,

> *E só posso sussurrar: "Querida, je t'adore"*
> *Seus dentes brancos e cintilantes riem para mim*
> *Ah! Adorável, cruel, doce catodógrafo!*[1]

À parte a admiração e a perplexidade, quando a poeira assentou, a descoberta dos raios X foi um divisor de águas para a medicina. A tecnologia da radiologia proporcionaria toda uma nova forma de sondar o interior do corpo humano. Em seus primórdios, os raios X foram utilizados para localizar balas e visualizar ossos quebrados, e logo passaram a ser usados para diagnosticar a tuberculose e uma ampla variedade de problemas patológicos. Os raios X também representaram um avanço fundamental na física, um evento crucial no desenvolvimento da moderna teoria atômica. Sua descoberta é a principal realização do físico experimental alemão Wilhelm Conrad Röntgen.

Nascido em 27 de março de 1845, em Lennep im Bergischen, uma pequena cidade na província do Reno, Wilhelm Conrad Röntgen era filho único de um próspero comerciante de roupas, Friedrich Conrad Röntgen, e de Charlotte Constanze Frowein. Quando criança, Wilhelm gostava de ficar ao ar livre e de usar as mãos para fazer dispositivos mecânicos. Em 1862 ingressou na Escola Técnica de Utrecht, uma escola particular, preparatória para a faculdade técnica. Röntgen foi um aluno apenas mediano, embora se destacasse em matemática. Podia ser desordeiro e insubordinado, e logo foi expulso por se recusar a denunciar um colega que fizera a caricatura de um professor. Este incidente pareceu solapar a probabilidade de receber uma educação de nível superior de qualquer tipo, e seu pai ficou desolado. Mas tudo se resolveu quando Wilhelm teve permissão para ingressar na Polytechnikum de Zurique, na Suíça, começando em 1865. Ali ele recebeu um diploma de engenharia em 1868. Na época em que obteve seu doutorado, em 1869, na Universidade de Zurique, o foco de Röntgen havia se voltado para a física experimental.

No início de sua carreira, enquanto ensinava nas universidades de Estrasburgo e Giessen, Röntgen desenvolveu uma sólida reputação como físico conhecido por seus experimentos meticulosamente planejados. Ele estudou as propriedades dos gases e cristais, trabalhando sozinho em seu laboratório com um aparelho que ele próprio construiu. Em 1888 confirmou uma importante previsão da teoria da eletricidade de Maxwell: de que um efeito magnético será observado em um dielétrico — um material semelhante ao plástico — sempre que houver alteração do campo. Este efeito foi chamado de "corrente Röntgen" por Hendrik Antoon Lorentz, que o usou para ajudar a reformular e reinterpretar a teoria da eletricidade, essencialmente para incluir o conceito de elétrons. Neste sentido, Röntgen estava certo em dizer que considerava que seu trabalho sobre o efeito dielétrico tinha a mesma importância de sua descoberta dos raios X.

Como muitos físicos no final do século XIX, Röntgen ficou intrigado com o tubo de raios catódicos. Quando um tubo de vidro, sem ar mas contendo algum gás rarefeito, é submetido a uma carga elétrica suficientemente potente, ele começa a incandescer. As propriedades dos raios luminescentes — que não se comportam como ondas de luz — intrigaram os físicos por anos antes do florescimento da teoria atômica da matéria. Em 1894, logo depois de ser nomeado reitor da Universidade de Würzburg, Röntgen começou a usar o tubo de raios catódicos para examinar o efeito da descarga de eletricidade através de vários gases.

Em 8 de novembro de 1895, uma sexta-feira, Röntgen estava trabalhando em seu laboratório. Seu maior objetivo era reunir dados que pudessem ser inseridos em um recente trabalho teórico. Ele tencionava testar como os raios catódicos, produzidos em um de seus tubos de Crookes, fluoresciam em uma tela de papel revestida de cristais de platinocianeto de bário. Isto envolvia, como preliminar, revestir inteiramente o tubo com um invólucro de papel-cartão preto, para protegê-lo da luz externa. Na sala escura, quando girou o tubo para testar a opacidade do revestimento, Röntgen percebeu que a tela de papel, pousada em uma mesa, começou a brilhar. Isto foi inteiramente inesperado. Embora outros que haviam trabalhado com tubos de raios catódicos tenham percebido efeitos incomuns, ninguém até Röntgen previu suas extraordinárias implicações. Röntgen, versado em física contemporânea e nas amplas ramificações da nova eletrodinâmica, estava preparado para compreender a natureza fundamental do que viu.

Nas seis semanas seguintes, Röntgen estudou intensamente as propriedades do que passou a ser compreendido como um novo tipo de raio. Ele o denominou "raios

X", porque não se comportavam como nenhum raio conhecido — não eram como as ondas do ultravioleta visível, ou a luz infravermelha. Ao contrário das ondas de luz, eles não podiam ser refletidos ou refratados. Mas eram também muito diferentes dos raios catódicos, no fato de que não eram afetados pelos campos magnéticos ou por carga eletrostática. Mais significativamente, Röntgen descobriu que os raios X viajavam em linha reta e criavam sombras de vários objetos interpostos entre o tubo e a tela fluorescente. Na verdade, sua principal qualidade era que atravessavam todo tipo de material opaco, de papel-cartão e roupas a finas folhas de metal. Alguma coisa espessa, como um disco de chumbo, contudo, detinha os raios. E assim, quando ergueu sua mão diante da tela fluorescente, Röntgen ficou atordoado ao ver os ossos de seu polegar e indicador.

Tratava-se do primeiro e fortuito raio X, e era natural que Röntgen ficasse emocionalmente abalado com a experiência. Depois de ver o interior de seu próprio corpo, aparentemente Röntgen teve de interromper seus experimentos por algum tempo, preocupado com sua reputação. Tirando proveito dos feriados de Natal em 1895, ele reassumiu o trabalho intensivamente, em completa privacidade, sem sequer informar seus assistentes do laboratório. Usou chapas fotográficas para registrar seus efeitos, produzindo retratos de objetos tais como um peso de chumbo dentro de uma caixa de madeira e o interior de um tambor de uma arma. A mão de sua esposa foi particularmente importante. Toda a tecnologia da fotografia foi indispensável para o trabalho de Röntgen — e mais tarde, para a aceitação de sua descoberta.

O famoso anúncio de Röntgen aconteceu em janeiro de 1896, em um artigo intitulado "Eine neue Art von Strahlen" (Um novo tipo de raio) na publicação da Sociedade de Medicina e Física de Würzburg. É um relato simples e claro de seus experimentos e suas conclusões; dois outros relatos se seguiriam. De acordo com a compreensão de Röntgen, os raios X "não eram idênticos aos raios catódicos, mas (...) são produzidos pelos raios catódicos na parede de vidro do aparelho de descarga".[2] Isso não está errado, mas foi somente em 1912 que a natureza dos raios X seria esclarecida, por Max Laue, como uma forma de radiação eletromagnética com ondas muito mais curtas que as da luz visível.

Os raios X provocaram um interesse público quase imediato. Em 7 de janeiro de 1896, o *Frankfurter Zeitung* falou de uma "Descoberta Sensacional" que, se confirmada, "constitui um resultado de pesquisa que marcará época nas ciências exatas".[3] Logo vieram um número incontável de artigos na imprensa popular. Imagens de pés dentro de sapatos e moedas dentro de bolsas logo apareceram em jornais e revistas. Os artigos explicavam como o aparelho de raios X podia ser construído.

Havia estúdios para "retratos dos ossos" e "esquiagramas". O inventor Thomas Edison começou a desenvolver processos e dispositivos. Expressava-se a preocupação com a moralidade em uma época em que as máquinas podiam revelar o que as roupas escondiam. Na verdade, as primeiras fotografias de raios X, inclusive as impressões em tons de sépia e cuidadosos relevos que lembram gravações, são esteticamente agradáveis de uma forma que raramente pode ser reproduzida hoje. A descoberta de Röntgen pode ser vista, de certa forma, como um momento de definição para uma cultura que, durante o século XX, seria consumida por todo tipo de imagem gerada eletronicamente.

As perspectivas para a medicina foram evidentes desde o começo — para o próprio Röntgen e para todos os outros. Médicos e cirurgiões, de acordo com o artigo no *Frankfurter Zeitung*, "estarão muito mais interessados no uso prático destes raios, porque eles oferecem a possibilidade de construir um novo e valioso auxílio no diagnóstico".[4] Em poucas semanas, os médicos estavam examinando o interior do corpo usando os raios X. Antes que 1896 terminasse, publicações médicas sobre radiologia foram lançadas na Alemanha, América e Grã-Bretanha. Quando a Guerra Hispano-americana aconteceu em 1898, um fotógrafo radiografou as baixas. Os raios X eram feitos para fraturas e balas, e coisas como cálculos renais. As veias eram macias demais, mas logo se percebeu que podiam receber a injeção de um material de contraste, que as tornaria mais visíveis.

Os raios X "não só mudaram a prática médica", escreve Ronald G. Evens em uma recente avaliação histórica, "como transformaram drasticamente a filosofia e a cultura da ciência médica de várias maneiras fundamentais".[5] Mais do que o estetoscópio ou qualquer outro dos auxílios do século XIX para o diagnóstico físico, os raios X tornaram-se parte da imagem popular da medicina. No início geraram algum questionamento com relação a sua utilidade para os médicos — como hoje acontece com os computadores — e Thomas Edison se perguntou se chegaria o dia em que máquinas de raios X estariam em todas as casas. Mas logo departamentos de radiologia surgiam nos hospitais, à medida que as complexidades dos diagnósticos ditavam que a radiologia se tornava uma especialidade médica.

Wilhelm Röntgen aceitou a direção do instituto de física da Universidade Ludwig-Maximilians em Munique em 1900, onde permaneceu pelas últimas duas décadas de sua carreira. Ele foi interminavelmente honrado por sua descoberta. Recebeu o primeiro prêmio Nobel de física em 1901, e mais tarde sua estátua foi erigida em Berlim na ponte Postdam. As memórias biográficas são elegíacas. Como ser humano, Röntgen possuía apenas virtudes. Ele era, escreveu William Woglom meio século atrás, "robusto, ereto, vigoroso e dedicado a sua ciência; cheio de humor, nunca arrogante ou tendencioso, mas aberto a tudo de novo que não lhe parecesse extravagante ou apenas superficialmente inteligente".[6] Mas ele tinha um temperamento colérico. Em 1872, Röntgen casou-se com Anna Bertha Ludwig, que ele havia conhecido na Suíça. O casal aparentemente não pôde ter filhos, e em 1887 eles levaram para sua casa, e por fim adotaram, a sobrinha de Bertha, Josephine Bertha. Diz-se que Röntgen era um *pater familias* severo.

Mas os últimos anos de Röntgen não foram fáceis. Sua esposa adoeceu, sofrendo de um cálculo renal inoperável para o qual só a morfina trazia alívio. Ele tinha de cuidar dela constantemente. Röntgen recusara patentes sobre qualquer coisa relacionada com os raios X, e doou o dinheiro de seu prêmio Nobel. Depois da Primeira Guerra Mundial, a hiperinflação na Alemanha despojou-o da fortuna que possuía. Em 1922 viveu em constante sofrimento, provavelmente por um câncer no intestino. Röntgen morreu em 10 de fevereiro de 1923. Seu corpo foi reunido ao mausoléu da família em Giessen. Em 1932, foi inaugurado um museu em sua memória em Lennep.

Theodor Boveri [1862-1915]

Os Cromossomos

Um fundamento para a compreensão da herança genética foi formulado nas últimas três décadas do século XIX, e vários sinais de desenvolvimento marcaram o caminho em meio a uma considerável confusão. Em 1882, quando o biólogo resumiu toda a citologia, o estudo da célula, Walther Flemming observou o comportamento dos *cromossomos* filiformes que surgiam dentro do núcleo durante a divisão celular. No ano seguinte, o embriologista Wilhelm Roux especulava que estas estruturas constituíam o material da hereditariedade. A demonstração experimental disso, contudo, deve muito ao trabalho do cientista alemão Theodor Boveri.

"Não há dúvida", escreve Ernst Mayr, "de que Boveri, mais do que qualquer outro, forneceu a prova decisiva para a teoria da individualidade cromossômica."[1] Sem seu trabalho, as leis de Mendel, redescobertas em 1900, não teriam uma interpretação física sólida. Boveri, que teve uma grande amplitude como teórico, foi um dos primeiros a reconhecer que "os caracteres de que se ocupam os experimentos mendelianos são verdadeiramente relacionados com cromossomos específicos".[2] A teoria cromossomial da herança desenvolveu-se continuamente a partir de então, adquirindo mais especificidade a partir da bioquímica e culminando em meados do século com a descoberta de Francis Crick e James Watson da estrutura do DNA.

Theodor Boveri nasceu em 12 de outubro de 1862, na cidade bávara de Bamberg. Era o segundo de quatro filhos e tinha o nome de seu pai, um médico de ascendência frâncica. Sua mãe era Antonie Elssner Boveri. Aos 13 anos, Theodor foi enviado ao Realgymnasium em Nuremberg. Formou-se em 1881. Artístico e musical, ele teria apreciado ter se tornado pintor. Na Universidade de Munique, Theodor planejava estudar história e filosofia, mas depois de um semestre mudou para as ciências naturais. Boveri inicialmente estudou anatomia, e não embriologia. Mais tarde trabalhou como assistente de Carl von Kupffer no instituto de anatomia da universidade. Recebeu seu doutorado em 1885 com louvor; sua tese dizia respeito à estrutura das fibras nervosas.

As principais realizações de Boveri são amplamente relacionadas com o trabalho experimental que ele realizou entre 1885 e 1890. Continuou em Munique, mas transferiu-se da divisão de anatomia para o Instituto de Zoologia. Boveri teve muita sorte em receber o Lamont-Stipendium, uma bolsa de cinco anos, ampliada para sete, que o deixou livre para pesquisar. Sob a influência do eminente zoólogo Richard Hertwig, de quem se tornou assistente em 1891, Boveri desenvolveu habilidades em biologia celular — mais especialmente o estudo do desenvolvimento celular. Ele ampliou seu trabalho em Munique com viagens de campo à famosa Estação Zoológica de Nápoles. Em 1893, Boveri tornou-se diretor do Instituto de Zoologia-zootomia em Würzburg, bem como professor de zoologia e anatomia comparativa.

De modo geral, a citologia fez grandes progressos a partir de 1870, quando se reconheceu a probabilidade de as principais reações químicas na célula, inclusive a reprodução, ocorrerem no núcleo. A demonstração, em 1875, de que a fertilização depende da fusão do núcleo de espermatozóide e óvulo apoiavam esta hipótese. Quatro anos depois, Walther Flemming deu o nome de "cromatina" à substância distinta — que seria corada de vermelho — encontrada dentro do núcleo. Observando o curso da divisão celular, Flemming viu que a cromatina se organizava em unidades, assumindo formas arredondadas, e se dividiam longitudinalmente, com metade do material sendo transmitido para cada célula-filha. Essas formas cilíndricas, quando vistas ao microscópio, seriam chamadas de cromossomos.

Era neste ponto que estava a pesquisa da célula quando Boveri começou suas principais investigações, e ele passou a provar a teoria cromossômica da herança de uma forma que parecia gradual. Trabalhando inicialmente com uma espécie de nematelminto (*Ascaris magalocephala*) em 1887, ele estabeleceu vários eventos importantes no processo da mitose celular, ou divisão. Ele mostrou como, quando começa o processo, aparece o "fuso", ao qual os cromossomos se ligam, surgindo de um diminuto corpo no citoplasma que ele denominou "centrossomo". O relato detalhado de Boveri forneceu a base para a visão da mitose como um processo altamente organizado. O caráter e o significado plausível dos cromossomos surgiram de seu trabalho.

Em seu longo estudo seguinte, publicado em 1888, Boveri mostrou que, à medida que os cromossomos se separam na divisão celular, cada um deles possui uma estrutura organizada e regular. Os cromossomos, ele agora podia sugerir, "são entidades independentes que preservam sua individualidade mesmo no núcleo inativo".[3] Esta idéia ia de encontro à crença de que os cromossomos simplesmente se dissolvem durante a divisão celular e são reformados com o início da mitose nas células-filhas — uma visão que alguns citologistas manteriam por muitos anos, apesar das evidências de Boveri.

Boveri passou a desenvolver a perspectiva de que os cromossomos não são apenas entidades individuais, mas dinâmicas. O material cromático que assume posições equivalentes nos núcleos durante a divisão celular, passou a acreditar Boveri, não é passivo, mas ativo. Considerando-se as limitações técnicas do microscópio ótico, este foi um salto teórico extraordinário — e na verdade Boveri teve somente alguns bons exemplos no início. Indo além da descrição, escreveu ele, "Considero os cromossomos os organismos mais elementares, que levam uma existência independente dentro da célula".[4]

Boveri encontrou uma evidência melhor do que ele começou a chamar de "continuidade dos cromossomos", passando dos nematóides para os ovos de ouriço-do-mar, que possui somente dois cromossomos. Um ovo de ouriço-do-mar fertilizado por dois espermatozóides pode gerar mitose tripolar: três células a partir de um ovo. Estas células contêm uma distribuição desigual de cromossomos, mas podem continuar a se desenvolver, com vários defeitos na maioria das larvas, mas não em todas; uma porcentagem previsível receberia um complemento normal de cromossomos. Boveri acompanhou o processo de divisão celular em 719 ovos triáster, dos quais 79 — ou 10,98 por cento — desenvolveram a forma de "cavalete de pintor" habitual que lhe é peculiar. Isto de novo sugeriu fortemente a individualidade dos cromossomos e sua continuidade pelas gerações, e é por esse motivo que se esperava que os cromossomos contivessem o material da hereditariedade das células. Em 1891 Boveri pôde escrever: "Podemos identificar cada elemento cromático [cromossomo] que surge de um núcleo em repouso como um elemento definido que entrou na formação desse núcleo".[5] E ele pôde concluir que, "em todas as células derivadas do curso regular da divisão a partir do ovo fertilizado, metade dos cromossomos é de origem estritamente paterna, e outra metade materna".

Embora em 1890 o trabalho de Boveri, como escreve Jane Oppenheimer, "tenha concluído a mudança de ênfase do núcleo como um todo para os cromossomos como agentes da hereditariedade",[6] ele não encontrou aceitação em toda parte. A hereditariedade cromossômica foi rejeitada por algum tempo por alguns cientistas eminentes, e o desacordo sobre a função dos cromossomos espelhava um período de extensa descoberta e confusão na biologia da virada do século XX.

Na verdade, a herança cromossômica só foi plenamente resolvida com o estabelecimento da genética clássica. Brevemente, em 1902 Boveri saudou a redescoberta do trabalho de Mendel, que atribuiu as características da hereditariedade a "fatores" paternos distintos que podiam claramente residir nos cromossomos. Um "arranjo específico dos cromossomos é responsável pelo desenvolvimento normal", escreveu Boveri em 1902, "e isto somente pode significar que os cromossomos individuais possuem diferentes qualidades".[7] No mesmo ano Edmund Beecher Wilson, o influente zoólogo americano, adotou entusiasticamente a teoria de Boveri, afirmando que estabelecia "as bases para a explicação citológica da lei da hereditariedade de Mendel".[8] Em 1903 outro americano, Walter Sutton, publicou "The Chromosomes in Heredity" (Os cromossomos na hereditariedade), e da mesma forma aplicou a genética à citologia. O que ficou conhecido como a hipótese de Boveri-Sutton continuou a levantar esperanças e dúvidas até 1910. Neste ano um dos céticos, Thomas Hunt Morgan, em experimentos com moscas-das-frutas, confirmou, de uma só tacada, as regras de Mendel da herança e a hipótese cromossômica.

Boveri foi autor de muitas outras contribuições, numerosas ou esotéricas demais para que as mencionemos aqui, mas sua hipótese relacionada com o câncer não deve ser inteiramente negligenciada. No fim de sua vida, em 1914, ele publicou uma teoria sugerindo que os tumores malignos podiam surgir de um número anormal de cromossomos. Esta concepção não teve influência, mas foi uma idéia presciente, prefigurando até hoje a teoria da carcinogênese, uma teoria ainda em evolução.

Em 1898 Boveri casou-se com Marcella O'Grady, uma bióloga americana que fora a Würzburg para trabalhar com ele. Ela com freqüência o ajudava em seus experimentos. Eles tiveram uma filha, Margret, que se tornou escritora e jornalista conhecida. Embora considerado espirituoso e, no fim da vida, frio e tranqüilo, Boveri às vezes sofria de depressão e insegurança, e parece ter tido diversos colapsos nervosos. O primeiro ocorreu já em 1890, quando seu pai estava em dificuldades financeiras e sua mãe doente. Em 1913 Boveri recusou um convite para se transferir para o Instituto Kaiser Guilherme, principalmente por causa de sua saúde frágil. Ele escreveu a seu amigo e colega Hans Spemann (p. 281): "Eu cresci gradualmente para me tornar como aquele candelabro de [famoso aforista] Lichtenberg que, embora não ilumine mais o lugar, serve pelo menos como decoração".[9] Mas não por muito tempo. A saúde de Boveri não melhorou no ano seguinte, e ele faleceu, quando eclodiu a Primeira Guerra Mundial, em 15 de outubro de 1915.

Santiago Ramón y Cajal [1852-1934]

A Descoberta dos Neurônios

O famoso filósofo Julian Offray de La Mettrie, no século XVIII, considerava o cérebro uma "máquina iluminada". Todavia, por mais de um século depois, e por uma geração após o corpo ter sido compreendido como uma comunidade de células, a composição e organização do cérebro e do sistema nervoso ainda continuavam um continente obscuro. Como o cérebro funcionava não podia ser descrito, e muito menos explicado. Uma teoria popular sustentava que o sistema nervoso era uma "rede protoplásmica" — uma papa cinzenta e difusa. Não é difícil entender por quê. As células nervosas não podem ser vistas facilmente sob um microscópio ótico, e no cérebro elas são densamente empacotadas, como sarças abarrotando uma pequena valise cinza.

Mas no final do século XIX, como um exemplo poderoso das ligações forjadas entre a ciência e a medicina, chegou o trabalho de Ramón y Cajal. A ele se deve, mais do que a qualquer outro pesquisador, a descrição das células nervosas e o conceito de neurônio como unidade básica do sistema nervoso.

Ramón y Cajal é com freqüência considerado o "pai da neuroanatomia moderna", e seu trabalho emerge logicamente da taxonomia refinada dos tecidos que surgiu em meados do século XIX. Baseia-se conceitualmente nos *insights* de Rudolf Virchow (p. 31) e deve fortemente às técnicas de tintura para a microscopia desenvolvidas pelo químico alemão Paul Ehrlich, bem como por Camillo Golgi. Artista e cientista de alto calibre, Ramón y Cajal é uma das figuras mais atraentes e ativas da história da medicina.

Ele teve uma infância excepcionalmente fascinante. Ramón y Cajal era o primogênito de Antonia Cajal e Justo Ramón y Casasús, nascido em 1º de maio de 1852, em Petilla de Aragón, na Espanha, um pequeno vilarejo nos Pirineus. Seu pai fora treinado como barbeiro-cirurgião e ascendeu até se tornar um médico habilitado, e mais tarde professor de anatomia. Ele era um disciplinador severo que costumava bater no filho e trancá-lo em um quarto escuro. Mas Santiago adorava o pai com ardor, enquanto ao mesmo tempo desenvolvia uma personalidade agressiva, com uma forte necessidade de ser punido. Quando jovem, gostava de roubar frutas de pomares e derrubava passarinhos com um estilingue — mas também tendia a ser um amante de pássaros. Foi um dos poucos grandes cientistas a ter pertencido a uma gangue de adolescentes rebeldes.

Um estudante relutante, Ramón y Cajal detestava a escola dos padres esculapianos (uma ordem católica dedicada à educação), para onde fora mandado aos dez anos de idade. Embora tenha se saído melhor no Instituto de Huesca, seu pai, acreditando que não havia esperanças de seu filho obter uma educação erudita, colocou Santiago como aprendiz de sapateiro. Foi um ano antes que Don Justo permitisse a ele retornar à escola, aos 16 anos. Mas agora ele melhorara drasticamente, e logo estava estudando na Universidade de Saragoça, onde seu pai ensinava anatomia aplicada. Seu interesse pela arte e o desenho — que seu pai deplorava — agora tornou-se útil para a ciência e a medicina. Depois de receber seu diploma de medicina em 1873, Ramón y Cajal passou algum tempo no exército, onde quase morreu de malária e disenteria. Mas voltou à Espanha para continuar seus estudos e recebeu um doutorado em medicina em 1879.

Os talentos de Ramón y Cajal foram reconhecidos cedo em sua carreira, e ele conseguiu a nomeação de diretor do museu de anatomia da Universidade de Saragoça. Na Espanha, sua educação médica tinha sido extremamente deficiente; como estudante, ele sequer havia olhado por um microscópio. Logo depois de se doutorar, contudo, ele se dedicou a aprender anatomia microscópica sozinho.

Em 1884 Ramón y Cajal tornou-se professor de anatomia descritiva em Valência. Logo adquiriu uma crescente reputação como um prodigioso pesquisador, e publicou estudos sobre uma ampla variedade de estruturas anatômicas, das fibras musculares de vários insetos às lentes cristalinas do olho. Durante vários anos publicou o *Manual de histología normal y técnica micrográfica* (Manual de histologia e técnicas micrográficas), uma obra de fôlego, de 700 páginas. Em 1887 Ramón y Cajal mudou-se para a Universidade de Barcelona, onde tornou-se professor de histologia. Em 1892 transferiu-se para a Universidade de Madri, onde continuaria pelo resto de sua carreira.

A pesquisa de Ramón y Cajal sobre o sistema nervoso começou cedo e evoluiu em uma cascata de descobertas fundamentais. Em 1888 — "meu ano de sorte"[1] — Ramón y Cajal começou a experimentar com o método de "corante de prata" desenvolvido pelo histologista italiano Camillo Golgi. Aperfeiçoou este método e o utilizou para examinar o tecido nervoso de pequenos mamíferos e pássaros. De forma significativa, ele reconheceu, como outros não haviam feito, que resultados inambíguos podiam ser obtidos do estudo do tecido embrionário em vez do tecido de animais plenamente desenvolvidos. Seus resultados foram cruciais. O sistema nervoso não era uma vasta rede de *fibras* interconectadas, como Golgi e muitos outros haviam imaginado. Compreendia *células* de várias formas. Ramón y Cajal reconheceu que estas células, que seriam chamadas de *neurônios*, constituíam as unidades funcionais básicas de todo o sistema nervoso.

O desafio de Ramón y Cajal à "doutrina da continuidade" foi controverso, mas colegas eminentes logo superaram seu ceticismo inicial e adotaram suas descobertas. Um momento decisivo chegou em 1889, quando Ramón y Cajal leu um marcante artigo na Sociedade de Anatomia da Alemanha e colocou em prática suas habilidades de desenhista. O poder de persuasão de Ramón y Cajal, junto com belos *slides* demonstrando suas descrições microscópicas das células nervosas na medula espinhal, conquistaram uma considerável atenção para suas idéias.

"Comecei a explicar aos curiosos, em um francês ruim, o que meus preparados continham (...)", lembrou Ramón y Cajal, e logo "o preconceito contra o humilde anatomista espanhol desvaneceu e irromperam congratulações calorosas e sinceras."[2] Pesquisadores anteriores tinham descrito os neurônios, mas ninguém antes dele havia mostrado convincentemente que eles eram células, separadas como qualquer outro tipo de célula, em comunicação, mas não em continuidade com suas vizinhas. A "doutrina do neurônio" representou o ápice de anos de experimentos sugestivos. Ramón y Cajal fizera escola na Espanha, e agora seus colegas europeus aderiam a ela.

Embora a grande complexidade das contribuições de Ramón y Cajal esteja muito além do escopo de exploração deste livro, deve-se destacar que ele deu importantes contribuições tanto para o retrato detalhado do cérebro e do sistema nervoso quanto para a teoria geral subjacente de como funciona o sistema nervoso. Assim, de suas pesquisas microscópicas detalhadas dos nervos do olho e do nariz, surgiu o que Ramón y Cajal chamou de "doutrina da polarização dinâmica".[3] Ramón y Cajal distinguia um *dendrito* neuronal, os filamentos que emanavam do corpo da célula nervosa, de seu longo e delgado *axônio*. Todos os axônios, observou Ramón y Cajal, apontam na direção geral do cérebro, enquanto a rede de dendritos corre no sentido oposto. Os axônios, concluiu Ramón y Cajal, transmitem as mensagens elétricas, enquanto os dendritos as recebem. A "polaridade dinâmica" tornou-se um dos pilares fundamentais da neuroanatomia.

A teoria "neurotrópica" de Ramón y Cajal, igualmente frutífera, ou "hipótese quimiotática", datando de 1892, sugeria como as células nervosas encontravam seu caminho, durante o crescimento embrionário, para seus terminais predestinados. Ele acreditava, corretamente como se veio a descobrir, que a chave eram as vias químicas. Em seus esboços fundamentais, a teoria neurotrópica forma a raiz de uma vasta elaboração da neurociência que ainda está progredindo hoje.

De 1894 a 1904 Ramón y Cajal publicou três volumes de seu *Textura del sistema nervioso del hombre y de los vertebrados* (O sistema nervoso do homem e dos vertebrados). Foi um imenso trabalho de síntese. Douglas W. Taylor escreveu que esta "ciência médica e clássica", como ele a chamava, "(...) contém os fundamentos citológicos e histológicos da moderna neurologia".[4] Não é absolutamente um trabalho de classificação e descrição, mas um esforço para compreender padrões de função, tudo no contexto da evolução da estrutura.

Em 1906 Ramón y Cajal foi premiado com o Nobel de fisiologia ou medicina. Ele dividiu o prêmio com Camillo Golgi, o pesquisador italiano que desenvolvera o corante de nitrato de prata que tornou possível grande parte do trabalho inicial de Ramón y Cajal. Na cerimônia de premiação, Ramón y Cajal forneceu um relato direto de suas descobertas básicas. Golgi, por sua vez, fez um discurso que depreciava as teorias de Ramón y Cajal e tentava reviver a sua própria, agora obsoleta, teoria das redes neuronais.

Ramón y Cajal foi prolífico e original, publicando cerca de vinte livros e mais de 250 artigos. Além de sua obra científica, também escreveu obras literárias, inclusive *Cuando yo era niño* (Quando eu era menino) e *Reglas y consejos* (Regras e conselhos). Na velhice, escreveu uma intrigante autobiografia — floreada, propulsiva, digressiva e vívida — *Recuerdos de mi vida* (Recordações de minha vida), publicada em inglês, em edição condensada, como *Recollections of My Life*. Ele também publicou um aforístico *Charlas de café* (Conversas no café), traduzido como *Conversations at the Café*, que Fielding Garrison descreveu como observações de uma mente latina, pessimista e "direta, mordaz e intransigente".[5]

Ramón y Cajal investiu sua vida privada do mesmo senso de presunção e zelo missionário encontrado em sua ciência. Em 1880 desposou Silvería Fañanás García, para quem se sentiu atraído no início não só fisicamente, mas "por um certo ar de inocência pueril e resignação melancólica que emanava de toda a sua pessoa". Ela "se dedicou a cuidar de mim e a colocar minha saúde em uma base sólida". Eles tiveram oito filhos. Um dos mais famosos espanhóis quando morreu em 18 de outubro de 1934, a imagem de Ramón y Cajal adornou selos postais e pesetas espanholas. Sua obra literária completa foi publicada, com a ajuda do governo espanhol, em 1947.

Oswald Avery [1877-1955]

O "Princípio Transformador": o DNA

A descoberta de que o DNA (ácido desoxirribonucléico) controla a síntese protéica e a transmissão dos caracteres hereditários é um marco da pesquisa médica do século XX. Francis Crick e James Watson têm o crédito pela descoberta da estrutura do DNA em 1953, mas muitos cientistas fizeram uma variedade de descobertas, gradativas, durante a montagem do quebra-cabeça da biologia molecular. Em retrospecto, a mais profunda foi a revelação, datando de 1944, de que o DNA podia causar transformações genéticas entre cepas de determinadas bactérias. Esta descoberta "marcou a abertura da era contemporânea da genética", escreve Joshua Lederberg, "sua fase molecular".[1] Foi principalmente devido ao trabalho de um eminente microbiologista do Instituto Rockefeller — Oswald Avery.

O segundo de três filhos, Oswald Theodor Avery nasceu em 21 de outubro de 1877, de pais ingleses que tinham emigrado para Halifax, na Nova Escócia. Seu pai, Joseph Francis Avery, era um pastor batista; sua mãe, também ativamente religiosa, era Elizabeth Crowdy. Aos cinco anos, o jovem Oswald testemunhou o que acreditou ser a morte de sua mãe por febre. Sua recuperação, de acordo com a especulação de alguns, teve um impacto psicológico que levou Oswald para a medicina. Em 1887 os Avery se mudaram para Nova York, onde Joseph assumiu o Mariner's Temple, que ainda fica no famoso Lower East Side de Manhattan. Um excelente aluno em toda a sua infância, Oswald freqüentou a Universidade Colgate, onde recebeu uma educação liberal e conquistou seu diploma em artes em 1900. Foi estudar medicina no Colégio de Médicos e Cirurgiões da Universidade de Colúmbia e recebeu seu diploma de médico em 1904.

Embora Avery tenha exercido a medicina em Nova York por vários anos, ele ficou desanimado com sua incapacidade de tratar muitas das doenças comuns e letais. Seu interesse se voltou para a pesquisa, e logo ele assumiu um cargo no Laboratório Hoagland, no Brooklyn. Neste laboratório particular, ligado ao Long Island Medical College, Avery teve a oportunidade de ensinar e pesquisar. Um de seus primeiros artigos, sobre a tuberculose, impressionou tanto Rufus Cole, diretor do hospital do Instituto Rockefeller, que ele visitou Avery em sua bancada de laboratório. Em 1913, a convite de Cole, Avery transferiu-se para o Rockefeller, e ali permaneceria pelo resto de sua carreira.

O principal esforço de pesquisa de Avery dirigia-se para uma compreensão melhor das bactérias que causam a pneumonia, na época a principal causa de morte. Uma infecção aguda dos espaços alveolares nos pulmões que causava uma grave congestão pulmonar, a pneumonia era freqüentemente letal naquela época anterior aos antibióticos. Louis Pasteur (p. 43) havia isolado a primeira cepa de bactéria pneumocócica no início de 1881, e durante o meio século seguinte várias outras bactérias causadoras de pneumonia foram identificadas. Avery e seu laboratório no Instituto Rockefeller tiveram um importante papel na classificação das várias cepas de pneumococos, que, como Avery e seus colegas compreendiam, se distinguiam pela forma e por outras características significativas. Algumas cepas eram letais, outras eram relativamente inócuas.

Durante os anos após a Segunda Guerra Mundial, o trabalho de Avery tirou proveito das ferramentas cada vez mais potentes da bioquímica. Junto com Raymond Dochez, de quem se tornou amigo de toda a vida, Avery descobriu que, se os pneumococos fossem removidos da cultura em que foram crescidos, certos tipos deixavam atrás de si rastros de uma "substância específica solúvel", ou SSS. Avery e Dochez mais tarde reconheceram que esta substância constituía a cápsula que encerrava o organismo. Os glóbulos brancos podiam engolfar e digerir pneumococos não-encapsulados, mas as bactérias encapsuladas eram indigeríveis e podiam proliferar rapidamente. Esses tipos eram letais. Desta taxonomia surgiu, em princípio, um potencial terapêutico.

Em 1928, Frederick Griffith, um cientista britânico, fez uma descoberta impressionante. Por acaso e contra todas as expectativas, ele descobriu que, quando injetava bactérias *encapsuladas* mortas, porém letais, em camundongos, junto com bactérias *não-encapsuladas* inócuas, os camundongos desenvolviam pneumonia. Como podia a bactéria morta, inócua quando injetada sozinha, ter efeitos letais quando injetada com bactérias vivas e inócuas? Os experimentos de Griffith atordoaram o mundo da microbiologia. Havia na pesquisa médica um pressuposto fortemente arraigado de que os tipos imunológicos de bactérias eram estáveis e fixos — e não menos para Avery, que trabalhara com as várias cepas durante anos. Na verdade, Avery duvidou dos resultados de Griffith quando eles apareceram. Seu laboratório repetiu e confirmou os experimentos em 1929.

Como ocorria a transformação de pneumococos foi uma questão que ficou sem resposta por vários anos. A explicação do próprio Griffith era de que as bactérias mortas podiam fornecer algum nutriente às bactérias vivas, pelo qual elas desenvolviam uma cápsula e se tornavam letais. Esta era uma boa idéia, mas se mostrou equivocada. Além disso, como Avery descobriu em 1931, os camundongos podiam ser ignorados na equação. Para que a transformação ocorresse, era suficiente colocar os dois tipos de bactérias juntos em uma placa de Petri. A pergunta de Avery passou a ser então, e continuou assim por anos: "Qual é a substância responsável?"[2]

O problema de isolar e purificar o agente que transformava as bactérias ocupou Avery e seus colegas por cerca de cinco anos, de 1932 a 1937. Seu laboratório tornou-se altamente proficiente na realização da transformação. Começando com cerca de 90 litros de bactérias, Avery e seus colegas empregaram centrífugas, filtros e reagentes químicos na tentativa de isolar a substância pela qual as bactérias pneumocócicas inócuas tornavam-se letais. Já em 1936 Avery sugeriu — não apenas desejosamente — que o "princípio transformador" não parecia ser nem uma proteína, nem um carboidrato, mas um ácido nucléico.

O conhecimento dos ácidos nucléicos datava da última parte do século XIX. A "nucleína" foi identificada como a principal substância do núcleo das células em 1871; o DNA e o RNA (ácido ribonucléico) foram distinguidos na década de 1920. Embora fossem suspeitos de ter um papel no metabolismo, os ácidos nucléicos pareciam ter composição simples, e seu papel biológico específico continuava incerto. O pressuposto, enquanto isso, era de que o material hereditário — a matéria dos genes — era provavelmente uma proteína. Mas quando tentaram impossibilitar o mecanismo de transformação nos pneumococos removendo a proteína, Avery e seus colegas fracassaram. Quando foram aplicadas enzimas que atacavam as proteínas, o princípio transformador continuava ativo. Contudo, quando usaram enzimas que atacavam o DNA, o princípio era inativado. Separado por centrifugação, o "princípio transformador" mostrou-se uma substância homogênea que podia ser combinada com o DNA de timo de bezerro. Usando eletroforese, outra técnica de análise, a substância se comportava... como DNA.

No início da década de 1940, Avery reconheceu as implicações mais amplas de seu trabalho experimental com a "substância transformadora". Na época, a maioria dos cientistas duvidava de que a genética das bactérias e aquela dos organismos superiores envolvesse a mesma bioquímica essencial. Contudo, em uma famosa carta a seu irmão Roy — uma "epístola desconexa", como ele a chamou — Avery escreveu que esses resultados na verdade podiam significar que o ácido nucléico era a substância pela qual "é possível induzir mudanças *previsíveis* e *hereditárias* nas células. (...) Parece um vírus — pode ser um gene".[3] Ele acrescentou, numa demonstração de sua característica cautela: "É muito divertido estourar bolhas — mas não é sábio usar o alfinete até que outra pessoa faça isso primeiro".

A pesquisa de Avery no Instituto Rockefeller atraiu considerável atenção entre vários eminentes cientistas. Em 1943 Theodosius Dobzhansky, o geneticista da evolução, e Macfarlane Burnet (p. 339) visitaram o laboratório de Avery. O último escreveu imediatamente que Avery tinha demonstrado "nada menos que o isolamento de um gene puro na forma de ácido desoxirribonucléico".[4] Mas, para publicação, prevaleceu a cautela de Avery. Em 1944, junto com os colegas Colin MacLeod e Maclyn McCarthy, Avery publicou um artigo marcante no *Journal of Experimental Medicine*. Seu título pouco atraente era "Estudos sobre a Natureza Química da Substância Indutora da Transformação de Tipos Pneumocócicos". Os ácidos nucléicos, sugeria Avery, podiam ter um significado até agora insuspeito, mas ele não foi além para sugerir que o DNA constituiria a base química da hereditariedade.

E de fato a descoberta de Avery, sozinha, não levou ao reconhecimento de que o DNA é de fato a molécula da hereditariedade. Em 1950 Erwin Chargaff mostrou que o DNA de vários organismos tinha proporções regulares, porém distintas, de quatro bases químicas, que o compreendem. Fazendo uso do trabalho sobre bacteriófagos iniciado por Max Delbrück, os experimentos em 1952 de Alfred Hershey e Martha Chase mostraram ainda mais conclusivamente que o DNA era responsável pela transformação genética das bactérias. Mais ou menos na mesma época, Linus Pauling apresentou um modelo estrutural inspirado — mas equivocado — do DNA como uma hélice tripla. Com a ajuda de técnicas de difração de raios X, o reconhecimento de que a estrutura do DNA era na verdade de "dupla hélice" e semelhante a uma escada — sugerindo "um possível mecanismo de cópia para o material genético"[5] — foi finalmente feito por Francis Crick e James Watson, em uma carta publicada na *Nature* em 1953.

Oswald Avery era tranqüilo e reservado. Ele enrolava seus cigarros e demonstrava frustração ao passar a mão por sua cabeça calva. Republicano na política, pintor que trabalhava com aquarela, um músico que tocava corneta, ele era amistoso e sensível, otimista e persistente. Sua descoberta do "princípio transformador" levou ao fim de sua carreira, e sua morte, alguns anos depois, negou-lhe a oportunidade de ganhar um prêmio Nobel. Depois de se aposentar formalmente do Instituto Rockefeller em 1947, Avery continuou trabalhando lá por algum tempo. Mas no final ele se mudou para Nashville, no Tennessee, onde passou seus últimos anos com a família de seu irmão. Morreu de câncer no fígado em 20 de fevereiro de 1955.

Parte III Personalidades de Referência Constante

Ambroise Paré [1510-1590]

A Ascensão da Cirurgia

Ambroise Paré desenvolveu e popularizou uma profusão de novas técnicas cirúrgicas para lidar com lesões no corpo humano. Com o crescente uso da arma de fogo nos campos de batalha — a pólvora entrou no armamento ocidental no século XIV — não é acidental que a reputação de Paré tenha sido primeiramente conquistada como cirurgião militar. Notoriamente, ele usava curativos leves para tratar feridas de armas em vez de cauterizá-las com óleo fervente. Em geral, porém, Paré demonstrou tal flexibilidade e liberdade em relação aos dogmas que foi amplamente elogiado por mais de quatrocentos anos. Ele é, em resumo, o grande cirurgião da Renascença. "A cirurgia é uma Arte", escreveu ele, "que ensina o caminho pela razão, de como pela operação da mão podemos cuidar, evitar e mitigar doenças, que acidentalmente acontecem a nós."[1] De formação humilde, Paré passou a ser cirurgião de cinco reis.

Paré era contemporâneo e provavelmente amigo do grande anatomista Vesálio (p. 69). Seus volumosos escritos tiveram considerável influência prática e cobriram um amplo leque de tópicos médicos e cirúrgicos. Foram escritos não em latim, mas em francês coloquial, e mostram uma personalidade ao mesmo tempo genial e combativa. Os livros de Paré foram traduzidos para outras línguas da Europa e ainda para o japonês, e foram usados por cirurgiões por mais de dois séculos. Além disso, seu famoso *Appologie et voyages* tem valor literário substancial e continua sendo lido hoje em dia. Paré, escreve Harold Ellis em uma recente avaliação, é "um daqueles grandes marcos que pontuam a história da cirurgia; um cirurgião que, por seu exemplo e seus escritos, influenciou grandemente o progresso do tratamento de feridas".[2]

Ambroise Paré nasceu por volta de 1510 perto de Laval, a velha cidade próxima de Rennes, na Bretanha, França. Seu pai, um criado e barbeiro, teve uma vida pobre. Paré tornou-se aprendiz de um barbeiro-cirurgião e aos 19 anos mudou-se para Paris, onde aprendeu seu ofício. Na medicina francesa, existia então uma hierarquia tripartite: médicos, cirurgiões da guilda e barbeiros-cirurgiões. Paré foi destinado a uma formação entre estes últimos, que desempenhavam tarefas como flebotomias e sangrias por ventosas, bem como o tratamento de feridas. Ele considerou seu treinamento no Hôtel-Dieu exemplar, escrevendo mais tarde: "Tive os meios de ver e aprender diversos trabalhos de Cirurgia, sobre diversas doenças junto com a Anatomia, sobre um grande número de corpos mortos (...)."[3] Depois de três anos no hospital, Paré entrou no exército para colocar estas habilidades em prática como cirurgião regimentar.

Os anos de juventude de Paré foram marcados pela ascendência de Francisco I, que, quatro anos depois de se tornar rei em 1515, abdicou para se tornar imperador do Sacro Império Romano. Isso o levou a uma série de guerras com Carlos de Habsburgo, travadas em grande parte na península italiana. Ali, no sítio de Turim, em 1537, Paré fez sua primeira e mais famosa inovação.

Como era de costume, Paré e seus companheiros cirurgiões tratavam as feridas por arma de fogo cauterizando-as com óleo fervente de sabugueiro, que acreditava-se evitar a morte por "envenenamento pela pólvora". Este método causava um sofrimento terrível e mais danos à carne do que o projétil. Em Turim, o óleo havia acabado. Como substituto, Paré cobriu as feridas com um ungüento composto de gema de ovo, terebintina e óleo de rosas. Uma noite ele escreveu: "Não consegui dormir (...) porque estava com a mente agitada, e o curativo do dia anterior (que eu julgava inadequado) perturbava meus pensamentos; e temi que no dia seguinte eu os encontraria mortos, ou à beira da morte pelo envenenamento das feridas, que eu não havia tratado com óleo escaldante".[4] Na verdade, esses pacientes ainda estavam vivos e em melhores condições que os homens que tinham sido tratados por cauterização. Paré continuou a tratar as vítimas desta forma, acrescentou ele, e, "quando eu tinha tentado isso muitas vezes em vários outros, achei que era o suficiente, e nem eu nem outro jamais deveria cauterizar qualquer ferida por arma de fogo".

Voltando a Paris em 1541, Paré qualificou-se formalmente como mestre barbeiro-cirurgião, e em pouco tempo tinha se transformado em uma autoridade para seus colegas. Ele não estava necessariamente inclinado a escrever sobre seu trabalho inovador até que um dia teve a sugestão de Jacobus Sylvius, um de seus professores. Em 1545 Paré publicou seu *Método de tratamento de feridas*, um pequeno guia que se tornou o *vade mecum* para cirurgiões militares em toda a Europa. Ele também reconheceu o significado da anatomia — Vesálio publicara seu muito influente *Fabrica* dois anos antes — e Paré passou vários anos em estudos anatômicos. Seu *Briefve collection de l'administration Anatomique*, publicado pela primeira vez em 1549, serviu como guia prático. Incluía conselhos a obstetras, com uma explicação da "versão podálica", a mudança da posição do feto no parto, quando surgem primeiro os pés.

Paré ficou famoso com seus escritos. Suas obras alcançaram um público faminto por conhecimento pragmático sobre cirurgia. Em 1552 Henrique II o nomeou cirurgião-regular. Dois anos depois Paré foi aceito na elitista e sóbria Confraternité de St. Côme — o que era muito anticonvencional para um barbeiro-cirurgião, mas, dada sua situação com o rei, compreensível. Quando a sorte de Henrique II o abandonou durante um torneio de justa em 1559, Paré não conseguiu salvar sua vida — nem o fez Vesálio, chamado para uma consulta. Mas Paré continuou gozando dos favores reais, servindo como cirurgião dos três filhos de Henrique, e cada um deles viria a se tornar rei no momento oportuno: Francisco II, Carlos IX e Henrique III. Pode ser surpreendente saber que Paré era uma presença excepcional à cabeceira. Em seu clássico relato da recuperação do duque d'Auret depois de uma infecção devida a um ferimento a bala, ele explicou que ordenou que músicos e cômicos fossem ao quarto do doente.

Paré publicou muito e expansivamente sobre uma variedade de tópicos. Em seu *Dix livres de la chyrurgery*, publicado em 1564, por exemplo, proporcionou uma investigação cuidadosa de como as amputações do fêmur podiam ser feitas corretamente. Propôs o uso de ligaduras cinco-três — um lembrete de que o torniquete só seria inventado no século XVIII. Em 1572, surgiu seu trabalho sobre fraturas e deslocamentos: *Cinq livres de la chyrurgery*. Dois outros livros, sobre obstetrícia, apareceram no mesmo ano. Paré chegou a publicar *Traité des rapports*, um livro para cirurgiões chamados a testemunhar nos tribunais sobre a natureza de feridas letais, causas de morte ou, em casos matrimoniais, o estado do hímen (um cônjuge cujo casamento não tivesse sido consumado tinha direito eclesiástico ao divórcio).

Paré também foi o pioneiro na prótese e na obstetrícia. Inventou membros e olhos artificiais, próteses nasais, ataduras leves para hérnia e muitos outros artifícios "para reparar ou suprir os defeitos naturais ou acidentais, ou as carências do corpo humano".[5] Além de conceber inovações em obstetrícia, ele também fundou uma escola para parteiras e foi uma importante influência para, por exemplo, Louise Bourgeois (p. 457).

Muitas crenças de Paré refletem a época em que viveu. Provavelmente um huguenote, ele foi protegido de injúrias por Carlos IX, mesmo quando o rei, estimulado por sua mãe, ordenou a morte de milhares de protestantes franceses. Paré acreditava em bruxas e estava convencido de que as estrelas influenciavam a doença. Ele tinha fascínio pelo mundo ainda em grande parte inexplorado — a terra, mas também os oceanos e céus — que pareciam cheios de criaturas e monstros exóticos, de caracóis sármatas a elefantes africanos, demônios marinhos e sereias cobertas por conchas. *On Monsters and Marvels* (Sobre monstros e maravilhas), traduzido para o inglês primeiramente em 1986, é um pequeno compêndio que apresenta vários defeitos de nascimento, e nos comentários de Paré, como observa Janis Pallister, "podemos ver muitas das ciências modernas em sua forma embrionária".[6]

Ambroise Paré era perspicaz, modesto e piedoso. Nada indica melhor estas características que seu famoso dito, *Je le pansay, Dieu le guarit* — "Eu trato, Deus cura". Ambroise Paré viveu até a velhice, morrendo célebre em 20 de dezembro de 1590.

Bernardino Ramazzini [1633-1714]

Doenças Ocupacionais e Riscos Ambientais

A tradição médica ocidental, com sua ênfase no desequilíbrio humoral como causa da doença, por séculos não favoreceu realmente a idéia de que determinadas doenças podiam ter origem na profissão ou no ambiente do indivíduo. Os egípcios sabiam que os ferreiros eram "assados" pelas fornalhas e, na época romana, Lucrécio mencionou a "respiração maligna" dos mineradores do ouro, observando "como os homens morrem rapidamente e como suas forças vitais falham quando são levados pela terrível necessidade de suportar tal trabalho".[1] Mas somente com o desenvolvimento de novos meios de explorar a terra, bem como de novas formas de buscar seus produtos, é que a doença foi relacionada com a ocupação. No século XVI, o sempre insolente Paracelso (p. 79) escreveu uma monografia sobre doenças dos trabalhadores do metal, e o metalúrgico e físico Georgius Agricola relacionou os pulmões lesionados de mineradores da Silésia com a poeira que eles respiravam. Mas o fundador da pesquisa de doenças ocupacionais e ambientais é em geral considerado o grande médico italiano Bernardino Ramazzini.

Bernardino Ramazzini nasceu em Carpi, no ducado de Módena, na península italiana, em 5 de novembro de 1633. Quando criança, foi educado pelos jesuítas. Por três anos, de 1652 a 1655, freqüentou a Universidade de Parma, que tinha sido reorganizada em 1601. Recebeu seu diploma de medicina, de mestre das artes e doutor em medicina, em 1659.

Inicialmente Ramazzini clinicou perto de Roma, nas pequenas cidades de Canino e Marta. A malária prevalecia naquela época, e Ramazzini a contraiu. O fato de que sua própria doença, como ele indubitavelmente percebeu, estava ligada à localização pode tê-lo sensibilizado a considerar as causas ambientais das doenças em geral.* Ele voltou a sua Módena natal. Em sua cidade de Carpi, logo desenvolveu uma prática bem-sucedida e caiu nas graças da corte ducal de Francisco II. Em 1682, depois que o duque construiu a Universidade de Módena, Ramazzini foi

*A malária era epidêmica em Roma durante o último império por causa dos pântanos em seus arredores. Durante os séculos seguintes, a área foi despovoada.

nomeado professor. Ali ele conheceu o filósofo Gottfried Wilhelm von Leibniz, e talvez tenha sido influenciado por ele. Durante a década de 1690, Ramazzini manteve um diário meteorológico e também registrou as condições ambientais mais gerais. Em 1700 transferiu-se para a Universidade de Pádua, e ali permaneceria até a sua morte.

Enquanto ainda estava em Módena, Ramazzini interessou-se pelas doenças associadas com várias ocupações, inicialmente por acidente. A latrina de sua casa — sua "casa de ofícios" — era limpa a cada dois ou três anos. Esta era uma tarefa pavorosa que invariavelmente recaía nos trabalhadores mais pobres da cidade. Ramazzini casualmente cruzou com eles um dia, no meio de seu esvaziamento de seu "cofre sombrio". Percebendo um homem que estava particularmente agitado, escreveu Ramazzini, "perguntei ao pobre Companheiro, Por que você não trabalha com mais calma e evita se sobrecarregar de tanto Esforço?"[2] Ele soube que o trabalhador estava preocupado com a possível perda de sua visão, e viu que seus olhos estavam "muito vermelhos e opacos". Bastavam algumas horas de tal trabalho, e ele teria de passar o dia em uma sala escura, lavando os olhos com água morna. "Depois disso", escreve Ramazzini, "tomei conhecimento de vários Miseráveis na cidade que, tendo sido empregados neste Trabalho, ou tinham a vista muito fraca, ou eram absolutamente cegos."

Na época em que Ramazzini começou a compilar informação, já existia uma pequena literatura sobre doenças relacionadas com ocupações. Além de Paracelso e Agricola, o médico alemão Ulrich Ellenborg tinha publicado um pequeno folheto sobre os gases e a fumaça que afetavam os ourives. Foi escrito em alemão e provavelmente circulou entre os trabalhadores. Vários outros artigos apareceram em latim para os médicos; estes também discutiam doenças de mineradores. Ramazzini fez excelente uso destas fontes, mas além disso visitou trabalhadores e observou suas doenças e aflições. Ele descia às minas — às vezes uma atitude arriscada — e visitava as oficinas. "Fora destes Lugares, empenhei-me em recolher o que quer que melhor saciasse a Curiosidade; e sobretudo sugerir tais Cautelas que possam servir para prevenir e curar a Doença para a qual os Trabalhadores estão habitualmente sujeitos."[3]

De morbis artificum diatriba foi publicado em 1700 e imediatamente encontrou um público. A tradução para o inglês apareceu somente cinco anos depois: *A Treatise of the Diseases of Tradesmen, Shewing the Various Influence of Particular Trades upon the State of health; and with the Best Methods to Avoid or Correct It, and Useful Hints Proper to Be Minded in Regulating the Cure of All Diseases Incident to Tradesmen* (Tratado das doenças de trabalhadores, mostrando as várias influências de comércios específicos sobre o estado de saúde; e com os melhores métodos para evitar ou corrigi-las, e sugestões úteis a observar na regulação da cura de todas as doenças que incidem em trabalhadores).

Ramazzini faz uma ampla distinção entre ocupações como a de soldados, que são arriscadas em si e por si mesmas, e aquelas que envolvem materiais perigosos relacionados com o trabalho. Em sua primeira edição, Ramazzini dirige-se a 42 grupos. Os mineradores são discutidos no primeiro capítulo, pois seu sofrimento é mais pronunciado e a causa é óbvia. Mas artesãos de todos os tipos estão representados ali. Há capítulos sobre doenças de boticários, padeiros, moleiros, pintores e saboeiros. Ramazzini detalha o envenenamento por metal em trabalhadores metalúrgicos, e silicose nos que trabalhavam com pedras. O capítulo 17 é dedicado aos trabalhadores do tabaco e, como observa Cesare C. Redeschi, "podia ter sido escrito nos dias de hoje".[4] Ramazzini não descreve o câncer de pulmão, mas observa que os trabalhadores do tabaco têm pulmões "flácidos e secos", tudo para alimentar um vício que "sempre será condenado e a ele sempre se será fiel".[5] A história mais surpreendente está no décimo capítulo, sobre os trabalhadores das minas de enxofre. Quando seu marido chega inesperadamente em casa, uma mulher esconde o amante sob a cama. Mas ela o cobre com um cobertor que havia sido limpo com enxofre. Os resíduos fazem-no tossir e espirrar, traindo o encontro.

Além de esclarecer as doenças ocupacionais arriscadas, Ramazzini esboça o conceito de riscos ambientais. Ele conta a história de um processo impetrado por um cidadão da cidade de Finale contra um certo fabricante de sublimado. Quando o vitríolo (neste caso, provavelmente ácido sulfúrico) era assado nos fornos da fábrica, produzia gases potentes que, como parecia aos moradores da cidade, deixavam as pessoas doentes. Apesar de provas e testemunhos dados pelo médico da cidade em favor dos queixosos, seu processo acaloradamente debatido terminou com uma vitória do fabricante. Em retrospecto, tudo o que se pode dizer é que o ácido sulfúrico é na verdade fortemente corrosivo para as células do corpo, causa irritação cutânea ao contato e danifica o trato intestinal; a injeção de uma pequena quantidade pode ser fatal.

Ramazzini era um seguidor do "Divino Hipócrates", e fez uma sugestão que foi incorporada na entrevista clínica. "Ao visitar uma casa pobre, um médico deve se satisfazer em se sentar em um banco de três pernas na ausência de uma cadeira dourada, e deve levar tempo em seu exame; e, às indagações recomendadas por Hipócrates, deve acrescentar mais uma — 'Qual é sua ocupação?'"[6] Neste ponto, a influência de Ramazzini foi direta e disseminada. Giovanni Morgagni (p. 85), um bom amigo de Ramazzini, raramente deixa de mencionar as ocupações de seus pacientes em *De sedibus et causis morborum.*

O *Tratado das doenças de trabalhadores* tornou-se um clássico perene. Sua influência dominou as obras publicadas sobre doença ocupacional em todo o século XVIII. Mas, ao mesmo tempo, não teve importância nas preocupações dos fabricantes durante a Revolução Industrial. A humanidade essencial de Ramazzini e sua visão empática dos trabalhadores em 1700 contrastam com a insensibilidade que marcou a ascensão da fabricação mais de um século depois.

Como era de se esperar, Ramazzini tinha uma personalidade atraente. Ele se casou com Francesca Righi, que descendia de uma família de nobres. Suas duas filhas se casaram com médicos; seu único filho homem morreu aos oito meses de idade. Ramazzini era amado, de acordo com o dr. James, seu tradutor para o inglês, por "seu singular Aprendizado, a Doçura de seu Temperamento, a Candura de seu Julgamento, a Correção de suas Intenções, a Honestidade de sua moral, a Industriosidade com que se dedicava a seus vários ofícios e o Sucesso de sua prática".[7]

Apesar de ficar cego na idade avançada, Ramazzini continuou a ensinar. Em seu octogésimo primeiro aniversário, estava preparando uma aula quando sofreu um derrame. Ramazzini morreu em 5 de novembro de 1714.

Girolamo Fracastoro [c. 1478-1553]

Um Poema sobre a Sífilis, uma Teoria do Contágio

O médico e erudito Girolamo Fracastoro, que como autor usava o nome de Fracastorius, escreveu dois livros de interesse extraordinário para a história da medicina. Um é um poema referente a uma horrível e aparentemente nova doença na Europa, a ser conhecida posteriormente, através de seus trabalhos, a sífilis. O outro livro, ainda mais importante, é *De contagionibus*, que fornece uma teoria nascente da doença contagiosa, tradicionalmente considerado a primeira da história da medicina.

Renomado como médico, Fracastoro pertence plenamente à Renascença italiana e ao humanismo clássico. Ele acompanhava de perto as descobertas contemporâneas e era um astrônomo que, de forma limitada, antecipou Copérnico. Como botânico, contribuiu para a *materia medica* da época. Era também matemático e filósofo.

Girolamo Fracastoro nasceu na cidade de Verona, no Vêneto; o ano de 1478 é uma aproximação inteligente. (Hieronymous Fracastorius, o nome que usava em seus escritos, é sua versão latinizada.) Estudou direito em Bolonha antes de se matricular na Universidade de Pádua. Criada no início do século XIII, Pádua era o segundo lugar mais antigo de aprendizagem da península italiana. Na época em que Fracastoro chegou, em 1501, era também a mais ativa. Menos de cinco anos depois, Constantinopla foi conquistada pelos turcos, um acontecimento que resultou na fuga de vários eruditos gregos para a Itália. No século seguinte, Pádua continuaria emblemática da Renascença, lar do pensamento aristotélico e do humanismo emergente.

Fracastoro estudou matemática e filosofia, bem como medicina, em Pádua, e recebeu o diploma de bacharel em 1502. Continuou na universidade para ensinar por um ano ou talvez um pouco mais, mas logo voltou a Verona para exercer a medicina. Tornou-se bem-sucedido e renomado. Notoriamente, preferia viver no campo e morou em uma elaborada propriedade perto da cidade, equipada com uma boa biblioteca e uma lareira em cada cômodo. Costumava ler Plutarco quando conduzido em seu coche para ver os pacientes.

Entre as doenças desconcertantes que Fracastoro tentou tratar estava uma que parecia nova. Horrível em muitos de seus sintomas, era discutida em toda a Europa e tornou-se conhecida por nomes muitos diferentes. Os italianos e alemães a associavam com os franceses, mas ela era também chamada de "doença espanhola" e o "prurido napolitano" — todos queriam exportar a culpa. No século XVI, o termo mais popular, entre médico e pacientes, era a "varíola francesa". No século XVII, o termo doença venérea (*lues venera*) teve um uso mais amplo. "Sífilis", o nome que Fracastoro deu à doença, só se tornaria um termo comum no início do século XIX.

A origem da doença na Europa foi controversa desde o início, e assim continua até hoje. A provavelmente mais antiga e mais celebrada teoria sustenta que ela foi levada para a Espanha a partir do Novo Mundo pelos marinheiros de Cristóvão Colombo. Outra possibilidade é que o *Treponema pallidum*, a bactéria espiralada que causa a sífilis, tenha surgido na Europa como uma mutação genética no contexto da congestão urbana e da mudança social. Hoje em dia, depois de quase quinhentos anos, há várias teorias concorrentes, cada uma delas com mérito, que encontram cada vez mais evidências na microbiologia e na paleontologia. O debate sem dúvida continuará pelo século XXI, com a ajuda da nova disciplina da genômica.

Quando Fracastoro escreveu sobre ela, reconheceu-se que a sífilis era transmitida sexualmente em pelo menos parte do tempo. Desta forma os mercenários do rei Carlos VIII da França, dispersos depois do sítio malsucedido de Nápoles em 1494, levaram a doença por toda a Europa. Em 1497 os escoceses de Aberdeen apelaram para que as prostitutas da cidade "decist fra thar vicis and syne of venerie",[1] ou que o risco fosse abrandado. Mas os caprichos da infecção solaparam uma avaliação clara da verdadeira via de transmissão. A sífilis foi originalmente mais agressiva e com mais freqüência fatal do que seria atualmente.

"Canto esta terrível doença", começa Fracastoro, "desconhecida nos séculos passados, que atacou toda a Europa em um dia, e se disseminou em uma parte da África e da Ásia."[2] Publicado em 1530, *Syphilis sive morbus Gallicus* (A sífilis, ou a doença francesa) foi dedicada ao cardeal Pietro Bembo, um conhecido erudito, secretário papal e um dos vários amantes de Lucrécia Bórgia. Escrevendo em verso branco em latim, Fracastoro utilizou as clássicas fontes gregas e romanas.

O poema tem três livros. No primeiro, Fracastoro descreve a emergência da doença e o atordoamento que ela causou. O segundo livro discute os vários tratamentos e as aventuras de um agricultor, Ilceus, que encontra sua cura nos banhos de mercúrio. O terceiro livro é um conto alegórico de um pastor denominado Syphilus, cuja reverência a um rei mundano incitou a ira do deus sol. Em conseqüência, ele sofreu de "chagas pútridas em todo o corpo; primeiro ele conheceu as noites insones, seus ossos doíam impiedosamente".[3] O poema teve inúmeras traduções e mais tarde foi publicado em mais de cem edições. A ampla distribuição do livro atesta a prevalência e a gravidade da doença.

Outro grande livro de Fracastoro é *De contagionibus*, publicado em 1546. É uma combinação arguta de observação e raciocínio. Sua teoria oferece três possibilidades inter-relacionadas para explicar a natureza da doença contagiosa em geral. Primeira, uma doença pode ser transmitida por contato direto. Fracastoro dá o poderoso exemplo de uvas ou maçãs apodrecendo lado a lado. Ele não tem uma boa explicação para o mecanismo da putrefação, mas o resultado é inegável. Uma segunda possibilidade seria a infecção pelo que ele chamou de *fomes* (fomites). Existem vetores da infecção — vestimentas ou roupa de cama, por exemplo — "que fomentam as *sementes essenciais* do contágio e assim causam infecção".[4] (Este seria o caso da sífilis.) A terceira categoria é o tipo pelo qual as doenças e várias febres podem ser transmitidas "à distância". Em tudo isso, Fracastoro é sensível à seletividade pela qual animais, plantas e seres humanos, e mesmo órgãos individuais, estão sujeitos a doenças específicas. "As afinidades da infecção são numerosas e interessantes", escreve Fracastoro. "Assim, há pragas de árvores que não afetam os animais e outras de animais que eximem as árvores."[5]

Mais fascinante, em termos modernos, é o conceito de Fracastoro de que os "germes do contágio" se multiplicam. Ele teve a idéia de que eles aderem a humores específicos do corpo e "geram e propagam outros germes precisamente como eles mesmos, e estes por sua vez propagam outros, até que toda a massa e o grosso dos humores sejam infectados por eles".[6] O conceito de Fracastoro é impressionante, mas não é um precursor direto da teoria do germe. Em vez disso, deve servir como um lembrete de que a idéia da doença é causada por coisas infinitesimais que têm raízes no folclore antigo. Historicamente, as especulações sobre o contágio foram feitas por Galeno (p. 61), bem como pelos eruditos romanos Marco Terêncio Varro (116-27 a.C.) e Plínio o Velho. Assim como em *De rerum natura* o poeta romano Lucrécio reproduz belamente a teoria atômica de Demócrito, em *De contagionibus* Fracastoro oferece uma estrutura filosófica para pensar o infinitesimal, as causas invisíveis da doença. Fracastoro, escreve C.-E. A. Winslow, "fez uma análise essencialmente clara e precisa da forma como os 'germes' vivos operam, sem sequer suspeitar de que eles estivessem vivos".[7] Embora seus esforços fossem admirados por muitos, o trabalho de Fracastoro não pôde produzir uma teoria científica sem avanços como a biologia moderna, o microscópio e pelo menos uma química parcialmente confiável.

Por fim, Fracastoro também discute várias doenças em detalhes. Estabelecendo cuidadosas distinções entre as várias "febres" e seus sintomas, ele pode ser considerado um dos descobridores do tifo e um predecessor de Thomas Sydenham (p. 169). O tratamento da sífilis por Fracastoro em *De contagionibus* inclui uma avaliação sagaz — desta vez em prosa — de sua origem e seu desenvolvimento na Europa. No início do século XX, os acadêmicos reprovaram Fracastoro por culpar uma configuração astrológica pelo início da epidemia, mas nada seria menos surpreendente para um pensador do Renascimento. Mais importante, a explicação de Fracastoro da sífilis por contágio divergiu obviamente, se não hereticamente, da perspectiva médica escolástica, pela qual as doenças se deviam a desequilíbrios humorais que surgiam dentro de um indivíduo. Provavelmente, o aparecimento da sífilis no mundo maior do comércio da Renascença, além da guerra, exigiu algum tipo de explicação como a que foi fornecida por Fracastoro.

É instrutivo comparar o destino da teoria do contágio de Fracastoro com a teoria de um sistema planetário centrado no sol desenvolvida por seu colega de turma em Pádua, Nicolau Copérnico. Cem anos depois da publicação de *De revolutionibus orbium coelestium* (Da revolução dos corpos celestes), o trabalho de Copérnico foi tomado e desenvolvido por Johannes Kepler, Galileu e outros. A revolução copernicana culminou nas teorias imensamente bem-sucedidas de Isaac Newton. Intelectualmente, ela contribuiu para o pensamento europeu, e indiretamente para os descobrimentos e a conquista, e para criação do Estado moderno.

Já a teoria do contágio de Fracastoro não teve desenvolvimentos posteriores. As evidências que poderiam ter apoiado suas teorias — grande parte delas profundamente no mundo microscópico — não estavam à mão nem eram procuradas, e suas visões não alcançaram nenhuma dominância. Três séculos se passariam até o advento da teoria do germe, em torno de 1880. No que se refere à sífilis, outra geração se passaria até que a bactéria fosse isolada em 1905. Para o tratamento, Fracastoro recomendava um ungüento feito com azougue (mercúrio); um remédio realmente eficaz só viria com a penicilina na década de 1940.

Fracastoro teve acesso a uma variedade de outras pesquisas, mas não teve muita influência nelas. Como astrônomo, ele escreveu *Homocentricorum sive de stellis liber* (Homocentricidade, ou o livro das estrelas), publicado em 1538, em que sugere que a Terra e os planetas podem girar em órbitas esféricas em torno de um ponto fixo. Este era um conceito aristotélico, não o progresso revolucionário que seria proposto por Copérnico. A contribuição de Fracastoro à geografia foi maior. Ele sugeriu o uso de mapas retilíneos, e a ele se deve a derivação da palavra "pólo" para o fim de cada eixo terrestre. As enchentes do Nilo e o caráter subjacente do vinho

— é quente e úmido? — foram outras de suas inquirições. Seu *L'Alcone* é um poema sobre cães de caça.

Afamado e celebrado por todas as suas investigações, Fracastoro foi honrado por príncipes e solicitado por homens do clero. Por algum tempo, o papa Paulo II fez dele um *medicus ordinarius*, em cujo cargo ele recomendou mudar o Concílio de Trento para Bolonha, para melhor evitar uma praga. (Manobras políticas o trouxeram de volta a Trento.) Mas Fracastoro logo voltaria a sua propriedade no campo. Ali, enquanto se sentava a sua mesa de jantar em 8 de agosto de 1553, ele sofreu um derrame, aos 75 anos. Morreu mais tarde naquela noite, deixando inacabada uma discussão da alma. Dois anos depois, os veroneses o homenagearam com um monumento em pedra na Piazza dei Signori.

Thomas Sydenham [1624-1689]

O "Hipócrates Inglês"

Solicitado a recomendar o melhor livro de medicina, Thomas Sydenham notoriamente sugeriu o *Dom Quixote* de Cervantes. "É um livro muito bom", disse ele. "Eu ainda o leio."[1] O desdém sardônico de Sydenham pela medicina acadêmica, que ele via como o estado lamentável da arte, se combinava com agudas habilidades de observação e uma abordagem à cabeceira do doente para tratar as enfermidades. Por isso Sydenham vem atravessando a história como o "Hipócrates inglês". Ele trabalhava em um contexto humoral, e não contribuiu muito para a compreensão da causa das doenças. Mas, como um iconoclasta que desaprovava amplamente teorias e livros, desenvolveu novas formas de ver as doenças como entidades classificáveis, e simplificou muitos tratamentos. Esta atitude cética e prática granjeou-lhe uma grande influência e o firmou como um precursor da medicina clínica.

As obras completas deste excelente médico, Dr. Sydenham, seus escritos reunidos, foram reimpressas em todo o século XVIII. "Seu estilo francamente dogmático, sua ênfase na observação pessoal", escreve Geoffrey Meynell, "as vívidas descrições clínicas e a natureza moderada de seus tratamentos, são como um sopro de ar fresco em uma sala gélida e abarrotada."[2] Celebrado em sua época, ele tinha amizade com os cientistas Robert Hooke e Robert Boyle, bem como com o filósofo John Locke, que escreveu um poema elogiando seus métodos e muito fez para aumentar sua reputação. A fama de Sydenham mais tarde se estendeu da Inglaterra para a Europa continental, onde se dizia que Hermann Boerhaave (p. 173) nunca mencionava seu nome sem uma reverência com seu chapéu, e o chamava de "aquela luz brilhante da Inglaterra, aquele Apolo da arte".[3]

O início da vida de Thomas Sydenham — na verdade, seus primeiros trinta anos — reflete fortemente os levantes sociais que culminaram na guerra civil inglesa. Quinto de sete filhos homens e dez crianças, ele nasceu no início de setembro de 1624 no povoado de Wynford Eagle, em Dorset. Seu pai era William Sydenham, um proprietário rural e conhecido político. Em 1643, aos 17 anos, Thomas ingressou no Magdalen House, na Universidade de Oxford. Mas estudou por somente dois meses, por causa da deflagração da guerra. Thomas uniu-se aos parlamentaristas e voltou a Dorset, onde, com seu pai e seus irmãos, ficou de prontidão para lutar.

Os Sydenham eram puritanos radicais, e os conflitos locais foram brutais. A mãe de Thomas, Mary, foi morta em um ataque surpresa; um de seus irmãos subseqüentemente vingou sua morte. O próprio Thomas escapou incólume da primeira rodada da guerra. Ele chegou a retornar a Oxford em 1647, e logo foi transferido para o Wadham College. Recebeu seu diploma de bacharel em medicina em 1648 e foi eleito membro do All Souls' College. Contudo, seu diploma foi por "criação real" do reitor puritano da universidade e foi essencialmente uma formalidade. A desorganização da vida acadêmica, graças à guerra, garantiu que Sydenham pouco tivesse de uma verdadeira educação em medicina, e conseqüentemente ele nutria pouco respeito por seus professores. Em 1651, agora em meados dos vinte anos, Sydenham voltou ao exército como capitão em um dos regimentos de Cromwell. De acordo com algumas fontes, foi gravemente ferido em uma batalha — a documentação não esclarece em qual — e escapou de morrer no campo.

Voltando a Londres, Sydenham começou a praticar a medicina em tempo parcial em Westminster já em 1655. Mas, tendo lutado no lado vitorioso da guerra, ele agora dedicava grande parte de seu tempo a apoiar seu irmão William, que tinha um papel influente no governo Cromwell. Por algum tempo, em 1655, ele teve a sinecura governamental de Comptroller of the Pipe. Sydenham foi derrotado, entretanto, quando foi representante no Parlamento em 1659, o ano em que a morte de Cromwell levou à Restauração. Seu irmão e seu pai, vencidos por este revertério político, morreram alguns anos depois. Sydenham em seguida se dedicou à medicina. Em princípio clinicou sem uma licença médica, que recebeu somente em 1663, depois de aprovado nos exames necessários. Ele só receberia um doutorado em medicina em 1676, de Cambridge, aos 52 anos. Este diploma, como o anterior, também foi conferido por injunção de uma autoridade superior.

A conselho do grande filósofo e químico Robert Boyle, Sydenham começou a estudar as doenças epidêmicas no início da década de 1660. Visto que a Grande Peste de Londres em 1665, contra a qual a medicina era inútil, foi seguida de uma série de epidemias menores, esta pesquisa não era surpreendente. Em 1666 ele publicou a primeira edição de seu estudo das febres, *Methodus curandi febres*. Dez anos depois, muito ampliada e revista, esta obra aparece como *Observaciones medicae*. Sydenham transformou a observação clínica cuidadosa em um novo e importante sistema de classificação de várias doenças febris e epidêmicas. Estas doenças incluíam a pleurisia, a pneumonia e a doença cutânea conhecida como erisipela, bem como o reumatismo e a esquinência, uma infecção dolorosa da garganta. Um dos avanços terapêuticos mais significativos de Sydenham foi o emprego de cinchona para tratar as "sezões" — as tremedeiras agudas e a febre que, como mais tarde seriam compreendidas, caracterizavam a malária, uma doença epidêmica na Europa no início do século XVIII. O quinino era o ingrediente ativo da cinchona, e salvou muitos milhares de vidas. Foi desta forma que se conseguiu o primeiro remédio específico para uma doença febril.

Durante a década de 1660, Sydenham tornou-se um dos médicos mais bem-sucedidos de sua época, com uma clientela abastada. De seus escritos, é fácil ver o porquê. Ele tomou o partido do leigo em detrimento do médico erudito e freqüentemente impotente. Certa vez escreveu que "a pompa habitual da medicina exibida com pacientes moribundos é como as grinaldas da besta no sacrifício".[4] Com mais freqüência do que faziam seus colegas, ele optou por terapias não-invasivas, como repouso, ar fresco e viagens. Evitava a supermedicação e a cirurgia, que os pacientes temiam particularmente. Sensível aos sofrimentos de seus pacientes, ele prescrevia ópio para a dor, e com o acréscimo de vinho ele desenvolveu o muito potável "láudano de Sydenham". Outro tratamento em que foi pioneiro foi o de administrar ferro para clorose, uma forma de anemia (que mal se vê hoje em dia) que deixa a pele com uma coloração esverdeada. Em geral, a busca de Sydenham por remédios específicos opõe-se à dependência, típica do período, de fórmulas "fanfarronas", derivadas da medicina galênica, em que muitos ingredientes eram misturados. Isto exemplifica sua ênfase no uso da experiência e da observação, em oposição à indução baseada em princípios racionais (mas com freqüência inúteis).

Talvez o regime mais intrigante de Sydenham tenha sido sua defesa da cura conhecida como acubite: a prescrição de um cão ou criança para se deitar com uma pessoa doente. Para tratar uma mulher com disenteria, Sydenham colocou seu filho, "um jovem rechonchudo e quente de 13 anos de idade, e o filho de sua enfermeira, de seis ou sete anos, para ir para a cama com ela nus e se deitarem, um próximo a sua barriga, outro perto de suas costas (...)."[5] Neste caso, a paciente se recuperou. A acubite, embora nem sempre fosse bem-sucedida, era pelo menos calorosa e familiar.

Cronológica e conceitualmente, a obra de Sydenham fica a meio caminho entre as idéias humoralistas mais antigas, que ele não atacava — a natureza tenta realizar a cura, acreditava ele —, e a medicina científica, então detentora de uma base insuficiente de conhecimento. Assim, embora tenha criado uma nova abordagem à cabeceira do doente que dependia da observação e levou a conceitos valiosos de classificação, Sydenham também desenfatizou a anatomia e pouco considerou o microscópio. Contudo, embora desprezasse as teorias, ele não conseguiu evitar completamente sua formulação. Poucas foram bem-sucedidas. Sua compreensão da doença epidêmica, por exemplo, "em sua imprecisão", observa Erwin Ackerknecht, "pouco fez para explicar os dados ou pelo desenvolvimento posterior da epidemiologia".[6] Em particular, Sydenham acreditava que a varíola era um processo natural ao qual todos estavam sujeitos. Ele fez a afirmação, pela qual foi estridentemente criticado por alguns e defendido por outros, de que muitas mortes por varíola se deviam à interferência dos médicos em seu processo natural.

Sydenham não se limitou a estudar apenas as aflições do corpo. Sua *Dissertação epistolar sobre as afecções histéricas*, de 1682, é um tratado penetrante que descreve os vários sintomas da histeria, da insônia e hipocondria ao ciúme mórbido. Como tratamento, ele às vezes prescrevia a sangria; ele também recomendava a cavalgada. Mas Sydenham com freqüência arrolava somente "o príncipe e modelo dos médicos — o Tempo". Ele sabia que a histeria podia afetar homens e mulheres, e podia envolver sintomas como dor de cabeça e náusea. Na verdade, seu conceito era moderno no sentido de que conferia à histeria uma dimensão psicológica. Do ponto de vista médico, sua discussão era muito mais cautelosa do que as reflexões excêntricas encontradas no livro de Robert Burton de 1621, *A anatomia da melancolia*. Não foi tão influente como o restante de seu trabalho, contudo, e a visão da histeria como uma doença específica de mulheres persistiria até o fim do século XIX.

A vida pessoal de Sydenham, depois da guerra civil, foi bastante tranqüila. Como vários médicos poderosos (hoje em dia, bem como ao longo da história), ele tinha um certo complexo de perseguição, e se via de certa forma como alienado do sistema, quando ele de fato pertencia a ele. Casou-se com Mary Gee em 1655, e eles tiveram três filhos. Enquanto ainda jovem, já em 1649, Sydenham foi afetado pela gota. Seu livro *Tractatus de podagra et hydrope*, um livro sobre a gota e a hidropisia, publicado em 1683, inclui uma descrição clássica da doença. Sydenham sofria também de outros problemas, incluindo anemia, para a qual ele prescrevia seu próprio láudano. Qualquer caminhada ou cavalgada mais pesada gerava a presença de sangue em sua urina. Para isso, ele bebia cerveja no jantar e novamente na cama, "para diluir e esfriar os humores quentes e ácidos alojados nos rins, que engendram as pedras".[7] Em 1677 escreveu a seu amigo John Locke: "Estou surpreso de estar bem novamente".[8] Thomas Sydenham, porém, viveria mais 12 anos, morrendo em Londres, em 29 de dezembro de 1689.

Hermann Boerhaave [1668-1738]

A Medicina no Século do Iluminismo

Hermann Boerhaave é a figura magistral que tem o mérito de ter estabelecido a agenda para a medicina no século XVIII. Ele fez reviver e de certa forma sistematizou a ênfase na observação à cabeceira do doente que lhe era original e característico da medicina hipocrática. Sob seu fundamento clínico, ele trouxe à luz um grupo eclético das mais avançadas teorias científicas da época. Em 1724 Boerhaave forneceu o primeiro caso histórico moderno, detalhando exame físico, diagnóstico, curso da doença, conseqüências e resultado da autópsia. Ele se tornou o mais renomado professor de medicina da Europa — o historiador Henry Sigerist o chama de "mestre inquestionável"[1] — e seus trabalhos foram amplamente traduzidos. Durante sua vida e por alguns anos depois de sua morte, ele foi altamente influente e o epítome de tudo o que a medicina sabia ou pensava saber. Compreendê-lo, escreve o historiador Lester King, "é compreender todas as correntes da medicina do início do século XVIII".[2]

As limitações de Boerhaave são tão interessantes como sua gama de realizações. Embora reconhecivelmente cientista e médico, ele não era um pensador muito original e não fez nenhuma descoberta memorável. Ele tentou. Mas a revolução científica, na época realizando principalmente progressos mecânicos, oferecia poucos remédios e poucos *insights* genuínos sobre a forma como funciona o corpo. Em resumo, a vida de Boerhaave e sua obra equivalem a uma prescrição histórica necessária à medicina ocidental — isto é, uma nova biologia e uma química válida. Nenhuma das duas estaria disponível para propósitos terapêuticos por mais de 150 anos depois de sua morte.

Filho mais velho e único filho homem de um ministro religioso, Hermann Boerhaave nasceu em 31 de dezembro de 1668, em Voorhout, na Holanda. Depois da morte de sua mãe, Hagar Daelder, quando ele tinha cinco anos, seu pai, Jacobus, casou-se com Eva Dubois, que se tornou uma madrasta afetuosa. Muito instruído, Jacobus foi pródigo de cuidados com seu filho e o educou em grego antigo, latim e hebraico, com a perspectiva de torná-lo sacerdote. Boerhaave escreveu mais tarde que seu pai "moldou meu caráter a partir da infância com devoção socrática".[3]

Em 1683, Hermann ingressou na Universidade de Leiden para estudar teologia, em que ele se destacou. Ele se formou em filosofia em 1687 e recebeu seu doutorado em 1690. Mas se interessou, primeiro, por matemática e ciência, e depois, em 1691, pela medicina. Obteve seu diploma de medicina em 1693 na Universidade de Harderwijk. Inicialmente, Boerhaave exerceu a medicina ao mesmo tempo em que trabalhava como ministro religioso — uma ocupação dupla que não era incomum, mas que, no seu caso, durou pouco tempo. De acordo com amigos, durante uma viagem em uma balsa, Boerhaave cometeu o erro de intervir em uma discussão e falar em favor do filósofo Baruch Spinoza, cuja filosofia panteísta era considerada atéia e subversiva. O nome de Boerhaave foi anotado no local, e ele foi subseqüentemente suspeito de apoiar as opiniões heréticas de Spinoza. Boerhaave, acreditando que agora jamais obteria um pastorado, dedicou-se unicamente à medicina e a estudar a física e a química. Tornou-se professor de medicina na Universidade de Leiden em 1701 e professor de medicina e botânica em 1709.

A aula inaugural de Boerhaave na universidade em 1701 é um resumo magistral de seu programa para a medicina e reflete sua formação impressionante em literatura clássica e filosofia. Ele exalta as virtudes de Hipócrates, mas também toca em outras importantes personalidades da medicina, de Andreas Vesálio (p. 69) na Renascença a seu contemporâneo mais próximo, Thomas Sydenham (p. 169). De certa forma, Boerhaave sistematizou a ênfase de Sydenham na observação e seu estilo hipocrático, integrando o ensino com as demonstrações clínicas. Em 1714, depois de se tornar vice-reitor da universidade e ministrar o curso de medicina clínica, ele começou a levar os alunos ao Hospital Caecilia para observar pacientes em primeira mão e discutir suas aflições. Assim Boerhaave enfatizou, com força maior do que era comum em um ambiente acadêmico, que a meta da medicina era proporcionar alívio ao sofrimento.

Durante sua vida, e por uma geração depois, ou mais, a obra de Boerhaave foi amplamente ensinada. Dois livros em particular foram traduzidos e publicados em toda a Europa. Seu *Instituitiones medicae*, uma classificação da doença, foi publicado pela primeira vez em 1708. No ano seguinte, apareceu o *Livro dos aforismos*, um guia prático e hipocrático para ajudar os médicos a tratar dos pacientes. Consciente da importância da botânica para a medicina, Boerhaave criou um jardim, e em 1710 publicou *Index Plantarum*, que mais tarde relacionou 5.846 espécies. A botânica, no século XVIII, era ensinada como disciplina médica; o botanista, com freqüência médico, estudava e ensinava as propriedades médicas e os usos das plantas. As aulas de Boerhaave sobre botânica foram mais tarde coligidas por estudantes e publicadas como *Historia Plantarum*.

Boerhaave foi um precursor da medicina científica em vários aspectos. Além de destacar a importância da observação, ele compreendia, desde o início de sua carreira, a importância da química para o conhecimento médico. Isso provavelmente o poupou de adotar uma perspectiva abertamente mecanicista. O biógrafo de Boerhaave, G. A. Lindeboom, sugeriu: "Talvez não seja exagero dizer que ele é o pai da química física"[4] — e, na verdade, Antoine Lavoisier o elogiou muito. Com suas explicações claras, *Elementia chemiae* (Elementos de química), publicado em 1732, tornou-se uma das obras mais famosas de sua época. Boerhaave tinha considerável perseverança na bancada de laboratório. Dizia-se que ele aqueceu mercúrio dia e noite por 15 anos e seis meses na esperança de descobrir algum benefício terapêutico.

Agora é fácil ver as limitações de Boerhaave. O médico, escreveu ele, "forma para si mesmo uma idéia clara do contexto humano".[5] Mas com isso ele quis dizer que o organismo humano era um instrumento mecânico, completo, com fluido correndo pelos tubos sob pressão, o equilíbrio mantido pelo movimento, e a doença resultando de algum desequilíbrio ou obstrução. Além de prescrever exercícios e uma boa dieta — ele era aficionado do leite como elixir — Boerhaave lamentavelmente era limitado em termos de terapêutica e desesperadamente eclético. Purgar com laxantes poderosos, sangrar e aplicar ventosas e banhar em água morna eram os principais métodos com os quais ele tratava a maioria dos pacientes. Ele também empregava remédios de iatroquímica e iatrofísica — as teorias química e mecanicista aplicadas à medicina — sem se comprometer com nenhum dos dois. Esses remédios não funcionavam para a maioria das doenças, e o melhor que pode ser dito hoje em dia é que Boerhaave não era cego a suas limitações.

A personalidade de Boerhaave, mesmo entre aqueles que o conheciam, era enigmática. Isto não é de surpreender, em vista do manto de veneração com que seus alunos o cobriram. Diz-se que ele transmitia uma grande serenidade e uma aparente tranqüilidade mental. Era honesto, humilde e religioso. Mas mesmo suas cartas expressam pouco de suas emoções.

Em 1701 Boerhaave casou-se com Maria Drolenvaux, filha de um rico comerciante, que fora sua paciente. Dos quatro filhos do casal, apenas uma filha chegou à idade adulta. Depois de 1729, Boerhaave reduziu sua carga de trabalho, e mais tarde na vida sofreu muito com a gota. Ele morreu, provavelmente de falência cardíaca, em 23 de setembro de 1738. Sua esposa escreveu cartas para informar às sociedades científicas e médicas em seu país e no exterior. Toda a Europa o pranteou.

A natureza e a extensão da fama e da influência de Boerhaave são uma boa lição na história da medicina. Em sua época, ele foi imensamente renomado, e certa vez recebeu uma carta de um mandarim chinês que tinha como destinatário apenas "Boerhaave, celebrado médico, Europa".[6] Nenhum elogio, depois de sua morte, foi exagerado. Sua importância direta e influência excepcionalmente ampla continuaram até que novos sistemas de medicina, como os defendidos por William Cullen, fossem mais tarde planejados no século XVIII.

No entanto, quando a abordagem à medicina que Boerhaave tentou promover começou a dar resultados, sua reputação começou a declinar. No final do século XIX, Charles Daremberg encontrou pouco interesse em Boerhaave. O historiador Charles G. Cumston disse que ele era uma "luz passageira, que depois de sua morte logo foi esquecida".[7] Com a ascensão da história da medicina como uma disciplina separada no século XX, contudo, a roda girou mais uma vez. Em 1968, a excelente biografia de Lindeboom foi um dos vários documentos que retificam este desequilíbrio. Levando em consideração o número de alunos de Boerhaave que se tornaram eminentes professores, E. Ashworth Underwood afirmou que Boerhaave "provavelmente é o professor de medicina mais bem-sucedido que já existiu".[8] Hoje, a reputação de Boerhaave, de estimular a pesquisa na fisiologia e disseminar a prática da observação na medicina clínica no início do século XVIII, está assegurada.

John Hunter [1728-1793]

Os Primórdios da Medicina e da Cirurgia Científicas

Um dia, em 1783, um gigante humano comprou um caixão feito de chumbo. Em antecipação a seu próprio fim — ele era tuberculoso e arruinado pelo alcoolismo — Charles Byrne também entrou em contato com vários irlandeses robustos: quando morreu, eles afundariam seu corpo no rio Tâmisa. Byrne esperava, com esses arranjos incomuns, evitar se tornar um espécime para médicos. O corpo extraordinário de Byrne — ele tinha dois metros e noventa de altura — era muito desejado pelos anatomistas de Londres.

Contudo, quando Byrne morreu, os guardiães irlandeses o traíram. Subornados com a imensa quantia de 500 libras, eles desnudaram seu corpo e, sob o manto da noite, levaram-no em uma carruagem por Londres. Antes do amanhecer, o corpo tinha sido desmembrado e a carne retirada dos ossos. Foi apenas três anos depois, por prudência, que o esqueleto de um "homem alto" foi exibido pela primeira vez. Fechado em uma caixa de vidro, ele foi exibido abaixo da muito menor Fada Siciliana no famoso museu do grande cirurgião e anatomista John Hunter.

Cirurgião, anatomista, médico e naturalista, John Hunter exemplifica a curiosidade sem precedentes em relação à natureza típica da segunda metade do século XVIII.

Por muitos anos Hunter foi um herói da medicina britânica, e hoje ele ainda é uma figura de referência constante. Suas realizações incluem várias inovações cirúrgicas práticas. Uma delas foi uma operação para tratar um aneurisma, a obstrução de um vaso sangüíneo, em vez da amputação de um membro, uma abordagem que "incitou o maior maravilhamento e despertou a atenção de todos os cirurgiões da Europa".[1] Ele também escreveu um dos tratados pioneiros em odontologia e um tratado influente sobre feridas por armas de fogo. Era um professor incansável e gozou de reputação internacional. O que é importante, o trabalho experimental e prático de Hunter também foi dotado de um interesse maior pelo mundo natural. Um grande colecionador, Hunter reuniu um imenso tesouro de espécimes animais e vegetais — bem como humanos, como o gigantesco Byrne. Ele era um taxonomista que se deleitava com a diversidade da natureza, e às vezes é citado como um precursor de Charles Darwin (p. 25). Porque não fez nenhuma descoberta dramática, Hunter não é bem conhecido como, digamos, Louis Pasteur (p. 43). Mas suas principais obras, juntas, "marcam a ascensão da cirurgia", escreve Roy Porter, "da habilidade manual para a disciplina científica".[2] De uma perspectiva contemporânea, John Hunter é um dos primeiros fundadores da medicina moderna.

John Hunter nasceu perto de East Kilbride, na Escócia, em 13 de fevereiro de 1728. Sua mãe, Agnes Paul, era filha de um preparador de malte de Glasgow. Seu pai, de quem herdou o nome, era um comerciante de grãos que se tornou fazendeiro fidalgo e morreu em 1741. A educação de John foi básica. Ele não gostava da escola rígida e fortemente teológica da Escócia, e parou de freqüentá-la com 13 anos. Como o mais novo de dez filhos, dos quais somente alguns sobreviveram até a idade adulta, ele pode ter sido mimado e tido permissão para se entregar ao que era, sob qualquer medida, uma curiosidade insaciável. "Quando eu era menino", escreveu ele mais tarde, "queria saber sobre as nuvens e a relva, e por que as folhas mudavam de cor no outono. Eu observava formigas, abelhas, pássaros, girinos e larvas de moscas. Importunava as pessoas com perguntas a que ninguém sabia responder, ou não se preocupavam com isso."[3] O irmão de John, William, dez anos mais velho, mudou-se para Londres e se tornou um celebrado cirurgião-obstetra e professor. Depois de um período passado com um tio como aprendiz de marceneiro, John foi enviado para a companhia de William em 1748.

A habilidade de John Hunter com as mãos e seus dotes intelectuais se tornaram aparentes nos vários anos seguintes, compensando sua falta de traquejo social. Inicialmente ele ajudou a preparar cadáveres para William; em pouco tempo estava tão apto que começou a fazer dissecações e supervisionar os alunos do irmão. Ele freqüentou aulas de cirurgia e também se tornou discípulo de William Cheselden.* No Hospital St. Bartholomew, trabalhou para Percival Pott, outro famoso cirurgião, e aprendeu com ele a confiar, ao máximo possível, nos poderes restauradores do corpo. Em 1753, Hunter foi nomeado mestre em anatomia. Ingressou no Hospital St. George em 1754, para aprender cirurgia, e dois anos depois foi nomeado cirurgião do hospital. Hunter ficaria associado ao St. George pelo resto de sua vida.

Cirurgião do exército a partir de 1759, durante a Guerra dos Sete Anos Hunter navegou com a marinha britânica em 1761, quando esta partiu para capturar a

---

*Cheselden, que viveu de 1699 a 1752, era celebrado como um cirurgião que, antes do advento da anestesia, podia remover um cálculo renal em uma operação que durava, objetivamente, apenas dois minutos. Ele também foi o autor de *Anatomia do corpo humano*, publicado em 1713.

pequena mas estrategicamente importante Belle Île-en-Mer, na costa francesa. Cuidando das vítimas, Hunter ficou chocado com o tratamento primitivo das feridas, escrevendo que "era urgentemente necessário, para que um homem se tornasse cirurgião, praticar no exército".[4] Hunter reconhecia, como os cirurgiões de sua época em geral não faziam, que o corpo se ajustaria a muitas feridas, e a intervenção era com freqüência desnecessária e perigosa. (Na medicina clínica, Thomas Sydenham [p. 169] tinha compreendido algo semelhante um século antes.) Com o Tratado de Paris em 1763, Hunter voltou a Londres e às enfermarias do St. George's. Seu *Tratado do sangue, inflamação e feridas de armas de fogo* foi por fim publicado em 1794, um ano depois de sua morte, e se tornou excepcionalmente influente.

A ascensão de Hunter à fama representa, em parte, as vantagens da experiência prática que os cirurgiões desfrutavam sobre os médicos de melhor instrução, que ainda se contentavam com consultar, ouvir, aconselhar e prescrever. Isso levou John e William à pesquisa original em áreas especializadas da anatomia. O sistema linfático, por exemplo, tinha sido descoberto no início do século XVII e sua anatomia foi gradualmente elucidada; mas sua função não era bem compreendida. Os Hunter demonstraram como o fluxo linfático segue em direção ao coração, em vez de sair dele, e John mais tarde reconheceria a relação do sistema linfático com determinados tipos de câncer. John e William também mostraram como o sistema circulatório no feto é independente do de sua mãe, e assim eles se tornaram os fundadores da anatomia placentária. Não menos significativas foram suas pesquisas da estrutura e da função dos ossos, em que o esforço dos irmãos foi imensamente auxiliado por pessoas conhecidas como "ressurreicionistas", ou ladrões de túmulos.

John Hunter, na década de 1760, tinha conquistado renome e aceitação pela comunidade cirúrgica e científica. Foi eleito para a Royal Society em 1767 e no ano seguinte oficialmente premiado com um diploma da Companhia de Cirurgiões. Ele desenvolveu uma prática particular próspera e foi nomeado médico extraordinário do rei Jorge III em 1776. Foi premiado com a Medalha Colpey em 1787. Três anos depois, tornou-se cirurgião do exército e foi nomeado inspetor-geral de hospitais.

Tanto a obra em anatomia como a pesquisa em medicina clínica receberam de Hunter uma atitude positiva em relação ao experimento e à classificação. Seu *Tratado sobre a história natural dos dentes humanos*, em duas partes, publicado em 1771 e 1778, foi um marco — anatômico, e não de intenção clínica, mas repleto de informações úteis. Um dos experimentos de Hunter foi transplantar um dente humano para a crista de um galo. A classificação dos dentes em molares, pré-molares, caninos e incisivos se deve ao trabalho de Hunter, assim como a prática de usar aparelhos para corrigir sobremordida.

Em 1767 Hunter cometeu um erro infeliz. Muitos de seus pacientes sofriam de doença venérea, que ainda era pouco compreendida, e ele supôs que a gonorréia e a sífilis eram dois tipos da mesma doença. Mas, como descobrir isso? Ele tomou a medida extrema de se infectar com o que pensava ser uma gonorréia simples. Quando identificou o cancro característico em seu pênis — que ficou conhecido como cancro de Hunter — Hunter viu sua hipótese confirmada. Ele estava errado. Com toda a probabilidade o paciente de quem ele contraiu gonorréia também sofria de sífilis, que é, evidentemente, bem mais grave e mais persistente. Para o propósito de estudos, Hunter suportou suas lesões externas — e deixou seu casamento de lado — por vários anos até administrar mercúrio a si mesmo. Seu *Tratado da doença venérea* foi publicado em 1786. É equivocado em muitos aspectos mas, deve-se acrescentar, contém muita observação sensata sobre o contágio.*

O legado mais visível e mais celebrado de Hunter é seu museu. Na época de sua morte, continha cerca de 13.500 espécimes. Ele representava seu amor pela coleção combinado com sua paixão de anatomista. Hunter dissecou muitos animais, de touros a baleias, e solicitou espécimes de amigos e colegas. Mais tarde a coleção foi vendida ao governo britânico, e o Museu Hunteriano por muitos anos foi abrigado no Colégio Real de Cirurgiões. Foi severamente danificado pelos bombardeios alemães na Segunda Guerra Mundial, mas subseqüentemente foi restaurado e reaberto.

John Hunter tinha uma personalidade científica sagaz, cujo discernimento se revela claramente na textura rígida de seus escritos. Ele se casou com Anne Home em 1771 e, de seus quatro filhos, dois sobreviveram à idade adulta. Embora John e seu irmão William tenham colaborado inicialmente em suas carreiras, seu relacionamento pessoal deteriorou com o passar dos anos, e a amargura tornou-se pública em 1780. A causa do rompimento foi a afirmação de John de que ele merecia todo o crédito pela descoberta da estrutura da placenta em 1755, quando ainda era apenas o irmão mais novo.

É lógico supor que Hunter tenha estudado seu próprio declínio na velhice. Durante seus últimos anos, ele desenvolveu *angina pectoris*. Descreveu seus sintomas com grandes detalhes — embora se recusasse a admitir o diagnóstico. Seu ex-

---

*Seguindo linhas similares, as observações de Hunter sobre a psicologia da sexualidade são extraordinariamente modernas. Hunter desviou-se da visão comum de que a masturbação levava à impotência. Ele admitia o componente psicológico da impotência masculina, escrevendo que "a mente está sujeita a centenas de caprichos, que afetam a ação de suas partes".[5]

aluno e amigo Edward Jenner (p. 191) compreendia. "Temo enormemente (se o Sr. H. deve admitir ser esta a causa da doença)", escreveu ele, "que isso possa privá-lo de esperanças de recuperação."[6] Hunter estava ciente de que as dores incapacitantes que atacavam seu peito em geral aconteciam quando ele se aborrecia. Ele disse, em uma observação citada com freqüência: "Minha vida está nas mãos de qualquer patife que decida me provocar".[7]

Na verdade, foi justamente sob estas circunstâncias, em uma reunião do Conselho Diretor do Hospital St. George's, que John Hunter teve um colapso e morreu, em 16 de outubro de 1793. Os membros do conselho não deram a mínima e não ofereceram condolências, embora sua esposa não pudesse arcar com as despesas para que ele fosse sepultado na Abadia de Westminster. Mas foi para lá que seus restos foram removidos em 1859, pelo Real Colégio de Cirurgiões, em "admiração por seu gênio" e para registrar "a veneração grata por seus serviços para a humanidade como o Fundador da Cirurgia Científica".[8]

Pierre Fauchard [1678-1761]

O Fundador da Moderna Odontologia

As funções dos vários dentes foram descritas no *corpus* hipocrático, e o enciclopedista romano Celso (p. 449) sugeriu preencher suas cavidades com fios de linho. A Idade Média viu o uso de resinas e ceras, e a Renascença trouxe o ouro. Todavia, embora os dentes preocupassem há muito as pessoas e lhes causassem dor e sofrimento, a odontologia teve um desenvolvimento lento como profissão integral com uma base de conhecimento escrita. Somente no século XVI chegou o *Libellus de dentibus* (Panfleto sobre os dentes), composto por um anatomista italiano, Bartolomeo Eustachio. E foi apenas em meados do século XVIII, por consenso tradicional, que a moderna odontologia tomou forma — com Pierre Fauchard.

Educado como cirurgião, em 1728 Fauchard publicou um tratado abrangente sobre os dentes que efetivamente estabeleceu a odontologia como um campo da medicina, separado da cirurgia e profissionalmente independente dos extratores de dentes. Antes os praticantes guardavam ciumentamente o conhecimento técnico, e desta forma cultivavam a incompetência. Mas *Le Chirurgien dentiste, ou traité des dents* (O cirurgião-dentista, ou Tratado sobre os dentes), a obra seminal de Fauchard, inspirou o desenvolvimento e a livre troca de conhecimento sobre os dentes. Ele formou uma sólida fundação para as escolas e outras instituições profissionais criadas no século XIX. Chapin A. Harris, o dentista americano que escreveu *Dental Art* (A arte dentária) em 1839, foi claro sobre a importância de Fauchard: "Ele encontrou na arte dentária um ramo incipiente da mecânica", escreveu Harris; "ele a deixou como um ramo amadurecido e sistemático da arte curativa".[1]

Pierre Fauchard nasceu em 1678, na Bretanha. Pouco se sabe a respeito do início de sua vida, mas em 1693, aos 15 anos, ele ingressou na marinha francesa como estudante de cirurgia. "Desde minha juventude, eu estava destinado à profissão cirúrgica", escreveu ele; "as outras artes que pratiquei nunca me fizeram perdê-la de vista."[2] Em geral, a cirurgia no século XVIII era mais avançada na França que em outros lugares. O professor de Fauchard foi Alexandre Poteleret, um majorcirurgião da marinha que, por causa dos então comuns distúrbios do escorbuto, estava familiarizado com as doenças bucais.

Fauchard continuou na marinha por três anos; quando saiu, uma reviravolta na sorte da família o obrigou a procurar a odontologia como um meio de vida. Em 1696 Fauchard começou a clinicar em Angers, a velha cidade próxima de Nantes. Desenvolveu uma prática lucrativa nas duas décadas seguintes. Em 1719 fez a mudança lógica para a cosmopolita Paris e abriu um consultório na Rue de la Comédie-Française. Sua reputação logo se estabeleceu. Sua clientela foi atraída pela nobilidade e pelo número crescente de burgueses ricos. Ele se denominou *dentiste* e, como observa Roger King, "Fauchard usou o título deliberadamente para marcar o novo território que ele e seus colegas estavam criando, às vezes muito diferente do que fora feito antes".[3]

Le Chirurgien dentiste, ou traité des dents foi publicado pela primeira vez em 1728. Define todo o campo da odontologia, abrindo os vários caminhos que seriam desenvolvidos nos dois séculos seguintes. Fauchard descreve a anatomia dos dentes e sua morfologia, e discute suas anomalias. Ele delineia o que hoje são as subdisciplinas da cirurgia oral, prostodontia, ortodontia, periodontia e endodontia. Em parte porque era tão inteligente e inventivo, mas também possuía uma clareza excepcional de expressão, *Le Chirurgien dentiste* continua a ser impresso depois de quase trezentos anos — uma rara distinção na história da medicina. "Mesmo hoje este é um tratado repleto de informação ainda útil para o dentista inquiridor", escreveu Bernhard W. Weinberger em 1941. "Quando foi publicado pela primeira vez, deu início a uma revolução que fez de uma mera habilidade uma verdadeira profissão."[4]

Não é necessário ser dentista para apreciar *Le Chirurgien dentiste*. Fauchard descarta a teoria de que as cáries são causadas por vermes — uma idéia que data dos sumerianos antigos — e lamenta o consumo exagerado de açúcar. Como uma figura do Iluminismo, ele condena os charlatães que trabalhariam por meio das preces e prometiam milagres. Os quacres irritavam Fauchard interminavelmente. Ele é mais que consciente dos perigos que os pacientes enfrentam com um extrator de dentes inexperiente ou inepto. Descreve um que ele identifica como "Operador Roche", que, na tentativa de extrair um dente, empurrou-o para a cavidade nasal conhecida como o sino maxilar. O operador entendeu que, porque o dente não estava mais visível, o paciente o tinha engolido. Subseqüentemente ele reapareceu como um "pequeno tumor rígido" na bochecha do paciente, e teve de ser removido por "corte através das gengivas, agarrando as raízes com pinças retas e puxando todo o dente".[5]

Fauchard escreve extensivamente sobre o tema da queda dos dentes e as cáries dentárias. Ele compreende a importância da higiene cuidadosa das cavidades antes de enchê-las. Para isso, ele usava cautério e óleo de canela, e empregava enchimentos feitos de ferro ou, como ele preferia, estanho. Embora não fizesse uso de moldes na feitura de pontes e dentaduras, ele usava dentes humanos, marfim, presas de morsa ou ossos de boi. Mais tarde inventou um meio de reter a dentadura superior através do uso de molas de aço. O costume ditava que o paciente se sentasse no chão, com o cirurgião de pé por cima dele. Fauchard introduziu o uso da cadeira de dentista.

Fauchard também discute a profilaxia, e dá atenção às gengivas e suas doenças, e ao alinhamento dos dentes. Ele descreve uma centena de doenças da boca, dentes e gengivas; e, na segunda edição de seu tratado, publicada em 1746, fornece o que se tornou uma descrição celebrada da piorréia alveolar, ou doença periodontal purulenta. Novamente, Fauchard foi excepcionalmente moderno na crença de que raspar e debridar a raiz superficial dos dentes podia prevenir ou conter a doença gengival. De certa forma, Fauchard apresentou o conceito de higiene oral mais de um século antes que ele fosse aplicado em hospitais e técnicas cirúrgicas. Ele sugeriu que os pacientes limpassem seus dentes uma ou duas vezes ao ano.

Obviamente, o conhecimento de Fauchard era limitado. Alinhado com a ainda dominante teoria humoral, ele acreditava que a deterioração representava um desequilíbrio. Incomum para o pensamento moderno era um tratamento que ele afirmava "trazer muito alívio a várias pessoas"[6] que sofriam de cáries múltiplas. Era, em uma palavra, urina. Um remédio antigo empregado em culturas de todo o mundo, a urina tinha muitos usos interessantes. Fauchard recomendava que os pacientes lavassem sua boca cuidadosamente com várias colheradas, recém-eliminada e ainda morna. Embora reconhecesse que não era um remédio realmente agradável, seu sucesso com pacientes que seguiam este regime o levou a fazer a pergunta retórica: "Mas o que não se fará para ter alívio e saúde?"[7]

Fauchard casou-se três vezes. Não há registro de sua primeira esposa. Seu segundo casamento, em 1729, foi com Elisabeth Guillemette Chemin, que era de uma eminente família e cujo irmão era também um conhecido dentista. Seu casamento gerou dois filhos, mas terminou com a morte de Elisabeth em 1739. Aos 69 anos, Fauchard casou-se com Louise Rousselot, que sobreviveu a ele. O filho de Fauchard de seu segundo casamento, Jean Baptiste, tornou-se "Grandmesnil", um famoso ator cujo nome atualmente é tão conhecido na França como o de seu pai. A morte de Fauchard veio em 21 de março de 1761. Ele foi sepultado em uma igreja que mais tarde foi demolida. Hoje em dia, desconhece-se o local do túmulo de Pierre Fauchard.

Philippe Pinel [1745-1826]

O Tratamento de Insanos

Uma história disparatada, convincente apesar de fantasiosa, da Revolução Francesa durante o Terror de 1793: Philippe Pinel, um médico gentil e de fala mansa, faz uma visita a Georges Couthon, o líder colérico e impiedoso do Comitê de Segurança Pública. Pinel descreve as chocantes condições dos internos do Hospice de Bicêtre. Sem se deixar mover pela curiosidade, Couthon, um aleijado, é levado a ver os 300 lunáticos sujos, algemados e desordenados do hospital. Questionando-os, ele recebe gritos e insultos como resposta. Ele se volta para Pinel e diz: "Ah, ça! Citoyen, es-tu fou toi-même de vouloir déchainer de pareils animaux?"[1] ("Bem, cidadão, será você mesmo louco de querer libertar estes animais?"). Mas como ele não proíbe Pinel de fazer o que lhe agrada, começa um dos experimentos mais afortunados da história da psiquiatria. O espírito do Iluminismo e os ideais revolucionários transformam o tratamento da doença mental.

Na verdade, a psiquiatria começou muito antes disso. A loucura foi discutida no *corpus* hipocrático; Areteu descreveu a doença mental no segundo século d.C. Paracelso (p. 75) e os primeiros humanistas, como Erasmo, viam a insanidade com alguma compaixão. Johann Weyer contestou a ligação entre a loucura e a bruxaria no Renascimento. Mais tarde, no século XVIII, a medicina britânica promoveu teorias sobre a doença mental. E desde então, embora sua história tenha passado por um desenvolvimento irregular com recuos e avanços, a moderna psiquiatria tem sua própria identidade e sua história. Seu fundador, como se disse com freqüência — à parte os mitos — é na verdade o reformador e humanitarista francês, o médico e teórico científico Philippe Pinel.

Philippe Pinel nasceu em 20 de abril de 1745, perto da velha cidade de Castres, no sul da França. Seu pai era um médico rural, e sua mãe, Elisabeth Dupuy, era de uma família de médicos, boticários e cirurgiões. Pinel foi educado em um seminário local, onde aprendeu geografia, história e literatura. Mais tarde tornou-se familiarizado com os escritos de John Locke e Etienne Bonnot de Condillac. A partir destes pensadores, Pinel desenvolveu uma perspectiva humanista, um desrespeito pela teorização metafísica e uma teoria do conhecimento baseada na sensação. Na

Universidade de Toulouse, Pinel estudou teologia de 1767 a 1770, quando se transferiu para a faculdade de medicina. Recebeu seu diploma de medicina da Toulouse aos 28 anos, em 1773.

Pinel passou os primeiros anos de sua carreira em Montpellier, a antiga universidade do sul da França. Ele trabalhava como médico e complementava sua renda dando aulas de matemática, anatomia e trabalhando como *ghost-writer* para estudantes abastados. Em 1777, dois artigos sobre os aspectos matemáticos da anatomia humana demonstraram sua compreensão do pensamento científico e lhe granjearam respeito. No ano seguinte, Pinel mudou-se para Paris, onde se tornou boticário com Pierre Cabanis, um eminente médico e personagem do Iluminismo que o introduziu no animado salão de madame Helvétius. Em 1784, Pinel foi nomeado editor da *Gazette de santé*, e começou a publicar artigos relacionados com os problemas da loucura. Em 1785 ele também traduziu *First Lines of the Practice of Physick*, do médico escocês William Cullen, sofrendo influência desta obra.

O interesse na compreensão e no tratamento da loucura se desenvolveu na época da Revolução Francesa. Vários médicos, na Itália e nos Estados alemães, sugeriram reformas. Como exemplo, em Florença, em 1788, Vincenzo Chiarugi exigiu condições melhores para os mentalmente doentes. Na Inglaterra, em 1792, os quacres, sob o amparo de William Tuke, um leigo, planejavam o que se tornaria o York Retreat, que enfatizava o ar fresco, alimentação decente e ocupações saudáveis em vez de grilhões e espancamentos.

Mas a Revolução deu direção ao trabalho de Pinel e disseminou sua influência. Em 1793 ele foi nomeado diretor do Bicêtre, o hospital geral para homens, em Paris. Ali, ele descobriu que reinava o pandemônio, e mais tarde escreveu que "tudo se apresentava a mim com a aparência do caos e da confusão".[2] A remoção das correntes dos insanos, sob iniciativa do novo administrador, Jean Baptiste Pussin, deu bons resultados. Pinel mais tarde desenvolveu uma abordagem terapêutica que chamou de "tratamento moral", que, de acordo com alguns, "representou a primeira tentativa de uma psicoterapia individual".[3] Os relatos de Pinel de seus pacientes mentais são as primeiras versões dos atuais estudos de caso da psicoterapia. Ele se tornou o primeiro a instar os médicos, para propósitos terapêuticos, a aprender compassivamente sobre a vida de seus pacientes mentalmente doentes.

O conceito de Pinel do "tratamento moral" é uma teoria psicológica, uma alternativa ao tratamento dos insanos pela manipulação do corpo. Em vez de restrições ou de aplicar remédios como a sangria e as ventosas, a "gentileza" é uma estratégia fundamental que pressupõe a humanidade básica do paciente. A autoridade do médico é mais um princípio de Pinel — o reconhecimento de que o paciente tem alguma capacidade de reagir ao outro. A meta terapêutica em qualquer situação é extirpar as idéias patológicas que assediavam a mente do paciente. O tratamento das "paixões" era para Pinel o principal objetivo. Embora usasse a camisa-de-força quando julgava necessário, ele evitava tratamentos mais violentos.

Uma tipologia científica e prática dos distúrbios mentais foi um resultado do trabalho de Pinel quando, em 1801, ele publicou *Traité médicophilosophique sur l'aliénation mentale* (Tratado sobre a insanidade). Reconhecendo as limitações da classificação baseada em um conhecimento imperfeito, ele manteve as categorias de mania, melancolia, demência e idiotia. Ele considerava que a hereditariedade, a predisposição e o que ele chamava de "sensibilidade individual" podiam ser fatores no desenvolvimento da doença mental.

Em 1795 Pinel foi nomeado para o Salpêtrière, o hospital geral de Paris para mulheres, onde permaneceria pelo resto de sua carreira. Nesta imensa instituição, com cerca de 5 mil pacientes, havia uma grande ala para doentes mentais. A partir daí, a influência de Pinel sobre os problemas do tratamento da doença mental foi diretamente sentida na Europa. O próprio Pinel examinava, tratava e relatava sobre as centenas de pacientes individuais. O sistema médico parisiense, com uma autoridade cada vez maior, "adotou o tratamento moral por sua própria iniciativa no início da década de 1790", escreve Jan Goldstein, "e o usou para fundamentar os argumentos em favor da criação de uma nova especialidade psiquiátrica".[4] Uma geração de médicos, ensinada por Pinel, disseminou suas idéias.

As idéias de Pinel, devemos observar, não criaram consenso. Desde o início, elas foram de certo modo contestadas pela Igreja católica. Na última parte do século XIX, o trabalho de Emil Kraepelin estabeleceria uma atitude mais pessimista em relação ao tratamento, baseado na crença de que a insanidade representa um cérebro doente. Embora haja aspectos consensuais no diagnóstico, as divergências intelectuais sobre muitos aspectos do tratamento continuam a caracterizar a psiquiatria de hoje.

Apesar de ser mais lembrado por seu trabalho com os insanos, em sua época Pinel era considerado clínico, e sua influência sobre a medicina era mais geral. Ele reconheceu a importância da taxonomia, e em 1798 publicou seu *Nosographie philosophique, ou la méthode de l'analyse appliquée à la médecine*. Este livro didático, que sofreria seis revisões nos vinte anos seguintes, fez de Pinel um dos mais famosos e mais influentes médicos europeus de sua época. Ele foi fortemente influenciado pelas taxonomias de Carolus Lineu e, de modo geral, sua concepção da doença como uma entidade que seguia um curso natural não está equivocada. "Ele queria, como os médicos de mentalidade prática sempre quiseram antes dessa época", escreve Henry Sigerist, "libertar a ciência médica da incerteza, de forma que não devesse mais tatear no escuro."[5] Embora seu esquema classificatório não sobrevivesse por muito tempo, foi uma influência importante para o esquema fisiológico de Xavier Bichat (p. 89).

O trabalho de Pinel causa uma forte impressão, mesmo atualmente, com relação a seu caráter científico. Na terapêutica, ele era conservador, em parte porque realizava experimentos rigorosos com medicamentos. Algumas de suas aversões favoritas eram infelizes: ele não usava quinino para a malária, nem ópio para a dor. Mas aprovou intensamente o estetoscópio quando foi introduzido em 1816 por René Laennec (p. 93). Não é de surpreender descobrir que Pinel, logo depois da publicação do convincente livro sobre a vacinação contra a varíola por Edward Jenner (p. 191), tenha aberto a primeira clínica de inoculações em 1799 no Salpêtrière.

Em 1792 Pinel casou-se com Jeanne Vincent, com quem teve três filhos. Um deles, Scipion, tornou-se um conhecido psiquiatra que, invejoso da fama de seu pai, espalhou a repetida história da libertação dos internos do Bicêtre, na melhor das hipóteses para retratá-lo como um "filantropo irrelevante".[6] Depois que enviuvou em 1811, Pinel casou-se com Marie-Madeleine Jacquelin-Lavallée. Ele tinha uma personalidade serena, e sua amizade era uma garantia de sobrevivência à Revolução Francesa. "Quase imperturbável, mas sensível", escreveu Gregory Zilbootg anos atrás, "ele era educado, tranqüilo, mas na verdade de mente vivaz."[7] Quando um jovem amigo sofreu de depressão, Pinel pediu um favor a ele. "Por favor, venha me ver um dia desses", escreveu a ele, "e vamos ler juntos algumas páginas de Montaigne, Plutarco e Hipócrates."[8]

Edward Jenner [1749-1823]

A Vacinação contra Varíola

A varíola foi "o mais terrível de todos os ministros da morte",[1] como a descreveu o historiador Thomas Macaulay. Estima-se que tenha levado cerca de 40 milhões de vidas em todo o mundo durante o século XVIII, e em alguns anos foi responsável por mais de 10 por cento de todas as mortes. A varíola matava em mais de 50 por cento dos casos, enquanto as vítimas que sobreviviam podiam ficar estéreis, cegas ou desfiguradas. Na verdade, era algumas vezes chamada de "monstro pintado". Na medicina organizada, a impotência prática contra o flagelo terminou com a introdução da primeira vacina, em 1796, por Edward Jenner.

Freqüentemente retratado por escritores populares como um médico rural humilde que chegou à vacinação por observação aguda, Edward Jenner na verdade surgiu de um segmento altamente influente da medicina britânica. Ele era discípulo e amigo íntimo do grande médico John Hunter (p. 177), e membro da Royal Society. Também era naturalista e ornitologista, músico e, embora não fosse um escritor excepcional de medicina, poeta. Apesar da vacinação contra a varíola não ser, pela maioria dos padrões, uma grande inovação científica — sem a teoria do germe, Jenner não poderia explicar o resultado — ela se tornou um importante símbolo do progresso da medicina. Hoje a varíola tornou-se a única doença contagiosa a ser efetivamente erradicada das populações humanas em todo o mundo.

Edward Jenner nasceu em 17 de maio de 1749, o terceiro menino e o mais novo dos seis filhos de Sarah e Stephen Jenner, um clérigo e proprietário de terras. Seu local de nascimento foi Berkeley, um vicariato em Gloucester ainda renomado por seu queijo saboroso e ácido. Depois da morte de seus pais, quando tinha apenas cinco anos, Edward foi criado por seu tio, também clérigo. Depois de uma educação classificatória elementar, ele foi aprendiz, aos 13 anos, de Daniel Ludlow, um cirurgião local, com quem estudou por cerca de sete anos. Em 1770 Edward mudou-se para Londres para continuar seus estudos. Tornou-se um dos discípulos favoritos de John Hunter, com quem trabalhou no Hospital St. George's, servindo como assistente de anatomia. Jenner só conseguiu um diploma formal de medicina anos depois, em 1792, aos 23 anos, da Universidade St. Andrew.

Para praticar a medicina, enquanto isso, Jenner voltou a Berkeley em 1773. Embora tenha permanecido médico rural até o fim de sua vida, ele manteve seus laços com John Hunter, agora seu amigo e colega. Os dois se correspondiam extensivamente. Jenner era naturalista, e do condado de Gloucester e junto do rio Severn ele coletou espécimes para o famoso museu de Hunter em Londres, enviando descobertas tais como o papo de um cuco, enguias, ossos de porco-do-mar e ovas de salmão. Suas observações dos hábitos de criação dos cucos levaram-no a ser eleito, em 1789, para a Royal Society.

A varíola era uma doença antiga, e a história da vacinação começa com várias práticas de inoculação, originalmente de fora da tradição médica ocidental. Os chineses costumavam colocar flocos das crostas da doença nas narinas de pacientes saudáveis, e meios similares de prevenir a doença foram usados na Pérsia e, talvez, na Índia. O famoso médico e filósofo Mohammed ibn Zakariya' al-Razi (no Ocidente, conhecido como Rases), escreveu o primeiro tratado abrangente sobre a varíola, *Liber de pestilencia*, no século IX d.C.

O ancestral direto da vacina antivaríola de Jenner foi promovido no início do século XVIII por *lady* Mary Wortley Montagu. Morando em Constantinopla como esposa do embaixador britânico, ela soube do "enxerto". Esta era a prática de certas mulheres turcas, que arranhariam a pele com uma agulha que tinha sido imersa em uma ferida de varíola. Seguiria um episódio da doença, mas em muitos casos não era fatal. *Lady* Montagu, que tinha sofrido de varíola e perdera seu irmão para a doença, era especialmente sensível a seus estragos. Ela conseguiu proteger seu filho desta forma em 1721 e agiu em favor do uso mais geral do que veio a ser conhecido como "inoculação". A princesa Carolina de Anspach, esposa do rei Jorge II, teve os filhos reais inoculados durante uma epidemia e eles não contraíram varíola.

A inoculação, contudo, não representa uma solução plausível em larga escala. Existiam "hospitais de inoculação" contra a varíola no século XVIII, especialmente para as famílias abastadas. O próprio Jenner tinha sido inoculado quando criança, em uma experiência desagradável que envolveu sangramento, purgação e quarentena. George Washington teve o Exército continental inoculado durante a Revolução Americana, e houve outros exemplos de inoculação em massa. Esse procedimento direto trazia um risco — estimado em 3 a 5 por cento — de que a doença se desenvolvesse plenamente e se mostrasse fatal. Esta alta taxa de mortalidade impediu que a inoculação fosse empregada mais amplamente, o que a transformou em domínio de especialistas.

O desenvolvimento da vacina contra a varíola por Jenner a partir de pústulas da varíola bovina foi essencialmente resultado de discernimento sobre a pertinência da sabedoria popular. Mesmo quando aprendiz, Jenner estava consciente da crença no condado de Gloucester de que, depois que ordenhadoras e leiteiros pegassem a varíola bovina, uma doença que dificilmente afetava o gado, eles ficavam imunes à varíola humana. Um fazendeiro local, Benjamin Jesty, ficou conhecido por ter vacinado sua família com a varíola bovina usando uma agulha de cerzir. Jenner investigou a questão já em 1775. Ele chegou a distinguir dois tipos de varíola bovina. Um tipo era visto como a forma verdadeira da doença, que ele acreditava aparecer em seres humanos como a varíola humana. Na verdade, depois de cerca de sete anos de prática em Berkeley, Jenner tinha formulado uma teoria sobre a transmissão e a possível prevenção da doença.

Em 14 de maio de 1796, Jenner coletou um pouco de secreção da ferida na mão de Sarah Nelmes, uma leiteira que ele sabia estar sofrendo da varíola bovina. Com isso ele vacinou, por incisão superficial, um garoto de oito anos, James Phipps. Logo depois, James passou a apresentar febre e uma pústula que formou uma crosta e cicatriz. Mas isso foi tudo. Seis semanas depois, Jenner desafiou a reação injetando em James material de feridas de varíola humana, coletado de um caso recente. Em termos éticos, deve-se dizer que o procedimento de Jenner, embora não fosse totalmente defensável nos termos de hoje, era essencialmente inoculação; ele não estava correndo necessariamente nenhum risco maior. De qualquer forma, para alívio de Jenner, James continuou bem, como aconteceu quando o desafio foi repetido sete meses depois. (James viveria até a velhice.) Encorajado, Jenner tentou vários outros casos no ano seguinte, com o mesmo sucesso.

No início, a reação ao trabalho de Jenner com a varíola foi cética. Seu artigo sobre seu procedimento de inoculação foi rejeitado pela Royal Society. Em conseqüência, Jenner preparou *An Inquiry into the Causes and Effects of the Variolae Vaccinae* (Uma investigação sobre as causas e os efeitos da vacina contra a varíola), que publicou privadamente em 1798. Um pequeno livro de 75 páginas, Jenner incluiu registros de 23 casos de imunidade induzidos por inoculação. *An Inquiry* recebeu uma recepção ruidosa e controversa. Mas o que é mais importante, como escreve Alfred W. Crosby, "um membro da elite tinha introduzido um relato da técnica [de inoculação] impresso para todo o mundo ler, e isso fez toda a diferença".[2] Na verdade, em sete anos o livro de Jenner tinha sido traduzido para as principais línguas da Europa.

Promover a vacina contra a varíola tornou-se a principal atividade de Jenner na virada para o século XIX. Por algum tempo, ela foi amplamente adotada na Inglaterra, por todos, de médicos a professores. Alguns a atacaram, inclusive o influente Thomas Malthus, que entendia que qualquer coisa que pudesse aumentar o número de pobres era um grande equívoco. Mais tarde, contudo, a vacina foi distribuída em todo o império britânico. Nos Estados Unidos, Benjamin Waterhouse promoveu a vacina, que levou o presidente Thomas Jefferson a inocular sua família e seus vizinhos. Em Viena, Jean de Caro defendeu seu uso em toda a Europa. Napoleão promoveu a vacina e admirava pessoalmente Jenner.*

A prevenção da varíola, contudo, não foi simples no início do século XIX. Para ser potente, a vacina tinha de ser retirada de pústulas. Para transportá-la para a América, por exemplo, rapazes imunizados foram usados como reservatórios. Como todas as medidas profiláticas, a vacina de Jenner era apenas tão boa quanto o sistema de saúde público, que na Inglaterra não era muito avançado em 1800. Em 1808 o governo britânico criou um Sistema Nacional de Vacinação, um programa com financiamento público que fornecia vacinas gratuitamente a médicos, mas isso não garantiu a vacinação em massa. E assim, em toda a primeira metade do século XIX, as epidemias locais continuaram a ocorrer. Uma ação posterior do governo em 1841, depois de vários anos de graves epidemias, reduziu a taxa de mortalidade, mas a varíola ainda levava cerca de 5 mil vidas em 1850. A vacinação infantil passou a ser obrigatória na Grã-Bretanha em 1853. Uma excelente indicação do valor da vacina viria durante a Guerra Franco-prussiana, em 1871. Cerca de 20 mil soldados franceses não vacinados morreram de varíola, comparados com apenas um pequeno número de soldados alemães; os alemães tinham sido vacinados. Na Primeira Guerra Mundial, entre cerca de 4 milhões de soldados, somente 853 casos de varíola foram registrados, dos quais somente 14 foram fatais.

À medida que seu trabalho era valorizado, Jenner foi coroado de honras — mas em detrimento de sua prática. Ele logo faliu. O Parlamento o recompensou com 10 mil libras em 1802, e o dobro desta soma cinco anos mais tarde. Em 1804, muito embora a França e a Inglaterra estivessem em guerra, Napoleão cunhou uma medalha em homenagem a Jenner. Os líderes das Cinco Nações indígenas mandaram a Jenner um cinto e um cordão de búzios e, além disso, pediram que "o Grande Espírito cuide de você em seu mundo e na terra dos espíritos".[4] Este gesto foi comovente: a varíola tinha sido exportada para a América do Norte pelos europeus e dizimara os nativos americanos.

Jenner, que considerava a fama "uma barrica de ouro, eternamente perfurada pelas flechas da perversidade",[5] era muito apreciado por seu charme e sua persona-

---

*Os termos *vacina* e *vacinação* tornaram-se genéricos graças a Louis Pasteur (p. 43), que os propôs em homenagem ao "mérito e aos imensos serviços prestados por um dos maiores homens da Inglaterra, o senhor Jenner".[3]

lidade. Depois de romper um noivado quando era um jovem médico, Edward Jenner casou-se com Catharine Kingscote, em 1788. Eles criaram quatro filhos em sua casa de campo em Berkeley. Depois da morte de Catherine, Jenner raras vezes saía de seu vicariato natal. Ele sobreviveu a um derrame leve em 1820, mas não a outro três anos depois, e morreu em 26 de janeiro de 1823.

A varíola é a única doença contagiosa a ter sido erradicada da população humana. O último caso nos Estados Unidos foi registrado em 1949; com novas técnicas de fabricação e vacinas, o vírus da varíola tornou-se um candidato à erradicação mundial na década de 1950. A Organização Mundial de Saúde (OMS) adotou uma resolução para este fim já em 1958, e mais tarde realizou um extenso programa de vacinação no mundo em desenvolvimento que alcançou os cantos mais remotos da Terra — onde, ainda em 1966, um número estimado de 2 milhões de pessoas morriam de varíola. Este programa foi um sucesso, contudo, e os últimos casos da doença foram relatados na Somália, em 1977, e na Inglaterra em 1978. A erradicação foi certificada em 1980.

Entretanto, outra parte da estratégia da OMS foi um plano para destruir os últimos estoques do vírus da varíola. Este se revelou um sonho utópico interessante, com origem na época da Guerra Fria, que mais tarde enfrentou uma série de obstáculos reais. Primeiro, o advento da epidemia mortal de AIDS acabou com a fantasia de podermos abolir as doenças infecciosas. Além disso, os progressos na biologia molecular sugeriam que o genoma da varíola podia conter informação biológica potencialmente útil, de especial preocupação em uma época em que a guerra biológica pode representar uma ameaça significativa. Foi o que aconteceu especialmente depois que o fim da vacinação compulsória contra a varíola deixou grandes populações vulneráveis a uma epidemia. Até seu colapso, a União Soviética parece ter procurado o uso da varíola como arma potencial, e hoje em dia pode estar na agenda secreta de vários governos e organizações terroristas. Em resumo, duzentos anos depois de Edward Jenner ter vacinado o jovem James Phipps, a varíola foi subjugada, mas não desapareceu, enquanto a perspectiva maior de conquistar as doenças infecciosas veio e se foi.

William Thomas Green Morton [1819-1868]

A Demonstração da Anestesia

A anestesia foi a grande inovação médica realizada nos Estados Unidos, e assim é correto supor que a história de sua descoberta combine avareza e inventividade, para não mencionar insanidade. Seu significado está além de qualquer dúvida. Uma substância e um método para amortecer os sentidos passaram a existir na década de 1840. Nem o álcool, nem a droga mais eficaz, o ópio, podiam aliviar a dor durante uma cirurgia invasiva. A anestesia, junto com a subseqüente introdução dos anti-sépticos, permitiu a revolução. A demonstração do éter em 1846, escreve Ulrich Tröhler, "pode ser vista como um marco heróico na história da moderna cirurgia".[1]

A anestesia não é invenção de um só indivíduo ou de uma equipe em um trabalho conjunto. Na verdade, a falta de um esforço sistemático para descobri-la nos lembra que a moderna pesquisa médica foi baseada primeiramente na sala de autópsia, onde a cessação da dor já havia ocorrido. Vários indivíduos na medicina realmente chegaram a uma solução química para a dor quase ao mesmo tempo. A demonstração dramática em 1846 no Hospital Geral de Massachusetts, em Boston, foi o evento-chave, pois o cenário conferiu o poder de prestígio. É através de uma confluência de circunstâncias, e não do gênio, que o principal crédito para esta demonstração vai para um dentista, William Thomas G. Morton.

Nascido em Charlton City, Massachusetts, em 8 de agosto de 1819, William Thomas Green Morton era filho de um comerciante e proprietário rural. Seu pai tinha ambições para ele, e William, como mais tarde ele aventou, queria desde criança ser médico, e fazia pílulas de pão e folhas para os amigos. Contudo, era pobre demais para ingressar em uma escola de medicina. Por algum tempo conseguiu freqüentar o Baltimore College of Dentistry. Em 1843 mudou-se para Boston. Agudamente consciente de sua educação limitada, Morton procurou se aprimorar. Começou freqüentando a Faculdade de Medicina de Harvard no ano seguinte e se uniu à comunidade científica e intelectual de Boston. Ele se hospedou com o químico Charles T. Jackson, seu tutor particular, que era talentoso mas também rabugento e às vezes pomposo. O sucesso de Morton em seu aprimoramento é indicado por seu casamento, em 1844, com Elisabeth Whitman. A muito respeitada família de Elisabeth superou suas objeções às origens de Morton.

Mas o que é mais significativo, Morton tornou-se sócio de um negócio odontológico com Horace Wells, em Boston, em 1843. O mais velho Wells, um conhecido dentista e autor de um livro sobre a cárie dentária, deve ter ficado impressionado com a engenhosidade de Morton. Em qualquer caso, juntos eles se dedicaram ao problema constrangedor de criar dentaduras postiças melhores. Em uma cidade como Boston, com aristocratas ricos e uma classe média crescente, existia uma forte demanda por bons dentes. Esperando enriquecer, Morton e Wells trabalharam em uma chapa dentária sem empenamentos. Seu empreendimento foi obstruído, contudo, pela exigência de que, para inserir a chapa para os falsos dentes, todas as raízes e arnelas dos dentes originais do paciente tinham de ser extraídas. Era um procedimento extremamente doloroso e sangrava muito. Wells logo desistiu da sociedade e voltou a sua cidade natal em Hartford, Connecticut. Morton, por sua vez, prosperou com o exercício da odontologia. Mas ele tinha plena consciência da dor sofrida por seus pacientes e da necessidade de um anestésico confiável.

As substâncias químicas que seriam usadas nos anestésicos estavam disponíveis há muito tempo. O éter sulfúrico data de 1540, e em 1819 suas propriedades foram discutidas pelo químico John Dalton. O óxido nitroso foi descrito primeiramente por Joseph Priestley em 1772, e *sir* Humphry Davy reconheceu seu potencial para a cirurgia em 1799. Embora estas substâncias não fossem empregadas na medicina, o "gás hilariante" e o éter tornaram-se essenciais em espetáculos itinerantes, especialmente nas regiões rurais e famintas por entretenimento dos Estados Unidos. Inalar o gás induziria a uma euforia inofensiva e limitada. A participação da hilaridade do público proporcionou uma oportunidade crucial para a descoberta da anestesia.

Em 1842, Crawford Long, um médico da Georgia, administrou éter a um amigo antes de excisar dois tumores de seu pescoço. Embora tenha realizado outras operações e obtido garantias da eficácia do éter, ele não divulgou sua descoberta ou conjeturou sobre suas implicações mais amplas. E em 1844, Horace Wells, o ex-sócio de Morton, também admitiu o valor do "gás hilariante". Usando-o, ele teve um de seus próprios dentes arrancado sem dor. "Uma nova era de extração de dentes",[2] diz-se que ele assinalou. No ano seguinte, com a ajuda de Morton, Wells tentou demonstrar os benefícios do óxido nitroso no Hospital Geral de Massachusetts. Ele fracassou: não administrou gás suficiente para entorpecer as sensações e o paciente gritou de agonia.

Contudo, a partir do verão de 1846, o próprio Morton começou a realizar experimentos com o éter. Como ele próprio admitiria mais tarde, ele aprendeu mais sobre o éter sulfúrico com Charles Jackson sem contar a ele sobre seus objetivos; ele não estava, segundo escreveu, "dominado pelo espírito mais desinteressado de entusiasmo filosófico, inteiramente livre de tentar auferir direitos e benefícios pessoais".[3]

Ele trabalhou em segredo, temendo que o processo que maquinava fosse roubado. Seus primeiros experimentos envolveram vermes, insetos, peixes ornamentais e até um cão. Morton não conseguiu ter certeza de seus resultados, em parte porque os animais não podiam falar. Mas ele tentou o éter sulfúrico em si mesmo com considerável sucesso. Em 30 de setembro de 1846, Morton recebeu em seu consultório um fabricante de biscoitos que trazia o belo nome de Eben Frost. Assustado com a perspectiva de sofrer, e já sentindo dor por causa de um pré-molar caído, Frost precisava de uma extração imediata. Morton teve pouco trabalho para convencer Eben a inalar éter. Em toda a operação, Frost dormiu. Depois de acordar, ele atestou o fato de que não sentiu dor nenhuma.

A demonstração histórica da anestesia por Morton ocorreu duas semanas depois. Foi arranjada com a ajuda de Collins Warren, fundador do Hospital Geral de Massachusetts e um eminente professor de cirurgia da Universidade de Harvard. Ele ficou feliz em ajudar Morton a tentar mostrar a eficácia do éter, como havia sido receptivo a Horace Wells. Morton trabalhou febrilmente por alguns dias para criar um aparelho de inalação. Surgiu com uma esponja, embebida em éter, dentro de um vaso de vidro adaptado com válvulas para garantir a dosagem adequada.

Em 16 de outubro, Morton chegou atrasado e afobado quando o dr. Warren preparava-se para excisar um tumor no pescoço de um jovem, Gilbert Abbott. Ele administrou o gás e disse ao dr. Warren: "Seu paciente está pronto, senhor".[4] Abbott não reagiu quando Warren fez o corte inicial. Depois da operação, o jovem disse: "Não. Não doeu nada, embora eu tenha sentido por um minuto em meu pescoço como se alguém estivesse raspando com uma enxada". Então o dr. Warren virou-se para os cirurgiões e estudantes reunidos e disse: "Cavalheiros, isto não é uma farsa."

A divulgação dessa demonstração criou uma sensação internacional. Outra operação foi realizada no dia seguinte, com o mesmo resultado, sem dor. Em 18 de novembro um artigo profissional de Henry Bigelow anunciou o procedimento, e em dezembro a anestesia foi usada com sucesso na Inglaterra, em uma amputação, pelo cirurgião Robert Liston. Embora se passassem alguns anos até que a anestesia fosse usada sistematicamente em cirurgia e na odontologia, seu valor não podia mais ser questionado. "Sem constrangimentos e livre como a própria luz Divina", escreveu Morton mais tarde, "[o éter] surgiu para confortar e alegrar a Terra; ele despertará a gratidão do presente, e de todas as gerações que virão."[5]

Na verdade, uma das principais motivações de Morton foi obter uma patente e ganhar dinheiro. Ele não era avarento, segundo dizia, mas "não sou capaz de filantropia. Devo ganhar a vida com esta descoberta".[6] Isso não foi fácil. O éter não melhorado não podia ser patenteado, e assim Morton chamou sua substância de "Letheon" e planejou licenciar seu uso por uma taxa pesada para os médicos. Ele recebeu uma crítica considerável por buscar tal ganho financeiro. E nada ajudou o fato de seu aparelho não ser melhor que um lenço imerso na substância. Quando os médicos militares começaram a usar o éter de qualquer forma, particularmente durante a Guerra Mexicana, o segredo intelectual de Morton foi perdido. E, tendo sacrificado a prática odontológica, Morton agora adquirira uma grande dívida.

Quando o esforço de Morton para conquistar a patente deu em nada, ele procurou médicos e cirurgiões eminentes do Hospital Geral de Massachusetts, que concordaram em ajudá-lo a conquistar o reconhecimento formal e uma compensação do Congresso dos EUA. Esta foi uma boa idéia. Os governos sempre podem obter vantagem nas relações públicas ao garantir a um cidadão uma pequena recompensa monetária por uma grande descoberta. Contudo, agora aparecia a questão de quem, de fato, tinha descoberto a anestesia por éter. Como aconteceu muitas vezes na história da medicina, surgiu uma disputa pela prioridade. Não menos que quatro protagonistas se envolveram: Morton, seu ex-professor Charles Jackson, seu ex-sócio Horace Wells e o médico georgiano Crawford Long. Todos, exceto Jackson, tiveram seus defensores, em termos de seus direitos de prioridade, até o final do século XX.

A história complexa de Morton e seus adversários — uma lição sobre os problemas criados por reivindicar o ar como sua própria invenção — será simplificada aqui. Em resumo, em 1849 Crawford Long surgiu da obscuridade para reclamar seus direitos, para os quais ele possuía provas documentais, mas pouco mais do que isso. Ele não foi bem-sucedido. Nas décadas seguintes, a discussão do tema do éter tornou-se dolorosa para ele, mas ele passaria horas com suas declarações por escrito, mantidas em um baú em seu sótão. Já no fim de sua vida, na esteira da ufania sulina que se seguiu à Guerra Civil, sua reivindicação foi revivida. O historiador James Thomas Flexner apoiou Long como co-autor da descoberta juntamente com Morton em um famoso artigo intitulado "A Morte da Dor".

Charles Jackson, o tutor de química de Morton, fez vários esforços para reivindicar a propriedade, tanto nos Estados Unidos como na França, onde sua reputação como químico dava-lhe acesso a todo tipo de gabinete oficial. Mas Jackson estava claramente desequilibrado. Ele tinha processado anteriormente Samuel Morse pela invenção do telégrafo, e mais tarde reivindicaria ter inventado o algodão-pólvora, um explosivo. Jackson passou os últimos anos de sua vida, de 1873 até sua morte em 1880, em um sanatório mental.

O ex-sócio de Morton, Horace Wells, não fez muito melhor que isso. Logo depois de Morton apresentar sua petição reivindicando a propriedade, Wells também foi a Washington, e mais tarde à França. Mas a vida de Wells também se desenredou. Em 1848 Wells foi preso por lançar ácido na face de uma mulher que ele abordou uma noite na Broadway, em Nova York. Na prisão, ele abriu uma artéria femoral e cometeu suicídio. Este fim não ajudou Morton. A esposa de Wells então alegou que seu marido tinha sido levado à insanidade e se matado porque Morton roubara-lhe a descoberta.

O próprio Morton, por conta da batalha de prioridade, acreditava estar sendo perseguido e se tornou uma ruína física. Cada recusa do Congresso de lhe dar a compensação — e foram várias petições — causava-lhe mais sofrimento. Ele enfrentaria dificuldades financeiras pelo resto de sua vida. O artigo de Flexner de 1868, revivendo a afirmação de Long de ter descoberto o éter, levou Morton à beira de um colapso nervoso. Ele foi para Nova York e logo pediu a sua esposa para acompanhá-lo, porque ele estava doente. Em 15 de julho de 1858, ele estava em uma carruagem em Washington Heights, no Upper Manhattan, quando aparentemente sofreu um derrame. Ele morreu naquele mesmo dia.

Às vezes se diz que a descoberta da anestesia foi "tardia" ou "pós-madura", e de certa forma é verdade. Mas se considerarmos como os médicos perceberam e consideravam a experiência de seus pacientes com a dor, o atraso não é de surpreender. Lendo o ensaio de Morton sobre a anestesia, pode-se ver por que uma geração se para a invenção de, digamos, o estetoscópio e o uso do éter. Uma vez dado o anestésico, escreve Morton, "o paciente deve ouvir, em um tom alto e distinto, para abrir seus olhos; e, se ele *não* o faz, a operação deve começar imediatamente".[7] Ignorar as reações objetivas de um paciente à dor é uma coisa; que um médico tenha de inferir a insensibilidade à dor é outra bem diferente. Este é o contexto no qual a importância de Morton, nascida de sua perseverança e uma disposição de entreter tais idéias, pode ser julgada. Em sua recente história, *Ether Day*, Julie M. Fenster julga Morton um "pensador oportunista"[8] e "não um grande homem absolutamente, mas um homem que deu ao mundo uma grande descoberta".[9] Em um monumento no cemitério Mount Auburn em Cambridge, Massachusetts, há uma inscrição do cirurgião dr. Jacob Bigelow. William Thomas Green Morton...

> *Inventor. Revelador da Inalação Anestésica.*
> *Por quem a dor na cirurgia foi afastada e anulada.*
> *Antes dele, em todos os tempos, a cirurgia era agonia.*
> *Depois dele, a ciência controlou a dor.*[10]

John Snow [1813-1858]

A Epidemiologia de Campo Começa na Bomba da Broad Street

Por quase dois séculos depois da peste de 1665, a Inglaterra estava livre de epidemias graves. Mas em 1831, graças às viagens, ao comércio e à expansão colonialista, o cólera chegou à Inglaterra, provavelmente vindo da Ásia. Mais tarde ele atingiria praticamente cada país do mundo todo. O cólera pode começar com diarréia e vômitos espasmódicos, e termina na morte em algumas horas. Tornou-se o flagelo clássico do século, criando uma imensa consternação e, antes do advento da teoria do germe, muita confusão. Mas em 1854 o médico britânico John Snow reconheceu que o cólera era causado não por condições gerais de sujeira, mas por algum agente específico no abastecimento de água londrino.

A história de Snow e da bomba da Broad Street é um dos primeiros grandes êxitos da área de saúde pública, e constitui o início do moderno campo da epidemiologia. O trabalho de Snow, vindo uma geração antes da criação da teoria do germe, complementa o trabalho de Pierre Louis (p. 107) e o nascimento da epidemiologia clínica. Ele também sublinha o objetivo pragmático do estudo da distribuição da doença: descobrir e romper a cadeia de transmissão, mesmo que o organismo causal permaneça desconhecido. Snow, um médico eminente, foi também famoso em sua época por defender e desenvolver o uso da anestesia na Inglaterra.

Grande parte do que é conhecido sobre o início da vida e a personalidade de John Snow, que era de uma família da classe trabalhadora, vem das memórias escritas por um irmão. Ele era o mais velho de nove filhos, nascido em 15 de março de 1813, em York. Seu pai era um operário não especializado que aparentemente tinha aspirações mais elevadas para seus filhos em uma época da história em que elas podiam ser realizadas. John freqüentou uma escola particular, ou escola diurna, que na Inglaterra da época significava uma escola para crianças pobres. John aparentemente se saiu bem, especialmente em matemática. Aos 14 anos, provavelmente com a ajuda de um tio relativamente influente, ele deixou York e foi para Newcastle. Ali ele trabalhou na enfermaria local e entrou a serviço do cirurgião e boticário William Hardcastle. Seu aprendizado começou em 1827 e durou seis anos.

Em 1836, depois de uma prática de três anos, Snow mudou-se para Londres e estudou na Windmill Street School. Ele se qualificou como cirurgião dois anos depois, aos 25 anos. Continuando seus estudos, ele recebeu o diploma de bacharel em medicina da Universidade de Londres em 1843, e um doutorado em medicina no ano seguinte. A extensa educação de Snow não foi necessária para que ele trabalhasse como médico de família, mas o capacitou a progredir socialmente. Ela também o inclinou à pesquisa científica.

De sua casa e consultório Snow acompanhava de perto os novos desenvolvimentos na medicina. Sua prática, a princípio, não foi intensa, talvez porque ele fosse estudioso e tímido. Ele escreveu artigos, como "Sobre a asfixia, e sobre a ressuscitação de crianças recém-nascidas", de 1841. Mais importante foi seu trabalho com a anestesia, introduzida na Grã-Bretanha em 1846 semanas depois da demonstração de William Morton (p. 197) nos Estados Unidos. Snow imediatamente percebeu que os procedimentos precisavam ser padronizados para evitar uma alta porcentagem de fracassos. Trabalhando primeiro com o éter e mais tarde com o clorofórmio, Snow desenvolveu um inalador aprimorado e realizou experimentos com uma variedade de animais, e em si mesmo, para determinar melhor a dosagem e a administração. Com a publicação em 1847 de um pequeno livro intitulado *On the Inhalation of the Vapour of Ether in Surgical Operations* (Sobre a inalação do vapor de éter em operações cirúrgicas), Snow tornou-se o celebrado especialista na Inglaterra. Foi chamado duas vezes para anestesiar a rainha Vitória, e teve grande sucesso nesta tarefa.

O trabalho de Snow com o cólera começa com a epidemia de 1848, que causou uma devastação de 53 mil mortes somente na Inglaterra. Snow tinha encontrado o cólera pela primeira vez enquanto era aprendiz em Newcastle, quando a doença atingiu os mineradores de carvão da área. Em 1849, um ano depois da primeira onda da nova epidemia, Snow publicou um curto folheto em que duvidava da teoria corrente de que a doença surgia no ar e contagiava por inalação dos gases pútridos conhecidos como "miasma". Ele defendeu, em vez disso, a transmissão pelo abastecimento de água. Esta hipótese o orientou para um estudo epidemiológico sério. Snow passou a acreditar que o cólera se devia à contaminação fecal da água e que as partículas que causavam a doença eram pequenas demais para serem vistas.

O grave surto seguinte da epidemia permitiu que Snow testasse suas opiniões. Ele se concentrou no "mais terrível surto (...) já ocorrido em seu reino"[1] — em uma pequena área em torno da Broad Street, a Golden Square, em agosto de 1854. Quando mais de 5 mil pessoas morreram do cólera durante dez dias, Snow suspeitou da água que os moradores apanhavam de uma bomba comum na rua. Com a ajuda das autoridades da cidade, ele compilou um registro de 83 mortes que ocorreram em um período de três dias; quase todas as vítimas tinham bebido da bomba da Broad Street. Snow convenceu o Conselho de Guardiães da paróquia de St. James a desativar a bomba para remover sua manivela. Embora novos casos já estivessem em declínio, a taxa de mortalidade para os habitantes da área declinou agudamente. Em 1854 Snow discutiu seu envolvimento com a nascente epidemia em uma segunda versão de seu folheto de 1849, "Sobre o modo de comunicação do cólera".

O que é importante, Snow desenvolveu evidências corroborativas, fazendo uso de grupos controle eficazes. Ele observou que os trabalhadores de uma cervejaria na Broad Street não adoeceram, e que a fábrica tinha seu próprio poço de água. Os moradores de um asilo próximo, com uma bomba de poço no local, também escaparam da doença. Ao contrário, vários trabalhadores de uma fábrica de cápsulas de percussão, abastecida com a água da bomba da Broad Street, adoeceram.

Ainda mais convincente foi o estudo do abastecimento de água no sul de Londres feito por Snow, em que ele identificou a fonte de água de diversas empresas. As empresas Vaux-hall e Southwark tiravam sua água do Tâmisa, recebendo correnteza abaixo uma considerável descarga de esgoto sem tratamento. As famílias destas duas empresas tinha uma taxa de mortalidade por cólera de 71 casos por 10 mil habitantes. As bombas de água da empresa Lambeth, ao contrário, estavam localizadas acima do escoamento. As famílias da Lambeth tinham somente cinco mortes por 10 mil. Água mais limpa significava menos cólera.

O trabalho de Snow surtiu efeito — ele falou a um seleto comitê da Câmara dos Comuns em 1855 —, mas não foi considerado definitivo. Suas opiniões foram contestadas, ironicamente, pelos sanitaristas, que acreditavam que o cólera era essencialmente uma doença da sujeira ambiental. A incapacidade de Snow de localizar o agente responsável pesou contra ele. Somente em 1883 é que Robert Koch (p. 49), trabalhando com pacientes de cólera no Egito e em Calcutá, identificaria e isolaria o *Vibrio cholerae*. Londres, enquanto isso, tinha empreendido um grande projeto de engenharia civil para limpar o abastecimento de água — provocado não pelo trabalho de Snow, contudo, mas pelo famoso "Grande Fedor" de 1858 que obrigara a um recesso nas reuniões do Parlamento.

Em meados da década de 1850, Snow tinha se tornado uma figura eminente na medicina britânica. Em 1855 ele foi eleito presidente da Sociedade de Medicina de Londres. Em seus hábitos pessoais, ele era irrepreensível, a se acreditar nas memórias compostas por seu irmão e colega mais jovem Benjamin Ward Richardson.

Reservado, generoso, um tanto excêntrico, Snow foi vegetariano em toda a sua vida adulta. Ele nunca tocou em álcool. Na verdade, ele era um cruzado da temperança. Mas estas virtudes não resultaram em uma longa vida. John Snow morreria em 16 de junho de 1858, aos 45 anos.

Ignaz Semmelweis [1818-1865]

Perspicácia Trágica sobre a Febre Puerperal

Por trás da autocensura dos médicos a "Lavar as mãos" está uma história intrigante, concluída em tragédia. Em 1850 Ignaz Semmelweis, um médico húngaro que praticava em Viena, propôs que a febre puerperal, uma doença muito comum e fatal, era transmitida às mulheres pelos próprios médicos durante o parto. Partículas invisíveis presas aos dedos, sustentava Semmelweis, eram depositadas no útero, causando doença e morte. Embora seus argumentos tivessem o reforço de evidências clínicas dramáticas, a hipótese de Semmelweis foi atacada por forças conservadoras. Ele continuou a lutar por suas opiniões por mais de uma década, mesmo quando a sanidade o abandonou. "Você é um assassino (...)", escreveu um de seus oponentes não muito antes de sua morte, e "não seria injusto para você se [a história] o recordasse como um Nero médico, em paga por ter sido o primeiro a se colocar contra a doutrina do salvamento de vidas."[1]

Ignaz Philipp Semmelweis nasceu em 1º de julho de 1818, em Buda, na Hungria; sua família era de origem alemã. Seu pai, Joseph, era um próspero comerciante; sua mãe era Terézia Müller. De 1835 a 1837, Ignaz estudou direito na Universidade de Pest. Inicialmente planejava trabalhar para o governo austríaco e mudou-se para Viena para continuar com seus estudos. Mas a medicina o atraiu e ele ingressou na Segunda Escola Médica de Viena, conhecida por seu amálgama de medicina clínica e laboratorial, recebendo seu diploma em 1844. Semmelweis posteriormente fez um breve curso de obstetrícia e se qualificou como cirurgião. Ele decidiu se especializar em obstetrícia na época em que ainda era essencialmente uma ramo da cirurgia limitado ao parto de bebês. Mas o que é importante, Semmelweis também tinha uma instrução considerável em anatomia e dissecação.

A febre puerperal tornou-se epidêmica em vários países da Europa no século XVII. No Hospital Geral de Viena, em que em 1846 Semmelweis foi nomeado professor assistente no departamento de maternidade, era um problema grave. Na verdade, a taxa de mortalidade na ala obstétrica, por mais de duas décadas antes de sua chegada, tinha sido multiplicada por dez. A doença essencialmente produzia infecções graves nos órgãos reprodutores, aparecendo logo depois do parto. Em uma época anterior aos antibióticos — a maioria dos casos provavelmente se devia a infecções por estreptococos — o resultado freqüente era a morte.

O *insight* de Semmelweis nesta tragédia persistente e recorrente, e um problema vergonhoso, veio através de um cuidadoso raciocínio e uma concatenação incomum de circunstâncias. No Hospital Geral de Viena havia duas clínicas de maternidade. A Primeira Clínica de Maternidade, em que Semmelweis trabalhava, era equipada por médicos. Em 1839, foi criada uma segunda clínica com o objetivo de instruir parteiras. Embora as duas clínicas tivessem uma clientela similar, elas produziam estatísticas muito divergentes de mortalidade por febre puerperal. Na primeira clínica dos médicos em 1846, as mortes maternas eram de 13,10 por cento; na clínica das parteiras, a mortalidade era de apenas 2,03 por cento. Estes números causaram muita confusão entre os médicos e uma terrível ansiedade nas gestantes. "É preciso observar as cenas enternecedoras, com pessoas se ajoelhando e apertando as mãos", escreveu Semmelweis em seu diário, "implorando para serem liberadas, tendo desejado ir para a segunda clínica e (...) sendo mandadas para a outra."[2]

Os médicos vienenses consideraram diversas explicações. A maioria estava relacionada com o "miasma", e outras teorias relacionadas com a atmosfera, mas com as duas clínicas adjacentes, como seria possível que qualquer destas interpretações fosse bem-sucedida? Na verdade, alguns médicos recorriam a especulações extravagantes. Eles se perguntavam, por exemplo, se o aparecimento freqüente de pregadores na ala podia ter alguma relação com a doença. Johann Klein, diretor da Primeira Clínica de Maternidade e superior direto de Semmelweis, sugeriu que os médicos homens (ao contrário das parteiras, mulheres) provocavam a doença por ofenderem o recato feminino. Semmelweis não compartilhava explicitamente destas hipóteses. "Não posso compreender como o medo, uma condição psicológica", escreveu ele, "poderia produzir as alterações físicas que ocorrem na febre puerperal."[3]

De sua convicção de que as várias explicações eram insustentáveis, Semmelweis partiu para descobrir a causa real da alta taxa de mortalidade na clínica de maternidade dos médicos. Uma importante pista veio quando um amigo e colega no hospital, Jacob Kolletschka, morreu depois de ter uma ferida por perfuração enquanto realizava uma dissecação. Na autópsia de Kolletschka, Semmelweis observou alterações patológicas semelhantes àquelas vistas nas vítimas da febre puerperal. Em lugar de uma explicação atmosférica, Semmelweis começou a considerar a possibilidade de que alguma "matéria orgânica de animal em deterioração" causava a doença. A cadeia de infecção tornou-se clara quando ele percebeu que os estudantes na clínica de maternidade com freqüência chegavam à ala de parto diretamente da sala de dissecação. (A dissecação e a anatomia patológica eram enfatizadas no currículo de Viena.) As mãos dos alunos, percebeu Semmelweis, podiam trazer a substância que causava a infecção fatal.

A partir de maio de 1847, Semmelweis exigiu que seus alunos lavassem as mãos com uma solução de cloreto de cal e esfregassem as unhas com uma escova. Antes do fim do ano, a taxa de mortalidade por febre puerperal havia caído para 3,04 por cento e, durante o ano seguinte, a 1,27 por cento. Foi um declínio alarmante. Semmelweis continuou a melhorar essas medidas preventivas e a limpar os instrumentos, além das mãos.

O próprio Semmelweis não publicou seus resultados imediatamente. Em vez disso, eles foram apresentados na principal publicação médica de Viena com o apoio de um de seus ex-professores, o eminente clínico Joseph Skoda. Semmelweis também teve o apoio de Carl Rokitansky, um defensor da anatomia patológica. Mas outras figuras poderosas da comunidade médica vienense não aceitaram a opinião de Semmelweis — embora alguns admitissem que a lavagem das mãos podia ser uma boa idéia em termos de sanitarismo. A evidência de Semmelweis era circunstancial e estatística — convincente, mas não decisiva. Seu principal adversário era Klein, chefe da clínica, que em março de 1849 recusou-se a renovar a nomeação de Semmelweis. Além disso, o ministro da Educação se recusou a criar uma comissão para investigar seus argumentos. Semmelweis ficou claramente decepcionado, mas por algum tempo pareceu incapaz de reagir com a intensidade retórica adequada.

Por fim, em maio de 1849 Semmelweis discursou em uma conferência diante da Sociedade Médica de Viena. Cada caso de febre puerperal, sugeriu ele, era devido à matéria em decomposição transmitida para o trato genital da parturiente. Essa forte visão estaria em desavença com a teoria multifatorial da doença, que continuaria dominante em toda a década de 1850. Em um livro publicado em 1855, Carl Braun, um eminente obstetra, relacionou não menos que trinta possíveis causas para a febre puerperal. Braun antipatizava intensamente com Semmelweis, e desprezou seu ponto de vista.

Sem um cargo hospitalar ou um meio de fazer pesquisa, Semmelweis deixou Viena subitamente no final de 1850 — em grande parte para detrimento de sua teoria. Ele voltou à Hungria. Em 1851, tornou-se chefe da maternidade do Hospital St. Rochus, e em 1855 foi nomeado para uma cadeira de obstetrícia na Universidade de Pest. Novamente, Semmelweis desfrutou de considerável sucesso no combate à febre puerperal em sua clínica, instituindo procedimentos estritos de higiene das mãos, bem como medidas mais gerais, como uma ventilação adequada e bandagens e ataduras limpas.

Em 1860 Semmelweis publicou sua principal obra, *Die Aetiologie, der Begriff und die Prophylaxis des Kindbettfiebers* (A etiologia, o conceito e a profilaxia da febre puerperal). Escrito em alemão, foi discutido por todo o restante da década. O livro era repleto de estatísticas e foi debatido com vigor. Mas também continha muita polêmica ameaçadora e amarga. Várias análises desfavoráveis levaram Semmelweis a responder com uma série de cartas abertas em que ele dava vazão a uma considerável hostilidade. Em uma delas, ele escreveu: "Eu mesmo direi ao público indefeso: 'Você, pai de família, sabe o que é convocar um obstetra ou uma parteira para sua esposa? (...) É, em grande parte, expor sua esposa e seu filho recém-nascido ao risco de morrer'."[4] Em outra, ao influente obstetra Joseph Spaeth, Semmelweis escreveu: "Este assassínio deve cessar, e para que o assassínio cesse, ficaremos vigilantes, e quem quer que ouse propagar erros perigosos sobre a febre puerperal encontrará em mim um adversário diligente".[5]

O tom de paranóia dos acessos de Semmelweis neste período final pode ter se devido à doença cerebral orgânica. As opiniões quanto ao diagnóstico são divergentes. Sherwin Nuland sugeriu que ele sofria de doença de Alzheimer de início prematuro; a sífilis terciária foi outra possibilidade. Em 1863, Semmelweis aparentemente sofreu um colapso físico, e em 1865 sua esposa, Maria, não podia mais cuidar dele. Em agosto daquele ano, ela o levou para Viena, e ele foi internado em um sanatório para doentes mentais. Ele morreu apenas duas semanas depois.

A influência de Ignaz Semmelweis continua a ser uma questão complexa. Trinta anos depois de sua morte, Joseph Lister (p. 129) reconheceu que a contribuição de Semmelweis influenciou seu próprio trabalho. Portanto, ele resistiu nas histórias populares como um exemplo do inovador visionário incapaz de erradicar um dogma arraigado. "É sempre difícil superar a estupidez humana", escreveu Hermann Glasscheib, "e ainda mais difícil arrancar os seres humanos de sua indolência."[6] De acordo como esta visão, o trabalho de Semmelweis, feito uma geração antes da criação da teoria do germe, sobrevive como um caso esplêndido de *insight* heróico combinado com análise estatística — mas não foi muito influente.

A uma distância de mais de um século, contudo, é plausível que a obra de Semmelweis fosse mais instrumental do que se supôs no passado. Sua teoria foi amplamente discutida durante a década de 1860, e muito possivelmente foi adotada sem restrições por Carl Mayrhofer, que também trabalhou na maternidade de Viena. Longe de ser esquecido, Semmelweis foi citado com bastante freqüência em 1872 na crescente literatura sobre a teoria do germe. Sua obra, de acordo com a visão controversa de K. Codell Carter, "contribuiu de forma significativa para o desenvolvimento da teoria do germe".[7] Em qualquer caso, menos que um herói trágico, Semmelweis foi vitimizado, escreve Sherwin Nuland, por "sua própria natureza fraca, e não, como os historiadores populares nos disseram por gerações, pelos deuses irresistíveis de um sistema médico retrógrado".[8]

Uma infecção que provavelmente não foi a febre puerperal levou Semmelweis à morte em 13 de agosto de 1865 — acrescentando ironia a uma falta de sorte humilhante. Mais recentemente, além disso, outros observaram que a brutalidade institucional pode ter tido importância nisso. Sherwin Nuland, examinando os relatos de autópsia e raios X dos restos mortais de Semmelweis, concluiu que é bastante provável que ele tenha sido espancado e sofrido maus-tratos dos atendentes do sanatório. É provável que a infecção que o matou tenha sido provocada pelas feridas suportadas por ele.

Theodor Billroth [1829-1894]

A Cirurgia Chega à Maioridade

A cirurgia foi reinventada no final do século XIX. Embora os progressos na fisiologia e na patologia tenham possibilitado a compreensão da arquitetura e de parte da dinâmica do corpo humano, a anestesia e a assepsia tornaram plausível sua abertura e reparo. Theodor Billroth era bem adequado para ser o inovador mais importante. Ele era um cirurgião de grande habilidade técnica, mas também se sentia em casa no laboratório, ansioso por experimentar e um professor celebrado que atraía alunos de todo o mundo. Desenvolveu operações que todos julgavam possíveis, mas só ele era capaz de orquestrar. Ele foi particularmente famoso por intervenções novas no trato gastrintestinal, a ressecção (remoção de todo ou parte) do esôfago, laringe, estômago e pâncreas. Ele também tentou tratar o câncer ovariano e de mama. Apesar de os esforços de Billroth terem com freqüência sido malsucedidos, seu relato cuidadoso dos resultados ajudou a modelar o rápido progresso em um campo complexo.

Albert Christian Theodor Billroth nasceu em 26 de abril de 1829, de uma família de origem sueca da ilha báltica de Rügen, na época parte da Prússia. Seu pai, Carl Theodor, era um pastor luterano que morreu em 1834 e deixou a esposa, Christine Johanna Nagel, viúva com cinco filhos. Embora ele tenha se destacado na música, Theodor não foi um aluno soberbo. Tinha dificuldade com línguas e matemática, e recebia aulas de reforço em casa. Sensível por temperamento, foi atraído ao sacerdócio. Por insistência de sua mãe, contudo, ele escolheu a medicina. Estudou na Universidade de Greifswald por algum tempo, até se transferir para a Universidade de Göttingen e depois para a Universidade de Berlim. Ali Billroth recebeu seu diploma de medicina em 1852.

Por cerca de três anos, Billroth examinou especialidades como a dermatologia e a medicina interna. Ele teve um início curto e ilusoriamente decepcionante na prática privada — passou dois meses sem um paciente sequer — antes de se tornar assistente de Bernhard von Langenbeck, um renomado anatomista e cirurgião do famoso Cáritas de Berlim. Ali Billroth teve grande sucesso, tanto na sala de cirurgia como na bancada de laboratório. Passou sua pesquisa inicial (ele era um microscopista excepcional) na classificação de tumores da mama e do tecido linfóide. Em 1856 foi nomeado professor de cirurgia e histologia patológica, começando a carreira de ensino que mais tarde o tornaria o mais famoso professor de cirurgia do mundo.

Em 1860 Billroth recebeu a oferta de duas nomeações na Universidade de Zurique: professor de cirurgia e diretor da clínica. Ele recebeu mais de 8 mil pacientes durante os sete anos seguintes. Em 1863, a reputação de Billroth estava garantida com a publicação de uma série de cinco conferências intitulada *Die allgemeine chirurgische Pathologie und Chirurgie in fünfzig Vorlesungen* (Patologia cirúrgica geral e terapêutica). Um testamento à crescente influência da ciência na cirurgia, o livro tornou-se um clássico e foi constantemente reeditado e amplamente traduzido. Billroth em seguida consolidou sua fama com o *Handbuch der allgemeinen und speziellen Chirurgie* (Manual de cirurgia geral e especializada), que ele preparou em colaboração com Franciscus J. Pitha.

Em 1867 Billroth foi nomeado professor de cirurgia na Universidade de Viena, e recebeu uma clínica própria. Durante os 27 anos seguintes, realizaria as intervenções cirúrgicas e inovações pela quais é mais lembrado. Em 1872, fez a primeira ressecção do esôfago, e no ano seguinte realizou uma laringectomia completa, a remoção da caixa vocal, para tratar um câncer. Billroth era famoso pela análise a que submetia seu trabalho. Ele publicou cuidadosamente os resultados dos casos, fossem bem-sucedidos ou não. "A crítica é a principal necessidade de nossa época", escreveu ele, "e por isso, o conhecimento, a experiência e a calma são requisitos necessários."[1] Billroth defenderia seu pensamento em *Chirurgische Klinik*, uma coletânea em quatro volumes de casos publicados de 1869 a 1876.

Inicialmente, Billroth não foi receptivo à idéia da anti-sepsia, o principal desenvolvimento que potencializaria muitas de suas inovações. Nem estava convencido do trabalho inicial da teoria do germe de Louis Pasteur (p. 43).* Ele mudou de opinião somente depois do trabalho de Robert Koch (p. 49) em 1878. Naquele ano, Billroth finalmente emprestou seu prestígio — na verdade, seu entusiasmo — ao conceito da cirurgia anti-séptica (mais tarde asséptica), originalmente promovida por Joseph Lister (p. 129). Esta necessária capitulação reverberou em todo o mundo da cirurgia.

---

*Billroth publicou um trabalho muito consultado sobre a natureza das infecções de feridas. Ele assumiu a visão de que, com toda probabilidade, existia um único micróbio, infinitamente variável, que produzia uma toxina que causava infecção. Um resultado intrigante de sua pesquisa foi um relato de que o fungo *Penicillium* detinha o crescimento de micróbios na urina. O significado disso escapou a ele. Mais de um século depois, Howard Florey (p. 297) desenvolveria a descoberta da penicilina, o primeiro antibiótico eficaz, feita por Alexander Fleming.

As contribuições de Billroth para a cirurgia gástrica foram mais notavelmente as operações epônimas que ele projetou para tratar o câncer de estômago e a úlcera péptica. Estas eram gastrectomias, remoção de parte ou de todo o estômago. Ele realizou o procedimento que se tornaria conhecido como Billroth I pela primeira vez em 29 de janeiro de 1881, excisando um tumor que afetava o esfíncter pilórico, que governa a passagem entre o estômago e o intestino. Ele depois costurou o que restava do estômago ao duodeno (a primeira parte do intestino delgado). Inicialmente, o paciente se recuperou, e em uma semana Billroth relatou o procedimento na imprensa médica de Viena. Como outros cirurgiões em toda a história, ele estava consciente do significado de ser o primeiro a realizar uma determinada operação.

A Billroth II foi uma operação semelhante, desenvolvida na esperança de obter um sucesso maior a longo prazo. A operação anterior parecia permitir vazamentos, e subseqüente infecção, porque a abertura maior do estômago era mal ajustada ao duodeno. Portanto, em 1885, depois de vários anos de preparação, Billroth empregou uma inovação que um de seus alunos testara primeiro em animais. Em vez de reconectar o estômago diretamente ao intestino depois de remover o tecido canceroso, ele criou um desvio do estômago para o jejuno (a porção média do intestino delgado); as aberturas eram do mesmo tamanho. Em seguida ele simplesmente fechou o corte final do estômago e o alto do duodeno com suturas. Quando o paciente de Billroth sobreviveu por 18 meses depois da cirurgia, a intervenção foi julgada um sucesso. Esta operação ainda é empregada; o primeiro Billroth II laparoscópico foi realizado em 1992.

Embora as operações heróicas de Billroth tenham aberto todo um campo para a cirurgia abdominal, como seria esperado no século XIX, os pacientes com freqüência não sobreviviam por muito tempo. Thérèse Heller, por exemplo, a primeira paciente a se submeter à Billroth I, morreu quatro meses depois da operação. Billroth, escrupuloso com relação a relatar resultados ruins, bem como os bons, experimentou com as formas limitadas de quimioterapia disponíveis na época — principalmente medicamentos feitos de arsênico e antimônio, ou cobre. Mas a longa sobrevivência ao câncer era rara.

A dependência das estatísticas, a atenção aos progressos na fisiologia e a cuidadosa preparação e treinamento usando animais tornaram-se todos aspectos do que mais tarde ficou conhecido como "escola de Billroth". Sua instituição era, como sustentava o próprio Billroth, sua mais importante realização e "a maior alegria de minha rica vida".[2] Estudar na Clínica Billroth em Viena tornou-se o objetivo de qualquer cirurgião jovem, não somente na Alemanha, mas em toda a Europa e nos

Estados Unidos. Muitos voltavam para casa com uma missão e passariam a ser líderes em várias especialidades cirúrgicas. Eles exerceram influência em todos os campos da cirurgia abdominal, gastrenterológica e ginecológica. Embora o próprio Billroth não estivesse preparado para operar o coração, com freqüência era citado como o pioneiro dos fundamentos clínicos e conceituais da cirurgia cardíaca.

Theodor Billroth foi "um dos personagens mais agradáveis da história da cirurgia",[3] escreveu Henry Sigerist. Seu carisma pessoal aumentava sua habilidade e ciência, e fez dele um herói para cirurgiões de toda parte. Esta visão subsiste entre eles hoje. Uma declaração recente o considera "intuitivo, sensível, humano e inventivo".[4] Como os elogios duraram tanto, não é de surpreender que ele seja tema de uma biografia de 1.300 páginas. Casou-se com Christine Michaelis em 1858 e, de seus quatro filhos, três meninas viveram até a idade adulta. Sua casa em Viena, escreve Leo Zimmerman e Ilza Veith, "era o centro da atividade social que atraía os líderes intelectuais e artísticos da grande capital austríaca".[5] Na sala de visitas de Billroth, freqüentemente ouviam-se as mais novas peças de seu amigo, Johannes Brahms, cuja disposição desarmônica deve ter contribuído para um elegante contraponto; para Billroth, ele dedicou dois de seus quartetos de cordas. Quando morreu, em 6 de fevereiro de 1894, Billroth estava trabalhando em um livro, publicado postumamente com o título *Wer ist musikalisch? — Quem é musical?*

Sigmund Freud [1856-1939]

A Ascensão, o Declínio e a Persistência da Psicanálise

A psiquiatria não se beneficiou substancialmente do desenvolvimento da medicina científica por volta da virada do século XX. Seus diagnósticos não se baseavam em evidências físicas, e as drogas que empregava não eram eficazes. Um sistema de classificação da doença mental, proposto pela primeira vez por Emil Kraepelin em 1883, representou um importante passo, mas a probabilidade de tratar vários distúrbios — a maioria deles grave — continuou persistentemente soturna. Por volta de 1900, contudo, a agenda psiquiátrica, e suas fronteiras e restrições, foram radicalmente alteradas com o advento de Sigmund Freud e a psicanálise.

A psicanálise foi urdida nas décadas que antecederam a Primeira Guerra Mundial, e tornou-se uma poderosa corrente de pensamento durante os anos entreguerras. Seu período de maior influência veio depois da Segunda Guerra Mundial, quando floresceu nos Estados Unidos e em toda parte por cerca de vinte anos. A psiquiatria nunca foi devedora de todo da psicanálise; muitos psiquiatras eram completamente ecléticos na prática, enquanto outros continuaram céticos ou rejeitaram inteiramente as idéias freudianas. Por uma variedade de motivos, a proeminência da psicanálise começou a diminuir na década de 1970. Mas muitos conceitos na psiquiatria de hoje são devidos a Freud, e seu impacto geral sobre o pensamento europeu e americano tem sido tão frutífero e excepcional quanto foi controverso.

Sigmund Freud nasceu em 6 de maio de 1856 em Freiberg, na Morávia Oriental, hoje parte da República Tcheca. Era o filho mais velho de Jacob Freud, um homem de negócios malsucedido, e Amalia Nathanson, uma mãe atenciosa e cuidadosa, mas às vezes distante. A pobreza afetada, o anti-semitismo e algumas experiências traumáticas de infância também devem ter ajudado a formar a visão posterior de Freud da psique, do mundo e de seu lugar nele. Os Freud mudaram-se para Viena em 1860, e Sigmund, depois de receber excelentes notas no ginásio, ingressou na Universidade de Viena em 1873.

A educação de Freud foi extensa e incluiu vários anos de pesquisa laboratorial. Depois de um trabalho inicial em zoologia, ele se transferiu para o Instituto Psicológico da universidade, onde Jacob Brücke, um dedicado positivista e opositor do vitalismo, foi o mais significativo professor de Freud, de 1876 a 1882. Mas Freud também fez estudos médicos e recebeu seu diploma de medicina em 1881. No ano seguinte ficou noivo de Martha Bernays, e sua necessidade de segurança financeira o levou a praticar a medicina. No Hospital Geral de Viena, Freud ganhou experiência nos campos da neurologia e da psiquiatria; ele também realizou pesquisa em anatomia cerebral, e em 1885 tornou-se professor de neuropatologia. Seu primeiro livro, um estudo da afasia, o perturbador distúrbio do cérebro em que a capacidade de compreender ou produzir a fala está ausente ou prejudicada, foi publicado em 1891.

O início da carreira de Freud demonstra seu interesse nas inovações terapêuticas e seus ambiciosos objetivos teóricos. Em 1885, depois de seis decisivos meses na França com o eminente neurologista Jean-Martin Charcot, Freud voltou a Viena e tentou tratar a histeria. Esta doença desconcertante, em que várias queixas somáticas não têm uma causa física, é hoje considerada um dos distúrbios somatoformes. A crença de Charcot de que a histeria tinha uma causa psicológica, em vez de fisiológica, e sua percepção de que ela com freqüência parecia ter um componente sexual, influenciou fortemente Freud. Seu relato positivo do trabalho de Charcot, que incluía a idéia de que os homens, assim como as mulheres, podiam sofrer de histeria, encontrou alguma hostilidade nos círculos médicos de Viena — ou assim sustentaria Freud pelo resto de sua vida.

Depois de abrir seu consultório em 1886, Freud achou ineficazes a massagem e a eletroterapia, os tratamentos da época para a histeria e distúrbios como a neurastenia, então um termo popular para vários sintomas atribuídos ao "esgotamento nervoso". Por algum tempo ele empregou a hipnose, como havia feito Charcot, impressionado com a "possibilidade de que possa haver processos mentais poderosos que ainda permanecem ocultos da consciência dos homens".[1] Mas, terapeuticamente, a hipnose também decepcionou.

Os primeiros passos para a psicanálise começaram durante a década de 1890, devido ao relacionamento de Freud com Josef Breuer, um renomado médico. Breuer estava tratando intensivamente uma paciente, que ficou conhecida como "Anna O.", e pediu a ajuda de Freud para compreender toda uma gama de sintomas desconcertantes, que incluíam manifestações histéricas, uma personalidade dual e alucinações. Breuer, na prática, e Freud na teoria, começaram a explorar a possibilidade de que os perturbadores sintomas somáticos Anna O. eram expressões disfarçadas de conflitos psicológicos que podiam ser tratados pelo que a própria paciente descrevia como "cura pela fala".[2] Anna O. foi o caso mais elaborado de várias histórias de caso apresentadas em *Estudos sobre a histeria*, de Breuer e Freud, em 1895.

Além disso, durante a década de 1890 Freud começou uma amizade epistolar apaixonada com um médico de Berlim, Wilhelm Fliess, que lhe permitiu desenvolver os amplos esboços de várias teorias sobre o funcionamento mental. Ele investigou sua própria vida emocional, bem como a dos pacientes, e começou a considerar o papel da experiência de infância, inclusive o conceito de sexualidade infantil, na gênese dos conflitos psicológicos adultos e no desenvolvimento da personalidade. A "auto-análise" de Freud provavelmente não foi um sucesso, exceto em termos intelectuais, mas foi todavia significativa na criação do tipo de auto-análise que mais tarde caracterizou o pensamento psicanalítico. Freud usou o termo "psicanálise" pela primeira vez em 1896.

Autor de uma nova forma radical de terapia e uma teoria do desenvolvimento mental e seu funcionamento, Freud começou a adquirir discípulos na virada do século. Suas hipóteses imaginativas e formas inovadoras de tratamento eram consideradas atraentes. *A interpretação dos sonhos*, que surgiu em 1900, foi um brilhante esforço para explicar os sonhos em termos da vida emocional e a premência dos desejos inconscientes. Da mesma forma, seu curto mas momentoso *Três ensaios sobre a teoria da sexualidade*, de 1905, proporcionou uma teoria de base biopsicológica de como a vida mental de bebês e crianças se formava em torno do corpo e da sensação; e ele discutiu as várias transformações da puberdade. Um inconveniente da teoria freudiana, agora e no futuro, seria uma tendência a fazer afirmações generalizadas: a interpretabilidade de *todos* os sonhos, ou a *universalidade* do conflito edipiano — originalmente, uma rivalidade do rapaz com seu pai pelo amor de sua mãe.

Freud também articulou idéias terapêuticas muito originais, como a técnica da "livre associação" (o paciente diz o que vem à cabeça) e o conceito de "transferência" (sentimentos deslocados dos pais ou outros para o analista). Em retrospecto, Freud não foi muito bem-sucedido como terapeuta com relação aos resultados — apesar de sua opinião em contrário. Mas o conceito de uma terapia pela fala, em que o analista não emprega a coerção, não oferece conselhos nem estabelece um julgamento, foi uma poderosa inovação que podia ser estendida de muitas formas e adaptada a muitos tipos de pacientes. Sem mudar a atitude terapêutica básica, por exemplo, a ênfase inicial de Freud na exposição da agressividade inconsciente e dos desejos sexuais seria suplantada pelos esforços para examinar as complexidades do *self* e os mecanismos de defesa psicológicos.

Freud foi celebrado nos anos que antecederam a Primeira Guerra Mundial e continuou ativo por duas décadas depois disso. Em *O ego e o id*, publicado em 1923, ele estabeleceu um modelo "estrutural" frutífero do desenvolvimento psicológico e do conflito intrapsíquico. Na opinião de Freud, de um "id" indiferenciado, responsivo ao instinto e à necessidade física, surgia um "ego" como base do *self*, e mais tarde um "superego" que incorpora as exigências e censuras dos pais e da civilização (cultura). Estas instâncias psíquicas, definidas funcionalmente, em sua tradução para o inglês desprezam a tentativa de Freud de empregar termos da linguagem comum. Esta visão tríplice da mente sobreviveu à elaboração intelectual de psicanalistas posteriores sob a rubrica de "psicologia do ego" e continua útil hoje em dia.

O trabalho posterior de Freud foi de qualidade variada. Seu conceito de "pulsão de morte", desenvolvido em 1920 em *Além do princípio do prazer*, foi amplamente discutido, mas encontrou pouca aceitação até entre freudianos. Em 1931, Freud reexaminou os problemas do trauma e da angústia em *Inibições, sintomas e ansiedade* — uma obra importante para os analistas posteriores. *O futuro de uma ilusão*, que apareceu em 1927, representou Freud como um ateísta militante; seu famoso *O mal-estar na civilização*, publicado na década de 1930, é venerado por uns e visto por outros como abertamente pessimista.

Em geral, a capacidade de Freud de situar as doenças psiquiátricas em um contexto mais amplo da experiência normal humana, esculpida em seus escritos pelo uso sensível da linguagem, ajuda a explicar seu impacto. Ele influenciou várias gerações de intelectuais, e os conceitos freudianos mais tarde passaram ao linguajar comum e criaram novas possibilidades de discurso na arte, na literatura e na vida diária. A obra de Freud levou para o mundo real a nova ênfase na subjetividade encontrada em filósofos como Arthur Schopenhauer e Friedrich Nietzsche. "O maior legado da psicanálise", sugere Robert T. Fancher, "é sua arte altamente desenvolvida de ouvir o que não é dito, a auto-ilusão que está sendo perpetrada e os desejos e terrores que os pacientes não podem assumir francamente. A psicanálise, quando funciona, possibilita um nível de honestidade (...) [que] quase não é rivalizada por nenhuma instituição de nossa sociedade."[3]

Freud continuou a morar e trabalhar em Viena, líder carismático do movimento psicanalítico até junho de 1938, quando, velho e sofrendo de câncer, foi retirado da Áustria na véspera da Segunda Guerra Mundial. Ele se estabeleceu com sua família imediata em Londres, onde morreu em 23 de setembro de 1939. Dos cinco filhos de Freud, sua filha mais nova, Anna, foi a mais dedicada a ele; ela se tornou fundadora da psicanálise infantil e foi também influente.

A psicanálise tornou-se particularmente importante na Grã-Bretanha e na América depois da Segunda Guerra Mundial, e serviu como a base para a proliferação de terapias com vários objetivos e métodos empregadas por psiquiatras e outros profissionais das doenças mentais. Uma comunidade diversa de analistas emigrados europeus protegeu os dogmas da psicanálise "clássica" pura, o que ao mesmo tempo melhorou sua reputação e lançou as sementes de seu posterior declínio. A psicanálise era custosa e sua eficácia não podia ser demonstrada estatisticamente. Os tratamentos medicamentosos para a ansiedade e a depressão gradualmente tornaram-se disponíveis; durante a década de 1980, a chegada dos inibidores seletivos da reabsorção de serotonina (SRRI, *selective serotonin reuptake inhibitors*), que podiam ser usados para tratar a depressão branda e outros distúrbios, foi particularmente significativa. Na época, a popularidade da psicanálise havia sido severamente comprometida e marginalizada pelo aumento nos custos da saúde. Os princípios psicodinâmicos de Freud permaneceram na raiz de grande parte da psicoterapia, mas não em toda ela — mas o futuro de tal terapia na prática psiquiátrica, e as perspectivas para a psiquiatria como um todo, continuam incertos.

Como, por fim, compreender o próprio Freud? Houve várias biografias — reverentes, críticas, imparciais, mesquinhas — desde que o psicanalista Ernest Jones publicou uma maciça biografia de Freud, em três volumes, na década de 1950. Nos anos 70, o historiador da ciência Frank Sulloway examinou criticamente o desenvolvimento de seu pensamento em *Freud: Biologist of the Mind* (Freud: Biólogo da mente), enquanto *Freud and His Followers* (Freud e seus discípulos) de Paul Roazen examinou a vida de Freud nos menores detalhes, descendo à escova de dentes preparada por sua esposa com dentifrício antes de ele ir dormir. O digno de confiança *The Man and His Cause* (O homem e sua causa) de Ronald Clark estabeleceu um padrão de objetividade; *Freud: Uma vida para nosso tempo*, de Peter Gay, mostrou que uma biografia precisa e adulatória ainda era possível no final do século XX. O recente *Freud: Darkness in the Midst of Vision* (Freud: sombras em meio à visão), de Louis Breger, é ao mesmo tempo equilibrado e excelente em proporcionar um contexto histórico; seu maior demérito é que não é abrangente.

Sempre houve uma compreensível reação negativa a Freud, e uma extensa literatura de depreciação aumentou nos últimos anos. Embora alguns psicanalistas tenham lutado com a paisagem em mudança do discurso científico, eles não criaram consenso, e o carismático Freud acabou ceifando um turbilhão de abusos conservadores. O filósofo Adolf Grünbaum desafiou as pretensões científicas da psicanálise e sua obra tornou-se um fundamento para críticas posteriores. Mais recentemente, Frederick Crews acusou Freud de "concepções medievais (possessão de espíritos) e românticas (pequenos gnomos fazem *selves* mais profundos)" e o fulminou por seu "encorajamento egocêntrico e lúbrico a procurar por motivos sórdidos em todos, exceto em si mesmo".[4] Em um plano mundano, Jeffrey A. Masson imputou a Freud motivos covardes por ter abandonado sua "teoria da sedução" inicial, que sugeria que o abuso sexual de bebês e crianças (como seria chamado atualmente) está na raiz da neurose. Peter J. Swales sugeriu que Freud tinha um caso com sua cunhada e podia ter tentado assassinar seu amigo Fliess.

Quando a poeira assenta, o Freud histórico pode ser melhor visto como um Paracelso (p. 79) moderno. Como esta figura central e influente, Freud via a si mesmo em termos de certa forma engrandecedores e desenvolveu teorias abrangentes que desafiaram idéias preconcebidas sobre a natureza dos seres humanos e suas aflições. Havia muita verdade na visão de Paracelso, contudo, como no caso de Freud, apresentadas em termos que às vezes eram arcanos. Freud não queimou os clássicos, como fez Paracelso — em vez disso, os nazistas consignaram seus livros às chamas. Mas ele apelou por uma nova visão da psique humana, como Paracelso insistiu nas causas exógenas das doenças. Os seguidores de Paracelso formavam um "bando estranho",[5] e assim eram os discípulos de Freud. Mais tarde as idéias e a linguagem dos paracelsianos foram transformadas e incorporadas na química — e, com os progressos na ciência do cérebro, as idéias freudianas podem um dia encontrar o mesmo destino. O próprio Freud ficaria satisfeito com um legado desses.

Parte IV A Criação da Medicina Moderna

William Osler [1849-1919]

A Medicina Clínica Moderna

William Osler é uma das figuras mais eminentes da medicina clínica moderna. Talvez o médico mais conhecido no mundo de língua inglesa em 1900, ele foi também professor e humanitarista. Osler fez sua reputação nos Estados Unidos, mas nasceu no Canadá e era de ascendência britânica. Otimista, cortês e um escritor excelente, Osler foi um dos "quatro de Baltimore" — o grupo que tornou a Faculdade de Medicina e Hospital Johns Hopkins um modelo amplamente imitado para o ensino teórico e prático de médicos.

Embora Osler tenha dado importantes contribuições para a pesquisa, seu maior impacto foi como professor de medicina clínica. Osler era carismático. De sua época até o presente, ele inspirou uma adulação e reverência quase inacreditáveis. O cirurgião John Miller Turpin Finney escreveu sobre a "'magia' da influência de Osler", e acrescentou, com uma solenidade curiosa, que era "uma influência tão sutil, e ainda assim tão convincente, que não se podia ficar em seu ambiente próximo por qualquer tempo que fosse sem experimentar uma forma ou outra de seu efeito duradouro".[1] Osler foi tão emblemático da medicina moderna que, por décadas, na América do Norte, seu retrato era freqüentemente encontrado nos consultórios médicos.

William Osler nasceu em 12 de julho de 1849, em Bond Head, um presbitério em Tecumseh Township, em Ontário. Seu pai era Featherstone Lake Osler, um pastor anglicano, e sua mãe, Ellen Free Pickton; ambos eram missionários ingleses em terras canadenses. Osler, o mais novo de oito filhos, freqüentou a Escola Anglicana em Weston. Ali ele se familiarizou com o *Religio Medici*, cujo autor, *sir* Thomas Browne, ele consideraria o "mentor de toda a vida".* William originalmente considerou estudar teologia, mas se interessou pela medicina quando estava no Trinity College, em Toronto. Os pais devotados e a inclinação religiosa de Osler ajudam a explicar sua personalidade influente. Osler conferiu um tom espiritual e de alta moral ao que se tornara uma profissão amplamente secular.

---

*Thomas Browne (1605-1682) foi educado como médico, e seu *Religio Medici* (O credo médico) é uma obra-prima em estilo que mescla fé, ceticismo e inteligência.

Depois de receber seu diploma de medicina da Universidade McGill em Montreal em 1872, Osler fez o que se tornou uma longa e determinante formação em pós-graduação em patologia e medicina clínica. Na Inglaterra por cerca de 15 meses, ele estudou com eminentes fisiologistas e médicos, inclusive John Burdon-Sanderson na University College, em Londres. Talvez ainda mais influentes tenham sido os estudos de Osler na Alemanha e na Áustria. Em Berlim, ele viu algumas das demonstrações atordoantes de patologia *post-mortem* de Rudolf Virchow (p. 31). Osler ficou fortemente impressionado com Virchow e portanto determinado a se tornar, como ele, um grande médico e professor. A educação de Osler foi especialmente abrangente, mas ele era somente um dos milhares de norte-americanos que estudavam medicina no exterior. Voltando ao Canadá em 1875, foi nomeado professor de medicina na Universidade McGill e, no ano seguinte, patologista do Hospital Geral de Montreal. Com sua formação, sua impressionante capacidade de ensino e seu magnetismo pessoal, Osler logo adquiriu uma considerável reputação.

Em 1884 Osler mudou-se para os Estados Unidos, onde assumiu um cargo de prestígio como professor de medicina clínica na Universidade da Pensilvânia. Ele não ficou impressionado com a "forma frouxa e desleixada de conduzir as escolas de medicina"[2] nos Estados Unidos. Na "Velha Blockley" do Hospital da Filadélfia, o mais antigo hospital do país, podia-se encontrar uma pletora de pacientes pobres, sofrendo de uma infinidade de doenças diferentes. Osler iniciou o que ficou conhecido como "ronda pelas enfermarias". Um grande número de casos era terminal, e Osler teve a oportunidade de aplicar sua educação européia aos sintomas dos pacientes que eram estudados e avaliar em conjunção com o que seus corpos diziam aos médicos na autópsia.

A carreira mais significativa de Osler começou em 1889, quando ele foi nomeado médico-chefe do Hospital Johns Hopkins. Quatro anos depois, quando a escola de ensino associada foi inaugurada, ele se tornou professor de medicina. Recrutado pelo famoso patologista e microbiologista William Welch, Osler foi outro dos principais arquitetos do hospital; junto com William S. Halsted e Howard A. Kelly, eles constituíam os "quatro de Baltimore". Com uma dotação orçamentária alta, o Johns Hopkins seria uma das forças para transformar o ensino da medicina. Osler desenvolveu um programa integrado, com instrução em pequenos grupos. O Johns Hopkins, escreve o sociólogo Paul Starr, "irradiava segurança cultural e científica, especialmente na pessoa de Osler, cujo saber e urbanidade tornavam-no o médico favorito na profissão".[3] Uma geração depois, a influência da escola e do hospital seria sentida em todos os Estados Unidos.

Antes que impressionassem os estudantes na Velha Blockley, as rondas diárias de Osler pelas enfermarias com os internos do Johns Hopkins foram imitadas em hospitais em toda parte. Elas também inspiraram horríveis versos cômicos:

Rápido! Rápido! ... Vós, subalternos, fazei logo seu café
E acompanhai de perto vosso senhor e chefe;
Com a folha de papel e a pena em punho,
Não deixai escapar uma só nota,
Quando William Osler, K. C. B., F. R. S., F. R. C. P.,
Fizer suas rondas.[4]

Embora não tenha feito descobertas profundas, Osler realizou muitas pesquisas e deu várias contribuições originais. Foi um dos primeiros a estudar as plaquetas sangüíneas e também contribuiu para a pesquisa sobre a endocardite e a *angina pectoris*. Sua monografia *Cerebral palsies in Children* (Paralisia cerebral em crianças) data de 1889. Para o estudo da tuberculose — então talvez a mais grave doença nos Estados Unidos — ele formou o que se chamou de "O Laennec", um grupo de estudo batizado em homenagem ao inventor do estetoscópio. O interesse de Osler na tuberculose era um aspecto de sua preocupação mais geral com a higiene e sua militância como sanitarista.

The Principles and Practice of Medicine (Princípios e práticas da medicina), o livro didático de Osler de medicina interna publicado pela primeira vez em 1892, foi excepcionalmente popular e influente. Baseava-se em uma abordagem científica, incorporando os mais recentes avanços na bacteriologia, e foi amplamente traduzido, com versões em francês, alemão, espanhol e até chinês. Osler revisou *Os princípios* quatro vezes, e mesmo depois de sua morte novas edições continuaram a aparecer, a última sendo a décima sexta, em 1947. *Os princípios* foram subseqüentemente revividos como *Hopkins Textbook of Medicine* (Manual Hopkins de medicina), que continua a ser impresso hoje. O livro impressionou tanto Frederick Gates que em 1897 ele aconselhou John D. Rockefeller a subscrever um instituto dedicado à medicina científica. Este se tornou o Instituto Rockefeller, hoje Universidade Rockefeller.

Osler era um homem sobrecarregado, e em 1903 ele escreveria: "Eu sabia que estava caminhando para a queda". Exaurido, decidiu aceitar uma oferta da Universidade de Oxford para se tornar seu mais prestigioso professor régio de medicina. (Na verdade, sua esposa insistiu, dizendo: "Melhor uma flâmula que um caixão de pinho".)[5] Osler, que era britânico por cultura em qualquer situação, continuaria na Inglaterra pelo resto de sua vida. Um bibliófilo, ele se tornou curador da Biblioteca Bodleiana. (Sua coleção considerável foi mais tarde doada à Universidade McGill, sua *alma mater.*) Osler era muito interessado em história da medicina e mais tarde publicaria *Evolution of Modern Medicine* (Evolução da medicina moderna), em 1921, como "um vôo de aeroplano sobre o progresso da medicina ao longo das eras".[6]

No último estágio de sua vida, Osler teve uma grande demanda como orador. Para estudantes de medicina e para o público maior, ele era cheio de bons conselhos e aforismos. "Sabão, água e bom senso são os melhores desinfetantes",[7] disse ele certa vez. "O homem deve sair do mundo da forma como chegou a ele — principalmente em leite."[8] De acordo com Charles S. Bryan, "os aforismos de Osler carregam a imagem de um mestre que conhecia seu ofício, gostava do que fazia e tornava o aprendizado divertido".[9]

Vários discursos de Osler foram reunidos e publicados, primeiro em 1905, como *Aequanimitas.* No ensaio do título, um dos principais textos inspiracionais da medicina americana, Osler aconselha os médicos a cultivar a paciência e a ser sensíveis, nunca desumanos ou duros com os pacientes, mas também a manter uma distância emocional. "Aequanimitas" — aproximadamente, equanimidade — é a atitude mental virtuosa de aceitar calmamente o que surge a alguém. Outro de seus livros populares é *An Alabama Student* (Um estudante do Alabama), uma coletânea de sumários biográficos idealizados. Acima de tudo, Osler escreveu tão extensamente durante as primeiras décadas da medicina moderna que foi comparado a Hipócrates (p. 55) e Galeno (p. 61). "Para escrever a história moderna de uma doença", observa Michael Bliss, "você deve começar vendo o que Osler disse sobre ela na década de 1890."[10]

Aos 42 anos, Osler casou-se com Grace Linzee Revere, uma descendente do patriota americano Paul Revere, em homenagem a quem eles batizaram seu primeiro filho, que morreu logo depois do nascimento. Um segundo filho, Revere, foi morto em Flandres durante a Primeira Guerra Mundial. Foi uma tragédia para Osler, mas ele parece ter se recuperado antes de cair doente no inverno de 1919, talvez tendo contraído gripe, que na época era pandêmica. Ele morreu duas semanas depois.

Quando faleceu, em 29 de dezembro, Osler era considerado o mais proeminente médico do mundo. Vários anos depois, Harvey Cushing (p. 275), um de seus alunos mais eminentes, publicou uma extensa biografia que ganhou o prêmio Pulitzer. Um "renascimento de Osler" começou na década de 1960 e não se atenuou. Mais de oitenta anos depois de sua morte, ele ainda é venerado. Charles S.

Bryan publicou seu *Osler: Inspirations from a Great Physician* (Osler: Inspirações de um grande médico) em 1997. Osler foi a fonte de cerca de mil e quinhentos artigos. Medalhas foram cunhadas em sua homenagem, e o vagão ferroviário Pullman e uma embarcação para marinheiros em licença da Segunda Guerra Mundial batizados com seu nome. Ele foi considerado maior que Hipócrates, para não mencionar Sydenham (p. 169). Em uma nova biografia, publicada em 1999, Michael Bliss nada fez para tirar Osler do pedestal que ocupa desde sua morte. Osler, escreve ele, "nunca poderá ser ultrapassado como a mais inspiradora figura paterna, mentor e modelo da medicina de língua inglesa".[11]

Elie Metchnikoff [1845-1916]

A Imunidade Celular

Em um dia do verão de 1882 — como ele nos contaria — o zoólogo russo Elie Metchnikoff mandou sua família ao circo enquanto ele observava, dentro da larva de estrela-do-mar, um tipo específico de célula que seria atraída para partículas estranhas, as cercaria e as destruiria. Ele concluiu, em um grande salto de imaginação científica, que aquelas células — os fagócitos, como as chamou — estavam realizando uma operação defensiva. Em conseqüência disso, Metchnikoff criou uma teoria controversa de reação imunológica que ele defendeu clamorosamente até sua morte.

Embora seu relato tenha elementos de mito — sua descoberta estava longe de ser acidental — a época e a ciência provaram que Metchnikoff estava certo. Seu conceito de imunidade baseada na célula representou uma nova e importante corrente de pensamento que levaria a uma compreensão de como o corpo reconhece e se protege de substâncias e organismos estranhos. Além disso, o trabalho de Metchnikoff também introduziu a visão de que o sistema imunológico distingue o próprio do não-próprio. Embora uma compreensão poderosa do sistema imunológico só viesse a aparecer na década de 1960, a teoria de Metchnikoff representou um vislumbre inicial, um *insight* conquistado pela aplicação dos princípios da biologia da evolução à patologia e à recém-elaborada teoria do germe.

O mais novo de cinco filhos, Ilya Ilitch Metchnikoff nasceu em 15 de maio de 1845, em Kharkov, na província de Ivanovka, na Ucrânia. Seu pai, de quem herdou o nome, era um genuíno nobre russo, que não apreciava nada mais que um jogo de cartas e um dia nas corridas. Depois de dissipar uma fortuna em São Petersburgo, ele se mudou com sua família de volta à Ucrânia, onde continuou a se divertir prodigamente e a apostar. Elie era uma criança frágil e sensível mais próxima de sua mãe, Elilia, uma mulher cuja beleza foi atestada por Alexander Pushkin. Filha de um judeu convertido, ela estimulou seu filho inteligente e curioso. Elie tornou-se um herbarista, e importunava e subornava outras crianças para ouvirem suas aulas de botânica. Sua educação inicial foi com um professor particular; freqüentando o liceu, ele aprendeu ciência elementar e ganhou uma medalha de ouro na formatura. Foi para a Universidade de Kharkov, terminando o programa de quatro anos em dois e se formando em 1864. Estudou em Giessen, na Alemanha, com um famoso taxonomista, Rudolf Leuckart, e realizou um trabalho de campo em Nápoles, onde começou a trabalhar no desenvolvimento de camadas celulares germinativas de criaturas marinhas invertebradas. Metchnikoff recebeu seu doutorado em 1867 da Universidade de São Petersburgo. Ele ensinou por pouco tempo em Odessa antes de ser nomeado para a faculdade de zoologia em São Petersburgo, aos 22 anos.

Inicialmente atraído ao campo da embriologia comparativa da fauna marinha, Metchnikoff teve desde o início de sua carreira uma inclinação filosófica para a formação de teorias. Ele leu Darwin enquanto era estudante, mas não foi imediatamente — apesar de suas afirmações posteriores em contrário — o convertido entusiasta que se tornaria depois. Já em 1865 Metchnikoff descobriu o primeiro elemento do que se tornaria sua teoria da fagocitose quando observava a digestão intracelular em uma espécie de platelminto. Em 1872, quando Metchnikoff voltou à Universidade de Odessa — cuja localização no mar Negro a tornava conveniente para o estudo da fauna oceânica — seu interesse nas formas mais simples de vida, os protozoários, não era pouco, mas fazia parte de sua preocupação maior com a compreensão de organismos em relação a adaptações evolutivas.

A revelação de Metchnikoff relacionada com as células que ele chamaria de fagócitos surgiu de repente, mas somente graças a seu vasto fundo de conhecimento sobre o sistema digestivo de invertebrados. Sua famosa descoberta ocorreu em Messina, em 1882 — "um dia", escreveu Metchnikoff mais tarde, "em que toda a família tinha ido ao circo para ver alguns macacos extraordinários".[1] Estudando a digestão em larvas de estrelas-do-mar, Metchnikoff observou que certas células cercavam e engolfavam partículas estranhas. O que foi importante, estas células não eram da camada endodérmica, que controla os processos digestivos, mas da camada intermediária de células, ou mesodérmica, das quais o sistema circulatório surge nos animais superiores. Ele suspeitou de que sua função podia ser protetora.

O poderoso *insight* de Metchnikoff foi reconhecer que tinha descoberto uma função básica da vida dos organismos. "Um zoólogo até então", escreveu ele mais tarde, "de repente eu me tornara patologista."[2] Ele entendia que os fagócitos protegiam o organismo de invasores, mas esta era apenas uma de suas funções. Ele também creditava aos fagócitos a atividade de reparo de tecidos e vigilância de células malignas. O fagócito, para o sistema de Metchnikoff, escreve Alfred I. Tauber, "define a identidade do organismo; isto é, determinou o que não devia ser destruído ou comido, fosse estranho ou inato".[3]

O primeiro artigo de Metchnikoff sobre os fagócitos, publicado em 1883, foi recebido com ceticismo, e este não diminuiu. Ele teve o apoio do poderoso e influente Rudolf Virchow (p. 31), mas não de Robert Koch (p. 49). Em geral, a teoria fagocítica entrou em choque com várias outras noções relacionadas com a reação imunológica. De acordo com uma perspectiva, por exemplo, os glóbulos brancos na verdade ingeriam bactérias, mas então serviam como comboio para os invasores, transportando-os para outros lugares do corpo.

Metchnikoff não se curvou a estes e outros desafios, contudo, e a trajetória de sua carreira a partir de 1883 é de batalhas difíceis. Embora tenha voltado à Rússia em 1885 para chefiar o Instituto Bacteriológico de Odessa, ele era limitado por sua formação, que não era médica, e angariou a hostilidade da comunidade médica local. Depois de somente dois anos, ele se demitiu e deixou a Rússia, indo para a Europa em busca de uma nova nomeação. Em 1888 visitou Louis Pasteur em Paris. Pasteur estava então no auge de sua fama, mas fisicamente em declínio. Ele deu seu apoio à teoria fagocítica — Pasteur não simpatizava com a ciência alemã — e ofereceu a Metchnikoff um laboratório no recém-fundado Instituto Pasteur. Os 25 anos seguintes viriam a ser o período mais feliz da vida de Metchnikoff, quando ele se tornou uma eminência em uma das instituições de pesquisa médica mais alardeadas do mundo, atraindo estudantes da França e do exterior.

A mais significativa concorrente a uma teoria da imunidade baseada na célula, como a proposta por Metchnikoff, foi a teoria "humoral" apresentada em 1890 por Koch, Emil von Behring (p. 241) e outros. Por esta visão, a chave para a resposta imunológica não eram as células, mas o soro sangüíneo. Neste meio sem células, podiam-se ver as bactérias sendo submetidas a lise, ou degradação. Na verdade, Behring mostrou que os animais e seres humanos podem produzir substâncias que são tóxicas para as bactérias e circulam no sangue. O grande sucesso de Behring, a partir de 1890 com a antitoxina diftérica, emprestou peso à teoria humoral. Metchnikoff, por sua vez, publicou *Lectures on the Comparative Pathology of Inflammation* (Conferências sobre a patologia comparativa da inflamação), em 1892, e dez anos depois, em 1901, *Immunity in Infection Diseases* (Imunidade em doenças infecciosas). Ambos foram trabalhos seminais, controversos mas respeitados.

Em 1908, por seu trabalho com a imunidade, Metchnikoff dividiu o prêmio Nobel com Paul Ehrlich, fundador da quimioterapia. O prêmio representou uma reaproximação parcial entre as teorias da imunidade celular e humoral. O fato de que as teorias não eram incompatíveis tinha sido sugerido em 1905 por *sir* Almoth Wright, que as empregou para delinear sua própria teoria ampla. O conceito de imunidade de Ehrlich — sua "imunoquímica" — era presciente em sua forma, antecipando-se, por exemplo, ao conceito de receptores celulares. Os aspectos mais profundos da teoria biológica de Metchnikoff, ignorados nesta época, foram recuperados mais tarde. O sistema imunológico, como é compreendido atualmente, inclui as células imunes e os anticorpos, cujas funções correspondem, aproximadamente mas com suficiente clareza, à fagocitose e à resposta imunológica humoral.

Desde a virada do século, enquanto ele mesmo envelhecia, Metchnikoff começou a estudar a longevidade. Ele desenvolveu uma visão especulativa de que a senilidade podia ocorrer pela intoxicação crônica causada por bactérias intestinais. Para apoiar esta concepção, ele ofereceu uma série de observações, criando toda uma filosofia da nutrição e do envelhecimento. Ele chegou a ver o processo de envelhecimento como em grande parte anormal no homem moderno. Metchnikoff sugeriu a possibilidade de uma expectativa de vida normal de cerca de 120 anos. Para este fim, pegando sua sugestão dos longevos camponeses búlgaros, ele sugeriu que as pessoas bebessem leite azedo na crença de que os bacilos que produziam ácido lático podiam inibir os patógenos intestinais. Ele mesmo o bebia aos litros, e durante anos seu nome foi usado como um endosso aos produtos de uma marca de iogurte, "a única fornecedora do professor Metchnikoff". Depois da morte de Pasteur em 1895, escreve W. F. Bynum, Metchnikoff tornou-se, no instituto, o "mais visível adorno, o guru científico cujas idéias sobre dieta, constipação, envelhecimento e futuro biológico do homem eram ansiosamente procuradas e igualmente comentadas".[4] Metchnikoff publicou vários livros para consumo popular na esperança de divulgar suas idéias filosóficas, inclusive *The Nature of Man* (A natureza do homem) e *The Prolongation of Life* (O prolongamento da vida).

A personalidade extravagante de Metchnikoff parece ter combinado carisma e uma capacidade de fazer fortes atribuições com extrema sensibilidade à crítica, excentricidade e combatividade. Ele não simpatizava com a idéia de ter filhos e quando jovem gostava de dizer que a procriação era um crime em uma criatura sensível como o homem. Descrito por Paul de Kruif (p. 477) como um "personagem histérico saído de um romance de Dostoievski",[5] Metchnikoff tentou cometer suicídio duas vezes. Sua primeira esposa morreu de tuberculose, e ele dominava completamente sua segunda esposa, Olga Belokopitova, "que era como barro em suas mãos".[6] Todavia, o casamento foi um sucesso em seus próprios termos. Metchnikoff tornou-se padrasto de dois dos irmãos mais novos de sua esposa, e quando Olga recebeu sua herança, ele ficou livre de preocupações financeiras, uma vantagem importante para um homem de seu temperamento.

Com tudo o que sabia a respeito do envelhecimento, Elie Metchnikoff esperava viver até uma idade excepcional. Mas sua saúde começou a declinar em 1913, quando ele sofreu uma série de ataques cardíacos. Ele manteve um diário detalhado de sua doença, e nos últimos meses continuou trabalhando, escrevendo o livro popular *The Founders of Modern Medicine* (Os fundadores da medicina moderna). Sua morte chegou em 15 de dezembro de 1916, e embora ele esperasse o fim, sugeriu a um amigo: "Você fará minha autópsia? Verifique cuidadosamente os intestinos, porque acho que há algo lá agora".[7]

Willem Einthoven [1860-1927]

A Invenção da Eletrocardiografia

Depois que os conceitos básicos do eletromagnetismo foram estabelecidos no século XIX, vários fisiologistas procuraram visualizar e registrar o batimento cardíaco. O coração se comportava erradamente de várias formas em diferentes doenças, e um registro gráfico de sua atividade elétrica constituiria uma prova diagnóstica. Uma máquina, inventada pela virada do século XX, tornou-se a ferramenta que revolucionou a forma como os médicos viam a doença cardiovascular. Este foi o eletrocardiógrafo (ECG), que representa graficamente o batimento cardíaco pela medição dos potenciais elétricos na superfície do corpo. Foi desenvolvido e aperfeiçoado principalmente pelo fisiologista holandês Willem Einthoven.

Com cinco irmãos, Willem Einthoven nasceu em 22 de maio de 1860, em Samarang, um porto em Java, uma das ilhas da Indonésia, então parte das Índias Orientais Holandesas. O nome da família era holandês, mas os Einthoven identificaram seus ancestrais nos judeus que migraram para a Holanda a partir da Espanha durante a Inquisição. Jacob Einthoven era um médico militar; sua esposa era Louise M. M. C. de Vogel. Em 1870, vários anos depois da morte de Jacob, a mãe de Willem trouxe a família de volta a Utricht. Freqüentando a universidade ali, Willem formou-se em fisiologia e medicina. Recebeu seu PhD em medicina com louvor em 1885.

O trabalho inicial de Einthoven na nascente disciplina da fisiologia, é interessante observar, foi inspirado por Franciscus Donders, um famoso oftalmologista. Donders, influenciado pela invenção do oftalmoscópio, fez muito para melhorar os óculos comuns. Em meados de seus vinte anos, o trabalho de Einthoven no campo da pesquisa ocular, com estudos em visão estereoscópica, estabeleceu sua reputação. Ele foi nomeado para a cadeira de fisiologia da Universidade de Leiden em 1886.

Em 1889, no Primeiro Congresso Internacional de Fisiologistas, em Bruxelas, Einthoven assistiu a uma apresentação do "eletrograma", uma invenção do fisiologista Augustus Waller. Usando um instrumento chamado eletrômetro capilar, em que uma coluna de mercúrio flutuava a cada batida do coração, Waller traçou mudanças mínimas, registrando-as em papel fotográfico. As demonstrações de Waller do batimento cardíaco — primeiro com sapos, depois com um buldogue de nome Jimmy, e mais tarde com pessoas — ficaram famosas e lhe granjearam o aplauso de cientistas de toda a Europa. Einthoven também ficou impressionado. Voltando à Holanda, ele contou aos colegas sobre "uma das pesquisas mais belas"[1] apresentadas no congresso.

Em busca de um projeto adequado para seu sofisticado laboratório, Einthoven reconheceu as limitações da máquina de Waller e procurou aperfeiçoá-la. Inicialmente, também tentou trabalhar com o eletrômetro capilar, mas ficava consistentemente decepcionado. Quando o mercúrio se deslocava, a inércia de sua massa derrotava os esforços para obter medidas precisas. Einthoven tentou compensar sua distorção. Ele desenvolveu extensos cálculos para corrigir a defasagem do mercúrio e tentou melhorar o próprio aparelho. Uma vez tentou estabilizar o instrumento cavando um buraco no piso do laboratório e enchendo-o de pedras. Todos estes métodos fracassaram, ou não eram viáveis.

Einthoven, familiarizado com instrumentos de medição, estava ciente de um novo "galvanômetro de corda" que fora desenvolvido por um engenheiro elétrico francês e pioneiro da aeronáutica, Clement Ader. Criando um dispositivo similar — a agulha o mais fina possível suspensa entre pólos de um magneto em ferradura — Einthoven tentou, mais tarde com algum sucesso, estabelecer a forma das ondas elétricas geradas pelo coração. Finalmente obteve um quadro bastante bom de "das normale Elektrokardiogramm". Ele podia mostrar as mudanças na atividade cardíaca quando um indivíduo se exercitava, por exemplo, ou com outras variáveis. Torná-lo uma ferramenta de diagnóstico, contudo, exigia mais trabalho.

Einthoven melhorou o galvanômetro de corda com uma adaptação engenhosa. O galvanômetro, em teoria, podia medir as mudanças mais sensíveis no campo elétrico. Mas, na prática, deslocar sua agulha de arame exigia uma corrente forte. A corrente elétrica que estimula o coração é muito fraca. Einthoven por fim teve a idéia de usar um filamento de quartzo revestido em prata como agulha do aparelho. Ele o obteve ligando o quartzo a uma flecha em um arco fortemente apertado. Aplicava-se calor ao quartzo, e a flecha era lançada pelo laboratório. O quartzo se fundia em um filamento superfino. Este filamento, tão fino que era necessário um microscópio para ver o desvio causado pelo batimento cardíaco, foi a inovação essencial.

Embora o eletrocardiógrafo primitivo fosse um triunfo da medição sensível, o instrumento como um todo era pesadão. Para proteger a corda de interferência ambiental, Einthoven teve de adotar tamanhos exagerados. Ele foi compelido a construir uma máquina que ocupava duas salas e exigia cinco operadores. O indivíduo cujo coração seria medido devia colocar as mãos ou os pés em tubos e tigelas de solução salina.

Mas funcionava. Einthoven viu o coração como o centro de um triângulo imaginário. Os ápices do triângulo, na "hipótese de Einthoven", eram os ombros direito e esquerdo, e a virilha esquerda. O coração era registrado sob condições rigorosas: as duas mãos em solução; a mão direita e o pé esquerdo em solução; e a mão esquerda e o pé esquerdo em solução. Isso permitiu o estabelecimento de um relacionamento mensurável entre a ação dos ventrículos (as câmaras inferiores do coração) e os átrios (as câmaras superiores), e assim proporcionou um meio de detectar os ritmos normais e aqueles doentes. "Da natureza do caso", explicou Einthoven, "deve haver uma conexão entre as curvas obtidas pelas três diferentes direções da mesma pessoa. Se duas formas são conhecidas, a terceira deve ser calculada a partir dela."[2]

Ao contrário dos pesquisadores anteriores, Einthoven buscou as perspectivas do eletrocardiógrafo para uso clínico. Na verdade, seu sucesso, deve-se destacar, deveu-se a sua clareza de visão a respeito do valor potencial do aparelho para a medicina. Em 1901 ele publicou o primeiro artigo sobre seu novo instrumento. Dois anos depois, forneceu alguns padrões e nomenclatura que mais tarde seriam ensinados a todos os médicos. Em um eletrocardiograma, a onda P dá a atividade do átrio cardíaco. O complexo de ondas QRS e a onda T descrevem a ação ventricular. Embora mais tarde tenham sido modificadas, a terminologia e as descrições diagnósticas de Einthoven foram seu legado duradouro à cardiologia.

Os fabricantes logo ficaram interessados no eletrocardiógrafo. Questões de patente levaram Einthoven a fazer um acordo com a Cambridge Instrument Company, de propriedade de Horace Darwin (filho mais novo de Charles Darwin [p. 25]). As primeiras máquinas, disponíveis em 1908, eram grandes, desajeitadas e caras, mas os modelos tornaram-se progressivamente menores e financeiramente mais acessíveis. Uma máquina portátil — embora pesasse 40 quilos — foi introduzida em 1926.

Enquanto isso, durante as duas primeiras décadas do século XX, Einthoven e outros, notavelmente o cardiologista inglês Thomas Lewis, estabeleceram a eletrocardiografia como disciplina. Na época em que o texto de Lewis, *Clinical Electrocardiography* (Eletrocardiografia clínica), foi publicado em 1913, um elaborado esquema de classificação diagnóstica existia para "cada forma de irregularidade cardíaca".[3] Embora instalado em vários hospitais na época da Primeira Guerra Mundial, inicialmente o aparelho não foi realmente popular. Mas em 1918 o famoso médico de Chicago James Herrick usou o eletrocardiógrafo em uma descrição clássica do infarto agudo do miocárdio, ou ataque cardíaco. Este trabalho teve um efeito considerável e ajudou a esclarecer o pleno potencial do eletrocardiógrafo. Em 1924 Einthoven recebeu o prêmio Nobel de fisiologia ou medicina.

Einthoven era "um homem de hábitos regulares, quase diligentes, bem adaptado à sossegada cidade universitária",[4] escreve Robert G. Frank. Ao mesmo tempo, era um esportista, poliglota, com alguns traços que caracterizam estereotipicamente os professores. Alguns descreveram seu humor "infantil" e sua desatenção. Ele podia esquecer uma aula que tinha de dar, ou cancelá-la, porque, como explicou, "estou pensando". Aos olhos de seus alunos, Einthoven era quase um santo. Generoso com o dinheiro, ele determinou compartilhar seu prêmio Nobel com seu assistente de laboratório, Van de Woerdt, mas, como este morreu, Einthoven deu a parte de Van der Woerdt às duas irmãs dele.

Em 1886, logo depois de receber seu doutorado, Willem Einthoven casou-se com Frédérique Jeanne Louise de Vogel, uma prima por parte de mãe. Eles tiveram três filhas e um filho. Willem Einthoven morreu em 28 de setembro de 1927.

Por muitos anos, o eletrocardiógrafo foi a mais valiosa ferramenta diagnóstica não-invasiva. Na década de 1970, contudo, uma variedade de novas tecnologias começou a chegar ao mercado médico, e cada uma delas possuía algumas vantagens em relação ao ECG. Havia o seguro e simples ecocardiograma, por exemplo, que emprega ondas de som para criar uma imagem da atividade cardíaca. Entre as técnicas que utilizam imagem baseadas nos radioisótopos, que passaram a ser utilizadas mais ou menos na mesma época, estavam a cintigrafia de perfusão miocárdica e a cineangiografia radionuclídea, e ambas (ao contrário do ECG) podiam ser empregadas durante o exercício.

Mas o eletrocardiógrafo se mostrou um instrumento duradouro, adaptado nos últimos anos para registrar o batimento cardíaco dos pacientes enquanto eles realizam as tarefas diárias. Hoje em dia, escreve o cardiologista Jeffrey S. Borer, o uso do ECG em combinação com tecnologias baseadas em computador "pode proporcionar diagnóstico e informação prognóstica, inclusive orientação direta à terapia, que mal podiam ser concebidas há relativamente pouco tempo".[5]

Emil von Behring [1854-1917]

A Imunidade Humoral

Uma história dramática de 1891: na noite de Natal, uma jovem em Berlim é sufocada até a morte por difteria. Na Clínica Bergmann, ela recebe uma injeção de soro do sangue de ovelhas infectadas experimentalmente. A ação desta substância, como esperado, foi a de conter a toxina diftérica fatal. Como que por um milagre, a garota se recupera. A difteria, uma das doenças mais temidas da história, tinha a partir daí uma cura.

Para compreender o impacto popular do sucesso de Emil von Behring, é preciso reconhecer que a difteria foi um flagelo terrível no passado. Pode se disseminar rapidamente nas populações humanas através de secreções da tosse ou pelo toque. Quando encontrada, a resistente bactéria em forma de bastão vive no trato respiratório superior. Quando a vítima adoece, os nódulos linfáticos aumentam e a garganta incha até aparecer um "pescoço de touro", e o resultado é a sufocação. A bactéria gera uma toxina, conhecida como uma exotoxina, que causa dano cardíaco progressivo, paralisia e morte. A difteria tornou-se especialmente virulenta em meados do século XIX, prosperando em condições de superpopulação da vida urbana pobre. Sua devastação era pungente, porque suas vítimas eram com freqüência crianças. Muitos concordariam com Edward Shorter: "Se podemos dar qualquer data precisa à cristalização da cegueira pública com a ciência médica", escreve ele, "acho que seria a chegada em 1894 da primeira 'antitoxina' diftérica."[1]

O significado científico do sucesso de Behring foi mais ambíguo. Ele confundiu a base da imunidade. Por demonstrar as propriedades imunológicas do soro sangüíneo sem células, seu trabalho deu apoio a uma teoria "humoral", ou química, à custa do interesse na imunidade celular. A teoria humoral ganhou a aprovação dos "imunoquímicos" alemães e tornou-se dominante pelas décadas seguintes. Deu ensejo ao que Arthur M. Silverstein chamou certa vez de "o dogma de que o anticorpo circulante proporcionaria todas as respostas essenciais para os problemas da imunidade e da imonopatologia".[2] A imunidade celular, descoberta em 1882 por Elie Metchnikoff (p. 231), foi desprezada. Foi apenas em meados do século XX, com o desenvolvimento maior da teoria da seleção clonal de Macfarlane Burnet (p. 339), que a situação seria apreciavelmente esclarecida.

Um de 12 filhos, Emil Behring nasceu de August Georg Behring e Augustine Zech em 15 de março de 1854. Seu local de nascimento foi uma cidade na Prússia Oriental, hoje Idawa, na Polônia. Seu pai era um professor de escola de meios modestos que pretendia que seu filho ou se tornasse também professor, ou ingressasse no ministério religioso. Em 1866, contudo, enquanto freqüentava o ginásio em Hohenstein, Emil descobriu seu interesse pela medicina. Com a ajuda de um professor, ele foi aceito em 1875 na Universidade Frederico Guilherme em Berlim, uma faculdade de medicina paramilitar administrada pelo Estado na qual, depois da formatura, os alunos concordavam em servir no exército por dez anos em troca de ensino gratuito. Behring recebeu seu diploma de medicina em 1878 e dois anos depois, após ser aprovado nos exames estaduais, trabalhou por algum tempo no Cáritas de Berlim antes de começar o serviço no exército como cirurgião-assistente.

Behring entrou para a medicina em uma época propícia. No início da década de 1880, o trabalho de Robert Koch (p. 49) e Louis Pasteur (p. 43) tinha levado às primeiras formulações sobre a teoria do germe e inspirou uma lufada de pesquisas frutíferas. Behring ficou intrigado desde o início. Em 1881, enquanto ainda servia no exército, ele começou a se perguntar sobre a possibilidade de tratar doenças infecciosas com substâncias que desinfectariam o corpo a partir de dentro, como o ácido carbólico era usado para feridas externas. Trabalhando com o iodofórmio, um composto usado como curativo de feridas, Behring logo percebeu que o problema mais sério era o efeito tóxico da substância — a cura era pior do que a doença. Contudo, Behring continuou interessado na perspectiva de encontrar agentes terapêuticos, e ele adquiriu experiência na experimentação animal.

Em 1889, depois de deixar o exército para se unir ao Instituto de Higiene na Universidade de Berlim, Behring tornou-se assistente de Robert Koch. Ele também começou uma colaboração com Shibasaburo Kitasato, um microbiologista japonês que, um ano antes, tinha isolado a bactéria responsável pelo tétano. Como a difteria, os efeitos letais do tétano são produzidos por uma toxina. Isto estava em consonância com as recentes descobertas de Émile Roux e Alexandre Yersin, que demonstraram que, mesmo depois que todas as bactérias diftéricas eram filtradas de uma cultura de laboratório, o fluido remanescente ainda podia produzir a doença.

Behring e Kitasato tentaram desenvolver antídotos eficazes para o tétano e a difteria, experimentando com animais que tinham sobrevivido à doença. O soro sangüíneo de tais animais, eles logo puderam demonstrar, podia às vezes conferir imunidade em animais saudáveis. Em um ano tinham produzido um soro contra o tétano. Em 4 de dezembro de 1890, publicaram os resultados de experimentos que mostravam que o soro sangüíneo de coelhos imunes ao tétano podia ser injetado em outros animais, detendo ou neutralizando as toxinas criadas pelos bacilos do tétano. Uma semana depois, em outro artigo, Behring mostrou que o princípio válido para tétano também funcionava com a difteria. "Assim foram dispostas as bases", escreve o historiador da medicina George Rosen, "para a terapia específica de soro e profilaxia da difteria, bem como de [determinadas] outras doenças infecciosas."[3] A grande experiência da véspera de Natal viria um ano depois.

Depois de Behring demonstrar sua eficácia, foram necessários vários anos de trabalho até que a antitoxina pudesse ser empregada em larga escala. Durante três anos de ensaios clínicos, cerca de 20 mil crianças receberam a antitoxina. Enquanto isso, em 1893 Behring publicou uma história da difteria e *Die ätiologische Behandlung der Infections-krankheiten* (Análise da terapia etiológica das doenças infecciosas). Depois do grande sucesso de Émile Roux com a antitoxina diftérica no Hospital Pediátrico de Paris, seu relato ao Oitavo Congresso Internacional de Higiene e Demografia, em 1894, foi amplamente visto como uma defesa do trabalho de Behring. A partir daí, a antitoxina diftérica foi produzida em todo o mundo. O grande químico Paul Ehrlich trabalhou com Behring para padronizar a dosagem.

A antitoxina diftérica original tinha uma taxa de sucesso substancial, mas não era garantia de cura e não conferia imunidade de longo prazo. Ela representou um exemplo de "imunidade passiva" de curto prazo, em que, como compreendemos hoje, são introduzidos no sistema os anticorpos, mas não os antígenos que provocam uma resposta mais duradoura e ativa do sistema imunológico do indivíduo. Em 1913, Behring introduziu uma vacina ativa que combinava toxinas neutralizadas e antitoxinas; e assim fizeram outros, mais ou menos na mesma época. A imunização de crianças mais tarde tornou-se obrigatória nos países industriais mais avançados.

As esperanças de sucesso de Behring no tratamento de outras doenças se mostraram impalpáveis. Seu relacionamento com Robert Koch azedou, e em 1894 ele foi nomeado professor associado de higiene na Universidade de Haia. No ano seguinte aceitou uma nomeação de mais prestígio como professor da Universidade de Marburgo. A Fabwerke Höschst, que estava produzindo antitoxina diftérica e em que Behring tinha participação financeira, montou seu laboratório. Na esperança de descobrir uma antitoxina, Behring estudou a bactéria da tuberculose, mas com resultados menos espetaculares. Embora logo viesse a abandonar esse trabalho, sua afirmação controversa de que a tuberculose bovina podia se disseminar para seres humanos estava correta. Mas sua sugestão, em 1905, de que o leite de vaca seria desinfetado com peróxido de hidrogênio e formaldeído, não funcionou.

Depois de se tornar um homem famoso, Behring foi recompensado com um título de nobreza. Como von Behring, ele se tornou conhecido dos jornalistas populares como o "salvador das crianças". Um instituto foi batizado com seu nome, e em 1901, por ter "colocado nas mãos dos médicos uma arma vitoriosa contra a doença e a morte",[4] ele recebeu o primeiro prêmio Nobel de fisiologia ou medicina. Em 1904 von Behring fundou a Behringwerke Company para pesquisar doenças infecciosas e tratamentos. Von Behring consolidou sua reputação durante a Primeira Guerra Mundial, quando a imunização contra o tétano mostrou seu real valor na proteção dos feridos. Ele agora era conhecido como o "salvador dos soldados", e foi recompensado com a Cruz de Ferro.

Em 1896 Emil von Behring casou-se com Elie Spinola, com quem teve seis filhos. Quando sofria de depressão, o que era bastante freqüente, ele se retirava para sua casa em Capri. Não foi um grande professor, e se indispôs não só com Robert Koch mas também com Paul Ehrlich, cujo trabalho muito havia feito para tornar suas descobertas úteis na medicina. Quando Ehrlich estava sendo descido ao túmulo em 1915, von Behring apareceu no cemitério para pedir perdão: "Se magoamos você", ele importunou seu velho amigo, "perdoe-nos."[5] Emil von Behring morreu de pneumonia em 31 de março de 1917.

Alexis Carrel [1873-1944]

Cirurgia, Ciência e *O homem, esse desconhecido*

O assassinato de um presidente francês por um anarquista munido de uma faca, em 1894, permitiu um notável avanço no campo da cirurgia. Logo depois, Alexis Carrel, um jovem cirurgião francês, começou a desenvolver novas técnicas para a sutura de vasos sangüíneos, inclusive algumas como as que poderiam ser usadas para salvar a vida do presidente. Este trabalho foi um grande sucesso. Não só Carrel aprendeu a religar artérias e veias com um sucesso sem precedentes, como também descobriu como realizar enxertos cirúrgicos de todos os tipos. "Entre 1901 e 1910", escreve Julius H. Comroe, Jr., "Alexis Carrel, usando animais experimentais, realizou cada proeza e desenvolveu cada técnica conhecida da cirurgia vascular de hoje"[1] (excetuando os vários avanços impulsionados pela tecnologia). Por expandir a gama dos procedimentos cirúrgicos não muito depois de a assepsia torná-los possíveis, em 1912 Carrel recebeu o prêmio Nobel de fisiologia ou medicina por seu trabalho "sobre a sutura vascular e o transplante de órgãos".[2]

O significado do trabalho de Carrel vai além da técnica cirúrgica. Ele possuía a mente de um inventor e realizou um amplo leque de experimentos inteligentes e operações, inclusive a substituição de órgãos. Este trabalho, por sua vez, envolveu-o em pesquisa básica, para preservar e até cultivar tecidos e órgãos humanos. O transplante de órgãos só seria possível na década de 1960, mas a demonstração de Carrel de sua plausibilidade na virada do século XX proporcionou um impulso inicial importante. Finalmente, o temperamento filosófico e às vezes místico de Carrel fez dele uma das figuras mais controversas de sua geração, tanto nos Estados Unidos como na França. Ele trabalhou com percepção extra-sensorial, foi autor de uma prescrição visionária para a humanidade e flertou com idéias que poderiam ser consideradas fascistas. Carrel era um "cientista e um místico", escreveu o pioneiro da aviação Charles Lindbergh, seu amigo, colaborador e companheiro reacionário, "(...) condecorado e amaldiçoado, em geral pelas mesmas pessoas".[3]

Alexis Carrel, batizado Marie-Joseph-Auguste, nasceu em 28 de junho de 1873, o mais velho de três filhos de Anne-Marie Ricard e Alexis Carrel-Billiard. Seu pai era um próspero fabricante têxtil — o que é intrigante, à luz da preocupação de

Carrel com as suturas de seda — e morreu de pneumonia quando Alexis tinha apenas cinco anos de idade. Depois de uma educação inicial com sua mãe, uma mulher muito religiosa de quem ele era excepcionalmente próximo, Alexis freqüentou o Collège de St. Joseph, uma instituição jesuíta. Foi para a Universidade de Lyons, recebendo o diploma em letras em 1890, e fez um segundo bacharelado em ciências em 1891 na Universidade de Dijon. Estudou medicina por três anos, e de 1893 a 1900 obteve experiência em cirurgia nos hospitais locais. De 1899 a 1902, Carrel serviu como dissector na Universidade de Lyons. Recebeu seu diploma de medicina naquela universidade em 1900.

Carrel não tratou de Sadi Carnot depois que o presidente foi atacado em 24 de junho de 1894, mas ficou profundamente impressionado com o fato de nenhuma intervenção médica ter sido tentada. A ferida fatal atingiu uma das veias abdominais de Carnot, e os cirurgiões eram de opinião que tais veias portas eram grandes demais para que fossem religadas com sucesso. Carrel se perguntou se técnicas aperfeiçoadas podiam ter salvo o presidente e começou uma série de pesquisas que culminariam, vários anos depois, em todo um novo conjunto de instrumentos para procedimentos cirúrgicos.

O principal problema na sutura de vasos era o de causar lesão a seu revestimento interno, o que podia dar origem a coágulos sangüíneos fatais. Nisto, como em muito mais, Carrel voltou-se para a mãe em busca de conselhos. Anne-Marie o orientou a procurar um armarinho, onde ele encontrou agulhas e fios muito finos. Carrel também tomou aulas de costura com uma bordadeira local. Com a destreza aprimorada, Carrel desenvolveu uma técnica que usava três suturas, permitindo contornar o vaso sangüíneo a ser tratado como um triângulo, capacitando assim o cirurgião a costurar em uma superfície plana, um "lado" de cada vez. Esta solução simples, a "triangulação", ainda é usada hoje.

Em outra inovação, Carrel revestiu suas agulhas e linhas finas com vaselina para proteger o frágil tecido de danos. Ele publicou, em 1902, um artigo que descrevia como os cirurgiões podiam empregar esta técnica. Embora fossem apreciadas por seus colegas, suas inovações não lhe renderam amigos entre os administradores dos hospitais locais, onde ele não era popular. Por sua vez, Carrel parece ter achado a sociedade de Lyons provinciana e estreita. Ele também pode ter se amargurado depois que foi reprovado para uma cadeira na universidade.

As perspectivas de carreira de Carrel, ao que parece, também foram prejudicadas por sua atitude crédula em relação à intervenção divina. Em 1903, ele acompanhou doentes e aleijados em sua peregrinação anual a Lourdes, o famoso santuário católico para curas milagrosas. Entre eles, estava a peregrina de 17 anos Marie Bailly, que se dizia sofrer de peritonite tuberculosa, uma doença fatal que já matara seus pais. Como estava tão doente que não podia ser imersa, ela foi borrifada com água. Extraordinariamente, ela pareceu se "recuperar" quase de imediato. Embora admitisse que "não podia ser feito nenhum diagnóstico preciso",[4] Carrel recusou-se a descartar uma cura sobrenatural. Isso consternou tanto seus colegas que ele achou que não podia mais ter esperanças de um futuro na medicina acadêmica na França. Claramente aflito, por um curto tempo Carrel alimentou a idéia de criar gado em vez de trabalhar com a medicina, e em 1904, depois de longas discussões com sua mãe, ele emigrou para o Canadá. Mas seus planos de fazendeiro deram em nada, e logo ele aceitou uma nomeação na Universidade de Chicago.

Os experimentos com cirurgia de transplante tornaram-se o novo foco do trabalho de Carrel. Em poucos meses, junto com o fisiologista Charles Guthrie, Carrel realizaria operações pioneiras. Com a oportunidade de experimentar com animais sob condições asssépticas, seu trabalho floresceu. Carrel e Guthrie pretendiam explicitamente criar uma revolução do transplante, e foram essencialmente bem-sucedidos. Por um período de menos de dois anos, Carrel descobriu como enxertar veias e artérias e, de forma espetacular, transplantar rins e ovários e substituir glândulas tireóides. Com Guthrie, ele não só publicou quase trinta artigos em periódicos médicos, mas conquistou a atenção da imprensa popular. Um artigo logo apareceu no *New York Herald*, com a previsão de que, um dia, "se seu coração não estiver mais no lugar certo, ele será transplantado".[5]

O sucesso cirúrgico de Carrel com enxertos e transplantes foi limitado pelo que seria compreendido, cerca de quarenta anos depois, como uma resposta imunológica que levava à rejeição. No entender de Carrel, mais simplesmente, "as células são específicas do indivíduo a quem pertencem. Esta peculiaridade de nosso corpo tem impedido até agora o uso de transplante de órgãos para propósitos terapêuticos".[6]

Em 1906, Carrel transferiu-se para o Instituto Rockefeller, onde, com um laboratório e uma sala de cirurgia, ele continuaria até o início da Segunda Guerra Mundial. Amigo de Simon Flexner, o diretor do Rockefeller, Carrel tornou-se membro associado do instituto em 1909 e membro pleno três anos depois. Em um incidente dramático em 1908, Carrel foi chamado para realizar o que Douglas Starr chama de "a primeira transfusão moderna", em que ele suturou a artéria de um pai à veia da perna de sua bebê doente. O pai portanto bombeou sangue na filha e, porque eles tinham tipos sangüíneos compatíveis, a operação foi um sucesso. O Rockefeller conseguiu um golpe de relações públicas, relatando o caso na imprensa como "um dos mais impressionantes sucessos cirúrgicos já realizados neste país".

O início do trabalho de Carrel em cirurgia cardíaca, usando animais experimentais, foi prodigioso em resultado e influência. Entre outras coisas, Carrel descobriu como os procedimentos de enxertia podiam ser aplicados aos vasos coronarianos que levam oxigênio ao coração. Isto envolvia usar novos métodos para preservar os enxertos antes de transplantá-los, e empregar tubos de parafina para manter o suprimento de sangue na medula espinhal durante a cirurgia. Em tudo, o trabalho de Carrel foi uma grande antecipação da operação de derivação cardíaca (*bypass*) que se tornou plausível na década de 1960.

Outra área de interesse de Carrel foi a cultura e preservação de tecidos. A perspectiva de induzir tecidos a crescer fora do corpo tinha uma grande promessa para a pesquisa médica, e o interesse de Carrel foi estimulado por um desejo de compreender como as feridas cicatrizam. Impressionado com a demonstração de Ross G. Harrison, em 1907, de crescimento celular *in vitro*, entre 1910 e 1914 Carrel incrementou técnicas em seu próprio laboratório. Seu mais notável sucesso foi também o mais duradouro. Em 1912 Carrel criou condições nutricionais que imortalizaram — com o cuidado apropriado — um fragmento de músculo cardíaco de um embrião de frango. Uma cultura produzida desta forma foi mantida por 34 anos.* Na imprensa popular, isso deu origem ao rumor de que o fragmento de tecido na verdade tinha crescido até um órgão plenamente desenvolvido, sempre em expansão. Mas o trabalho de Carrel representou um sério passo na direção dos vírus cultivados, e assim foi de grande valor para a pesquisa médica.

Com o início da Primeira Guerra Mundial, Carrel voltou à França, onde serviu como major na unidade médica do exército francês. Ele ajudou a popularizar as técnicas de sutura que tinha desenvolvido para tratar as feridas. E, com o bioquímico Henry Dakin, desenvolveu um desinfetante bastante eficaz e relativamente suave para irrigar as feridas antes de fechá-las. Embora seu uso fosse controverso por algum tempo (como quase tudo relacionado com a assepsia), os médicos militares por fim admitiram seu valor. O tratamento Carrel-Dakin tornou-se padrão antes do desenvolvimento de antibióticos, como a penicilina. Carrel, mais que a maioria dos cirurgiões, era sensível aos perigos da sepse, e insistia para que os bacteriologistas trabalhassem com os cirurgiões para avaliar o progresso da cicatrização das feridas.

Depois da guerra, Carrel voltou a Nova York e ao Instituto Rockefeller. Como muitos outros cientistas, ele passou a maior parte de seu tempo no estudo do cân-

---

*A cultura foi mantida, desde sua criação em 1912, por Albert H. Ebeling, então técnico do laboratório de Carrel. Ebeling levou a cultura com ele quando começou a trabalhar nos Lederle Laboratories, e suas células foram usadas para testar germicidas até 1946.

cer, mas pouco produziu de frutífero. Mais intrigante foi seu trabalho com cerca de 20 mil camundongos de várias linhagens. Embora nunca tenham sido analisados em detalhes, os estudos de Carrel aparentemente mostraram com que facilidade a expectativa de vida murídea podia ser modificada pela dieta e, mais geralmente, a importância dos fatores ambientais na modelagem do potencial genético. Em outro projeto, Carrel trabalhou com o aviador pioneiro Charles Lindbergh para desenvolver uma bomba de perfusão com o objetivo de manter vivos órgãos inteiros fora do corpo. Depois de conhecer Lindbergh — que era autodidata em biologia e engenharia — em 1930, Carrel o ajudou a começar a construir um aparelho e a posteriormente realizar quase 900 experimentos no Instituto Rockefeller. Eles apareceram juntos na capa da revista *Time* em 1935, e publicaram *The Culture of Organs* (A cultura de órgãos) juntos em 1938.

Durante a década de 1930, Carrel também explorou seu crescente interesse em questões filosóficas e sociais. Um católico que acreditava na clarividência e no poder da oração, Carrel publicou peças populares na *Reader's Digest*. Ele aprovava certos aspectos do nacional-socialismo enquanto era desenvolvido na Alemanha, elogiando o que julgava as "características de mérito da educação fascista".[7] Mais extenso foi seu trabalho *Man, the Unknown* (*O homem, esse desconhecido*), um *best-seller* quando foi publicado em 1933. Nele Carrel expressou sua esperança de que o conhecimento científico possa ser usado para que a condução espiritual da humanidade progrida sob a liderança de um grupo de intelectuais.

Belamente escrito, *Man, the Unknown* era também altamente reacionário. Carrel discute a natureza da sociedade à luz das descobertas na biologia, física e medicina. O livro é repleto de *insights* muito próximos da especulação bizarra e de prescrições sociais de arrepiar os cabelos. Carrel apoiava entusiasticamente a eugenia. Ele também acreditava que não só os assassinos e ladrões armados, mas também quem "espoliava os pobres de suas economias [ou] enganava o povo em questões importantes"[8] deviam ser "humana e economicamente colocados em pequenas instituições de eutanásia abastecida com os gases adequados". Para criminosos menores, Carrel defendia o açoite. Acima de tudo, *Man, the Unknown* revela um gênio à sombra dos projetos fascistas para o mundo, talhando os emblemas do despotismo com as ferramentas da ciência.

Alexis Carrel teve uma vida pessoal incomum. Aos quarenta anos, casou-se com Anne de la Motte de Meyrie, e em 1914 a gravidez de sua esposa teve um fim quando o ferrão de uma abelha produziu uma reação anafilática. Eles continuaram sem filhos, embora ela tivesse um filho de um casamento anterior. Depois de 1926, Anne, que era formada em enfermagem, passou a maior parte do tempo na França, em sua casa na ilha de Saint Gildas, nos arredores da costa bretã. Carrel continuou em Nova York, embora a achasse "rápida e barulhenta demais". Ele se tornou membro do Century Club, onde certa vez, com um copo de martíni na mão, declarou que a maior invenção da humanidade era o álcool. Caracteristicamente, ele deplorava o alcoolismo.

Pouco antes da Segunda Guerra Mundial, Carrel se aposentou do Instituto Rockefeller e voltou para a França, onde ficaria até o fim de sua vida. Eminente e ainda ativo, ele era um forasteiro bem situado para receber permissão do governo de Vichy para colocar algumas de suas grandes idéias em prática. No final de 1941, financiado com cerca de US$8 milhões, criou o Instituto para o Estudo dos Problemas Humanos. A pesquisa realizada no instituto durante sua curta vida dizia respeito aos problemas da infância, além de investigar temas como hipnose, parapsicologia e telepatia.

Carrel declinou, de uma variedade de formas, de conspirar ativamente com os nazistas, mas seu apoio ao governo do general Pétain levou a grosseiras acusações de colaboracionismo. Enfraquecido por ataques cardíacos em 1943 e 1944, Carrel sofreu de outras formas quando a ocupação alemã terminou e a França Livre chegou ao poder. Ele foi ridicularizado pela imprensa, sua casa foi saqueada e ele quase foi preso. Sua morte, em 5 de novembro de 1944, não foi precoce demais para a paz de espírito.

Frederick Banting [1891-1941]

A Descoberta da Insulina

Textos védicos da Índia datando de 800 a.C. descrevem os sinais e sintomas do diabetes mellitus. Areteu da Capadócia, no segundo século, o chamou de "uma fusão de corpo e membros na urina".[1] Em termos modernos, o diabetes surge quando o corpo não pode utilizar açúcar, seu combustível essencial. A descoberta de que a insulina, um hormônio do pâncreas, pode ser usada para tratar o diabetes constitui uma das primeiras histórias sensacionais da medicina do século XX. Ela é repleta de falsos começos, descobertas ao acaso, trabalho de equipe criativo e disputas desagradáveis de prioridade. A figura central, que teve ajuda de todos os lados e não pode ter feito isso sozinha, é o médico canadense Frederick Banting.

De ascendência irlandesa e escocesa, Frederick Grant Banting nasceu em 14 de novembro de 1891, em Alliston, Ontário. Seu pai era fazendeiro, e quando garoto Frederick desenvolveu um amor pelos animais e pela natureza. Na escola ele era mediano, mas um aluno muito competitivo que se sobressaía nos esportes. Não é de surpreender que, embora seu pai o tenha estimulado ao sacerdócio, ele decidisse estudar medicina. Depois de se formar na Universidade de Toronto em 1910, Banting permaneceu lá para seus estudos de medicina, que ele concluiu em 1916. Fez residência no Hospital Pediátrico de Toronto. Na opinião do próprio Banting, sua formação em medicina, encurtada pela Primeira Guerra Mundial, foi "muito deficiente". Quando a guerra chegava ao fim, Banting tornou-se oficial do Corpo Médico canadense e foi enviado à Inglaterra, onde tratou de feridos e acabou condecorado com a cruz militar por bravura. Ingressando na prática privada depois de voltar ao Canadá, Banting não teria um futuro particularmente auspicioso.

Os fisiologistas do século XIX, com uma nova compreensão da digestão e dos processos metabólicos, proporcionaram a essência de uma compreensão moderna do diabetes. Em 1889, uma descoberta acidental com um cão experimental mostrara que os níveis de açúcar do sangue ficavam anormalmente altos quando o pâncreas era removido. O animal perdia peso, tinha sede e fome constantes e por fim morria. Sabia-se que o pâncreas produzia suco digestivo, mas o que ele tinha a ver com a regulação do metabolismo do açúcar? A situação tornou-se mais complicada quando experimentos posteriores mostraram que meramente cortar o duto pancreático não produzia a doença. Um cão com um pâncreas degenerado não desenvolveria diabetes — o órgão tinha de ser removido. Mais pesquisas foram realizadas para tentar explicar esses resultados. Extratos pancreáticos foram administrados a pessoas e animais com diabetes na esperança de reverter o curso da doença. Tais experimentos mostraram-se malsucedidos e foi desenvolvida uma volumosa literatura a respeito.

Enquanto isso, um novo contexto na fisiologia tinha surgido com a descoberta, na virada do século, dos primeiros hormônios. O conceito destes "mensageiros químicos" foi essencial para uma descoberta de 1916 que foi esquecida por muitos. Um pesquisador britânico, Edward Albert Sharpey-Schäfer, descobriu que grupos de células do pâncreas, as "ilhotas de Langerhans" — batizadas com o nome de Paul Langerhans, que as havia descoberto em 1869 — continuavam intactas quando o duto pancreático era cortado. Era plausível, raciocinou Sharpey-Schäfer, que estas células produzissem um hormônio responsável pela regulação do açúcar do sangue. Na verdade ele foi mais longe, batizando a substância hipotética de "insulina". Contudo, ele mesmo não a extraiu das ilhotas de Langerhans. Foi neste ponto que Banting entrou em campo.

Banting teve a oportunidade de ler um artigo sobre as ilhotas de Langerhans em 30 de outubro de 1920. Ele estava trabalhando em tempo parcial como professor e demonstrador de cirurgia e anatomia na Universidade de Ontário Ocidental, e preparava uma aula sobre o metabolismo de carboidratos. O artigo, do patologista americano Moses Barron, dizia respeito ao caso de um duto pancreático obstruído. Na autópsia, Barron observara que, embora o pâncreas estivesse atrofiado, as ilhotas não estavam. Barron achou isso sugestivo e observou que o paciente não tinha sido diabético. Em resumo, seu modesto artigo de patologia — clássico em seu objetivo de relacionar a doença com as descobertas na autópsia — apoiou a idéia de que as ilhotas de Langerhans podiam ser importantes para o metabolismo do açúcar no sangue.

De acordo com Banting, ler o artigo de Barron o deixou sem sono. Nas primeiras horas da manhã, ele escreveu em seu diário: "Ligar os dutos pancreáticos do cão. Manter o cão vivo até que os ácinos degenerem, deixando as ilhotas. Tentar isolar a secreção interna desta para reduzir a glicosuréia".[2] A idéia original de Banting foi essencialmente repetir no laboratório a ocorrência natural que Barron havia relatado. Em um cão vivo, ele obrigaria o pâncreas a se degenerar para descobrir se as ilhotas de Langerhans, ainda ativas, produziriam a substância que se julgava controlar o açúcar sangüíneo.

Banting não tinha credenciais excelentes quando, esperando obter os recursos para pesquisa, procurou John Macleod, diretor do departamento de fisiologia da Universidade de Toronto. Macleod, especialista em metabolismo de carboidratos, duvidou que a causa do diabetes fosse hormonal, mas reconheceu que o experimento proposto por Banting era sólido, mesmo que proporcionasse apenas um resultado negativo. Então ele finalmente ofereceu espaço de laboratório a Banting, alguns cães experimentais e a assistência de Charles Best, um jovem aluno de mestrado. Mudando-se para Toronto, Banting começou a trabalhar em maio de 1921.

O resultado foi um conto de fadas médico. Em poucos meses, e depois de esforços iniciais fracassados, Banting e Best desenvolveram um projeto aceitável para seus experimentos. Em alguns cães, eles deixaram o pâncreas no lugar, mas cortaram o duto pancreático, o que resultou na atrofia do órgão, mas deixava intactas as ilhotas de Langerhans. De outros cães, eles excisaram o pâncreas inteiramente. Semanas depois, Banting e Best removeram os órgãos degenerados do primeiro grupo de cães, colocaram-nos em solução, trituraram-no com um almofariz e por fim o filtraram através de uma gaze. Eles administraram o filtrado pancreático aos cães sem pâncreas, que agora tinham desenvolvido diabetes. Os resultados foram drásticos. Em questão de horas, os níveis de glicose sangüínea dos cães diabéticos tinham aumentado substancialmente. Foi um resultado encorajador.

Banting ficou surpreso, quando apresentou seus resultados a Macleod, que este ficasse cético e levantasse dúvidas em relação aos procedimentos, mas quando exigiu um laboratório próprio e mais ajuda, Banting recebeu o que queria. Com uma visão voltada para o isolamento da substância, Macleod também colocou James Collip, um especialista em bioquímica, a serviço do laboratório. A contribuição de Collip, desenvolvendo uma forma de purificar a insulina, foi crucial para a criação de um produto clinicamente útil. Em agosto de 1921 todo o laboratório foi montado para este fim. Depois de perceber que as células das ilhotas de Langerhans são especialmente numerosas em animais em desenvolvimento, Banting usou fetos de vaca como fonte de insulina.

Banting e Best relataram pela primeira vez as descobertas de sua pesquisa em 28 de dezembro de 1921, em uma reunião da Sociedade Americana de Fisiologia. Mas o milagre médico, que depois seria associado a seus nomes para sempre, ocorreu em janeiro de 1922, quando Leonard Thomas, um rapaz de 14 anos morrendo de diabetes no Hospital Geral de Toronto, recebeu insulina e melhorou drasticamente. (Na verdade, ele viveria mais trinta anos e morreria em um acidente de motocicleta.) Banting e Best publicaram um resumo de seu trabalho em abril de

1922, em um artigo intitulado "The Effect Produced on Diabetes by Extracts of Pancreas" (O efeito produzido por extratos de pâncreas sobre o diabetes).

No ano seguinte, quando a descoberta da insulina foi reconhecida como um triunfo da medicina, o relacionamento entre Banting e Macleod não melhorou. A suspeita de Banting de que Macleod queria algum crédito pela descoberta não era infundada — esse tipo de exigência não era tão incomum no meio acadêmico. Banting mais tarde ficou magoado quando James Collip se recusou a revelar como havia descoberto o agente ativo nas ilhotas de Langerhans. Mas a gota d'água veio em 1923, quando Macleod foi indicado para compartilhar com Banting o prêmio Nobel de fisiologia ou medicina. Diz-se que Banting encolerizou-se. Ele fez questão de dar parte do prêmio monetário a Best. Macleod, por sua vez, dividiu sua parte com Collip. A sabedoria de dar a Macleod uma parte do prêmio de 1923, bem como a questão das capacidades científicas de Banting, foram questões debatidas por muito tempo. A simples história de Banting e Best foi por muitos anos um relato heróico para consumo popular, mas Michael Bliss, em seu livro ricamente detalhado *The Discovery of Insulin* (A descoberta da insulina), assinala que a descoberta da insulina foi "um evento mais intrincado e complexo do que sugerem os relatos convencionais".[3]

Frederick Banting tornou-se, nas duas décadas seguintes, um herói popular e uma potência na medicina do Canadá. Dizia-se que o Departamento Banting e Best de Pesquisa Médica, localizado na Universidade de Toronto, mas separado dela, era povoado de um grupo colorido de cientistas que bebiam muito. (A afinidade entre Banting e Best não durou, contudo.) Banting fez pesquisa em doença cardíaca e câncer; interessou-se pela descoberta, de Peyton Rous (p. 315), de um vírus filtrável que parecia causar câncer. Ficou a esperança de que ele seguiria seu grande sucesso com a insulina com outras descobertas significativas.

Todo o mundo esperava que a insulina seria um tratamento simples e eficaz para o diabetes. Ela foi considerada, escreve Richard B. Welbourn, "o maior avanço na terapia médica desde a introdução da anti-sepsia cinqüenta anos antes".[4] Acontece que a situação foi muito mais complexa. Graças à maior oportunidade de estudar o diabetes depois da descoberta do tratamento pela insulina, a doença sofreu uma análise considerável. Mais tarde, dois tipos principais foram distintos: o tipo 1, ou diabetes de início juvenil, que a insulina pode controlar; e o mais comum tipo 2, ou diabetes de início adulto, para a qual a insulina, como mais tarde se percebeu, não era um tratamento eficaz. Outro aspecto que surgiu da terapia por insulina era que, como os pacientes diabéticos viviam mais tempo, eles desenvolviam complicações decorrentes da doença, algumas delas graves. Hoje o diabetes continua a ser uma doença crônica. Embora as perspectivas futuras para tratar o diabetes tipo 2 sejam excelentes, o aumento das taxas de obesidade, pelo menos nos Estados Unidos, tornou a doença mais prevalente.

A vida pessoal de Frederick Banting foi ativa, com o tempero típico de um herói da medicina. Quando jovem médico, ele planejava se casar com Edith Roach. O rompimento de seu compromisso infligiu-lhe uma grande dor e levou-o a se dedicar ao que se tornou sua grande descoberta. Depois de ganhar o prêmio Nobel, ele se tornou um solteiro muito cobiçado. Em 1924 se apaixonou pela bela Marion Robertson, os dois se casaram e não tiveram filhos até seu sensacional divórcio, oito anos depois. Isso não evitou que Banting fosse nomeado cavaleiro em 1934. Em 1939 ele se casou novamente, com Henrietta Ball. Banting sempre manteve seu senso de humor e sua personalidade afável e encantadora. Era difícil não gostar dele. "A próxima pessoa que me chamar de 'Sir'", supõe-se que ele tenha dito depois de receber a comenda de cavaleiro, "levará um chute no traseiro."[5]

Banting teve um fim trágico. Durante a Segunda Guerra Mundial, uniu-se ao exército e serviu como major com o corpo de médicos. Em uma das muitas batalhas entre o Canadá e a Inglaterra, seu avião sofreu uma pane e caiu em Gander, na Terra Nova. Hoje, o lago em que o avião se chocou em 29 de fevereiro de 1941 é conhecido como lago Banting.

Walter B. Cannon [1871-1945]

A Sabedoria do Corpo

Figura essencial da psicologia e da medicina do século XX, Walter B. Cannon deixou um rastro de descobertas que pertencem tanto ao conhecimento científico quanto cotidiano sobre o corpo. No início de sua carreira, ele foi pioneiro no uso de raios X para ver o sistema digestivo, e algumas das coisas que aprendeu sobre isso são ensinadas a toda criança em idade escolar. De sua teoria da resposta induzida pela adrenalina, veio o conceito maduro da reação de "luta ou fuga". Cannon também idealizou uma das muitas teorias da fisiologia das emoções. Cannon era fisiologista, e não bioquímico. Se ele deixou de descobrir o conceito atual de neurotransmissores, é porque, como assinalou Henry Dale (p. 285), pertencia "à tradição que pode ter passado (...) do auge de sua influência".[1] Todavia, à distância da maior parte de um século, seu trabalho ainda informa muitos campos — a neurologia e a psicologia, a farmacologia, a gastroenterologia e a endocrinologia.

A maior realização de Cannon foi seu conceito de *homeostase*, pelo qual se entende que o corpo mantém e regula um ambiente interno estável. É uma formulação do século XX do *milieu intérieur* postulado por Claude Bernard (p. 37). Cannon cunhou o termo em 1926 e o discutiu bastante seis anos depois em um livro ao mesmo tempo popular e sofisticado, intitulado *The Wisdom of Body* (A sabedoria do corpo). A homeostase, de acordo com Cannon, garante que "toda mudança no mundo exterior, e todo movimento considerável em relação ao mundo exterior, deve ser acompanhada de um processo de retificação no mundo interior do organismo".[2] Embora os avanços na compreensão do sistema nervoso simpático tenham mudado parte da formulação, esta generalização ampla continua a ser a pedra angular do pensamento biológico.

Walter Bradford Cannon nasceu em 19 de outubro de 1871, na cidade de Prairie du Chien, à margem do rio Mississippi, no Wisconsin. De ascendência franco-canadense e escocesa-irlandesa, Cannon era o primogênito com três irmãs. Seu pai, Colbert Hanchett Cannon, era um executivo ferroviário, engenhoso e inventivo, mas dado a crises de depressão. Sua mãe, Sarah Wilma Denio, uma professora escolar, era uma mulher sensível e terna que disse para Walter "ser bom no mundo" antes de morrer de pneumonia quando ele tinha dez anos de idade. "Este desejo era muito natural para ela", escreveria Cannon mais tarde; "e fixou profundamente em seu filho uma lembrança sagrada e persistente".[3]

Quando freqüentava a escola secundária em St. Paul, Minnesota, Cannon ficou desencantado com a religião e se conscientizou — para consternação de seu pai — dos debates sobre a teoria darwinista. Ele foi estimulado a continuar sua educação por um de seus professores, e em 1892, com a ajuda de um professor escolar, ingressou na Universidade de Harvard. Ali ele se interessou por biologia, mas ficou também fascinado com os cursos de filosofia e psicologia de Hugo Münsterburg e William James. Embora Cannon se inclinasse para seguir a filosofia, James, que estudara medicina, disse a ele: "Não faça isso. Você encherá sua barriga de vento."[4] Cannon seguiu seu conselho. Depois de se formar em Harvard com louvor em 1896, ingressou na faculdade de medicina da universidade. Cannon foi recompensado com um diploma de mestrado um ano depois e recebeu seu doutorado em 1900.

Cannon foi atraído para o laboratório desde o início de sua carreira, e nunca se tornou um médico praticante. Continuando em Harvard, ele serviu como instrutor de fisiologia de 1900 a 1902, quando foi nomeado professor-assistente. Foi nomeado professor George Higginson de fisiologia em 1906, e ocuparia esta cadeira pelos 36 anos seguintes.

A primeira pesquisa importante de Cannon começou quando ele era estudante em 1896. Foi uma conseqüência direta da descoberta dos raios X por W. C. Röntgen no ano anterior. Por sugestão de um professor, Cannon investigou a fisiologia da deglutição, tirando raios X de um pequeno cão induzido a engolir alguns botões de madrepérola. Ele continuou tal experimento com outros animais, observando como faziam as entranhas de sapos e gansos para engolir cápsulas de subnitrato de bismuto. Cannon examinou o estômago em funcionamento e outros órgãos da digestão, e relatou em detalhes como o alimento passava pelo canal alimentar. Publicou estes resultados e mais tarde, em 1911, sua síntese pioneira, *Mechanical Factors in Digestion* (Fatores mecânicos da digestão).

A fisiologia da emoção tornou-se o novo foco da pesquisa de Cannon, devido em parte à descoberta dos hormônios na virada do século. Cannon foi diretamente influenciado por uma série de artigos importantes, mas pouco conhecidos, do fisiologista britânico Thomas Benton Elliott. O hormônio adrenalina, sugeria Elliott, podia afetar o sistema nervoso involuntário. A idéia de uma substância química agindo no sistema nervoso — que em geral, na época, não se pensava ser eletroquímico — era muito nova, e Cannon a aplicou à fisiologia da emoção intensa.* A adrenalina, como Cannon demonstrou no laboratório, causava um aumento na taxa cardíaca, elevava a pressão sangüínea e induzia a outras reações. Ele relacionou todas estas mudanças à idéia (originada do psicólogo William McDougall) de que o medo induzia uma reação de luta ou fuga, e a base de sua concepção está no conceito darwinista de sobrevivência do mais apto. Cannon publicou sua pesquisa em 1915 no importante livro *Bodily Changes in Pain, Hunger, Fear and Rage* (Alterações corporais na dor, fome, medo e fúria); uma segunda edição, mais elaborada, surgiu em 1929.

Embora Cannon não tenha se aventurado muito na psicologia, seu primeiro trabalho sobre os estados nervosos levou a uma contribuição extraordinária. Uma teoria elaborada em 1884 por William James, com freqüência chamada teoria James-Lange da emoção, sustentava que as mudanças viscerais não são meras manifestações das emoções, mas as constituem. Com seu colega Philip Bard, Cannon desenvolveu uma teoria contrastante em que o cérebro percebe e interpreta os acontecimentos, e as emoções surgem quando as atividades preparam o corpo para a ação. "Nós não 'sentimos tristeza porque choramos', como entendeu James", escreveu Cannon, "mas choramos porque, quando estamos tristes, ou muito felizes, ou violentamente irados, ou cheios de afeto terno (...), há descargas nervosas pelos canais simpáticos a várias vísceras, inclusive as glândulas lacrimais."[5] Hoje em dia, tanto a teoria James-Lange quanto a de Cannon-Bard conservam alguma atualidade conceitual.

Durante a Primeira Guerra Mundial, Cannon foi para a França em 1917 como parte da Unidade Hospitalar de Harvard para estudar, e talvez ajudar a tratar, soldados afetados por "choque de ferimento". Cannon escreveu que teve de "parar de ser um eremita de laboratório e ir para o mundo realizar estudos científicos. Devo passar das observações sobre processos naturais em animais inferiores para as observações sobre seres humanos gravemente lacerados e castigados".[6] "Um Parêntesis da Guerra", um capítulo de sua autobiografia, *The Way of an Investigator* (O rumo de um pesquisador), é uma introdução pungente às feridas apavorantes tão comuns na guerra. Cannon definitivamente considerava o choque uma reação à queda súbita do volume de sangue circulante — uma interpretação essencialmente ainda atual.

*Assim, Cannon chegou perto de descobrir os transmissores químicos dos impulsos nervosos. Ele mostrou que o sistema nervoso simpático podia acelerar o batimento cardíaco sem os hormônios adrenais, que operam através do fluxo sangüíneo. Subseqüentemente, experimentos realizados pelos bioquímicos Otto Loewi e Henry Dale (p. 285) levaram à descoberta da acetilcolina, o primeiro dos muitos neurotransmissores a ser identificados.

Em 1923, Cannon publicou um livro sobre o assunto, *Traumatic Shock* (Choque traumático). Quando a Segunda Guerra Mundial renovou a carnificina vinte anos depois, Cannon, como presidente do Comitê sobre Choque e Transfusão do Conselho Nacional de Pesquisa, faria outra série de esforços de pesquisa sobre o choque.

O conceito de homeostase de Cannon, que se baseou em seus primeiros trabalhos sobre a adrenalina, foi articulado pela primeira vez em um artigo de 1926, "Physiological Regulation of Normal States: Some Tentative Postulates Concerning Biological Homeostatics" (Regulação fisiológica dos estados normais: alguns postulados hipotéticos relacionados com a homeostase biológica). Ele publicou uma exegese mais longa em 1929. Descreveu como os fluidos corporais permanecem em equilíbrio, e explicou a fome, a sede e a temperatura do corpo como exemplos das funções homeostáticas. O conceito de homeostase de Cannon representa um progresso na compreensão das funções do corpo, um resultado das novas descobertas sobre os sistemas nervoso e endócrino. "A pesquisa posterior", escreveu Cannon, "provavelmente provará que dispositivos similares são eficazes na manutenção da constância de outros elementos nos fluidos corporais."[7] A homeostase provou a idéia do *milieu intérieur* de Claude Bernard e apontou para novas descobertas bioquímicas no futuro. Norbert Weiner foi influenciado pelo conceito quando desenvolveu a cibernética no final da década de 1940, e em 1975 Edward O. Wilson descreveu a homeostase como um "conceito elementar" em sua construção da sociobiologia.

Cientista dedicado, Cannon fez algumas declarações políticas que o envolveram em controvérsia no final de sua carreira. Durante a década de 1920, ele se tornou amigo do cientista russo Ivan Pavlov, o que não era de surpreender à luz de seu interesse comum no sistema nervoso, e em 1935 visitou a União Soviética. Observações simpáticas que ele fez sobre o país comunista, então em plena stalinização, voltaram a assombrá-lo quando ele cumpria sua gestão como presidente da Sociedade Médica Americano-soviética. Cannon era também membro do Agência Médica para Auxílio da Democracia Espanhola, e no fim da Guerra Civil espanhola ajudou a encontrar postos acadêmicos para médicos e cientistas que tinham sido obrigados a fugir para os Estados Unidos. Estes atos liberais foram apenas isso, feitos em nome da decência e de uma perspectiva humanitária básica. O próprio Cannon era republicano na política e, por criação e inclinação, um conservador.

Por causa de sua eminência, Cannon teve permissão para trabalhar em Harvard depois da aposentadoria compulsória aos 66 anos. Ele por fim deixou a universidade em 1942, com sua saúde em declínio devido à micose fungóide, uma rara doença provavelmente relacionada com sua exposição excessiva aos raios X quatro décadas antes. Walter Cannon morreu em 1º de outubro de 1945.

Archibald Garrod [1857-1936]

Distúrbios Genéticos e Individualidade Bioquímica

O conhecimento sobre as doenças genéticas aumentou drasticamente nos últimos anos, e o papel que a genética desempenhará no futuro da medicina é muito grande. De acordo com algumas estimativas, mais de 4 mil distúrbios e síndromes clínicas — indo do inócuo ao catastrófico e letal — são geneticamente determinadas. Na análise final, todos estes distúrbios se devem a enzimas alteradas (ou ausentes) produzidas (ou não) por genes defeituosos. Coletivamente, elas constituem os "erros inatos do metabolismo". O conceito básico pode ter sua origem identificada na perspicácia do médico britânico Archibald Garrod.

Garrod desenvolveu esta idéia, e conceito associado de "individualidade bioquímica", na virada do século, mais ou menos na época em que o trabalho de Gregor Mendel foi redescoberto. A genética mendeliana foi essencial para o desenvolvimento de uma nova e segura compreensão da hereditariedade, mas várias décadas se passariam até que a pesquisa lançasse mais luz aos poderosos *insights* de Garrod. Sua reputação cresceu desde então, e ele é considerado hoje, como escreve Christopher Booth, "o grande pioneiro da genética bioquímica que (...) trouxe a bioquímica para junto do paciente".[1] O geneticista americano George Beadle, premiado com o Nobel em 1957, chamou Garrod de "o pai da genética química".

Archibald Edward Garrod nasceu em Londres em 25 de novembro de 1857. Era o quarto filho, e o mais novo, de Elisabeth Colchester e *sir* Alfred Baring Garrod. Seu pai, um médico proeminente, foi o primeiro a descobrir o excesso de ácido úrico no sangue de pacientes que sofriam de gota. Na Marlborough School, Archibald se interessou por geografia física e ciência em detrimento dos clássicos, e foi estimulado pelo diretor da escola. Na Christ Church, em Oxford, ele foi cativado pela astronomia e se formou em 1880, com louvor, em ciências naturais. Ingressou em uma faculdade de medicina e foi educado no Hospital St. Bartholomew, qualificando-se como médico em 1884. Durante os estudos de pós-graduação em Viena, ele soube do recém-inventado laringoscópio — o instrumento para examinar a laringe — e escreveu uma introdução a seu uso, publicada em 1886.

Garrod gostava da medicina clínica e também tinha tempo para a pesquisa. Ele representou a imagem do jovem médico elegante e bem-apessoado e era capaz de extrair histórias detalhadas de seus pacientes. Como seu pai, Garrod estudou as doenças das articulações, e em vários artigos originais esclareceu a diferença entre o reumatismo e a artrite reumatóide.* O que é mais significativo, Garrod tornou-se amigo, durante este período, de Frederick Gowland Hopkins, um dos influentes fundadores da bioquímica. Através do trabalho com Hopkins, Garrod ficou intrigado com a pigmentação da urina, e isso levou a um interesse nos distúrbios do metabolismo.

Há muito se sabia que várias doenças — e o diabetes é o exemplo mais famoso — se revelam pela urina. Por séculos os médicos examinaram a urina usando seus cinco sentidos. No final do século XIX, contudo, novos instrumentos ficaram disponíveis e surgiu uma nova química. Na década de 1890, Garrod estudou a cor da urina, e em 1895 publicou um artigo intitulado "A Specimen of Urine Rendered Green by Indigo". Em 1896 Garrod começou a empregar o espectroscópio para analisar quimicamente a composição da urina normal e anormal.

Um distúrbio que se manifesta drasticamente pela urina é a alcaptonúria. Ela foi descrita em 1822 e pensava-se, no final do século XIX, que se devia a uma infecção bacteriana dos intestinos. Uma doença rara e essencialmente inócua, a alcaptonúria causa um escurecimento radical da urina quando em contato com o ar. Garrod tomou conhecimento de um caso deste distúrbio no hospital. Analisando este caso e outros trinta observados por ele e seus colegas, ele apresentou suas descobertas em um breve artigo na *Lancet* em 1899. Os pais da criança com a doença, escreveu ele, eram saudáveis. Não se podia demonstrar que a doença era contagiosa, mas parecia ser congênita, surgindo logo após o nascimento. Mais de uma criança em uma família podia ser afetada.

Garrod aprendeu mais nos dois anos seguintes. Em particular, ele descobriu que os pais de seu paciente original eram primos em primeiro grau — suas mães eram irmãs. Em um artigo de 1901, Garrod escreveu que esta consangüinidade tinha um significado claro: ela "dificilmente pode ser atribuída ao acaso (...)."[2] Ele acrescentou que "evidências posteriores (...) seriam de grande interesse geral".

A descoberta de Garrod ganhou maior significado com a redescoberta do trabalho de Gregor Mendel e a publicação, em 1902, de *Mendel's Principles of Heredity*

---

*A classificação de Garrod estava essencialmente correta. Ele via o reumatismo, um termo genérico hoje, como um distúrbio específico com várias manifestações — febre reumática ou doença cardíaca reumática. Já a artrite reumatóide era compreendida por ele como uma doença das articulações; hoje em dia sabe-se que ela atinge também outros tecidos e órgãos.

(Princípios da hereditariedade de Mendel), de William Bateson. Em geral, o trabalho de Mendel sobre os caracteres herdados de ervilhas, originalmente publicado em 1866 e esquecido por 35 anos, proporcionou um modelo para a nova ciência da genética. Garrod imediatamente compreendeu que as leis mendelianas também forneciam um mecanismo explicativo básico para a alcaptonúria. O aparecimento do distúrbio entre irmãos em uma proporção de 3:1, em famílias cujos pais eram estreitamente relacionados, implicava o funcionamento de um fator recessivo. Com compreensível ironia, Garrod escreveu a Bateson, que ele conhecia: "Não vejo nenhuma forma de apresentar quaisquer alcaptonúricos casadouros com vistas ao matrimônio".[3]

Garrod estava ciente do impacto potencial de sua descoberta. O mesmo mecanismo podia explicar uma variedade de doenças, várias das quais ele conseguia identificar prontamente. O albinismo (a ausência de pigmento na pele) era inócuo, bem como a pentosúria (um distúrbio do metabolismo do açúcar); mais grave era a cistinúria, que pode causar cálculos nos rins e na bexiga. Garrod percebeu que, se algumas doenças genéticas tinham manifestações importantes, não haveria dúvida da existência de muitas outras que provavelmente *não* apresentavam sinais óbvios. Como ele escreveu a Bateson, "tanto a alcaptonúria quanto a cistinúria são doenças que alardeiam sua presença, e parece provável que haja outras anomalias do metabolismo que não o fazem".[4] Ele em seguida publicou "The Incidence of Alkaptonuria: A Study of Chemical Individuality" (A incidência de alcaptonúria: um estudo da individualidade química).

Em 1908, quando fez as Conferências Croonianas no Colégio Real de Médicos, Garrod cunhou o termo "erros inatos de metabolismo". No ano seguinte a estas conferências, foi publicado um livro com o mesmo título. Garrod "não só avaliou a importância médica da herança recessiva", escreve Alexander Bearn e Elizabeth Miller, "mas também reconheceu a realidade do conceito maior e definitivamente mais importante da individualidade química humana."[5] Na verdade, Garrod escreveu a William Bateson: "Acredito que não haja dois indivíduos exatamente iguais do ponto de vista químico e menos ainda estrutural. Imagino que as monstruosidades ou as malformações, os remanescentes vestigiais e as diferenças individuais têm seus análogos químicos".[6] Atualmente, não é necessária nenhuma modificação real em sua opinião.

O trabalho de Garrod foi de fundamental importância para a medicina e para a revolução na pesquisa genética, mas também foi negligenciado por muito tempo. Ele se tornou conhecido pelos conceitos de individualidade bioquímica e erros inatos do metabolismo, e uma segunda edição de *The inborn errors of metabolism*

(Os erros inatos do metabolismo) seria publicada em 1923. Garrod continuou a expandir e refinar suas idéias, e em 1931 publicou *The inborn factors in disease* (Os fatores inatos na doença). Mas por muitos anos seu trabalho despertou pouco interesse entre médicos e pesquisadores. Os médicos poucas vezes encontravam doenças raras como a alcaptonúria, e os geneticistas estavam mais ocupados com a genética da mosca-das-frutas e de organismos ainda mais simples. Os bioquímicos, enquanto isso, não podiam produzir evidências que levassem médicos e geneticistas a se interessarem. Garrod previu que a alcaptonúria, por exemplo, mais tarde mostraria se dever a uma deficiência enzimática. E assim foi — mas apenas meio século depois.

Garrod foi nomeado professor titular no Hospital St. Bartholomew em 1912. Em 1920 assumiu a cadeira de professor régio de medicina em Oxford, sucedendo *Sir* William Osler (p. 225). Como Osler, Garrod tinha boa aparência e era benquisto, e ele também teve sua parcela de tragédia pessoal. A Primeira Guerra Mundial foi uma experiência brutal para ele. Dois de seus três filhos foram mortos em combate, e no fim da guerra seu terceiro filho morreu da gripe espanhola. Ele e sua esposa, Laura Elizabeth Smith, com quem se casou em 1886, foram consolados pelo sucesso de sua filha, Dorothy. Ela se tornou uma conhecida arqueóloga, distinguida por seu trabalho sobre o Pleistoceno, e foi a primeira mulher a lecionar na Universidade de Cambridge. Garrod morreu em 28 de março de 1936, depois de uma curta doença.

Otto Warburg [1883-1970]

Descobertas Básicas na Bioquímica

Visto que a medicina de hoje fala a linguagem da bioquímica, a influência de Otto Warburg mal pode ser avaliada. Ele é mais conhecido por mostrar como as células usam o oxigênio — uma explicação que esclareceu enormemente os processos metabólicos. Mas Warburg é também responsável por cerca de sessenta descobertas significativas em pesquisa básica. Se considerarmos Emil Fischer o maior químico orgânico, e Linus Pauling o mais importante físico-químico, então o bioquímico mais original e mais produtivo do século XX será Otto Warburg.

Deve-se dizer que Warburg foi um dos primeiros bioquímicos a compreender a nova física atômica quando foi desenvolvida no início do século XX. Durante o século anterior, quando a química moderna sofreu seu demorado nascimento, os cientistas tinham de adivinhar quais das várias reações químicas podiam estar envolvidas em algum processo biológico específico. Mas Warburg, trabalhando com um modelo orientado para a matemática, retirado da física, foi o pioneiro em novas técnicas de medição e empregou detalhados estudos *in vitro* de reações moleculares básicas. Esta nova abordagem se mostrou enormemente útil para a pesquisa médica. Ela mais tarde produziu toda a panóplia de vias que caracterizam o metabolismo, a atividade química fundamental do organismo. E ela forma, em parte, a base da biologia molecular.

Otto Heinrich Warburg nasceu em Freiburg im Breisgau, em Baden, em 8 de outubro de 1883. Os Warburg eram uma eminente família judia, e seu pai, Emil Warburg, um renomado físico experimental, conhecido por seus estudos da teoria cinética dos gases. Sua mãe, Elizabeth Gartner, vinha de uma família cristã de eruditos e banqueiros. Quando Otto tinha 12 anos, os Warburg se mudaram para Berlim, onde Emil assumiu uma cátedra na universidade. Quando criança, em seu rico lar de erudição, Otto conheceu alguns dos mais importantes líderes da ciência, inclusive Albert Einstein e Max Planck.

A educação universitária de Warburg envolveu as ciências biológica e física. Ele estudou química nas universidades de Freiburg e Berlim, onde ficou sob a influência de Emil Fischer e adotou seus altos padrões de rigor científico no projeto de experimentos. Movendo-se entre a biologia e a física, ele também estudou termodinâmica em sistemas vivos com o proeminente químico Walter Nernst. Mas Warburg foi atraído para a pesquisa básica em medicina. Depois de receber seu doutorado em química em 1906, foi estudar medicina na Universidade de Heidelberg e conseguiu seu diploma em 1911. Logo ele realizou pesquisa na famosa Estação Zoológica de Nápoles, onde ele se tornou discípulo de Jacques Loeb, um conhecido biólogo com inclinações para as explicações materialistas e químicas dos processos vitais. Enquanto estava em Nápoles, Warburg deu início a experimentos com ouriços-do-mar, que por fim levariam a uma compreensão da respiração em um nível celular.

Eleito para o Instituto Kaiser Guilherme em 1913, aos 30 anos, Warburg já havia desenvolvido uma reputação considerável quando irrompeu a Primeira Guerra Mundial. Nos quatro anos seguintes ele serviu como oficial cavaleiro da Guarda Montada prussiana. Quando voltou ao instituto em 1918 — em parte por injunção de Albert Einstein, então líder da física alemã — dedicou-se inteiramente à pesquisa. Ele não dava aulas nem se sentava em comitês, mas trabalhou como chefe de um poderoso laboratório e, de certa forma, tornou-se uma instituição por si mesmo.

Não se pode superestimar o significado dos estudos da respiração intracelular realizados por Warburg, de como as células usam o oxigênio. Ao proporcionar uma explicação química de um processo vital básico, seu trabalho unificou os objetivos históricos da química e da biologia e forneceu um modelo básico da ação de enzimas. Já em 1777, Antoine Lavoisier havia reconhecido que a respiração envolve oxidação, o que, por alguns anos, acreditava-se ocorrer nos pulmões. Depois que ficou claro que o sangue transportava oxigênio para as células, surgiu a questão: Como as células o utilizam? "Se as substâncias combustíveis na célula são auto-oxidativas", escreveu Warburg mais tarde, "e se o próprio material celular não é, o que, então, faz com que o oxigênio molecular, que é absorvido pela célula em respiração, reaja?"[1] Presumivelmente, alguma enzima — um catalisador químico — estava em funcionamento.

Mesmo antes da Primeira Guerra Mundial, em 1914, Warburg notou que os ovos quebrados de ouriço-do-mar absorviam oxigênio mais rápido quando se acrescentavam sais de ferro. Dez anos depois, ele foi capaz de mostrar que o ferro é o ingrediente ativo, como de fato é, na transferência do oxigênio do sangue para a célula. Ele descobriu a estrutura celular hoje conhecida como mitocôndria. E em 1930 identificou uma enzima, mais tarde batizada de citocromo oxidase, como responsável pela catálise de reações oxidativas na célula. "A importância da descoberta de Warburg", escreve Garland Allen, "foi que ele identificou uma enzima específica em um processo metabólico complexo como a respiração (...)."[2] Em 1931, Warburg ganhou o prêmio Nobel de fisiologia ou medicina "por sua descoberta da natureza e do modo de ação da enzima respiratória".[3]

Para este relato muito simplificado dos estudos de Warburg sobre o uso de oxigênio nas células, deve-se acrescentar que eles envolveram várias inovações técnicas de laboratório. Às vezes se diz que, primeiramente, Warburg se considerava um técnico. Para focalizar na ação enzimática dentro da célula viva, por exemplo, ele desenvolveu o que veio a ser conhecido como *técnica de Warburg*, um método de coleta de amostras de tecido que produzia seções do tecido tão finas — com dez a 12 camadas de células — que podiam ser mantidas vivas em um meio de cultura rico em nutrientes. Outra invenção foi o *aparelho de Barcroft-Warburg*, que permitia a medição sensível de mudanças na pressão gasosa dentro de um frasco. Por fim, para demonstrar a presença de várias moléculas — onde as quantidades eram pequenas demais para que se esperasse seu isolamento — Warburg adaptou o venerado método da espectrofotometria, analisando a composição química através de comprimentos de ondas de luz característicos.

O interesse de Warburg no metabolismo vegetal tinha um paralelo com seu trabalho na respiração animal. O pigmento hemoglobina, encontrado nos glóbulos vermelhos, é quimicamente semelhante à clorofila verde, encontrada nas plantas. A explicação básica de como as plantas, usando clorofila, capturam a energia solar e a convertem em energia química foi desenvolvida no curso do século XIX. Os estudos de Warburg, a partir de cerca de 1920 e durando décadas, tentaram quantificar este processo de acordo com as exigências da nova teoria quântica da luz e da energia, postulada por Albert Einstein. Experimentando com algas verdes, Warburg foi capaz de mostrar que a fotossíntese — a conversão de luz em energia química — ocorre com uma eficiência excepcional com relação aos quanta de luz necessários para produzir moléculas individuais de oxigênio. Warburg reagiu amargamente quando outros laboratórios não conseguiram reproduzir seus números, e a controvérsia continuou até o fim de sua vida. Warburg aparentemente empregou uma teoria inválida, mas plausível, para chegar a seus valores, baseado em sua visão de que a fotossíntese era, "como o próprio mundo, quase perfeita".[4] A fotossíntese é um processo eficiente, mas são necessários 8 a 12 quanta de luz para produzir uma molécula de oxigênio, e não 3 a 4, como sustentou Warburg.

Bem menos frutífera foi a extensa pesquisa de Warburg com o câncer. Ele teorizou que os tumores originavam-se por lesão respiratória nas células, o que levava à proliferação de células características do câncer. A raiz de todo câncer, propôs ele, era uma aberração da absorção de oxigênio. Ele baseou isso na simples observação de que as células de câncer podem viver e se reproduzir sem oxigênio. "O câncer, acima das outras doenças, tem incontáveis causas secundárias", escreveu Warburg. "Mas, mesmo para o câncer, há somente uma causa primária."[5]

Warburg tornou seus argumentos proeminentes e recebeu uma boa dose de atenção. Ele acreditava que acrescentar as várias enzimas respiratórias à dieta, inclusive ferro e vitamina B, ajudaria a proteger contra o câncer. Isso nunca se mostrou verdadeiro. Hoje a teoria de Warburg tem um interesse puramente histórico. As pesquisas subseqüentes sobre as causas fundamentais do câncer seriam impulsionadas amplamente pelas descobertas na biologia molecular e na genética. Nem a grande variedade de agentes quimioterápicos disponíveis hoje deriva do trabalho de Warburg.

Embora Warburg fosse meio-judeu, sua proeminência o protegeu do anti-semitismo durante a década de 1930. Na verdade, ele decidiu permanecer na Alemanha durante o êxodo que antecedeu a Segunda Guerra Mundial. Ele tinha recebido a Cruz de Ferro por seus serviços na Guarda Montada prussiana, e foi especialmente protegido na era nazista. Presumivelmente, porque Adolf Hitler, um hipocondríaco, tinha um grande medo do câncer e acreditava que podia se beneficiar das pesquisas de Warburg. Durante a guerra, Warburg continuou sua pesquisa no Instituto de Fisiologia Celular e, quando Berlim foi bombardeada, seu laboratório se mudou para fora da cidade. Depois que os russos invadiram, seu equipamento foi confiscado. Mas em 1950 ele se mudou para um novo laboratório, hoje o Instituto Max Planck de Fisiologia Celular.

Notoriamente, Warburg possuía uma personalidade difícil e excêntrica. Era estimulante trabalhar com ele, ele era franco e honesto — mas também cheio de ressentimento e se irritava com facilidade. Ele teve detratores, escreve Robert Weinberg, que "detestavam seu estilo, seu tom autoritário, sua convicção germânica imperial".[6] Até Hans Krebs (p. 291) reprovou Warburg diretamente pelo que ele chamou de "polêmica medonha" contra um colega. "Não há realmente nenhum motivo", escreveu o imparcial Krebs a seu velho colega, "para sentimentos de amargura em relação a seus colegas cientistas que, acima de todo o mundo, consideram-no um dos maiores cientistas contemporâneos."[7]

Warburg, o ex-soldado da cavalaria, cavalgava de manhã cedo, e nesta atividade ele realizava grande parte de sua reflexão. Na última cavalgada, ele foi atirado para fora do cavalo e quebrou o fêmur. Ele não se recuperaria. Otto Warburg, um solteirão a vida toda, deixou um só herdeiro com sua morte em 1º de agosto de 1970 — seu companheiro, Jacob Heiss.

Abraham Flexner [1866-1959]

Educando Médicos

Em 1900 os Estados Unidos, com uma classe média urbana em rápida expansão, tornaram-se uma potência internacional, um modelo do capitalismo e um laboratório ansioso de um novo consumismo. Por suas muitas falhas sociais e políticas, o país foi castigado da tribuna, na imprensa e nas praças públicas por jornalistas inescrupulosos, progressistas, sufragistas e socialistas. Este fermento, junto com a crescente aliança entre a ciência e a medicina, garantiu que os métodos tradicionais de educação médica, notavelmente fora de cadência e antiquados, teriam de ser substituídos. Esta reforma tornou-se um ponto crítico significativo na medicina do século XX. O arquiteto do futuro e crítico mordaz do passado foi Abraham Flexner.

Um educador, e não médico, Flexner foi contratado pela filantrópica Fundação Carnegie para fazer um levantamento das faculdades de medicina nos Estados Unidos e no Canadá. O relatório de Flexner, lançado em 1910, apresenta sua pesquisa empírica e delineia sua prescrição para uma reorganização progressista do sistema de educação médica. No momento oportuno — as forças pela reforma estavam se formando desde cerca de 1870 — o efeito foi quase imediato. Em uma década as visões de Flexner prevaleceram, e os métodos mais antigos de educação médica faliram e desapareceram. Desde então, o relatório Flexner tem sido um documento de referência constante na história da educação médica.

Abraham Flexner nasceu em Louisville, no Kentucky, em 13 de novembro de 1866, o sexto de nove filhos de Morris e Esther Flexner — "judeus pios", como ele os recorda. Morris fora professor na Boêmia antes de ir para os Estados Unidos em 1853. Ele desenvolveu com sucesso um negócio atacadista de chapéus e prosperou durante a Guerra Civil, mas abriu falência no pânico econômico de 1873. Abraham, com a ajuda do irmão Jacob, proprietário de uma lucrativa farmácia, tornou-se o primeiro na família a obter uma educação universitária. Ingressou na recém-fundada Universidade Johns Hopkins em 1884, estudou os clássicos e se formou em dois anos para economizar as despesas de um terceiro. Abraham mais tarde estimulou seu irmão mais velho, Simon, a freqüentar a Johns Hopkins. Simon Flexner viria a adquirir destaque no campo da microbiologia quando Abraham estava estudando, e a trabalhar como diretor do Instituto Rockefeller.

Voltando a Louisville em 1886, Abraham Flexner ensinou na Louisville Male High School. Ele era muito considerado por seus alunos e logo desenvolveu idéias singulares sobre educação. Depois de quatro anos, criou sua própria escola preparatória, com o objetivo de ajudar os alunos a ingressar e ter sucesso na faculdade. Seus métodos eram radicais: ele não acreditava em regras, não aplicava provas e estimulava os alunos a aprenderem em seu próprio ritmo. Este sistema, que enfatizava as capacidades individuais e funcionou vantajosamente com estudantes automotivados, ganhou elogios de Charles William Eliot, de Harvard. Flexner logo visitou Eliot e escreveu um artigo para a *Educational Review*, "A Freshman at Nineteen" (Um calouro aos dezenove), em que expôs suas idéias e métodos.

Em 1905, com suas ambições aguçadas pela notoriedade local, Flexner fechou sua escola e se mudou para o Leste para se inscrever no programa de mestrado em educação de Harvard. Nisto ele foi auxiliado financeiramente pelo sucesso de sua esposa, Anne Crawford, dramaturga. O sistema de ensino em Harvard não o impressionou e, depois de receber seu título de mestrado, Flexner viajou para a Europa, onde passou um ano na Universidade de Heidelberg. Publicado em 1908, seu livro *The American College: A Criticism* (A universidade americana: uma crítica) era um ataque ao ensino superior nos Estados Unidos. Em vista do fato de que Flexner já esperava por um cargo na recém-criada Fundação Carnegie para o Progresso do Ensino, o maior mérito do livro foi estabelecer as bases para que Flexner ascendesse de um educador relativamente obscuro a um reformador educacional renomado.

Através de um amigo, Flexner arranjou para ser apresentado a Henry Pritchett, presidente da Fundação Carnegie. Pritchett, que Flexner freqüentemente citara em *The American College*, tinha acabado de recomendar à fundação que examinasse as condições do ensino da medicina nos Estados Unidos. Quando os dois se conheceram, ele propôs que Flexner realizasse a tarefa. Em princípio Flexner acreditava que Pritchett o estava confundindo com seu irmão relativamente eminente, Simon, e explicou que ele não era um profissional da medicina. "É precisamente isso o que eu quero", respondeu Pritchett. "Acho que essas escolas profissionais devem ser estudadas não do ponto de vista do médico, mas da perspectiva do educador. (...) É uma tarefa para leigos, e não para um homem da medicina."[1] Flexner ganhou a nomeação porque, além de ser um bom escritor, compartilhava muitas das opiniões de Pritchett sobre educação.

Em geral, quando Flexner começou seu trabalho em 1908, a educação médica estava em um período de transição significativa para padrões mais elevados. A Faculdade de Medicina da Johns Hopkins, recentemente criada em 1893, fornecia um modelo positivo. Esta instituição, pensava Flexner, "adaptou para as condições americanas (...) as melhores características da educação médica da Inglaterra, França e Alemanha".[2] A Johns Hopkins tornara-se bem-sucedida com uma abordagem de "aprender fazendo" que modificou os métodos de ensino didáticos mais antigos, integrando o treinamento no hospital a um sofisticado currículo em medicina. Outras universidades — Harvard e a Universidade de Michigan, por exemplo — também tinham atualizado suas faculdades de medicina.

Contudo, as universidades menores e as faculdades particulares ainda eram responsáveis por uma alta proporção das instituições de ensino médico, e elas se tornaram o alvo de Flexner. Estas escolas variavam amplamente na qualidade da educação que ofereciam, porém mais evidentes eram aquelas na faixa inferior — as instituições "proprietárias". A maioria delas era essencialmente remanescente do passado, quando um aluno podia se formar com um título de médico depois de dois semestres de 16 semanas passados assistindo a aulas de médicos que estavam desatualizados em relação aos recentes desenvolvimentos na pesquisa e na prática médicas. Muitas destas faculdades ofereciam um ensino deficiente em medicina clínica, e seus laboratórios eram inferiores ou inexistentes.

Flexner reuniu informações em primeira mão através de inspeções *in loco* — ele visitou pessoalmente quase todas as faculdades de medicina nos Estados Unidos e no Canadá. Com freqüência era bem recebido pelos administradores, que acreditavam que sua associação com a Fundação Carnegie proporcionaria futuros benefícios filantrópicos a sua escola, e que portanto eram especialmente explícitos sobre as insuficiências de suas instituições. Flexner era capaz de analisar os requisitos de admissão e descobrir se os alunos realmente os cumpriam. Ele examinava os laboratórios, se a escola possuísse algum, e avaliava a competência dos professores. Com uma autoconfiança característica, ele escreveu que, "em meia hora, ou menos, eu podia ter uma amostra das credenciais dos estudantes (...) verificar as exigências para a matrícula (...) e determinar se os padrões da escola, altos ou baixos, descritos ou não no catálogo, eram desprezados ou cumpridos".[3]

O relatório de Flexner, *Medical Education in the United States and Canada* (Educação médica nos Estados Unidos e Canadá), foi publicado em 1910 como o Boletim Número Quatro da Fundação Carnegie. Em uma época de jornalismo progressista, caiu como uma bomba. As descobertas de Flexner foram amplamente relatadas na imprensa e criaram uma demanda por mudança. Um clima financeiro favorável tornou isso possível. Embora alguns reitores de universidade defendessem o *status quo* e acusassem Flexner de ver "o pior lado das coisas",[4] muitos aceitaram suas avaliações e suas prescrições. Mas as escolas de pior qualidade e mais desatualizadas não sobreviveram. "As faculdades entraram em colapso em toda parte", escreveu Flexner, "em geral, sem um murmúrio."[5] A publicidade ruim levou algumas a desaparecerem completamente; outras se fundiram com instituições mais viáveis. O relatório Flexner supostamente pareceu o toque fúnebre para quase metade das faculdades de medicina na América da época.

Flexner criou um plano concreto e extenso para a mudança. Acima de tudo, ele recomendou reduzir o número de faculdades de medicina e, a partir daí, o número de alunos. O país estava produzindo médicos demais para o mercado. Trinta e uma escolas de medicina boas, sugeriu Flexner, podiam fazer um trabalho melhor que as 155 escolas de qualidade muito variável que ele tinha visitado. Ele sugeriu que as faculdades de medicina fossem anexadas às universidades, e que as exigências de admissão incluíssem dois anos de ciências.

Flexner também atacou a idéia de que os padrões para o ensino médico devessem ser baixos o bastante para permitir que os pobres também pudessem se tornar médicos. Não era vantajoso, assinalou ele, ter médicos incompetentes exercendo uma medicina ruim nas áreas rurais. Como muitos progressistas, Flexner hoje seria considerado racista; sua atitude era de um "paternalismo benevolente". Ele acreditava que o número de faculdades de medicina para negros devia ser reduzido de sete para duas. Os médicos negros deviam ser educados, acreditava ele, porque os negros constituíam uma "fonte potencial de infecção e contágio".[6]

Abraham Flexner teve uma longa e destacada carreira depois do aparecimento de seu famoso relatório. Em 1912 ele fez com que seu relatório fosse acompanhado de um segundo, este sobre a educação médica na Europa. Em 1913, começou a trabalhar para o Conselho Geral de Educação da Fundação Rockefeller, tornando-se seu secretário em 1917. Neste cargo, Flexner solicitou dotações e conseguiu doações filantrópicas que seriam concentradas em instituições mais bem-sucedidas. Os capitalistas americanos ricos e "barões ladrões" se transformaram, a pedido de Flexner e com a velhice se aproximando deles, em benfeitores da humanidade. O magnata da loja de departamentos Julius Rosenwald apoiou o Rush Medical College, em Chicago. Robert S. Brookings deu uma fortuna à Universidade de Washington, em St. Louis. "Flexner é o pior salteador que já apareceu em Rochester [Nova York]", disse o inventor George Eastman. "Ele me deixou em dificuldades, e me limpou de uma parte enorme das economias que ganhei arduamente."[7] O próprio Flexner confessaria ter levantado cerca de US$600 milhões para as escolas de medicina nos Estados Unidos.

Flexner veio a se tornar, mais tarde na vida, diretor do Instituto para Estudos Avançados em Princeton, Nova Jersey. Ele via o instituto como um lugar onde os eruditos deviam ser capazes de fazer pesquisa básica sem as pesadas obrigações do magistério. Seu livro de 1930, *Universities: American, English, German* (Universidades: americanas, inglesas, alemãs) foi amplamente discutido entre os educadores. Ele convidou pessoalmente Albert Einstein a deixar o turbilhão de uma Alemanha cada vez mais anti-semita e se unir ao instituto em 1932.

Abraham Flexner casou-se com Anne Laziere Crawford em 1898; ela foi a primeira mulher a ser aluna em sua escola preparatória. A adaptação dramática bem-sucedida de história de Alice Hegan Rice feita por Anne, *Mrs. Whiggs of the Cabbage Patch*, ficou em cartaz por sete anos em Nova York, foi transformada em filme duas vezes e proporcionou a seu marido os meios para se dedicar a sua carreira. O casal teve uma relação de companheirismo e duas filhas. *I Remember: An Autobiography* (Eu me lembro: uma autobiografia), de Flexner, foi publicado em 1940. Considerado bem-humorado e encantador quando queria, e de certa forma tímido mas afetuoso, ele também era considerado um manipulador obstinado dogmático e áspero, e mesmo um "esnobe acadêmico". Sua morte veio em 21 de setembro de 1959.

O respeito pelas contribuições de Abraham Flexner flutuou consideravelmente ao longo dos anos. De acordo com seu obituário de primeira página no *New York Times*: "Nenhum outro americano de sua época contribuiu mais para o bem-estar de seu país e da humanidade em geral".[8] Mas ele era um elitista, e na década de 1980 suas contribuições foram reavaliadas. Em 1984, o historiador da medicina Lester King chamou seu famoso relatório de "provavelmente o documento mais flagrantemente superestimado da história da medicina na América".[9] Em geral, Flexner é visto hoje, em um contexto histórico e social mais amplo, como a figura máxima da reorganização da educação médica nos Estados Unidos. "Embora não fosse inteiramente responsável pela reforma da educação médica americana", escreve a historiadora Susan Lawrence, "(...) Flexner deu uma forte voz à visão da educação médica científica e a uma profissão com menos médicos, porém médicos 'melhores'."[10]

Harvey Cushing [1869-1939]

O Surgimento da Neurocirurgia

A neurocirurgia não é fácil ou simples: a estrutura do crânio não se presta a ser aberta, e o cérebro é uma unidade autocontida que não é facilmente consertada. Todavia, desde a época em que viviam em cavernas, os seres humanos praticaram algum tipo de cirurgia craniana. Milhares de anos depois, na aurora da medicina moderna, operações cerebrais pioneiras com freqüência produziam grandes safras de conhecimento, mas o paciente em geral morria. A neurocirurgia só conseguiu evoluir como especialidade no início do século XX, e um de seus grandes personagens transformadores foi o americano Harvey Cushing.

Naturalmente, os grandes cirurgiões conquistam uma imensa admiração nas questões de medicina. Harvey Cushing, cujas realizações vão além da sala de cirurgia, operava onde ninguém havia estado antes. Ele era também neuropatologista, cuja pesquisa possibilitou novas intervenções para remover tumores cerebrais e, mais memoravelmente, tratar a doença pituitária. No curso de quase vinte anos, Cushing, escreve Ira Rutkow, "desenvolveu muitas das técnicas e procedimentos básicos usados na cirurgia do cérebro e da medula espinhal".[1] Também fez muito pelo progresso da técnica cirúrgica geral. A nova prática padrão de monitorar os sinais vitais durante as operações e o uso de sucção são apenas dois exemplos da influência mais geral de Cushing.

Cushing era um perfeccionista. "Ele sairia de uma operação que exigira extrema habilidade e atenção por muitas horas", escreve Walter B. Cannon (p. 257), "alegre e animado se tudo corresse bem, ou desanimado e deprimido se o resultado para o paciente fosse agourento."[2] Tratava seus alunos impiedosamente, e ele próprio sofria de úlcera gástrica. O cirurgião sem paralelo foi também um escritor prolífico e habilidoso, um artista, historiador, biógrafo e bibliófilo. Ninguém menos que Charles Sherrington, fundador da moderna neurologia, considerava Cushing "uma personalidade de realizações transcendentes e de um charme singular".[3]

De origem aristocrática, Harvey Cushing nasceu em 8 de abril de 1869, filho de Henry Kirke Cushing e Betsy Williams. Era o filho mais novo de dez, sete dos quais chegaram à idade adulta. Henry Cushing, um médico que era filho e neto de médicos, mantinha-se afastado das questões familiares, mas sua esposa preservava uma atmosfera de conforto. Em um quadro familiar clássico do século XIX, Harvey e os outros filhos se escarrapachavam no chão em um domingo à tarde, enquanto seu avô lia em voz alta *The Autocrat of the Breakfast Table* (O autocrata na mesa do café), de Oliver Wendell Holmes. Depois de obter o bacharelado em artes em Yale em 1891, Harvey ingressou na Faculdade de Medicina de Harvard. Recebeu o diploma de medicina quatro anos depois e fez residência no Hospital Geral de Massachusetts.

Cushing teve a sorte de ingressar na cirurgia em uma época em que as novas realizações científicas estavam criando um clima de otimismo. Quando as novidades da descoberta dos raios X chegaram aos Estados Unidos no início de 1896, Cushing ficou entusiasmado. Ele escreveu a seu pai que "O Dr. Röntgen pode ter descoberto algo com seus raios catódicos que pode revolucionar o diagnóstico médico".[4] Depois de se culpar excessivamente pela morte de um paciente cirúrgico por *overdose* de éter, Cushing tomou medidas para remediar o que para ele era o maior problema da anestesia. Com um amigo, ele elaborou gráficos para registrar a temperatura e a respiração durante a cirurgia. Estes foram adotados no Hospital Geral de Massachusetts, e seu uso tornou-se disseminado. Esta foi a primeira contribuição de Cushing para a medicina.

A residência de Cushing, sob a direção de William Halsted, o eminente cirurgião e renomado fundador do Johns Hopkins, colocou-o diretamente nos altos escalões da medicina americana. Cushing aprendeu com ele, muito embora, na época, Halsted sofresse de um vício em cocaína e tivesse se afastado muito do laboratório. Os pacientes vinham ao Johns Hopkins de muito longe, aflitos com toda sorte de distúrbios incomuns, e de 1896 a 1900 Cushing realizou várias operações únicas. Ele se tornou o primeiro cirurgião a remover um baço humano. Melhorou o uso da cocaína como anestésico, usando-a para amputações. Em 1898 seus esforços para tratar a neuralgia do trigêmeo (o *tic douloureux*), um distúrbio neurológico doloroso, trouxeram-lhe considerável fama. Devido em parte a este trabalho, Cushing envolveu-se cada vez mais com a neurocirurgia.

Para estudar com Halsted, Cushing deixara de lado o treinamento na Europa, habitual para médicos americanos de mentalidade científica. Finalmente, em 1900, com sua residência concluída, ele atravessou o Atlântico. Na Suíça, estudou brevemente com Emil Theodore Kocher, um afamado cirurgião que ganharia o prêmio Nobel em 1909 pelo trabalho com a doença da tireóide. Cushing logo se mudou para a Inglaterra, onde trabalhou com Charles Sherrington. Viajando pela Itália, ele parou em Pávia para adquirir um esfigmomanômetro, um dispositivo para medir a pressão sangüínea, recentemente aprimorado para uso clínico por Scipione Riva-Rocci. Sua braçadeira inflável era uma inovação importante, e Cushing a trouxe para o Johns Hopkins. Ele logo foi empregado de forma ampla (e mais tarde universalmente) na prática clínica.

Quando voltou da Europa, Cushing efetivamente tornou-se o primeiro neurocirurgião em tempo integral nos Estados Unidos. A partir de 1903, foi professor associado de cirurgia no Johns Hopkins, em 1912 foi nomeado professor Moseley de cirurgia na Faculdade de Medicina de Harvard e cirurgião-chefe no Hospital Peter Bent Brigham, em Boston. Nestes cargos, que ele manteria por vinte anos, Cushing se tornou uma das figuras mais influentes da medicina moderna. Como William Osler (p. 225), de quem se tornou um bom amigo, Cushing era estimulante e carismático. Ele era um professor inovador, favorável a expor os alunos de medicina à experiência clínica imediata. Além disso, Cushing criou o Laboratório Hunteriano para experimentação animal, batizado em homenagem a John Hunter (p. 177), um cirurgião e pioneiro da anatomia comparativa. O Hunteriano desempenhou um papel importante e amplamente imitado no ensino e desenvolvimento de novos procedimentos cirúrgicos por substituir cães por cadáveres humanos.

Na época em que a cirurgia era o último recurso em todos os casos, Cushing lutou por melhores taxas de sobrevivência. Isto era verdadeiro tanto no Johns Hopkins como durante a Primeira Guerra Mundial, quando, enviado à França, ele fez cirurgias para tratar numerosas feridas na cabeça. O principal problema apresentado pela cirurgia no cérebro era o sangramento. Mesmo cirurgiões eminentes como Victor Horsley freqüentemente tinham taxas de sucesso de apenas cerca de 50 por cento. Steve Lehrer, em seu *Explorers of the Body* (Exploradores do corpo), lembra um dos fracassos de Cushing. Tendo excisado um tumor cerebral, Cushing tentou cortar o tronco do qual ele tinha se originado, mas sua manobra rompeu a artéria. O sangue jorrou, e o paciente foi condenado. Cushing pousou seus instrumentos e disse ao paciente, que estava consciente, "Não precisa se preocupar agora. Em alguns minutos estará se sentindo melhor".[5]

Para evitar esses acidentes fatais, Cushing melhorou suas habilidades através do trabalho constante na sala de cirurgia e fez várias inovações. Em 1910 elaborou um tipo de grampo de fio de prata para controlar a hemorragia, permitindo que as cirurgias cerebrais fossem essencialmente sem sangue. Quinze anos depois Cushing aprendeu sobre a diatermia, em que uma corrente elétrica podia ser aplicada de forma não destrutiva ao tecido. Ele buscou a ajuda então de um físico, o dr. William Bovie, para elaborar uma máquina que ele pudesse usar para coagular os pontos de sangramento no cérebro durante uma cirurgia. O "bovie", por eletrocoagulação, foi utilizado pela primeira vez em 1926, e ajudaria Cushing a operar em casos anteriormente inoperáveis. Ele mais tarde realizaria mais de dois mil procedimentos, com uma taxa de mortalidade imprecedente de somente cerca de 10 por cento. Os resultados de seu trabalho em tumores intracranianos foram detalhados em sua monografia *Meningiomas*, publicada em 1938.

Uma das realizações mais significativas de Cushing foi ajudar a elucidar a função (e a disfunção) da glândula pituitária cerebral. Localizada por trás do sino nasal, a pituitária tornou-se o foco do interesse de Cushing já em 1908. Problemas como o infantilismo sexual, o gigantismo e a acromegalia (o crescimento anormal dos ossos da face, mãos e pés) eram às vezes relacionados com a pituitária, devido a tumores encontrados em autópsias. Mas a glândula — "a mais inacessível e mais complexa de todas as glândulas de secreção interna"[6] — era relativamente pouco discutida, apesar da recente descoberta dos hormônios e do sistema endócrino, e do interesse neles.

Na verdade, a cuidadosa descrição de Cushing do que ficou conhecido como "síndrome poliglandular" foi um importante divisor de águas para a endocrinologia. Ela ajudou a ilustrar as conseqüências da produção anormal de hormônios, seja por excesso ou redução. Em experimentos com animais, Cushing descobriu que remover a pituitária de cães os levava a se tornar gordos e lentos. Cushing reconheceu que várias doenças podiam se dever à uma disfunção da pituitária, seja por falta ou excesso de secreção do hormônio. Em 1912, ele publicou um famoso estudo, *The Pituitary Body and Its Disorders*. Uma década depois, descobriu-se que o lobo anterior da glândula pituitária secretava um hormônio de controle do crescimento.

O interesse de Cushing na pituitária se estendeu pelos vinte anos seguintes, e em 1930 ele conseguiu relacionar um grupo de sintomas com as células basófilas na glândula pituitária, onde um adenoma, um tipo de tumor, podia causar um excesso de secreção de hormônio do crescimento. Esta anormalidade ficou conhecida como *doença de Cushing*. O termo relacionado e genérico, *síndrome de Cushing*, descreve a doença com ou sem tumor ou anormalidade do tecido. Além disso, Cushing pôde mostrar que o funcionamento da pituitária influencia outros aspectos do sistema endócrino. Não é de surpreender que o relato de 1932 de Cushing à Sociedade Médica do Johns Hopkins seja considerado um trabalho excepcional na medicina moderna.

Cushing se aposentou da cirurgia em 1931, depois de remover seus dois mil tumores cerebrais. Mas continuou ativo. Em 1933 foi nomeado professor Sterling de neurologia na Universidade de Yale. Bibliófilo, ele colecionou cerca de 8 mil livros sobre medicina e fisiologia. Doou-os à Faculdade de Medicina de Yale, e hoje eles fazem parte de sua coleção histórica. Como escritor, Cushing amadureceu com o passar do tempo. Seu livro mais famoso foi uma biografia em dois volumes de seu mentor e amigo *sir* William Osler. Reverente e demasiado longo, ganhou o prêmio Pulitzer em 1926. A biografia de Cushing de Andreas Vesálio (p. 69) foi publicada postumamente em 1943. Outras das contribuições históricas de Cushing e peças de literatura podem ser encontradas em dois volumes, *Consecratio medici*, de 1928, e *The Medical Career*, publicado em 1940.

"Nenhum líder eminente e inspirador jamais teve admiradores mais dedicados e afetuosos",[7] escreveu Walter B. Cannon em tributo a Cushing. Mas na realidade, apesar do magnetismo e do charme, Cushing era tirânico e com freqüência arrogante. Ele era tão propenso a crises de fúria narcisista quando jovem, que William Osler o alertou sobre isso. Ele teve sorte de encontrar em Katherine Stone Crowell uma esposa serena e encantadora. Eles se casaram em 1902, depois de dez anos de noivado, e tiveram três filhas e dois filhos. Cushing era um pai severo e teve um relacionamento melhor com as meninas do que com os meninos. Dizer que ele nem sempre lidava bem com sua essência emocional é atenuar a verdade. Sabendo que seu filho mais velho, William Harvey Cushing, tinha sido morto em um acidente automobilístico em 1926, Cushing fez várias chamadas telefônicas e foi cumprir seu cronograma de cirurgias daquela manhã. No outono de 1939, logo depois do início da Segunda Guerra Mundial, a saúde de Cushing começou a fraquejar. Ele sofreu um bloqueio cardíaco e morreu em 7 de outubro de 1939. Antes que fosse cremado e suas cinzas enviadas para Western Reserve em Ohio, onde ele nasceu, seu corpo foi autopsiado. Descobriu-se que Harvey Cushing sofria de um pequeno mas imperceptível tumor cerebral.

Hans Spemann [1869-1941]

A Embriologia e o "Organizador"

Em 1924 Hans Spemann chegou a uma generalização considerável sobre a natureza do desenvolvimento embrionário. A terminologia pode intimidar, mas ele realizou um *transplante de lábio blastófero dorsal* no embrião de um tritão. Desta forma, ele descobriu que uma área específica de um embrião, em um ponto específico de desenvolvimento, dirigirá o desenvolvimento estrutural do tecido circundante. O "organizador", como ele o chamou, se mostrou central para uma compreensão maior do crescimento e da mecânica do desenvolvimento. Engendrou muita pesquisa, que mais tarde faria uma interseção com as descobertas na bioquímica e na biologia molecular. Spemann foi premiado com o Nobel em fisiologia ou medicina em 1953, a única vez em que o prêmio seria concedido por descobertas no que hoje pode ser denominado embriologia clássica.

Hans Spemann nasceu em 27 de junho de 1869, em Stuttgart, o mais velho de quatro filhos de Johann Wilhelm Spemann e Lisinka Hoffman. Os Spemann eram uma família culta, e Johann um editor influente. Hans foi criado para apreciar a arte e a literatura, e cursou primeiramente estudos clássicos. Depois de se formar no liceu Eberhard Ludwigs em 1888, trabalhou na empresa de seu pai por um ano e cumpriu seu serviço militar com o hussardos de Kassel. Foi apenas em 1891 que ingressou na Universidade de Heidelberg, onde inicialmente freqüentou o curso de medicina. Mas ele foi fortemente influenciado por Gustav Wolff, um eminente biólogo que trabalhava com as pequenas salamandras semi-aquáticas conhecidas como tritões. Wolff mostrara que, se fosse retirado o cristalino do olho do embrião de tritão, ele se regeneraria. Spemann ficou completamente intrigado. Depois de estudos na Universidade de Munique em 1894, ele se transferiu para o Instituto de Zoologia da Universidade de Würzburg. Ali ele trabalhou com Theodor Boveri (p. 141); os dois manteriam desde então uma extensa correspondência. Em 1895, Spemann concluiu seu doutorado; três anos depois, começou a lecionar zoologia em Würzburg.

Com o advento de uma teoria celular madura aproximadamente em 1880, a ciência da embriologia entrou em uma fase de rápido crescimento. Vários programas taxonômicos e experimentais intrigantes estavam em andamento, e foi desenvolvida uma literatura volumosa. Em 1896, tendo contraído uma tuberculose branda, Spemann passou algum tempo em um sanatório na Suíça. Ali ele leu *The Germ Plasm* (O plasma germinativo), de August Weismann, o primeiro grande esforço depois de Darwin de criar uma teoria da hereditariedade baseada nos princípios da evolução. O conceito de que o embrião contém a informação complexa necessária para o futuro desenvolvimento era uma idéia nova e empolgante. Spemann ficou muito impressionado com as perspectivas para uma abordagem experimental. "Descobri aqui", escreveu ele mais tarde, "uma teoria da hereditariedade e do desenvolvimento, elaborada com uma perspicácia incomum até suas últimas conseqüências (...)."[1]

Na verdade, Spemann desenvolveu seu programa experimental durante muitos anos, com a meta geral de descobrir a dinâmica fundamental do desenvolvimento embrionário. Uma linha de pesquisa, de cerca de 1901 a 1912, relacionava-se com a mecânica do desenvolvimento do olho. Sabia-se que o olho de um tritão se desenvolveria depois da ventosa ocular, originando-se do cérebro, alcançando o tecido superficial, ou ectoderme. Spemann cauterizou o tecido que a ventosa ocular comumente tocaria e enxertou em seu lugar epiderme de outra parte do animal. O olho ainda se desenvolveu normalmente. Este resultado, em que Spemann baseou seu conceito de "indução de cristalino", forneceria a base para muitos de seus experimentos durante as três décadas seguintes. Exigiu um trabalho extremamente preciso, e parte do talento de Spemann estava em suas habilidades na manipulação microscópica de tecidos. Spemann desenvolveu várias técnicas e instrumentos para microcirurgia.

A série de experimento de "ovo cindido" de Spemann, datando de 1903, também foi celebrada. Pegando um ovo de tritão, Spemann o envolveu em um cabelo de criança, comprimindo-o em uma forma de haltere. O ovo depois se desenvolveria ou em dois embriões separados, ou em um embrião e uma massa inútil de células. O significado estava claro: se um embrião completo pode surgir de apenas metade de um ovo, então o destino das células no ovo não desenvolvido ainda não tinha sido determinado. Uma vez que nos estágios posteriores isto não era válido, Spemann denominou o processo que fixa o destino desenvolvimental das partes de "determinação".

Em 1908 Spemann assumiu um cargo na Universidade de Rostock como professor de zoologia e anatomia comparada. Ele continuou lá por cerca de seis anos, dando prosseguimento a seu trabalho sobre a indução do cristalino. Em 1914, Spemann se uniu ao Instituto Kaiser Guilherme de Biologia (hoje, parte do Instituto Max Planck) como diretor associado. Spemann era então velho demais para servir no exército alemão, e também conseguiu continuar trabalhando por toda a Primeira Guerra Mundial. Durante este período, na verdade, Spemann ficou muito conhecido e seu trabalho foi avidamente seguido por outros pesquisadores. Em parte, isto foi porque seu programa, que não era fácil de reproduzir, enfatizava fortemente a manipulação experimental do embrião. Ele não compartilhava o entusiasmo de outros embriologistas, originário das idéias darwinistas, pelos estudos comparativos ou a classificação; contudo, os tipos de descobertas básicas que fez podiam, implicitamente, ser aplicados a animais superiores.

O trabalho de Spemann sobre o desenvolvimento estrutural levou-o a transplantar tecido coletado de lugares específicos de um embrião para outros locais em outro embrião. O transplante era uma questão rigorosa de excisar tecido de um ponto referenciado, ajustá-lo no lugar certo e sustentá-lo no lugar até que ele fosse aceito. As diferenças de pigmentação de tecidos nos diferentes organismos permitiram a Spemann acompanhar o caminho do desenvolvimento embrionário depois do transplante. Era um trabalho engenhoso mas muito exigente, repleto de oportunidades para os erros.

A descoberta do organizador foi um resultado de sua pesquisa. Em 1918 Spemann pôde sugerir que a determinação da placa neural, que dá origem ao cérebro e à medula espinhal, começa durante a gastrulação, o estágio de crescimento crítico durante o qual a camada externa de células se dobra para dentro, criando a "gástrula", com a forma de uma taça. Mas não havia base física conhecida para isso. Spemann e seus colaboradores realizaram transplantes de tecido na área da gástrula conhecida como o lábio blastófero dorsal. Enquanto o tecido era simplesmente absorvido em áreas adjacentes, algo bem mais dramático aconteceu com o tecido proveniente do lábio dorsal: a formação de uma segunda placa neural. O tecido desta área específica redirecionou drasticamente o destino do tecido que o circundava.

Spemann publicou um artigo famoso, "On the Induction of Embryonic Primordia by Implantation of Organizers from Different Species" (Sobre a indução de primórdios embrionários por implantação de organizadores de diferentes espécies) em 1924.* A descoberta foi dramática — "o ápice da realização deste período".[2] Conferiu muito prestígio à disciplina. "O que até então fora um empreendimento

*Neste trabalho, o colaborador de Spemann foi uma estudante de mestrado, Hilde Mangold. Sua contribuição foi tão importante que ela podia ter dividido o prêmio Nobel com Spemann, não fosse sua morte prematura em um incêndio em 1924.

essencialmente familiar [de Spemann] (...), escreveu Viktor Hamburger, "agora, quase da noite para o dia, tornara-se um empreendimento cosmopolita."[3] O próprio Hamburger ampliou vastamente o trabalho de Spemann em embriões de galinha, enquanto o organizador intrigava outros cientistas; mais foi pesquisado, e por fim descoberto. Eles foram descobertos também em embriões de peixes, anfíbios e pássaros, e mais recentemente em embriões de camundongo.

O *Organisator* de Spemann, como ele o chamava em alemão, tinha uma certa ambigüidade intencional, refletindo uma espécie de vitalismo — a crença de que os processos vitais seriam de certa forma distintos dos processos químicos. O organizador, escreveu Spemann, "cria um campo de organização fora da matéria indiferente em que repousa".[4] Não se sabia na época que área específica de tecido no embrião representava alguma estrutura específica, ou se seu efeito era de origem química. Spemann e seus alunos tentaram repetidamente, e sem sucesso, degradar o "organizador" por quebra, aquecimento, congelamento e desidratação. Ele evitou afirmar sua natureza química, embora reconhecesse que os progressos na bioquímica tornariam provável uma determinação.

Com o crescimento exponencial da bioquímica depois da Segunda Guerra Mundial, a descoberta do organizador por Spemann tornou-se menos um caminho dinâmico para o futuro do que um grande farol histórico. Quando ele o descobriu, os cientistas esperavam que o organizador levasse a uma compreensão melhor do câncer. De certa forma, isso se confirmou, pois os fatores de crescimento têm importância na carcinogênese. Mas tais fatores hoje são computados em termos bioquímicos e da biologia molecular. Rita Levi-Montalcini, por exemplo, baseando indiretamente seu trabalho embriológico nas descobertas de Spemann, uniu-se ao bioquímico Stanley Cohen para descobrir o fator de crescimento do nervo (NGF). Uma compreensão do relacionamento do câncer com os fatores do crescimento ainda está surgindo com os *insights* da biologia molecular. O organizador, como é compreendido hoje, deve sua força à expressão de um grupo de genes estruturais fundamentais para o crescimento e o desenvolvimento embrionários.

Spemann é sempre lembrado como um homem de visão filosófica, bem como de temperamento artístico. Ele se casou com Clara Binder em 1895, e eles tiveram dois filhos. Quando o prêmio Nobel chegou no final de sua carreira, em meio a uma depressão financeira mundial, Spemann se perguntou o que fazer com o dinheiro, que montava a cerca de US$40.000. Ele se aposentou do trabalho ativo em 1937, e morreu em 12 setembro de 1941.

Henry Dale [1875-1968]

A Descoberta do Primeiro Neurotransmissor

O sistema nervoso, pelo menos seu perfil básico, estava se tornando um enigma ponderável na virada do século XX. Ramón y Cajal (p. 145) propôs convincentemente que os neurônios eram as unidades fundamentais do sistema. Charles Sherrington desenvolveu o conceito de arco reflexo e um modelo da excitação e inibição como parte integrante do controle do aparelho muscular. Anatomicamente, o sistema foi mapeado e sabia-se que era elétrico. Mas o que ligava o interruptor — de que era feito? Vários cientistas ajudariam a elucidar a química da transmissão neural e a mediação química no cérebro. Entre eles, uma das mais importantes figuras é Henry Dale.

O trabalho de Dale teve conseqüências de longo alcance na medicina clínica e na farmacologia. Fisiologista por formação, como Claude Bernard (p. 37), Dale aliava um amplo alcance conceitual com um cuidadoso raciocínio e habilidades experimentais. Ele é uma figura essencial na descoberta da histamina, importante ingrediente na reação inflamatória. Dale também delineou a química por trás do choque anafilático e é responsável, de forma significativa, pela padronização das dosagens na moderna farmacopéia. Mas a descoberta mais famosa de Dale foi a do primeiro neurotransmissor, a acetilcolina. Além disso, ele tem grande parte do crédito pela explicação de como funciona a transmissão neural — como as substâncias químicas gerenciam a teia complexa de sinais que excitam, aumentam, atrasam e bloqueiam a ação dos neurônios.

Henry Hallett Dale nasceu em Londres, em 9 de junho de 1875. Seu pai era Charles James Dale; sua mãe, Frances Ann Hallett. Quando garoto, seus professores da escola elementar nutriram seu interesse em ciências, especialmente biologia. Sua família não era próspera, e Henry se beneficiou de bolsas de estudos, primeiro na Leys School, depois no Trinity College, Cambridge. Ele se saiu excepcionalmente bem no Trinity, ganhando honras de primeira classe em 1896 e 1898, e continuou ali por dois anos para pesquisa posterior com o neurofisiologista J. N. Langley. Dale mais tarde formou-se em medicina, recebendo seu diploma em 1902. Posteriormente escreveu uma tese e recebeu um "doutorado em medicina" em 1909.

A longa e séria pós-graduação de Dale reflete a crescente complexidade da pesquisa médica na virada do século XX. No University College, em Londres, em 1902, ele trabalhou no laboratório de Ernest Starling, o famoso fisiologista que, junto com William Bayliss, tinha acabado de descobrir e definir o primeiro hormônio, a secretina. Dale também passou vários meses na Alemanha no laboratório de Paul Ehrlich, o celebrado químico, imunoquímico e bacteriologista. Dale chegou à maioridade em uma época propícia, quando uma cascata de desenvolvimentos nos nascentes campos da endocrinologia e da neurofisiologia proporcionavam um contexto que, no futuro, daria nascimento a uma neuroquímica plausível.

A trajetória da carreira de Dale mudou em 1904 por uma consideração pessoal. Ele queria ter uma renda aceitável para se casar com sua prima em primeiro grau, Ellen Harriet Hallett. Mas os cargos universitários eram mal pagos, enquanto a medicina clínica não o interessava. Como conseqüência, Dale aceitou um emprego nos Wellcome Physiological Research Laboratories. Embora os amigos o tenham aconselhado a não trabalhar para uma empresa farmacêutica privada, a associação se mostrou frutífera, e Dale tornou-se diretor em 1906.

Henry Wellcome, o fundador do laboratório, sugeriu a Dale que investigasse as propriedades farmacológicas da ergotina. Produto de um fungo parasitário que infecta o centeio e outros cereais, a ergotina era usada há muito na medicina popular. Sabia-se que fazia o útero se contrair, e assim era empregado por parteiras após o parto. Na medicina convencional, a ergotina também era considerada útil contra dores de cabeça e outros problemas. Como funcionava, contudo, continuava um completo mistério. "Francamente, não me senti muito atraído", escreveu Dale, "pela perspectiva de fazer minha primeira excursão na [farmacologia] no pântano da ergotina."[1] Apesar disso, o trabalho de Dale com a ergotina se tornaria a base de suas descobertas mais significativas.

O primeiro sucesso de Dale com a ergotina veio por acaso. Um dia, ele foi solicitado a simplesmente testar um extrato de glândula adrenal para ver se continha adrenalina, ou epinefrina. (Por motivos históricos relacionados com marca registrada, a epinefrina é conhecida como adrenalina na Grã-Bretanha.) Testando o extrato em um gato que, por acaso, tinha recebido ergotina recentemente, Dale descobriu que a pressão sangüínea do animal não aumentou como ele esperava. O extrato adrenal, concluiu equivocadamente Dale, era inativo. Uma semana depois, contudo, quando se deu a mesma seqüência de acontecimentos, Dale reconheceu a possibilidade de uma interação entre a ergotina e a adrenalina. A adrenalina administrada a um gato podia aumentar sua pressão sangüínea, mas se fosse dada ergotina, a adrenalina faria a pressão cair. Dale assim descobriu a primeira substância a bloquear a ação da adrenalina. Este trabalho tornou-se um ponto de partida para o desenvolvimento de drogas anti-hipertensivas.

A ergotina foi a fonte de uma substância que Dale começou a estudar em 1907 e identificou, três anos mais tarde, como histamina. Dale viria a extrair histamina de tecido animal. Na década seguinte, mostraria que ela é amplamente distribuída em quase todas as células do corpo, e ele delinearia seu significado. A histamina, como Dale descobriu e como continua sendo compreendida hoje, é uma substância de alarme emitida por células danificadas que causa a dilatação dos vasos sangüíneos próximos e o extravasamento pelos capilares.

Uma certa compreensão da anafilaxia — a resposta de hipersensibilidade grave que ameaça a vida — também surgiu do trabalho de Dale com a histamina. Em 1911, Dale e seus colegas observaram que os efeitos produzidos pela histamina eram semelhantes às condições vistas no choque anafilático. Com a cautela característica, Dale se recusou a seguir adiante, e somente em 1932 a histamina seria definitivamente relacionada com a anafilaxia. A imunologia tinha mudado tão drasticamente desde as pesquisas de Dale que algumas de suas idéias não eram mais relevantes, mas a histamina era relevante na anafilaxia.

Dale se transferiu dos laboratórios Wellcome para o Comitê de Pesquisa Médica (MRC) em 1914. Durante a Primeira Guerra Mundial, ele trabalhou em questões relevantes — a bioquímica da gangrena gasosa e drogas para tratar a sífilis e a disenteria. Depois disso, voltou a seus interesses pré-guerra, e mais tarde tornou-se diretor do MRC, em 1928.

A descoberta da acetilcolina como transmissor químico dos impulsos nervosos, a mais conhecida e mais influente descoberta de Dale, levou muitos anos para ser obtida: de 1913 a 1937. O mesmo crédito deve ser dado ao amigo de Dale, o austríaco Otto Loewi. A realização de Dale não foi simplesmente ter isolado uma substância química importante. Foi, na verdade, ter resolvido uma questão crucial na neurofisiologia do século XX. Um debate considerável, que durou mais de um século, não conseguira resolver se a transmissão do impulso nervoso era simplesmente elétrica ou se seria melhor descrita como química ou eletroquímica. Depois do trabalho de Dale e Loewi, não restou nenhuma dúvida séria.

A acetilcolina foi descoberta e sintetizada décadas antes de se saber que ela existia no corpo. Quando, em 1914, a descobriram — primeiro ocorrendo naturalmente na ergotina — Dale e o colega Arthur Ewins relataram que ela causava reações semelhantes àquelas observadas em resposta à ação do sistema nervoso parassimpático: as pupilas se contraíam, o coração desacelerava, as lágrimas banhavam os olhos.* Esta questão durou anos. Em 1921, por um experimento engenhoso, Otto Loewi solidificou sua hipótese de que as substâncias químicas podiam estimular a transmissão nervosa. Este conceito estava em sua mente quando, oito anos depois, Dale e H. W. Dudley deram com a acetilcolina em baços de animais. Eles imediatamente passaram a investigar sua ação nas células nervosas — um desafio particular, uma vez que a acetilcolina, uma vez ativada, é quase imediatamente destruída.

Entre 1929 e 1936, uma grande quantidade de artigos sobre a acetilcolina surgiu no Instituto Nacional de Pesquisa Médica, quase todos com a assinatura de Dale. Entre outras coisas, Dale e seus colegas descobriram que a acetilcolina era liberada pelos nervos vago e esplênico, que partem do cérebro para estruturas das cavidades torácica e abdominal. Dale também descobriu que a acetilcolina era liberada nos locais ganglionares no sistema nervoso simpático, que prepara o corpo para a luta ou fuga, e nas terminações nervosas que alcançam os músculos voluntários. Ele confirmou a atividade da acetilcolina com experimentos que mostraram que o tecido muscular se contrai em sua presença.

"A elucidação da transmissão do impulso nos músculos e órgãos", escreve Roy Porter em uma recente declaração, "foi uma inovação extraordinária."[2] Em 1936, ninguém se surpreendeu quando Dale recebeu o prêmio Nobel em fisiologia ou medicina, compartilhado com Otto Loewi. A acetilcolina foi o primeiro dos 15 neurotransmissores conhecidos hoje. Ela proporcionou um modelo rudimentar, mas eminentemente útil, para uma variedade de fenômenos do sistema nervoso.

Dale tornou-se uma das grandes eminências da ciência britânica. Depois da Primeira Guerra Mundial, ele serviu na Liga das Nações no esforço bem-sucedido de criar padrões de dosagem para uma ampla variedade de medicamentos, de digitalis à recém-descoberta insulina, bem como para vitaminas. Em 1936, tornou-se curador do Wellcome Trust e seu presidente de 1938 a 1960. Quando convidado a se tornar presidente da Royal Society em 1940, ele decidiu que teria de desistir de alguma atividade, então parou de fumar. Condecorado cavaleiro em 1932, uniu-se à Ordem do Mérito em 1944. Seu casamento com Ellen Harriet Hallett gerou um filho e duas filhas.

Dale aposentou-se das pesquisas em 1942, foi presidente do conselho do Comitê Consultor Científico para o Gabinete de Guerra de 1942 a 1947, e em outros cargos oficiais. Muito honrado, continuou em atividade em toda a década de 1950.

*O sistema parassimpático, uma divisão do sistema nervoso autônomo, abrange a maioria das funções de conservação e restauração dos recursos corporais.

Uma coletânea de alguns de seus mais importantes artigos foi publicada como *Adventures in Physiology* em 1953. Ele também se dirigia a um público mais amplo, e alguns destes artigos ocasionais podem ser encontrados em *An Autumn Gleaning* (Uma compilação de outono), de 1954. O título do último volume indica envelhecimento, mas Dale viveu muitos anos como uma figura reverenciada da ciência britânica. Os colegas o visitariam mesmo durante seus últimos dias em uma clínica de repouso em Cambridge, onde ele morreu em 23 de julho de 1968.

Hans Krebs [1900-1981]

O Ciclo de Krebs

Já em 1789, Antoine Lavoisier mostrou que a reação química com o oxigênio — em uma palavra, combustão — é o processo subjacente que transforma o alimento em energia e mantém a vida. Mas foram necessários mais 150 anos para que se compreendesse a química complexa deste processo. O reconhecimento de que o metabolismo ocorre dentro das células e é governado por enzimas surgiu no final do século XIX. O campo do metabolismo intermediário, promissor para a medicina e a farmacologia, representou outro campo complexo nas décadas seguintes. Em 1937 surgiu uma nova teoria crucial, proposta por um alemão emigrado para a Inglaterra, o bioquímico Hans Krebs.

O ciclo de Krebs descreve a série de passos químicos envolvidos na quebra de moléculas de alimento, depois da digestão, para produzir pacotes de energia, água e dióxido de carbono. Como série culminante de passos na absorção de nutrientes, o ciclo ocorre em organismos aeróbicos, de bactérias a seres humanos, e funciona também em plantas superiores. Também conhecido como ciclo do ácido cítrico ou do ácido tricarboxílico, seus vários nomes são uma indicação de seu significado fundamental. O ciclo de Krebs é ensinado nos livros didáticos de hoje um pouco modificado, mas a versão de sua formulação original não mudou substancialmente. É na verdade a segunda grande descoberta de Krebs; o ciclo da uréia — as etapas pelas quais a amônia é destoxificada no fígado — foi a primeira. Krebs deve receber o crédito pelo reconhecimento do significado vital das reações cíclicas na bioquímica.

Hans Krebs nasceu em 25 de agosto de 1900, na adorável cidade medieval de Hildesheim, perto de Hanover, na Alemanha. Ele era o segundo de três filhos em uma família de judeus assimilados. Seu pai, Georg Krebs, era um médico com uma forte personalidade e amplos interesses, inclusive um amor pela natureza e por escrever poesia. Na verdade, ele compôs odes a Alma Davidson, uma tranqüila e dedicada esposa e mãe. Contudo, a família não era expansiva ou visivelmente calorosa, e Hans era tímido quando criança. Inicialmente ele planejava seguir seu pai na medicina. A Primeira Guerra Mundial interrompeu seus estudos logo depois que ele se alistou. Quando a mãe de Hans morreu na epidemia de gripe pós-guerra, sua herança foi apenas suficiente, com a hiperinflação na Alemanha, para comprar um exemplar de um livro, e ele escolheu o famoso *The Philosophy of As If*, de Hans Vaihinger.

Krebs freqüentou a Universidade de Göttingen por alguns meses antes de se transferir para a Universidade de Freiburg em 1919, onde desenvolveu um interesse em química. Ele se formou em 1921 e foi estudar medicina em Munique, sendo aprovado em seus exames finais em 1923. Depois de um ano trabalhando em uma clínica, em 1925 recebeu sua licença médica da Universidade de Hamburgo. Imediatamente depois de concluir a residência, Krebs ingressou no laboratório. Fez um curso de química para médicos no Cáritas de Berlim e já havia publicado vários artigos quando, em 1926, foi contratado como assistente de Otto Warburg (p. 265).

No Instituto Kaiser Guilherme, Warburg estava trabalhando em uma variedade de problemas, inclusive a natureza da fotossíntese e a composição química das enzimas. Krebs publicou 16 artigos nos quatro anos seguintes, relacionados com os vários aspectos da pesquisa de Warburg. Mas, em particular, ele se interessou pela química do metabolismo intermediário — a quebra e síntese de compostos nutrientes. Warburg não permitiu que ele os pesquisasse, contudo. Somente depois de sair do laboratório de Warburg em 1931, aceitando um cargo na Universidade de Freiburg, é que Krebs começou sua série impressionante de experimentos.

A primeira descoberta importante de Krebs relacionou-se com a uréia, o produto de excreção do nitrogênio, como ele compreendia, de pássaros e mamíferos. A produção animal de uréia representa uma adaptação evolutiva. Os animais aquáticos excretam amônia, que é mais tóxica e requer muita água — o que não é um problema no oceano ou em um lago. Os animais terrestres, ao contrário, convertem amônia em uréia através de uma reação catalítica ou uma série de reações que, quando Krebs começou sua pesquisa, já se sabia que ocorriam no fígado. Mas a química desta função metabólica básica continuava um mistério.

A fase crucial da pesquisa de Krebs começou com uma inovação técnica: ele suspendeu fragmentos de fígado em solução salina — um substituto para o plasma sangüíneo — e acrescentou nutrientes. Desta forma, Krebs soube que, se acrescentasse aminoácidos ao fígado *in vitro*, a amônia seria liberada e subseqüentemente convertida em uréia. Dois dos muitos aminoácidos que Krebs analisou podiam causar grandes aumentos na uréia — a arginina e (quando combinada com amônia) a ornitina. Sabendo-se que era produzida em presença da enzima arginase, a ornitina levava à produção de citrulina, outro aminoácido. Krebs reconheceu a natureza cíclica do processo: na presença de ornitina e dióxido de carbono, o produto de excreção da amônia será destoxificado por uma série de reações, em que a citrulina e a arginina são estágios intermediários. O produto final é a uréia e, mais uma vez, a ornitina. A presença de ornitina no início e no fim indicava uma reação cíclica. Alguns anos depois, em outros laboratórios, descobrir-se-ia que o ciclo incluía cinco etapas enzimáticas.

Em 1932 o ciclo da uréia (às vezes chamado de ciclo da ornitina) foi a primeira de tais reações metabólicas a ser descoberta, e deu a Krebs um reconhecimento considerável. Mas sua nomeação na Universidade de Freiburg acabou sendo breve. Os nazistas chegaram ao poder em 1933, e leis anti-semitas foram colocadas em prática imediatamente. Krebs não perdeu tempo para entrar em contato com o famoso bioquímico Frederick Gowland Hopkins na Universidade de Cambridge. Como resultado, Krebs já se encontrava na Inglaterra várias semanas antes de seu cargo ser oficialmente encerrado em Freiburg. Krebs inicialmente assumiu um cargo na faculdade de bioquímica de Cambridge, e sua pesquisa foi apoiada pela Fundação Rockefeller. Em 1935 tornou-se professor pleno de farmacologia na Universidade de Sheffield.

A descoberta do ciclo do ácido cítrico, ou ciclo de Krebs, consumiu cinco anos, de 1932 a 1937. Krebs não descobriu nenhum de seus componentes, mas os reuniu através de vários elementos isolados de informação teórica e experimental e criou um todo coerente e convincente. Por sua complexidade conceitual e significado histórico, seu trabalho pode ser melhor comparado a, digamos, um avanço essencial na física teórica. O problema que ele atacou era um quebra-cabeça básico. No século XX, os químicos sabiam que, depois da quebra dos alimentos na digestão, seguia-se a "combustão" de carboidratos, aminoácidos e ácidos graxos. Mas as reações químicas pertinentes, que ocorrem dentro das células, não eram conhecidas.

Krebs observou dois conjuntos de descobertas relacionadas com vários ácidos orgânicos que eram ubíquos nas células. Em 1935, o bioquímico húngaro Albert Szent-Györgyi havia realizado experimentos com músculo de pombo-correio, um tecido que, para suportar o vôo, tem altas exigências de energia. Szent-Györgyi descobriu que vários ácidos dicarboxílicos — ácido succínico, fumárico, málico e oxaloacético — estavam presentes quando o músculo estava ativo, ou "queimavam" alimento. Além disso, um desses produtos, o ácido succínico, podia ser convertido nos outros três.

O trabalho com um ácido tricarboxílico — o ácido cítrico — colocou outra peça do quebra-cabeça no lugar. Em 1937 os bioquímicos alemães Franz Knoop e Carl Martius descobriram uma série de reações no fígado em que o ácido cítrico era convertido em ácido acotínico, e uma seqüência de reações pelas quais o ácido cítrico era convertido em ácido oxaloacético. Os produtos deste último grupo de reações incluíam as substâncias que Szent-Györgyi descobrira — os ácidos succínico, fumárico e málico.

As descobertas destes experimentos isolados formaram a base do que Krebs passou a compreender como uma série eficiente e central de reações metabólicas. A pronta oxidação de vários ácidos orgânicos sugeria que eles "provavelmente eram relacionados", escreveu Krebs posteriormente, "com a combustão de alimentos".[1] Como uma peça adicional de informação, Krebs soube que o ácido malônico inibiria a capacidade de oxidação do succinato a fumarato, e o processo de combustão cessaria.

Embora não tivesse procurado inicialmente por uma reação cíclica, Krebs mais tarde a reconheceu. Ele realizou experimentos que demonstraram como, em músculo de pombo-correio, os ácidos oxaloacético e pirúvico reagiam para formar ácido cítrico. Ele depois demonstrou a taxa em que o ácido cítrico é sintetizado e degradado em uma série de reações-chave em que o ácido oxaloacético é produzido no fim. Os "detalhes finais" do ciclo do ácido cítrico continuavam desconhecidos por alguns anos. Krebs em princípio contou seis etapas no total. Foi apenas em 1951 que Fritz Lipmann mostrou que uma co-enzima — ele a denominou co-enzima A — reage com o piruvato para formar acetil co-enzima A (CoA). Esta se revelou a substância misteriosa — formada de carboidratos, ácidos graxos e aminoácidos — que reage com o oxaloacetato para formar citrato. A regeneração de CoA, com a formação de citrato, a capacita a agir como catalisadora, de forma que é necessário uma quantidade muito pequena dela.

A descoberta do ciclo de Krebs pode ser compreendida como um exemplo do significado da bioquímica básica para a pesquisa médica. Dito de forma simples, sua importância para a pesquisa do metabolismo e, mais geralmente, do funcionamento complexo da célula, não pode ser superestimada. Com Fritz Lipmann, Krebs compartilhou o prêmio Albert Lasker e o Nobel de fisiologia ou medicina em 1953. Em 1954 Krebs transferiu-se para a Universidade de Oxford, onde, como professor Whitley de bioquímica, chefiou o departamento até sua aposentadoria em 1967. Sua pesquisa nos anos posteriores incluiu investigações dos erros do metabolismo inato — a bioquímica da genética que Archibald Garrod (p. 261) tinha iniciado na virada do século XX.

O silencioso e reservado cientista Hans Krebs casou-se com Margaret Fieldhouse, uma inglesa, em 1938. Eles tiveram três filhos. Krebs escreveu um livro de memórias de leitura muito agradável, *Reminiscences and Reflections* (Reminiscências e reflexões), em colaboração com Ann Martin. Ele também é tema de uma extensa e muito admirada biografia escrita por Frederic Lawrence Holmes. Por tudo, a sorte de Krebs, ter trabalhado com Otto Warburg, sua fuga da Alemanha nazista e seu otimismo inato deram a ele a sensação de que fora excepcionalmente favorecido na vida. "Porque eu tive mais que minha parcela de sorte, e uma constelação afortunada de genes", escreveu ele, "a vida foi de fato especial."[2] Hans Krebs morreu em 22 de novembro de 1981.

Howard Florey [1898-1968]

A Descoberta da Penicilina

A penicilina, o subproduto refinado de certos fungos, destrói naturalmente uma ampla gama de bactérias. Porque pode ser tolerada pelo corpo, ela funciona como um tratamento salvador para muitas infecções sistêmicas potencialmente letais, de pneumonia a meningite bacteriana e septicemia. Pode curar a sífilis e é usada em um grande número de doenças infecciosas menores, da gonorréia à escarlatina e amigdalite. Fabricada pela primeira vez na Segunda Guerra Mundial, a penicilina foi o protótipo para toda uma série de antibióticos potentes. Continua hoje em dia, apesar do excesso de uso e problemas com cepas resistentes, o objeto de devoção que praticamente define a medicina moderna.

A descoberta da penicilina é um entrelaçamento de ciência boa e ruim, choques de personalidades e culturas, e uma pesquisa antiquada e nova. Desenvolveu-se durante a Segunda Guerra Mundial em dois continentes, com cientistas da Austrália, Escócia, Inglaterra, Estados Unidos e Alemanha. Os principais aspectos incluem a identificação profética do fungo esverdeado, a pesquisa para purificar e amplificar a potência e uma campanha para produzi-la em grandes quantidades para fornecimento aos feridos e doentes. Desta teia emaranhada, o cientista que hoje recebe o crédito pela descoberta da penicilina é o patologista Howard Florey. Com Alexander Fleming e Boris Chain, Florey recebeu o prêmio Nobel em 1945.

Howard Florey nasceu em 24 de setembro de 1898, na cidade de Adelaide, no sul da Austrália. Ele era o filho mais novo e único menino de Bertha Mary Wadham e seu marido, Joseph Florey, um próspero fabricante de botas. Howard freqüentou escolas primária e secundária de elite, recebendo o equivalente aproximado de uma educação em escola pública britânica. Atlético e brilhante, ele tinha dificuldade para fazer amigos e sofreu de problemas de saúde, inclusive surtos perigosos de pneumonia quando adolescente. Convencido por sua família a não se apresentar como voluntário no serviço militar durante a Primeira Guerra Mundial, Howard freqüentou a Universidade de Adelaide a partir de 1916. Em 1922, depois de receber seu bacharelado em medicina, começou a pós-graduação na Universidade de Oxford com a ajuda de uma bolsa de estudos Rhodes. Passou um ano como membro visitante do Instituto Rockefeller, em 1925, e quando voltou à Inglaterra concluiu seu doutorado na Universidade de Cambridge, em 1927. Florey não tinha interesse na medicina clínica, e encontrou seu lugar, desde o início de sua carreira, na bancada de laboratório.

Mesmo enquanto estudante de mestrado, Florey era reconhecido como um cientista excepcional com um futuro promissor na patologia experimental. Logo depois de chegar da Austrália, ele chamou a atenção de Charles Sherrington, um dos fundadores da neurologia, e através dele conheceu algumas das figuras mais importantes da ciência britânica, inclusive os prêmios Nobel J. J. Thomson e Ernest Rutherford. A aceitação de Florey por parte destes homens mais velhos não é surpresa: como eles, ele via o valor de um espírito relativamente novo de trabalho científico de equipe, e compreendia a unidade da natureza através da química. Florey também foi influenciado por Frederick Gowland Hopkins, um fundador da bioquímica. Depois de vários anos de ensino em Cambridge, Florey mudou-se para a Universidade de Sheffield em 1932.

Não é fácil encontrar substâncias que destruam organismos causadores de doenças sem danificar os tecidos e células em que eles residem e se multiplicam. Os efeitos adversos limitavam a utilidade do Salvarsan, por exemplo, um remédio químico agressivo para a sífilis que Paul Ehrlich descobriu em 1910. Um *antibiótico* que aproveitasse as propriedades bactericidas de certos microorganismos ofereceria uma solução melhor.* Florey gradualmente ficou intrigado com o problema durante a década de 1920, e isso o levou ao trabalho de Alexander Fleming, um bacteriologista escocês do Hospital St. Mary.

A carreira de Florey e Fleming, que estava interessado nos mesmos problemas, se tornaria curiosamente entrelaçada, embora os dois jamais viessem a trabalhar juntos. Em 1921, Fleming havia noticiado que o muco de seu próprio nariz era capaz de lisar, ou matar, um certo tipo de bactéria inócua. Testando muco de muitas fontes e lugares, ele descobriu que a substância protetora era uma enzima que ele chamou de lisozima. Era um anti-séptico natural, mas os efeitos protetores da lisozima não pareciam se estender a bactérias perigosas. Fleming não conseguiu isolar a enzima e logo perdeu o interesse. Florey, no final da década de 1920, não teve uma sorte melhor. Mas ficou impressionado com uma observação acidental: ele percebeu que a presença de *E. coli*, bactéria normalmente encontrada no cólon,

---

*Devemos observar que as tradições médicas antiga e popular sustentam as propriedades curativas de vários fungos. Os maias, por exemplo, usavam um fungo de milho, e os ucranianos cultivavam fungos para curativos. Mas o potencial do fungo como droga forte permaneceu desconhecido para a farmacologia científica.

claramente detinha o crescimento de outros microorganismos. Florey sabia deste antagonismo — conhecido como antibiose —, em que um tipo de bactéria incapacita outra; era "um fenômeno muito conhecido".[1] Mas sua qualidade dramática, vista no laboratório, parece ter causado uma impressão singular na imaginação de Florey.

Fleming também abriu para Florey as portas que levariam à penicilina. Em 1928, ele reconheceu, pelo aparecimento de uma cultura contaminada de estafilococos em uma placa de Petri, o trabalho do que se tornou um fungo comum, o *Penicilium notatum*. Até hoje continua obscuro como um esporo de fungo de pão surgiu nas placas de Petri de Fleming. Sua observação aguda e identificação do fungo foram acontecimentos importantes. Contudo, sendo um cientista de certa forma antiquado, Fleming estava acostumado a trabalhar sozinho e era mal treinado em química. Ele sabia que o fungo não era letal quando injetado em camundongos, mas, ao que parece, a idéia de fazer experimentos para testá-lo sistematicamente não ocorreu a ele. Quando não conseguiu extrair a substância bactericida ativa, Fleming não insistiu. Seu *insight* básico sobre a penicilina foi portanto decisivo e ao mesmo tempo deficiente, uma inovação potencial frustrada por uma falha de visão.

A lisozima e a penicilina representam duas linhas de pesquisa que se fundiram no final da década de 1930. Em 1935 Florey aceitou o cargo de chefe da Dunn School de Patologia na Universidade de Oxford. Ele logo contratou Boris Ernst Chain, um brilhante bioquímico que tinha fugido da Alemanha nazista. Com um conhecimento detalhado de química, e colocando em uso a nova técnica de liofilização (congelamento e desidratação) como auxiliar na purificação, Chain teve sucesso onde Fleming e Florey haviam fracassado: ele purificou e cristalizou a lisozima. Ele mostrou que era na verdade uma enzima e, mais importante, descobriu como podia funcionar. A lisozima interferia na reprodução por quebrar a parede celular bacteriana.

O sucesso com a lisozima levou Florey e Chain à idéia geral de que talvez outras substâncias antibióticas funcionassem de forma semelhante. Em 1937, eles conceberam um plano para estudar todas as substâncias antibióticas naturais então conhecidas. Chain desencavou cerca de 200 artigos na literatura e encontrou entre eles, publicado em 1929 no *British Journal of Experimental Pathology*, o intrigante porém incompleto trabalho sobre a penicilina.

Florey e Chain decidiram se concentrar na penicilina perto do final de 1938. Sua decisão, devemos acrescentar, foi norteada pelo interesse científico e a imaginação, não por qualquer convicção de que uma droga miraculosa estava à mão. Ao contrário de Fleming, que só podia fazer do fungo da penicilina um suco amareloamarronzado que logo perdia a potência, Chain e Florey foram logo capazes de extrair e purificar um produto estável e mais poderoso. Com a ajuda do químico britânico Norman Heatley, que deu importantes contribuições ao processo de extração, eles logo tinham penicilina suficiente para começar a pesquisa experimental com camundongos.

Em maio de 1940 Florey dirigiu um ensaio simples com animais conhecido como "teste de proteção de camundongo". Oito camundongos receberam uma injeção com doses letais de estreptococos. Quatro deles depois receberam penicilina. Como ficaram acordados toda a noite, Florey, Heatley e Chain viram todos os camundongos sem tratamento morrerem enquanto três dos quatro tratados sobreviveram e se recuperaram. A implicação era inequívoca, e a fase seguinte claramente seria testar a penicilina em seres humanos. O primeiro caso, em fevereiro de 1941, foi de um policial que já havia perdido um olho para uma infecção estreptocócica agressiva que começara com uma simples ferida na boca. Perto da morte, ele teve uma drástica recuperação com a penicilina — somente para reincidir e morrer quando os suprimentos do extrato foram esgotados antes que o tratamento se completasse.

Com a aparente promessa da penicilina, atrair a atenção do setor farmacêutico e descobrir métodos de produzi-la agora tornavam-se questões cruciais. Mas a Segunda Guerra Mundial havia começado e, apesar da grande promessa da penicilina para a medicina militar, todas as empresas britânicas estavam comprometidas com outras metas. Portanto, em junho de 1941, junto com seu colega Heatley, Florey fez uma visita ao Laboratório de Pesquisa Regional Norte do Departamento de Agricultura dos EUA em Peoria, Illinois. Ali eles receberam apoio para o projeto e a ajuda de Andrew J. Moyer, que descobriu que o licor de maceração de milho, um produto do catabolismo do milho, podia ser usado para aumentar grandemente a produção de penicilina. Florey também solicitou o interesse de empresas farmacêuticas e, quando voltou à Grã-Bretanha, três empresas estavam dedicando tempo e dinheiro ao desenvolvimento de formas de produzir a penicilina. A entrada dos Estados Unidos na Segunda Guerra Mundial em dezembro de 1941 somente acelerou a questão.

Os ensaios clínicos da penicilina ocorreram durante 1942, e no final do ano cerca de noventa casos haviam sido tratados. Eles confirmaram a promessa da penicilina como droga salvadora no tratamento de uma ampla gama de infecções. No final de 1943, 22 empresas estavam envolvidas na produção da penicilina. No final da guerra, mais de 600 bilhões de unidades eram produzidos mensalmente.

A droga original, conhecida como "Penicilina G", era administrada intravenosamente porque os sucos digestivos tornavam-na ineficaz. Durante vários anos, uma família de penicilinas — bem como de outros antibióticos — chegou ao mercado. Algumas delas podiam ser administradas por via oral, e tinham um espectro de uso amplo. A produção de penicilinas parcialmente sintéticas, disponíveis antes do final da década de 1940, acelerou a produção e reduziu o custo. *The Chemistry of Penicillin* (A química da penicilina), publicado em 1949, tinha 1.100 páginas e descrevia a pesquisa de mais de 400 cientistas. Mas a penicilina foi somente a primeira de um enorme número de drogas semelhantes que seriam desenvolvidas nas décadas seguintes.

Historicamente, a Penicilina G representa a fase de início da revolução na medicina que começou no final da Segunda Guerra Mundial. No todo, o enorme impacto da penicilina foi tornar praticamente inócuas muitas infecções que antes ameaçavam a vida. Mas ela também teve seus aspectos negativos. O excesso de uso da penicilina levou ao surgimento de novas cepas de bactérias perigosas e resistentes, um problema que persiste hoje, sem nenhuma promessa de solução.

As grandes descobertas médicas com freqüência proporcionam um terreno fértil para as disputas de prioridade e patentes, e a penicilina não foi exceção. O papel central de Howard Florey não foi imediatamente esclarecido na concepção popular. Alexander Fleming, com os esforços promocionais de seu mentor, o bacteriologista *sir* Almoth Wright, assumiu o crédito pela descoberta original. Isto não era literalmente falso, mas, com a ajuda ativa da imprensa britânica, Fleming logo se tornou um herói imensurável. Com seu consentimento implícito, artigos extravagantes exageraram sua contribuição original, e relatou-se que ele tinha uma idéia do potencial da penicilina na década de 1930, quando, para todos os efeitos, ele perdera o interesse nela. Florey, normalmente tempestuoso e combativo, inicialmente se aborreceu com o "mito Fleming" em silêncio, mas posteriormente se queixou com colegas. Ele nunca perdoou Fleming, que ficou maravilhado e grato com a exaltação mundial.

Como professor de Oxford, a decisão de Florey de não procurar patentear a penicilina era uma prática comum. Mas isso amargurou seu colaborador, Boris Chain, e o levou a um completo afastamento. O americano Andrew J. Moyer, que, com seu licor de maceração de milho, tinha ajudado a desenvolver as técnicas de produção maciça e extração, foi impedido pela lei de registrar a patente americana. Mas conseguiu procurar legalmente os direitos de patente para produção estrangeira. Isto ele fez, e como resultado as empresas farmacêuticas britânicas foram mais tarde solicitadas a pagar *royalties* a um americano por uma descoberta feita na Inglaterra. A questão seria resolvida tempos depois.

O estabelecimento parcial de relatos da descoberta começou em 1945, quando Florey, Fleming e Chain receberam o prêmio Nobel. Desde o início, o trabalho de Florey fora reconhecido pela ciência e pelo governo. Ele foi eleito para a Royal Society em 1943 e condecorado cavaleiro um ano depois. Os franceses o reconheceram com a Legião de Honra em 1946. De 1960 a 1965, ele foi presidente da Royal Society e posteriormente ascendeu à aristocracia como barão Florey de Adelaide e Marston.

Florey teve uma vida emocional complexa e restrita. Ele podia ser extraordinariamente grosso, e dizia-se que era cruel no trato com os colegas. Em geral reservado, mostrava-se às vezes impaciente e incapaz de controlar seu temperamento. Cultivava a imagem de um cientista isolado e não professava interesse no "sofrimento da humanidade". Mas também tinha um lado passional e era capaz de autoanálise e de especular sobre a moralidade e a sociedade. Seu casamento com Mary Ethel Reed, que era aluna de medicina quando ele a conheceu na Austrália, foi uma decepção amarga para ele depois de um longo noivado. Seu relacionamento foi tumultuado, permeado de conflitos e distante — apesar de alguma pesquisa que eles fizeram juntos e dos dois filhos que tiveram. Durante suas quatro décadas, Ethel sofreu de uma variedade de distúrbios, inclusive surdez parcial, pelos quais Florey a recriminava. Logo depois de sua morte em 1966, Florey casou-se com Margaret Jennings, uma colega de trabalho com quem ele fora associado por cerca de trinta anos. Este relacionamento trouxe a Florey alguma tranqüilidade no final de sua vida. Ele há muito sofria de uma saúde fraca, inclusive angina e, quando se casou pela segunda vez, Florey sabia que não tinha muito tempo de vida. Howard Florey morreu em 21 de fevereiro de 1968.

Wilder Penfield [1891-1976]

A Neurologia: Mapeando o Cérebro

Quando foi aberto no início do século XX, o campo da neurocirurgia promoveu a intervenção terapêutica e, mais drasticamente, um meio de explorar o cérebro. Em 1930, enquanto operava uma mulher de epilepsia, Wilder Penfield tocou com um eletrodo um ponto em um dos lobos temporais expostos. A paciente, que estava consciente durante a operação, começou a reviver o nascimento de seu filho. Ela contou o evento como se estivesse ocorrendo em tempo real — tudo isso enquanto tinha consciência de que estava na mesa de cirurgia. A riqueza de detalhes e a forte carga emocional da experiência foram atordoantes. Durante anos de cirurgia, Penfield evocou o mesmo tipo de lembranças detalhadas com outros pacientes. "É uma descoberta surpreendente", escreveu ele. "Traz o fenômeno psíquico para o campo da fisiologia."[1]

Na verdade, a realização de Wilder Penfield, em um sentido amplo, foi testar no tecido do cérebro humano vivo alguns dos *insights* que a novata neurociência conseguira com dificuldade. Ele era tanto um cirurgião prático excepcional dedicado a seus pacientes como um cuidadoso pesquisador da função cerebral. Não é de surpreender que ele tenha estudado com Charles Sherrington, que praticamente fundou o campo da neurofisiologia, e com Santiago Ramón y Cajal (p. 145), que revolucionou a neuroanatomia. Penfield foi o principal fundador do Instituto de Neurologia de Montreal, aberto em 1934, que continua sendo um dos centros mais importantes do mundo no tratamento e pesquisa do cérebro.

Wilder Graves Penfield nasceu em 26 de janeiro de 1891, em Spokane, Washington. Um pequeno povoado que desabrochou na esteira da corrida do ouro, Spokane representava a última aclamação da fronteira americana. Wilder era o último de três filhos nascidos de Charles Samuel Penfield, um médico e cirurgião, e Jean Jeffers. Depois de alguns anos infelizes juntos, seus pais se separaram definitivamente em 1899. Seu pai, embora bem-sucedido como cirurgião, mais tarde sofreria uma misteriosa transformação de meia-idade, abandonando seu trabalho para fazer longas viagens de caça nas montanhas, incapaz de resistir "ao chamado da natureza". Seu destino, à luz das explorações de seus filhos no território inexplorado do cérebro, é intrigante. Mas a maior e mais imediata influência de Wilder foi sua dedicada mãe. Quando ela voltou com seus filhos para sua cidade natal de Hudson, no Wisconsin, Wilder freqüentou a Galahad School, na qual se formou em 1909. Ele foi para a Universidade de Princeton, onde se voltou para a medicina graças a Edward Grant Conkling. Recebeu seu diploma de bacharel em literatura em 1913. Um debatedor e atleta completo, desde os 13 anos Wilder foi instado por sua mãe a procurar uma bolsa de estudos Rhodes, que ele de fato obteve. Como conseqüência, ele estudou na Inglaterra de 1914 a 1916, durante os dois primeiros anos da Primeira Guerra Mundial. Teve sorte em sobreviver. Em 1916, cruzando o Canal para servir como voluntário da Cruz Vermelha em um hospital francês, quase foi morto quando um torpedeiro alemão explodiu seu barco. Ele conseguiu escapar com uma perna retalhada e se recuperou na casa de William Osler (p. 225).

Os interesses de Penfield já estavam na neurologia. Voltando aos Estados Unidos, ele estudou na Johns Hopkins e recebeu seu diploma de medicina em 1918. Fez residência no Hospital Peter Bent Brigham em Boston, onde Harvey Cushing (p. 275) era cirurgião-chefe e já celebrado por procedimentos inovadores, inclusive a cirurgia cerebral. Ele depois voltou à Inglaterra para concluir sua bolsa Rhodes, trabalhando (como vinha fazendo desde 1915) com Charles Sherrington, a figura transformadora no desenvolvimento da neurociência. "Olhei em seus olhos", escreveu Penfield mais tarde, "e percebi que aqui, no sistema nervoso, estava o grande campo inexplorado, o país não descoberto em que o mistério da mente do homem podia um dia ser explicado."[2] Ele decidiu se especializar em neurocirurgia, então em seus primórdios. Oxford recompensou Penfield com seu bacharelado em ciências e o grau de mestre em 1920.

Depois de voltar aos Estados Unidos, Penfield, comprometido com a pesquisa, conseguiu um cargo na Universidade de Columbia, onde foi nomeado professor-assistente em 1926. Perto do Hospital Presbiteriano, ele fundou o laboratório de neurocitologia em 1924. Sua formação em pesquisa neurológica e suas credenciais acadêmicas eram impecáveis, mas as habilidades cirúrgicas de Penfield continuavam limitadas. O número relativamente pequeno de casos neurológicos operáveis permitiu-lhe ter diversas atribuições simultaneamente, e assim ele também trabalhou na Clínica Vanderbilt e no Instituto de Neurologia de Nova York.

Penfield já estava interessado no tratamento cirúrgico da epilepsia, e mais tarde percebeu que, para ter uma compreensão melhor da neuroanatomia do cérebro, ele precisava da ajuda das técnicas de coloração de células inventadas por Santiago Ramón y Cajal. A reputação do espanhol era internacional — na verdade, ele tinha sido premiado com o Nobel — mas ele continuava a se isolar do ambiente dominante da pesquisa fisiológica. Como conseqüência, Penfield soube do espanhol e viajou a Madri, onde aprendeu os métodos que o capacitaram, como ele disse posteriormente, "a fazer uma contribuição valiosa para a neuropatologia e para a neuroanatomia e a clínica cirúrgica".[3]

A epilepsia representava um distúrbio humano a ser tratado e, para Penfield, uma oportunidade para pesquisa e descobertas. Com seu conjunto característico de sintomas — convulsão física transitória e súbita perturbação mental — historicamente a epilepsia era um dos distúrbios mais desnorteantes da humanidade. Os brometos eram usados com algum sucesso desde a década de 1850, e alguns pacientes obtinham alívio com uma série de drogas, começando pelo fenobarbital em 1912. Mas havia também uma possibilidade torturante de que os epiléticos pudessem se beneficiar da cirurgia. O eminente neurocirurgião Otfrid Förster aventou esta possibilidade durante a década de 1920. Assim como tinha ido à Espanha para adquirir o necessário conhecimento, Penfield viajou à Alemanha. Ali ele se familiarizou com a técnica de Förster, mais tarde adaptada por Penfield, de sondar o cérebro enquanto o paciente continuava consciente.

Em 1928 Penfield mudou-se para a Universidade McGill em Montreal, no Canadá, e foi nomeado neurocirurgião no Hospital Royal Victoria. Um ano depois, teve a oportunidade de tratar um jovem, William Ottomann, de epilepsia grave. Depois de muita reflexão e hesitação, ele decidiu operar. A cirurgia envolveria abrir um "alçapão" no crânio, descascar camadas de tecido de proteção e sondar o cérebro. Penfield mais tarde escreveu sobre seu paciente: "Exigiu um verdadeiro heroísmo estar ali, atento sob o toldo de tecido, ouvindo e sentindo os rangidos e os golpes do trépano e da serra de Gigli quando o alçapão é cortado, ouvindo o estalar dos ossos quando a porta do crânio é aberta."[4] Nesta primeira operação, o eletrodo de Penfield foi capaz de provocar um ataque epilético, e ele pôde localizar e romper uma artéria que, com muita sorte, efetuou a cura.

Durante a década de 1930, Penfield consolidou sua carreira em uma variedade de formas. Em 1932 ele organizou uma obra em três volumes, *Cytology and Cellular Pathology of the Nervous System* (Citologia e patologia celular do sistema nervoso), um clássico da neurologia. Seu sucesso no trabalho com outros colaboradores para este livro levou Penfield a conceber a colaboração em um nível institucional. O Instituto de Neurologia de Montreal, fundado com a ajuda da Fundação Rockefeller, foi inaugurado em 1934, tendo Penfield como diretor. Tinha a meta ambiciosa de "compreender o cérebro e a mente do homem"[5] e era explicitamente dedicado, na verdade, ao "alívio da doença e da dor e ao estudo da neurologia".[6] Penfield mais tarde realizaria mais de 750 operações em epiléticos. Ele receberia uma ampla variedade de casos difíceis e incomuns, muitos dos quais foram descritos no livro *Epilepsy and Cerebral Localization* (Epilepsia e localização cerebral), escrito por Penfield em colaboração com Theodore Erickson. Ele escreveria depois, com Herbert Jasper, *Epilepsy and the Functional Anatomy of the Human Brain* (Epilepsia e a anatomia funcional do cérebro humano) em 1954.

O grande resultado das operações de Penfield em epiléticos talvez não tenha sido tanto quaisquer curas efetuadas, mas um tesouro de novas informações sobre o cérebro. A epilepsia tornou-se a "mestra" de Penfield, como ele a chamou, e ele publicou relatos relacionados com a formação de tumor, cefaléia e até as bases fisiológicas da função de memória. Mais tarde ele desenvolveu o famoso "homúnculo de Penfield", que indica, por caricatura, as proporções relativas do córtex cerebral dedicadas às várias estruturas do corpo. Da perspectiva atual, o trabalho de Penfield foi limitado por uma variedade de características, mais notavelmente por uma falta absoluta de conhecimento da química cerebral. Em um nível molecular e neuro-hormonal, o cérebro continuava amplamente um território desconhecido para Penfield.

Penfield se aposentou de seu cargo acadêmico na Universidade McGill em 1954, mas continuou a realizar cirurgias e a publicar relatos de seu trabalho no Instituto de Neurologia de Montreal até 1960. Seu último livro científico foi *Speech and Brain Mechanisms* (A fala e os mecanismos cerebrais), escrito com Lamar Roberts e publicado em 1959. Por anos, Penfield se dedicou ao seu papel de homem sábio no mundo, ou o que seu neto Jefferson Lewis chamou de "um humanista-cientista-filósofo". Esta ambição o transformou em romancista.

Antes de sua morte, a mãe de Penfield começou a escrever uma história de ficção baseada nos personagens bíblicos de Sara e Abraão. Penfield foi inspirado a recuperar e terminar seu trabalho, que publicou em 1954 como *No Other God* (Nenhum outro Deus). Um segundo romance, *The Torch* (O archote), de 1960, dizia respeito à vida e à obra de Hipócrates. Ele também foi autor de várias obras biográficas sobre médicos importantes, inclusive seu associado Alan Gregg. Ele enfatizou a importância da família como a "primeira sala de aula" para formar os valores humanos em *Man and His Family* (O homem e sua família), de 1967. Seu *The Mystery of the Mind* (O mistério da mente), um relato popular do cérebro, foi publicado em 1975.

De religião presbiteriana, puritano e às vezes autoritário, Penfield podia também ser passional. Ele ficou chocado quando, em uma visita a Nova York em 1955, viu na Broadway um espetáculo de Tennessee Williams, *Gata em teto de zinco quente*. Penfield teve um longo, respeitoso e às vezes doloroso casamento com Helen

Katherine Kermott. Eles se casaram em 1917, tiveram quatro filhos, e continuaram juntos até o fim da vida de Penfield.

Aos 85 anos, sofrendo de câncer no estômago, Penfield decidiu que devia morrer no instituto que havia criado. Ele esperava poupar sua esposa, ela mesma com um coração fraco, do choque de encontrar seu corpo. Na noite antes de sua partida, ele e Helen jantaram juntos. Ele vestiu seu roupão vermelho. Juntos eles se sentaram, tocando discos e ouvindo velhas canções. Na manhã seguinte ele partiu de casa, decidindo levar sua bengala, embora soubesse que não precisaria mais dela. Wilder Penfield morreu em 5 de abril de 1976.

Selman Waksman [1888-1973]

Os Micróbios do Solo

A poeira concedeu sua microcomposição para a ciência e a medicina no século XX. A turfa e o húmus são abundantes em microorganismos, e todos os produtos de seu metabolismo, perigosos e benéficos — coexistindo, comumente, em um equilíbrio complexo. A bioquímica e a promessa de uma nova farmacêutica possibilitaram investigar as substâncias que aniquilam naturalmente alguns dos "germes" que surgem do solo para causar várias doenças humanas. Em 1943, o antibiótico estreptomicina, descoberto por Selman Waksman, deteve o flagelo da tuberculose.

Microbiologista do solo nascido na Rússia e naturalizado americano, Selman Waksman passou sua vida estudando a riqueza de micróbios que habitam o solo. "Tenho estudado sua natureza, processos vitais e sua relação com o homem, ajudando-o e destruindo-o", escreveu ele. "Tenho medido o crescimento de micróbios e sua multiplicação, seus hábitos alimentares e o material catabólico que eles produzem."[1] Ele escreveu 28 livros e mais de 400 artigos. A estreptomicina, um de vários antibióticos a vir de seu laboratório, foi a segunda "droga miraculosa", lançada no mercado logo depois da penicilina. Seu espectro de ação diferente tornou-a útil para tratar doenças como o cólera e a febre tifóide, além da tuberculose. Foi a segunda dádiva para a medicina na esteira da Segunda Guerra Mundial.

Zolmin Abraham Kaksman nasceu em 22 de julho de 1888, em um pequeno vilarejo judaico, Novaya Priluka, na região de Kiev do que hoje é a República da Ucrânia. Seu pai, Jacob, era um tecelão e um estudioso dedicado do Talmude. Zolmin era mais próximo de sua mãe, que, escreveu ele, "amava-me ternamente, com uma ausência de egoísmo e um amor dedicado".[2] Uma criança um pouco tímida, Waksman todavia gostava de *Robinson Crusoe* e as aventuras de fantasia de Júlio Verne. Seu início da vida escolar foi em um *heder*, e ele teve professores particulares. Embora desejasse uma educação universitária, isto não era fácil para os judeus que viviam no chamado território de povoamento. Zolmin mais tarde viajou para Odessa, onde se formou no ginásio em 1910. Enquanto ainda era estudante, depois da Revolução Russa de 1905, Waksman tornou-se politicamente consciente e organizou um grupo de defesa judaico para combater os *pogroms* iniciados pelo governo czarista. Mas, com a morte de sua mãe, Waksman resolveu emigrar, e chegou aos Estados Unidos em 1910. Morou em princípio com parentes em Metuchen, Nova Jersey, trabalhando em sua fazenda.

Sem dinheiro suficiente para tentar uma educação médica, em 1911 Waksman ganhou uma bolsa de estudos do Rutgers College para estudar agricultura. Ele recebeu seu bacharelado em ciências em 1915 e o grau de mestrado um ano depois. (Por volta de 1916, ele mudou seu prenome para Selman.) Fez a pós-graduação na Universidade da Califórnia, em Berkeley, que o recompensou com um PhD em bioquímica em 1918. Ele então voltou a se unir ao corpo docente da Rutgers, e em 1921 começou a trabalhar como microbiologista para a Estação Experimental Agrícola de Nova Jersey. Para aumentar sua renda insuficiente, também trabalhou na indústria privada por algum tempo. Mas em 1929 seria nomeado professor da Rutgers. Além disso, em 1931 Waksman organizou um laboratório de microbiologia marinha no Instituto Oceanográfico Woods Hole. Ele trabalhou lá nos verões até 1942, e posteriormente serviu como curador do instituto.

No início de sua carreira, Waksman viu falhas graves nas teorias correntes da biologia do solo. A reinante "teoria protozoária da fertilidade do solo",[3] escreveu Waksman, "era remanescente da velha idéia de Deus e o Diabo, Bem e Mal, Luz e Sombra". De acordo com esta visão, ensinava-se que os protozoários e bactérias simples estavam em guerra constante, e os papéis desempenhados por outros componentes significativos do solo eram amplamente ignorados. Mas no final da década de 1920 Waksman estava desenvolvendo proeminentemente uma teoria que destacava o equilíbrio biológico. Mais tarde sua meta cobriu nada menos que uma nova e abrangente compreensão da microbiologia do solo.

Junto com um crescente número de colegas, Waksman proporcionou novas formas de avaliar as populações bacterianas do solo e suas propriedades químicas e efeitos. À parte as questões de pesquisa básica, melhorar a fertilidade do solo era um objetivo importante. Waksman foi co-autor de uma importante obra, *Enzymes* (Enzimas), com Wilbur C. Davison, em 1926. Ainda mais significativo foi *Principles of Soil Microbiology* (Princípios de microbiologia do solo), publicado pela primeira vez em 1927. Este livro, de 900 páginas, acabou por se tornar a bíblia da disciplina. Outros trabalhos iniciais incluíram *The Soil and the Microbe* (O solo e o micróbio), que surgiu em 1931, e *Humus*, de 1936.

Embora a busca de Waksman por antibióticos tenha chegado tarde em sua carreira, seu interesse pelos microorganismos pertinentes datava de seu tempo de estudante. Os actinomicetos são um grupo de bactérias semelhantes a fungos. A fragrância "de terra" de um solo rico sinaliza sua presença, e muitas espécies são inócuas. Descobertos em 1875, os actinomicetos foram reconhecidos como um grupo em 1890 e estudados pelos 25 anos seguintes. O primeiro artigo de Waksman, em 1915, dizia respeito aos actinomicetos, e ele fez uma classificação preliminar em 1919. Vinte anos depois, suas primeiras pesquisas cruzaram o caminho da pesquisa médica.

Embora em 1936 tenha coligido um estudo das relações antagônicas e interdependentes entre os microorganismos do solo, por muito tempo Waksman evitou se envolver na pesquisa farmacológica. Um momento decisivo aconteceu em 1939, depois que um de seus ex-alunos, René Dubos, descobriu a tirocidina e a gramicidina, dois antimicrobianos baseados no solo. O último se mostrou promissor para o tratamento de certas infecções em animais, mas era tóxico demais para seres humanos. Mas Waksman percebeu, como escreveria mais tarde, que era "relativamente fácil isolar micróbios capazes de matar germes produtores de doenças".[4] Também em 1939 chegaram notícias de uma nova tentativa de desenvolver a penicilina, derivada de um fungo. Waksman procurou então isolar e estudar a multiplicidade de fungos e bactérias do solo. Ele havia refinado há tempos as técnicas para isolar e cultivar organismos do solo, e purificar e cristalizar as substâncias baseadas no solo. Isto serviu bem a ele agora.

A bactéria que causa a tuberculose é provavelmente tão velha quanto qualquer dos microorganismos infecciosos. Ela prosperou originalmente em lodo primitivo e atingiu seres humanos na época do Neolítico. A "peste branca da Europa", que surgiu por volta do século XVII, se devia a uma crescente população urbana. A *Mycobacterium tuberculosis* foi identificada por Robert Koch (p. 49) em 1882. Em geral afetando os pulmões, os bacilos também podiam invadir e colonizar outros órgãos do corpo. A pasteurização do leite, a criação de sanatórios e a colocação de placas "Não Cuspa" foram medidas de saúde pública para controlar a tuberculose. Mas no que diz respeito ao tratamento, nas primeiras décadas do século XX os médicos eram limitados a remédios toscos, como óleo de fígado de bacalhau. Os pacientes se automedicavam com qualquer coisa, de pepsina de porco a iodeto de cobre. A penicilina se mostraria ineficaz contra a tuberculose.

Waksman realizou seu trabalho com a ajuda de alunos de mestrado, e um deles, o assíduo Albert Schatz, fez a descoberta crucial. Em 1943, Schatz descobriu que o actinomiceto *Streptomyces griseus* parecia eficaz contra a *M. tuberculosis*. Depois de Waksman relatar suas propriedades antibacterianas em 1944, a estreptomicina foi testada na Clínica Mayo. Resultados favoráveis com porquinhos-daíndia levaram a ensaios humanos que também foram considerados bem-sucedidos. Em outubro de 1944, com os primeiros pacientes humanos ainda em tratamento, Waksman foi apresentado à equipe sênior da Mayo, trazendo "uma mensagem muito importante" sobre "um assunto que é no momento de grande interesse para a ciência médica e a prática clínica".[5] A estreptomicina havia chegado.

O uso da estreptomicina para curar a tuberculose fez de Selman Waksman um herói da medicina. Um "combatente da doença" cuja vitória ressoou com valor simbólico na esteira da Segunda Guerra Mundial, ele viajou pelo mundo, visitando a Europa e a União Soviética. Ganhou o prêmio Albert Lasker e foi retratado na capa da revista *Time*. Em 1953 Waksman foi premiado sozinho com o Nobel de fisiologia ou medicina. "O senhor não é nem fisiologista, nem médico", observou o Comitê Nobel, "mas apesar disso sua contribuição para o progresso da medicina foi de suprema importância (...). Como médicos, nós o consideramos um dos maiores benfeitores da humanidade."

Waksman pagou um preço por sua fama recém-descoberta. Em 1950, Albert Schatz, cujo diligente trabalho de laboratório tinha trazido o *Streptomyces* à atenção de Waksman, processou-o por *royalties* como co-descobridor. (Ele também faria uma campanha malsucedida para obter uma parte do prêmio Nobel.) Waksman relutantemente concordou em resolver a questão, e Schatz recebeu US$125.000 e *royalties* de 3 por cento. Waksman dividiu 7 por cento dos seus *royalties* de 17 por cento com outros trabalhadores de laboratório do Rutgers. Com parte do resto do dinheiro, ele deu início à Fundação para a Microbiologia. A contenda cobrou seu tributo, e em sua autobiografia Waksman escreveu: "Quando olho para o ano de 1950, considero-o o mais sombrio de toda a minha vida".[6] Sua autobiografia, *My Life with the Microbes* (Minha vida com os micróbios), foi publicada em 1954.

Waksman casou-se com Bertha Deborah Mitnik, irmã de um amigo de infância que tinha emigrado para os Estados Unidos, em 1916. Eles tiveram um filho, Byron Halsted Waksman, que se tornou um celebrado imunologista pesquisador. A morte de Waksman veio subitamente, em 16 de agosto de 1973, de hemorragia cerebral. Ele foi sepultado em Woods Hole, Massachusetts. Sua lápide traz sua própria versão de um provérbio bíblico: "Da terra virá tua salvação."

Talvez. O livro popular de Waksman sobre a descoberta da estreptomicina, publicado em 1965, é tocantemente intitulado *The Conquest of Tuberculosis* (A conquista da tuberculose). Isto reflete o otimismo da época e as esperanças de Waksman de conquistar a doença infecciosa — e não foi assim que a história se desenrolou. Uma geração depois da descoberta da estreptomicina, a tuberculose fez um retorno espetacular, tanto nas nações industrializadas como nos países em desenvolvimento. Em 1993 a Organização Mundial de Saúde declarou que sua incidência era uma emergência global. Oito milhões de pessoas são infectadas com a tuberculose anualmente, e hoje a doença ceifa cerca de 2 milhões de vidas a cada ano.

Peyton Rous [1879-1970]

O Câncer: Uma Teoria Viral

Em 1909, um avicultor trouxe suas galinhas Plymouth Rock doentes para o Instituto Rockefeller. Peyton Rous, um jovem pesquisador, diagnosticou os animais como vítimas de sarcoma de fuso celular, um câncer maligno e rapidamente fatal. Ele realizou alguns experimentos. Entre outras coisas, fragmentou o tumor, extraiu uma solução sem células e passou-a pelo filtro mais fino que havia na época. Injetou o filtrado em outras galinhas. Algumas caíram vítimas da mesma doença. Rous sugeriu que o tumor canceroso tinha se originado em uma infecção por "um agente de tumor". Esta idéia, que implicava um "vírus filtrável", foi rejeitada. Mas, meio século depois, quando evoluiu uma nova visão das causas do câncer, o conceito de Rous ganhou uma nova importância impressionante. Rous ainda estava vivo para receber o prêmio Nobel em 1966.

Em geral, Rous é um representante essencial da concepção de que o câncer pode ser induzido pelo ambiente — seja por vírus, substâncias químicas ou outros agentes carcinogênicos. Este é um dos dois movimentos investigativos gerais que chegaram a dominar a pesquisa do câncer no século XX. O segundo conceito, que surgiu mais ou menos na mesma época, entendia que o câncer era causado por fatores endógenos, mais notavelmente mutações genéticas. Mais tarde, uma combinação destes dois pontos de vista produziu o que é essencialmente uma teoria unitária em evolução. Hoje o câncer é amplamente considerado um distúrbio genético, com freqüência, mas não invariavelmente, iniciado por um carcinógeno ambiental.

Peyton Rous nasceu em 5 de outubro de 1879, em Baltimore, Maryland. Ele era o mais velho de três filhos de Frances Anderson Wood, filha de um juiz itinerante do Texas, e Charles Rous, um grande exportador que morreu quando Peyton tinha onze anos. Desde a infância, Peyton era intrigado com o mundo natural, e aos 20 anos, enquanto estudante universitário, escreveu uma coluna sobre flores para o *Baltimore Sun*. Freqüentou a Universidade Johns Hopkins, continuando ali para estudar medicina depois de receber seu bacharelado em 1900. Sofreu uma curta crise de tuberculose e ficou um ano afastado da faculdade de medicina para viver e trabalhar em um rancho de clima quente e seco do Texas. Voltando à universidade, ficou sob a influência de um de seus renomados fundadores, o patologista William Henry Welch. Rous recebeu seu diploma de medicina em 1905 e foi residente por um ano no Hospital Johns Hopkins.

Depois de concluir que não era adequado para ser clínico, Rous escolheu a pesquisa. Trabalhou como instrutor de patologia na Universidade de Michigan de 1906 a 1908, com um afastamento em 1907 para estudar anatomia mórbida na Alemanha. Uma bolsa permitiu que Rous trabalhasse no recém-criado Instituto Rockefeller, e seu diretor, Simon Flexner, convidou-o a continuar ali. Assistente em 1910, dois anos depois Rous era membro associado; ele se tornaria membro pleno em 1920.

No final da primeira década do século XX, o conceito de "vírus filtráveis" como agentes causais em certas doenças já formava um capítulo desconcertante dos livros didáticos de bacteriologia. Desde 1892 já se sabia que um filtrado de seiva de uma planta de tabaco, atingida pela doença do mosaico do tabaco, atravessava os poros do melhor filtro de porcelana e continuava infeccioso. Algum agente extremamente pequeno parecia estar em operação, que não era visível ao microscópico ótico. Os vírus filtráveis já eram considerados responsáveis pela febre aftosa do gado, varíola, raiva, sarampo, febre amarela e várias outras doenças.

Este era o contexto quando, em 1909, um avicultor trouxe a Rous suas galinhas Plymouth Rock cancerosas. Os experimentos de Rous foram originais porque os sarcomas, como eram compreendidos na época, pareciam surgir espontaneamente. Depois de obter um caldo sem células, Rous esperava excluir a infecção pela injeção dele em outras galinhas, mas em vez disso teve resultados intrigantes. Uma galinha estreitamente aparentada com a ave doente adoeceu, bem como outras parentes. As parentes distantes continuavam bem. Em outro grupo de experimentos, em que manteve o filtrado aquecido, Rous descobriu que todas as galinhas testadas — que eram de um mesmo tronco familiar — acabaram desenvolvendo o sarcoma de fuso celular. Rous relatou seus resultados em 1910, realizando um segundo conjunto de experimentos, e publicou seu "Transmission of a Malignant New Growth by Means of a Cell-Free Filtrate" (Transmissão de um Novo Crescimento Maligno por Meio de um Filtrado Sem Células) em 1912 em *The Journal of Experimental Medicine*, do Instituto Rockefeller. A conclusão de Rous foi de que o tumor canceroso podia ser transmitido "por meio de um filtrado sem células".[1]

No início, o trabalho de Rous encontrou interesse, mas não aceitação. "Estas descobertas revolucionárias foram em geral desacreditadas", recordou Rous mais tarde. "Ou os crescimentos não eram tumores, ou os agentes eram células de tumor que o filtrado tinha deixado passar."[2] Devemos acrescentar que o ceticismo que Rous encontrou não era exonerativo. Edwin Oakes Jordan, em seu *General Bacteriology* (Bacteriologia geral), por exemplo, achou os estudos de Rous "especialmente interessantes".[3] Mas, em geral, a reação foi crítica. Nenhuma das outras doenças virais causava qualquer tumor; os efeitos de doenças como a varíola eram sistêmicos. Além disso, Rous não conseguiu demonstrar que o câncer era um resultado invariável da infecção. Esta era, na época, a forma fortemente aceita de um dos postulados de Koch. O trabalho de Rous e seus colegas não o satisfazia.

As limitações da pesquisa viral levou Rous a abandonar seu interesse em sarcoma de fuso celular e câncer de modo geral. Pesquisadores britânicos repetiram e confirmaram seus experimentos na década de 1920. Depois disso, acreditava-se que o sarcoma de galinhas era na verdade uma doença de origem viral, como Rous havia demonstrado, mas não um câncer. Enquanto isso, uma nova idéia ganhava destaque, primeiro devido ao trabalho de Theodor Boveri (p. 141), e depois de Hermann J. Muller: o câncer era causado por mutação genética. Este rumo seria seguido com considerável vigor nas décadas seguintes, mas obteria somente um sucesso limitado. Em geral, as hipóteses viáveis sobre a causa do câncer tiveram de esperar pelo microscópio eletrônico, as principais descobertas da biologia molecular, os progressos na bioquímica e uma compreensão maior do sistema imunológico.

No meio século seguinte, Rous desfrutou de uma carreira muito produtiva no Rockefeller. Uma realização técnica durante a Primeira Guerra Mundial envolveu o desenvolvimento de técnicas de transfusão de sangue. Em princípio, as transfusões eram possíveis desde a virada do século, quando foram descobertos os tipos sangüíneos básicos; historicamente, os bancos de sangue só apareceriam durante a Segunda Guerra Mundial. Mas Rous, junto com J. T. Turner e Oswald H. Robertson, desenvolveu uma solução de citrato-açúcar, conhecida como ACD, em que todo o sangue podia ser preservado com sucesso por três semanas ou mais. Em 1921 Rous tornou-se editor do *Journal of Experimental Medicine*, um cargo que ele conservaria por muitos anos. Rous era um editor cuidadoso e, como escritor, um estilista que nutria sua prosa cuidadosamente.

A função do fígado e da vesícula biliar ocupou Rous durante a década de 1920. Ele demonstrou como a bile, secretada pelo fígado, é armazenada de forma concentrada na vesícula biliar até que seja usada na digestão das gorduras. Ele também demonstrou como a chegada de ácido no duodeno estimula as células duodenais a produzir um hormônio, a colecistocinina, que sinaliza para a vesícula biliar descarregar sua bile no intestino. E, em uma demonstração de como as coisas podiam ser difíceis, Rous mostrou que quando o colesterol é introduzido na vesícula biliar, segue-se uma tendência definida a desenvolver cálculos biliares. Rous posteriormente investigou uma gama de problemas patológicos, como a cirrose, a icterícia e a hepatite infecciosa.

Na década de 1930, Rous voltou à pesquisa do câncer. Sem desistir de sua tese de origem viral, ele demonstrou o envolvimento dos fatores ambientais. Por insistência de seu colega Richard Shope, Rous começou por investigar verrugas encontradas em coelhos do gênero *Sylvitagus*. Os papilomas de Shope, descobriu ele, eram tumores benignos que podiam progredir para a malignidade. Nas três décadas seguintes, Rous realizou uma ampla gama de pesquisa sobre a influência de fatores ambientais na carcinogênese. Rous apresentou a visão de que o câncer se desenvolve em estágios e é induzido por carcinógenos. Contestou, em termos fortes, a idéia amplamente aceita de que o câncer era uma proliferação anárquica de células induzida por mutação. Como aconteceu com freqüência no caso do câncer, parte da história de Rous era certa e parte errada.

Uma mudança no sentido de integrar as idéias gerais de Rous sobre o câncer surgiu muitos anos depois, quando os progressos técnicos novamente tornaram plausível considerar as teorias virais do câncer. Ao mesmo tempo, os fatores genéticos tornaram-se mais proeminentes com a descoberta da estrutura do DNA e uma crescente compreensão de seu papel no metabolismo celular. Em 1966, quando Rous ganhou o prêmio Nobel (que dividiu com outro pesquisador do Rockefeller, Charles Huggings), tornava-se claro o modo como os vírus se introduziam nas células sem danificá-las.

Mas houve mais. O vírus do sarcoma de Rous tornou-se a sonda usada para desenvolver uma ampla teoria da causa do câncer. Em 1970, usando mutantes do mesmo vírus que Rous havia descoberto sessenta anos antes, Howard Temin e David Baltimore demonstraram, de forma independente, que um vírus composto de RNA podia copiar a si mesmo no DNA de uma célula hospedeira. Isso levou diretamente à idéia de que os "retrovírus" podiam ser responsáveis por determinadas formas de câncer. Três anos depois, Harold Varmus (p. 423) e Michael Bishop descobriram um gene normal em células animais e humanas que era essencialmente idêntico ao que agora era chamado de gene "src" no vírus do sarcoma de Rous. Em 1976, esta descoberta iniciou uma cascata de pesquisa baseada na interação de fatores genéticos, virais e ambientais que representam, pelo menos *in statu nascendi*, uma teoria unificada da carcinogênese.

Peyton Rous foi uma figura muito admirada na pesquisa médica. Sua integridade ficou evidente em seu apoio à pesquisa de Ernst Wynder (p. 369) sobre a ligação entre o tabagismo e o câncer na época em que ele e outros colegas duvidavam fortemente desta relação. Embora oficialmente tenha se aposentado do Rockefeller em 1945, Rous continuou a trabalhar produtivamente por anos depois disso. Ele trabalhou dia e noite, seguindo um cronograma estrito, em toda a sua carreira, até os noventa anos de idade.

Também no aspecto pessoal, Rous era incomumente querido — "refinado, gentil, extraordinariamente culto",[4] de acordo com Paul de Kruif (p. 477), que costumava almoçar com ele no Rockefeller. Em 1915, Rous casou-se com Marion de Kay, cuja formação era em artes, e eles tiveram três filhas. A mais velha, Marni, casou-se com o fisiologista britânico Alan Hodgkin, que recebeu o prêmio Nobel de fisiologia ou medicina em 1963. Hodgkin também recordava de Rous afetuosamente. O otimismo inato de seu sogro, escreveu ele, com freqüência lhe permitia esperar que ele tivesse descoberto a chave de algum aspecto do quebra-cabeça do câncer. Em tais ocasiões, Rous imediatamente se afastava e comprava um quadro ou algum objeto bonito. "Mais tarde, quando a nova teoria entrou em colapso, ele se consolaria com a idéia de que pelo menos tinha a caixa de chá ou o que fosse."[5] No final de 1969, Rous se retirou do *Journal of Experimental Medicine* depois de quase meio século com a revista. Sofria de câncer abdominal, e seis semanas depois, em 16 de fevereiro de 1970, ele faleceu.

John Franklin Enders [1897-1985]

Induzindo a Multiplicação de Vírus

A capacidade de desenvolver culturas puras de microorganismos é essencial para a pesquisa de doenças infecciosas. Uma das grandes inovações do laboratório de Robert Koch (p. 49) foi a simples placa de Petri para a cultura de bactérias. Os vírus, contudo, são muitas vezes menor. Os problemas para seu crescimento são muitos. Eles podem medir somente cerca de quatro milionésimos de centímetro, e só se replicam naturalmente em células vivas. Dois séculos depois da descoberta acidental de uma vacina contra a varíola por Edward Jenner (p. 191), a promessa de vacinas úteis para combater várias infecções virais, de herpes a AIDS, continua vazia. Todavia, do laboratório de John Enders, em 1948, veio uma das descobertas mais práticas e oportunas da virologia do século XX.

A pólio tinha se tornado epidêmica, freqüentemente aleijando pela vida toda as vítimas jovens que não matava, quando Enders descobriu como desenvolver vírus fácil e rapidamente em culturas de tecidos. Esta nova técnica "transformou a produção de vírus",[1] escreve Jane S. Smith, "da mesma forma que o arado de John Deere e a segadora de Cyrus McCormick transformaram a agricultura." Em poucos anos Jonas Salk conseguiu desenvolver uma vacina eficaz, e a conquista histórica da pólio é considerada um divisor de águas na medicina do século XX. A longo prazo, o método de cultura de tecidos de Enders levou a uma cascata de novos estudos, pelos quais numerosos vírus foram isolados e identificados. Com os colegas Thomas H. Weller e Frederick Robbins, Enders foi premiado com o Nobel de fisiologia ou medicina em 1954.

John Franklin Enders nasceu em uma família rica e socialmente proeminente em 10 de fevereiro de 1897, em West Hartford, Connecticut. Seu pai, John Ostrom Enders, era presidente do Banco Hartford, e antes dele o avô havia sido presidente da seguradora Aetna. Sua mãe, Harriet Goulden Whitmore, era de origem holandesa e alemã. Em 1914 Enders ingressou em Yale. Depois de se afastar para servir no Corpo de Aviação Naval da Reserva dos EUA durante a Primeira

Guerra Mundial, ele se formou em 1920. Inicialmente Enders não teve uma carreira sólida, mas a segurança financeira não o preocupava. Depois de um curto emprego de agente imobiliário, ele voltou ao mestrado na Universidade de Harvard, onde passou quatro anos estudando inglês e literatura celta. Por acaso, contudo, seu colega de quarto era um australiano, Hugh Ward, aluno de mestrado em microbiologia. Através de Ward, Enders conheceu o carismático Hans Zinsser, autor do eternamente popular *Rats, Lice and History* (Ratos, piolhos e história) e também de um dos grandes livros didáticos de bacteriologia, ainda revisado atualmente. Nasceu o interesse de Enders, e ele ingressou no programa de doutorado em bacteriologia de Harvard, que concluiu em 1930. Assim, Enders começou o que se tornou uma longa carreira de pesquisa na idade relativamente avançada de 32 anos.

No início dos trabalhos, Enders mudou o foco das bactérias para os vírus. Como muitos bacteriologistas da época, ele primeiro estudou a tuberculose e a pneumonia, doenças que eram disseminadas e com freqüência fatais. Mas em 1937 Enders foi atraído para a pesquisa de uma epidemia de cinomose felina que estava matando os gatos experimentais de Harvard. Junto com um colega, William Hammon, Enders logo mostrou que o agente responsável era um vírus que atacava a medula óssea — um câncer linfático. Coletando vírus dos baços e dos nódulos linfáticos de gatos doentes, Enders e seus colegas foram também capazes de desenvolver uma vacina protetora útil.

Enders passaria o resto de sua carreira na virologia. Durante a década de 1930, ele trabalhou com o tifo, uma doença mortalmente febril causada por uma riquétsia. Hoje considerada pertencente ao gênero das bactérias em bastonetes, na década de 1930 pensava-se que as riquétsias eram um dos maiores vírus, porque elas eram encontradas somente dentro de células. Em 1938, Enders começou a trabalhar com vírus de mamíferos, tais como eram conhecidos. Ele estudou o vírus do herpes simples e tentou isolar o vírus do sarampo.

Os resultados promissores no laboratório de Enders, em uma variedade de frentes, foram interrompidos pela entrada da América na Segunda Guerra Mundial. Como consultor para os militares, Enders trabalhou para desenvolver testes de diagnóstico práticos e técnicas de imunização, particularmente contra a caxumba. Esta doença não se tornou, como se temia, um grave problema para os militares na guerra. Mas Enders conseguiu desenvolver um teste cutâneo para caxumba e, mais tarde, uma vacina de vírus mortos que conferia imunidade de curto prazo.

A pólio representava um grande desafio para a medicina moderna, e a busca de uma vacina eficaz se intensificou depois da guerra; cerca de 50 mil novos casos foram relatados nos Estados Unidos em 1950. Embora tenha recebido financiamento da Fundação Nacional para a Paralisia Infantil, quando deixou a Universidade de Harvard para se tornar diretor do laboratório de Pesquisa em Doenças Infecciosas no Hospital Pediátrico de Boston, Enders inicialmente não se envolveu com a pesquisa da pólio. A missão de Enders, como ele a via, continuou sendo a de formar uma virologia básica. Nem ele, nem seus dois principais colegas, Frederick Robbins e Thomas Weller, estavam especificamente interessados em subir no bonde da poliomielite. Conseqüentemente, sua descoberta da técnica de cultura de tecidos é com freqüência louvada como um caso clássico de intuição científica combinada com experimentação criteriosa, levando a uma inovação médica.

Em meados do século, vários vírus tinham sido identificados e classificados, e a incapacidade de cultivá-los facilmente tornou-se um problema persistente e constrangedor. Usar animais como reservatórios era embaraçoso e tinha todo tipo de limitações. Em 1936, Albert Sabin e Peter Olitsky demonstraram que os poliovírus podiam ser desenvolvidos em tecido embrionário do sistema nervoso central. Parecia um progresso para a pesquisa da vacina. Mas o tecido cerebral freqüentemente provocava uma reação alérgica, e assim uma vacina humana não podia ser desenvolvida por este meio. Ao mesmo tempo, surgiu a crença de que o poliovírus somente se multiplicaria em tecido nervoso, que era o local que ele atacava na doença.

A realização de Enders é com freqüência lembrada com espanto, o que é surpreendente, em vista do fato de parecer um trabalho de pesquisa em equipe comum na medicina, uma sugestão modesta e alguma sorte. No início de 1948, Weller conseguiu desenvolver vírus de caxumba em partículas de embrião de frango. Sua inovação foi reabastecer o meio nutriente que circundava o tecido embrionário a cada poucos dias. Weller tentou a mesma coisa com os vírus da catapora e também — porque "bem à mão na sala de armazenamento estava a cepa Lansing do vírus da poliomielite"[2] — o poliovírus. Não se conseguiu induzir a catapora a crescer em tecido embrionário. Mas o poliovírus floresceu.

Este resultado intrigou Enders. Ele estava ciente de que o poliovírus tinha sido coletado em grandes quantidades do intestino. "Bem no fundo de minha mente eu sabia", disse ele mais tarde, "que, se tantos vírus da pólio podiam ser encontrados no trato gastrintestinal, então ele devia crescer em algum lugar além do tecido nervoso."[3] Então Enders sugeriu um experimento para verificar se o poliovírus se multiplicaria em células humanas vivas.

Inesperadamente, o esforço foi um sucesso. As células humanas eram de tecido muscular retiradas de bebês mortos. Os poliovírus cultivados neste tecido podiam ser induzidos a se multiplicar. Sua presença foi detectada em macacos, que ficaram paralisados depois de receber uma injeção com uma solução da cultura. Enders e seus colegas foram capazes de diluir o vírus em uma parte em um quintilhão e o mantiveram ativo e virulento. Seu celebrado artigo, "Cultivation of the Lansing Strain of Poliomyelitis Virus in Cultures of Various Human Embryonic Tissue" (Cultivo da cepa Lansing de vírus da poliomielite em cultura de vários tecidos embrionários humanos), foi publicado na *Science* em 28 de janeiro de 1949.

A recém-descoberta capacidade de desenvolver poliovírus deu início a uma série de rápidos progressos na pesquisa da pólio. Enders, Robbins e Weller passaram a mostrar que o tecido proveniente do intestino humano era um bom hospedeiro para o vírus. Eles também desenvolveram técnicas que revelaram como os vírus destruíam as células que invadiam. Logo se compreendeu que o poliovírus penetra no corpo, com mais freqüência, pela boca, e é absorvido para o sangue antes de encontrar seu caminho para o cérebro e as partes da medula espinhal que afetam os músculos.

Desenvolver uma vacina era o passo seguinte óbvio, mas Enders não o deu. Weller e Robbins ficaram interessados, mas, lembrou o último deles: "Enders, de sua forma precavida, achava que este não era o tipo de trabalho que nosso laboratório estava preparado para realizar".[4] Mas, beneficiando-se das técnicas de Enders, em 1952 Jonas Salk foi capaz de testar uma vacina feita de vírus mortos provenientes de três cepas conhecidas. Os ensaios de massa, envolvendo cerca de 200 mil crianças, começaram em 1954. Eles demonstraram que a vacina era um sucesso. A "vacina Salk" tornou-se emblemática dos grandes progressos da medicina do século XX.

Embora o trabalho de Salk tenha sido mais espetacular, a magnitude da realização de Enders foi considerada maior pela comunidade científica. Em 1954 Enders, junto com Weller e Robbins, foi premiado com o Nobel de fisiologia ou medicina. A insistência de Enders de que seus colegas dividissem o prêmio é amplamente citada como um gesto incomum de generosidade na pesquisa médica.

A fase final da carreira de Enders também foi frutífera. Ele ajudou a desenvolver uma vacina bem-sucedida contra o sarampo e fez inovações técnicas na pesquisa do câncer. Ele se aposentou formalmente em 1972, mas durante seus últimos anos pesquisou formas de derrotar o vírus da imunodeficiência humana (HIV), que causa a AIDS.

John Enders casou-se com Sarah Frances Bennett em 1927, e eles tiveram dois filhos. Sarah morreu em 1943, e Enders casou-se com Carolyn B. Keane em 1951.

Em toda a sua vida ele manteve os interesses na literatura que havia deixado para trás em favor da pesquisa. Tinha acabado de completar a leitura de um livro do poeta T. S. Eliot quando morreu, inesperadamente, se não prematuramente, de colapso cardíaco em 8 de setembro de 1985.

Ernst Ruska [1906-1988]

A Invenção do Microscópio Eletrônico

O microscópio eletrônico incorpora o ponto em que a física e o micromundo biológico se entrecruzam no século XX. Em 1932, os microscópios eletrônicos estavam dando acesso a uma nova perspectiva molecular a partir da qual surgiriam mais tarde, entre outras coisas, uma topografia bem mais sofisticada da célula, novas taxonomias para os microorganismos e perspectivas racionais de combater as doenças. Embora uma versão prática levasse muito tempo para ser feita e viesse a ter muitos colaboradores, o principal mérito por seu desenvolvimento é indubitavelmente do engenheiro alemão Ernst Ruska.

Desenvolver o "microscópio eletrônico de transmissão" foi uma tarefa exigente e ocupou Ruska por décadas. Ele mostrou que isso era possível em 1931, e um ano depois construiu um modelo primitivo. Ele continuou a aperfeiçoá-lo durante a Segunda Guerra Mundial, quando permaneceu em Berlim fazendo pesquisas enquanto as bombas caíam. Depois que a guerra terminou e a Alemanha reconstruiu sua indústria, Ruska dirigiu o projeto e a construção de uma nova geração de máquinas poderosas. Seu trabalho foi bem-sucedido no que se tornou um mercado competitivo, e ele veio a chefiar o Instituto de Microscopia Eletrônica no Instituto Max Plank. Recebeu o prêmio Nobel de física, depois de esperar por muitos anos, em 1986.

Em suas características essenciais, o microscópio eletrônico é análogo a um microscópio ótico comum. Assim como um vidro pode ser modelado e polido para agir como uma lente que ampliará um objeto aplicando-se e focalizando a luz visível, assim também bobinas eletromagnéticas podem ser usadas para criar "lentes" magnéticas que focalizam um feixe de elétrons. A luz visível tem um comprimento de onda de cerca de 2 mil vezes o diâmetro de um átomo comum. Já os elétrons reagem com objetos muitos menores, e assim podem ser usados para formar imagens deles.

Ernst August Frederick Ruska nasceu em Heidelberg, na Alemanha, em 25 de dezembro de 1906. Ele era o quinto de sete filhos de Elisabeth Merx e Julius Ferdinand Ruska, um orientalista benquisto por seu trabalho na história das ciências e da cultura islâmica. O ambiente familiar era culto, intelectual e artístico; sua atmosfera, austera. Quando Ruska tinha dez anos, no meio da Primeira Guerra Mundial, seu irmão mais velho, Hans, cometeu suicídio. Naquele ano Ernst começou a freqüentar o Heidelberg College, onde seu pai ensinava, mas dois anos depois ele se interessou por invenções elétricas — para dissabor de seu pai. Logo depois de se formar no ginásio, Ernst atirou o conteúdo de sua pasta escolar no rio Neckar, em um ato de rebeldia. Seu pai o esbofeteou no rosto.

Na verdade, para grande decepção de seus pais, Ernst subseqüentemente freqüentou as universidades técnicas de Munique, de 1925 a 1927, e Berlim, de 1927 a 1931. Naquele ano ele foi diplomado como engenheiro elétrico. Continuou seus estudos na Universidade de Berlim e recebeu seu doutorado em 1933. O desenvolvimento do microscópio eletrônico por Ruska está diretamente relacionado com o trabalho que ele desenvolveu na física enquanto ainda era um aluno de mestrado. Sua tese de doutorado dizia respeito às "lentes eletrônicas" que foram a chave para a invenção do microscópio eletrônico.

O microscópio eletrônico de transmissão era, em última análise, outra inovação fomentada — como os raios X, a televisão e o monitor de computador — pelo famoso tubo de raios catódicos. O primeiro trabalho de Ruska, de 1928, envolveu o aprimoramento do oscilógrafo de raios catódicos, um instrumento que exibe variações elétricas em uma tela fluorescente. Ele empregou na ótica eletrônica uma nova idéia promulgada por Hans Busch, que estabelecera que os elétrons que atravessam o campo magnético gerado por uma bobina circular obedeceriam às mesmas leis da luz atravessando uma lente de vidro. Ruska realizou experimentos que mostraram como isso podia ser realizado, usando duas bobinas para focalizar o feixe de elétrons. Ele e seu professor e colega, Max Knoll, beneficiaram-se do fato de que, em meados da década de 1920, o médico e inventor húngaro naturalizado britânico Dennis Gabor tinha desenvolvido — inadvertidamente — uma lente magnética revestida de ferro. A promessa e a possibilidade prática de inventar um microscópio eletrônico surgiram deste trabalho.

A fase de criação do primeiro instrumento real data da primavera de 1931, e os primeiros esboços de Ruska foram feitos no início de 1929. Nestes, ele claramente demonstrou os elementos básicos da microscopia eletrônica. A forma do instrumento era vertical e tubular. A fonte de raios catódicos de alta voltagem para o feixe de elétrons ficava no topo. Abaixo, uma abertura ou grade aramada servia como objeto definido para os elétrons que o atravessavam e eram depois capturados e ampliados por duas lentes magnéticas. A imagem seria capturada em uma tela fluorescente na base do instrumento, e o microscopista examinaria esta tela através de uma porta de observação. As distâncias entre as lentes, a grade e a tela podiam variar para mudar o comprimento focal e a ampliação.

Trabalhando com Knoll, Ruska desenvolveu um protótipo primitivo. "Conseguimos", escreveu Ruska posteriormente, "em 7 de abril de 1931 obter a primeira imagem em dois estágios e um registro fotográfico (...)."[1] A resolução, a um aumento de 16 vezes, era muito baixa, e várias inovações foram necessárias para que o microscópio eletrônico pudesse ser considerado prático. Teoricamente, havia a preocupação de que os espécimes não conseguissem suportar a intensidade do calor de um feixe de elétrons focalizado e se queimassem — assim como, por exemplo, um inseto sob uma lupa pode ser incendiado pela luz solar focalizada. Isto não se mostrou verdadeiro, porque os elétrons são espalhados ao encontrar o objeto, que pode ser extremamente fino; eles não são absorvidos na mesma medida que a luz visível. "Os obstáculos psicológicos que os pioneiros da microscopia eletrônica de alta resolução tiveram de superar", escreveu Ruska mais tarde, "especialmente no campo biológico, primeiramente em si mesmos e em suas próprias fileiras, mais tarde nos outros, foram portanto extraordinários (...)."[2] Em 1935, a micrografia eletrônica de um espécime biológico foi recusada para publicação por um editor que acreditava não haver interesse para ela.

A fase inicial da carreira de Ruska ocorreu no contexto do crescente domínio alemão por Adolf Hitler, que chegou ao poder em 1933. Naquele ano, com o futuro do microscópio eletrônico incerto, Ruska se transferiu da universidade para o setor privado. Por vários anos ele trabalhou como engenheiro na Fernseh Corporation e se envolveu principalmente no desenvolvimento da tecnologia do tubo de televisão. Mas em meados da década de 1930, as perspectivas para o microscópio eletrônico melhoraram, quando os cientistas envolvidos em pesquisa básica reconheceram seu potencial. Algumas das primeiras imagens bacteriológicas foram desenvolvidas em 1937 por Ladislas Marton. O irmão de Ruska, Helmut Ruska, médico, viu sua potencial importância para a medicina e, na verdade, obteve imagens de partículas virais pela primeira vez em 1940.

Que se esperava que o microscópio eletrônico beneficiasse a medicina ficou claro para a indústria em 1936, quando a empresa Siemens e Halske deu apoio financeiro aos esforços de pesquisa para o desenvolvimento de seu potencial comercial. Por sugestão de Ruska, a empresa lhe permitiu criar um laboratório de ótica eletrônica. Dois anos depois, o "Supermicroscópio Siemens" estava pronto para fabricação sob encomenda.

O início da Segunda Guerra Mundial não alterou a preocupação de Ruska com o microscópio eletrônico. Foi o que aconteceu, muito embora a House of Siemens fosse uma grande corporação com um forte envolvimento na pesquisa de radares e armamento. (Depois da guerra, alguns de seus diretores seriam acusados de ajudar a construir os campos de extermínio nazistas.) Ruska parece ter trabalhado no microscópio por toda a guerra, correspondendo-se com cientistas do Japão e de outros lugares na restrita comunidade científica alemã. Apolítico, ele não apoiou o nazismo e, com uma certa coragem, abrigou um diretor da Siemens e sua esposa judia em sua casa nos arredores de Berlim durante o bombardeio da cidade depois que eles tiveram sua entrada recusada em um abrigo antiaéreo.* Em 1946 Ruska, como muitos cientistas alemães, ficou detido na Inglaterra por vários meses, mas logo voltou a Berlim.

Por uma década depois da guerra, Ruska foi uma importante força na Siemens durante um período em que a demanda por microscópios eletrônicos novos e aprimorados explodiu e a concorrência entre os fabricantes aumentou drasticamente. Munido de laboratórios e oficinas, "Ruska sempre pôde confiar que todos estariam em alerta",[3] escreveu o físico britânico T. Mulvey. Os modelos "Elmiskop-I" da Siemens foram desenvolvidos por volta de 1954 e "estabeleceram um padrão extremamente alto em microscopia eletrônica e alta resolução". O sucesso de Ruska com o microscópio parece ter ajudado a solapar seu papel na pesquisa da Siemens, quando a empresa então se concentrava na produção e nas vendas em vez de em pesquisa adicional. Ruska começou a se sentir mal aproveitado e deixou a Siemens em 1955.

Ruska fez uma transição simples para um ambiente acadêmico. A partir de 1949, ele passou parte de seu tempo no Instituto Fritz Haber (FHI), uma divisão do Instituto Max Plank em Berlim. Em 1957 ele aceitou um cargo de diretor do Instituto FHI para a Microscopia Eletrônica. Ali ele passaria o restante de sua carreira, continuando a trabalhar mesmo depois de se aposentar oficialmente em 1974.

Perto do fim de sua vida, Ruska começou a receber o reconhecimento por seu importante papel na invenção do microscópio eletrônico. A situação era complicada, em parte porque outro engenheiro alemão da Siemens, Reinhold Rüdenberg, tinha registrado uma solicitação de patente cerca de dez anos antes que Ruska fizesse o mesmo. Rüdenberg fora inspirado pelos experimentos de Ruska, e suas próprias idéias eram especulativas; assim, a reivindicação de Ruska de prioridade científica era sólida. Mais tarde, Rüdenberg trabalharia para a Radio Corporation of America (RCA) nos Estados Unidos. Ele foi à justiça quando a RCA afirmou que

*Sabe-se que cerca de 4.700 judeus, protegidos porque eram de "casamentos mistos privilegiados", sobreviveram à guerra em Berlim.

seus cientistas tinham inventado o microscópio eletrônico, e finalmente ganhou a patente americana pela invenção. (É improvável que Rüdenberg viesse a receber uma parte do prêmio Nobel, mas, de qualquer forma, ele morreu em 1961.) Em 1986 Ruska foi premiado com metade do Nobel de física; a outra metade foi para Gerd Binnig e Heinrich Rohrer, pelo desenvolvimento do microscópio eletrônico de varredura (SEM). Com este último instrumento, os elétrons não penetravam um objeto sólido, mas varriam sua superfície, e era criada uma imagem virtual. Os microscópios eletrônicos de varredura e transmissão têm portanto usos diferentes e complementares.

Ernst Ruska é lembrado como um cientista sensato e sério que era também desligado e um tanto excêntrico. Absorto em seu trabalho, diz-se que detestava os fins de semana fora do laboratório. Ele não usava chapéu nem luvas, e tinha problemas em usar relógio de pulso. Como alguns outros de sua geração, ele nunca se tornou competente no uso do telefone. Às vezes esqueceria o nome de um antigo empregado. Certa vez, envolvido em uma discussão, ele confundiu um idoso zelador do banheiro com um colega, e em vão tentou ajudá-lo a colocar seu próprio casaco. Ruska não tinha inclinações militares, e assim se divertiu com a ironia quando, em 1985, o governador do Commonwealth de Kentucky o tornou membro da Ordem de Coronéis de Kentucky — decididamente um título honorário. Ernst Ruska viveu mais três anos e morreu em 30 de maio de 1988, em Berlim Ocidental, pouco antes da reunificação da cidade.

A memória dos amigos de grandes cientistas é com freqüência limitada por uma falta de imparcialidade, mas não foi o que aconteceu com Ernst Ruska. Dez anos depois de sua morte, ele foi tema de um perfil fascinante e incomumente honesto de sua secretária, Lotte Lambert, e um colega, Tom Mulvey. Eles contaram que Ruska se casou com Irmela Ruth Geigis em 1937, e eles tiveram três filhos. Além disso, no final da Segunda Guerra Mundial Ruska começou um caso com uma mulher identificada como Ilse H., uma funcionária da Siemens. Ela engravidou em 1946, deu a Ruska um filho, depois outro. Ruska confessou o caso a sua esposa, que aceitou a situação com elegância. As duas famílias se reuniriam a cada Natal, que era também aniversário de Ruska — um arranjo que continuou mesmo depois de Ilse se casar em 1961.

Willem J. Kolff [n. 1911]

A Medicina de Reposição de Órgãos

O pioneiro da medicina de "reposição de órgãos" é o médico holandês Willem Kolff. Durante a Segunda Guerra Mundial, na Holanda ocupada, ele inventou a primeira máquina de diálise renal bem-sucedida. Nos Estados Unidos depois da guerra, Kolff veio a se tornar o primeiro engenheiro biônico do mundo. Ele chefiou equipes que inventaram uma ampla variedade de dispositivos protéticos, inclusive máquinas para substituir os rins e os pulmões. Embora seu papel não tenha sido muito divulgado, ele foi uma das principais figuras por trás da criação do primeiro coração artificial humano. Kolff, que certa vez declarou: "Se o homem pode desenvolver um coração, ele pode construir um",[1] viveria para ver a primeira operação de troca de um coração humano por um substituto plenamente implantado, em 2001.

A maior invenção de Kolff foi o aparelho de diálise renal, e isto tem, parenteticamente, algumas ironias sutis. Por um lado, foi feita por um holandês. Os rins nada mais são que órgãos para manter o equilíbrio dos fluidos em todo o corpo, e a simples existência da Holanda depende do controle do nível do mar. Além disso, o aparelho foi desenvolvido durante a Segunda Guerra Mundial, quando o país foi dolorosamente atingido pela Alemanha nazista. Na verdade, a primeira paciente a se beneficiar seriamente dele foi uma colaboracionista, uma nacional-socialista holandesa. As pessoas pediram a Kolff para deixá-la morrer mas, com a humanidade característica, ele salvou sua vida. Com a ajuda de sua máquina construída às pressas, esta mulher desprezada e desagradável saiu de um coma urêmico e disse: "Vou me divorciar de meu marido",[2] e entrou nos anais da história da medicina.

Willem Johan Kolff nasceu em Leiden, na Holanda, em 14 de fevereiro de 1911. Sua mãe era Adriana de Jonge e seu pai, Jacob Kolff, era médico e dirigia um sanatório para tuberculosos. Ao se tornar adulto, diria Kolff certa vez: "Para mim, nada mais havia a fazer a não ser tornar-me médico".[3] De fato, quando criança, Kolff relutou em seguir os passos de seu pai, "porque eu não podia suportar a idéia de ver pacientes morrendo".[4] Mas ele foi forte e positivamente afetado pela sensibilidade de seu pai ao sofrimento e à morte. "Ele se angustiaria com suas frustrações no tratamento [de seus pacientes], e eu me lembro de vê-lo chorar em algumas ocasiões."[5] Quando estudante, Kolff persistiu, apesar da dislexia. Ele freqüentou a faculdade de medicina da Universidade de Leiden. Assistente no departamento de anatomia patológica de 1934 a 1936, recebeu seu diploma de medicina em 1938. Por um curto período de tempo depois disso, Kolff trabalhou como assistente de ensino, um cargo não remunerado, na Universidade de Groningen. No serviço médico dali, ele se interessou pelo tratamento da insuficiência renal.

A ciência básica por trás da diálise e o interesse em construir um aparelho para tratar doenças renais datam de meados do século XIX. Thomas Graham, químico escocês, demonstrou a difusão de líquido através de uma membrana permeável — um modelo básico dos rins em funcionamento. No início do século XX, um pequeno grupo de médicos desenvolveu o que chamaram de "rim artificial", e o testaram em cães com um certo sucesso. A Primeira Guerra Mundial deu um fim a esta pesquisa, contudo. A realização de Kolff foi desenvolver — sob circunstâncias sociais adversas — um aparelho que funcionava.

Enquanto estava no hospital universitário em Leiden, Kolff conheceu um paciente que morria de uma espécie de nefrite, ou inflamação nos rins. A doença seria fatal se não fosse tratada, e a morte do paciente era lenta e dolorosa. Como seu pai pensava em relação aos pacientes de tuberculose, Kolff achava todos os problemas renais os mais penosos de ser compreendidos. Em princípio, remover os dejetos do sangue por um período de dias ou semanas efetuaria a cura. Kolff pôde considerar seriamente esta perspectiva porque um professor de bioquímica em Groningen tinha recentemente descoberto que o mesmo celofane usado para embalar salsichas podia ser empregado para determinar a pressão osmótica de vários fluidos e para concentrar plasma sangüíneo. Kolff logo realizou experimentos. Ele descobriu que, quando as embalagens de celofane eram cheias de sangue e imersas em solução salina, a uréia no sangue seria lixiviada através da membrana permeável. "Descobri que em cinco minutos", explicou ele, "quase toda a uréia que eu tinha acrescentado à amostra de sangue, 400 miligramas, tinha desaparecido do sangue e entrado no banho salino."[6]

Kolff já estava se voltando para o desenvolvimento de um aparelho quando estourou a Segunda Guerra Mundial. Os alemães invadiram a Holanda em 1940 e a ocupação nazista se revelou um trauma profissional, mas também um fértil período de investigação e experimentação. Na esteira da invasão, Kolff reconheceu que as transfusões de sangue estariam em demanda, e se apresentou como voluntário para criar um dos primeiros bancos de sangue europeus. Mas ele não conseguiu continuar em Groningen, especialmente depois que seu mentor e chefe do departamento de medicina, Polak Daniels, um judeu, acabou com a própria vida. Kolff recusou-se a trabalhar com seu sucessor, um nazista holandês. Nos cinco anos seguintes, Kolff foi consistentemente capaz de ajudar e abrigar combatentes na resistência holandesa. Perto do fim da guerra, com um grande risco pessoal, ele dirigiu um serviço médico que salvou um grande número de judeus e escondeu combatentes do transporte para a Alemanha e a morte certa.

Kolff desenvolveu a diálise em um pequeno hospital municipal em Kampen, uma antiga cidade localizada à margem do rio Ijsel, para a qual ele se mudou depois de partir de Groningen. Resolvendo uma série de problemas relativamente descomplicados, ele construiu um aparelho fácil de visualizar. Ele enrolou cerca de 20 metros de cilindros de celofane em torno de um tambor de ripas de madeira que foi suspenso horizontalmente dentro de um tanque cheio de solução salina e ligado a um motor. O cilindro, serpenteando através de um eixo oco do tambor, passava o sangue para o paciente e dele para o cilindro. Quando o tambor girava, o sangue era lavado no banho salino. Podia-se usar heparina, uma substância de ocorrência natural, para evitar a coagulação.

A máquina remendada de Kolff, colocada em uso pela primeira vez em março de 1943, limpava o sangue, mas não foi imediatamente bem-sucedida. Quatorze dos 15 primeiros pacientes morreram, e o sobrevivente podia ter vivido sem ela. Mas Kolff estava convencido de que a máquina podia funcionar. "Não duvidei em nenhum momento de que cedo ou tarde um paciente viria para nossas mãos e se diria dele: 'ele está curado, e sem os rins artificiais, teria morrido'."[7] Uma cura parecia especialmente possível para casos de insuficiência renal aguda reversível. Finalmente, no final da guerra, em setembro de 1945, a máquina salvou Maria Sophia Schafstadt. Prisioneira como ex-colaboracionista nazista, de 67 anos de idade, ela se tornou a primeira pessoa cuja vida foi poupada pela diálise.

Kolff consolidou seu sucesso de várias maneiras. Ele tinha escrito artigos para publicações escandinavas e francesas já em 1944, e logo escreveu um livro, *The Artificial Kidney*, que publicou em holandês e inglês. Além disso, depois da guerra Kolff construiu e enviou aparelhos de diálise para pesquisadores na Inglaterra, Canadá e Estados Unidos (ele não patenteou o aparelho). Ao mesmo tempo, continuou a trabalhar em um PhD em medicina interna e recebeu este título com louvor da Universidade de Groningen em 1946.

Kolff fez várias viagens aos Estados Unidos antes de imigrar em 1950, assumindo o cargo de pesquisador na Clínica Cleveland. Com alguma dificuldade, durante uma década ele montou uma equipe de pesquisadores. Uma de suas esperanças era desenvolver técnicas melhores de diálise; ele era a favor da diálise em casa e previu a possibilidade de versões pequenas e portáteis. Mas também queria continuar a trabalhar com o aparelho coração-pulmão, a ser usado durante vários tipos de cirurgias torácicas.* Kolff construiu uma "bomba oxigenadora" que se tornou um fator importante na maior segurança de cirurgias de peito aberto para muitos pacientes. Ele introduziu este dispositivo, feito de um cilindro de polietileno descartável, já em 1955. Kolff e seus colegas também criaram a primeira bomba com balão aórtico, introduzida em 1961. Um dispositivo de socorro para melhorar o rendimento cardíaco em caso de choque cardiogênico, ela se tornou uma ferramenta amplamente usada na medicina de hoje.

O mais ambicioso projeto da carreira de Kolff, que levou mais de um quarto de século, foi seu trabalho com o coração artificial. A possibilidade foi mencionada em meados da década de 1950 pela Sociedade Americana para Órgãos Internos Artificiais, e em uma década tornou-se uma área de pesquisa respeitável. Já em 1957, Kolff e seus colegas tentaram impulsionar a circulação em um cão usando uma bomba impulsionada a ar, mas o animal viveu apenas 90 minutos. Isto deu uma pista da difícil tarefa que teria à frente. Mas, com uma máquina coração-pulmão viável e com o aumento do conhecimento do sistema cardiovascular, a perspectiva de um coração biônico aumentou. Kolff tentou vários projetos impulsionados por eletricidade, inclusive um modelo a pêndulo auto-refrigerado. Mas ele ou era fraco demais ou forte demais, e com freqüência gerava mais calor que o corpo podia suportar. Kolff por fim aceitou o conceito mais simples de um coração de borracha de silicone que operava com ar comprimido proveniente de uma fonte de energia externa.

Kolff ainda estava trabalhando no coração artificial quando, em 1967, mudou-se para a Universidade de Utah, onde foi professor de cirurgia, engenharia e bioengenharia. Para sua equipe de pesquisa, ele logo adicionou Robert Jarvik, um ambicioso médico e inventor, e William DeVries, um cirurgião cardiotorácico. Durante os 15 anos seguintes, Jarvik projetou vários modelos de coração artificial, enquanto DeVries desenvolvia as técnicas da operação de substituição do coração em animais. Em 1982, Barney Clark tornou-se o primeiro paciente a receber um coração artificial. Clark, um dentista aposentado de 61 anos, foi submetido a um circo da mídia que não se via desde o nascimento dos quíntuplos Dionne em 1934. Ele sobreviveu à cirurgia e viveu por 112 dias, antes de morrer de complicações

*O trabalho de Kolff e seus colegas em uma máquina coração-pulmão foi um dos muitos esforços que ocorreram ao mesmo tempo. O mais famoso aparelho coração-pulmão foi inventado pelo cirurgião John Gibbon com a ajuda da IBM, e foi demonstrado com sucesso em 1953.

não relacionadas com o batimento de seu coração Jarvik-7. Kolff, que continuou na maior parte do tempo nos bastidores, lamentou que os funerais de Clark ocorressem com helicópteros de TV sobrevoando a cabeça das pessoas.

Willem Kolff continuou a trabalhar em toda a sua nona década de vida. Na Universidade de Utah, ele supervisionou o desenvolvimento de vários corações artificiais cada vez mais sofisticados e leves. Seu instituto também procurou desenvolver um olho artificial e um ouvido artificial, e melhorou o braço protético. A partir de 1979, Kolff foi professor emérito de cirurgia na faculdade de medicina da universidade e também, a partir de 1981, professor-pesquisador de engenharia e professor de medicina interna.

De acordo com todos os indícios, Kolff desfrutou de uma vida pessoal relativamente tranqüila. Casou-se com Janke Cornelia Huidekoper em 1937, eles tiveram cinco filhos, e três deles tornaram-se médicos. Amplamente admirado pelos colegas, a forte personalidade de Kolff, que mistura perseverança e consideráveis habilidades sociais, sempre esteve em evidência. Ele pertence a uma geração de médicos que manteve um alto otimismo em relação às perspectivas da medicina moderna, além de uma forte consciência social. Foi a responsabilidade por tratar os doentes, e não um desejo de acumular louvores pelo progresso tecnológico, que norteou as opções de Kolff sobre o tipo de invenção que ele desenvolveu. Ele sempre objetivou, segundo ele próprio sustenta, não uma vida meramente prolongada, mas melhorar sua qualidade e as perspectivas de felicidade. "Estas são metas honestas e boas", de acordo com Kolff, "e merecem ser promovidas."[8]

Macfarlane Burnet [1899-1985]

Uma Nova Teoria do Sistema Imunológico

Uma compreensão de como o corpo se defende contra os microorganismos e os vários invasores "não-próprios" não chegou com o advento da bacteriologia no final do século XIX. Apesar das descobertas fundamentais de Elie Metchnikoff (p. 231) e da teoria ambiciosa proposta por Paul Ehrlich e outros, a imunologia continuou a ser um ramo imaturo da pesquisa médica. Mas na década de 1950 surgiu uma nova e surpreendente teoria: o corpo, ao nascimento, possui um sistema bioquímico de autoproteção que inclui um grande número de células, cada uma das quais representando uma armadilha preexistente para algum invasor específico, ou antígeno. Quando estas células, constantemente em circulação, encontram os antígenos, ligam-se a eles, clonam a si mesmas e estimulam a produção de moléculas protetoras conhecidas como anticorpos.

A "teoria da seleção clonal" é "dominante em sua simplicidade",[1] e essencial para a compreensão de processos patológicos, da reação anafilática, da doença autoimune e da reação de rejeição nos transplantes. Foi proposta pela primeira vez, e de certa forma demonstrada, por Macfarlane Burnet. Um dos pesquisadores médicos mais prolíficos do século XX, Burnet também fez um grande número de progressos na virologia e bacteriologia.

Macfarlane Burnet nasceu em Traralgon, uma pequena cidade no estado de Victoria, na Austrália, em 3 de setembro de 1899. Seu pai, Frank Burnet, era gerente de banco; sua mãe era Hadassah Pollock Mackay. Tímido quando criança, "Mac", como foi conhecido em toda a sua vida, não era próximo de seu pai, e sua mãe estava freqüentemente ocupada com o cuidado de sua filha retardada, Doris. Ele desenvolveu um amor pela vida ao ar livre e um interesse em pássaros e insetos, especialmente besouros. Foi apresentado à teoria da evolução através da enciclopédia Chambers, e Charles Darwin (p. 25) tornou-se uma influência duradoura. As aptidões de Burnet levaram um pastor local a sugerir que Mac obtivesse uma educação universitária. Ele estudou biologia, além de medicina, no Geelong College, e em 1917 transferiu-se para a Universidade de Melbourne. Ali recebeu o bacharelado em ciências em 1922, e seu diploma de medicina dois anos depois.

Embora inicialmente esperasse praticar a neurologia clínica, os talentos de Burnet para a pesquisa logo foram reconhecidos. Ele começou trabalhando como patologista residente no Hospital Real de Melbourne e realizou pesquisa no Instituto Walter e Eliza Hall para a Pesquisa Médica do hospital. Recompensado com uma bolsa, em 1925 Burnet viajou para a Inglaterra para trabalhar por dois anos no Instituto Lister de Medicina Preventiva, recebendo um PhD da Universidade de Londres em 1927. Voltou à Austrália e ao Instituto Hall em 1928, e em 1934 foi nomeado diretor-assistente. Este instituto se tornaria sua base permanente pelos 35 anos seguintes; ele foi seu diretor de 1944 a 1965.

O trabalho inicial de Burnet dizia respeito a vírus que atacam bactérias — os bacteriófagos — descobertos em 1915 pelo bacteriologista franco-canadense Felix d'Hérelle. Vírus que soltam seu invólucro de proteína para invadir seus hospedeiros, os bacteriófagos foram os componentes básicos nos experimentos que culminaram na descoberta da estrutura de DNA. Burnet realizou um trabalho contínuo com eles, publicando 32 artigos entre 1924 e 1937. Seus estudos eram em parte taxonômicos. Ele encontrou fagos nas fezes de vários animais, e contou muitas espécies e cepas distintas, que podiam ser classificadas sorologicamente. Na verdade, Burnet às vezes tem o crédito por ter iniciado a "genética dos fagos", apresentada mais tarde com grande sucesso por Max Delbrück e outros.

A virologia animal tornou-se um dos interesses de pesquisa de Burnet em 1932, quando uma segunda nomeação na Inglaterra, no Instituto Nacional de Pesquisa Médica, colocou-o em contato com Henry Dale (p. 285). Desejava-se muito um método fácil de cultivar vírus, e Burnet descobriu que o vírus da varíola dos canários podia ser induzido a crescer em um tipo de tecido fetal no embrião de galinha, conhecido como membrana corioalantóica. Burnet induziu este tecido a hospedar uma variedade de vírus, e seu método tornou-se amplamente utilizado em laboratórios de todo o mundo.

O trabalho de Burnet em virologia com embriões de galinha teve implicações maiores quando, no final da década de 1930, ele desenvolveu uma técnica de "contagem de pústula" para analisar a presença e investigar a história natural de toda uma variedade de vírus. Burnet examinou a ecologia dos agentes infecciosos em *Biological Aspects of Infectious Disease* (Aspectos biológicos da doença infecciosa), publicado em 1940. Foi a primeira entre muitas exposições semelhantes e, embora objetivasse em parte um público em geral, foi amplamente traduzido e teve impacto em outros cientistas. A inclinação de Burnet a considerar as doenças infecciosas do ponto de vista da seleção natural — as estratégias dos microorganismos para a transmissão e sobrevivência — se tornaria um caráter influente em seu pensamento.

Burnet também trabalhou com o poliovírus, então causando surtos de proporções epidêmicas. Já em 1931 ele mostrou evidências para uma segunda cepa sorologicamente distinta. O que é importante, Burnet duvidou da ortodoxia dominante, segundo a qual os vírus chegavam ao sistema nervoso central (onde infligem seus danos) através dos bulbos olfativos no prosencéfalo. Já em 1940 ele confirmou relatos de que o vírus podia penetrar no corpo pelas vias oral e intestinal. Ele também realizou experimentos que sugeriram que o poliovírus podia ser induzido a crescer em tecido embrionário humano — mas isto ele foi incapaz de confirmar. Depois de 1949, Burnet abandonou a pesquisa da pólio, pessimista com a perspectiva de uma vacina. Vários anos depois, John Enders (p. 321) provaria que ele estava errado, com experimentos que levaram à vacina Salk contra a pólio. O "quase lá" de Burnet com a pólio foi um dos vários de sua carreira. Ele também chegou perto de descobrir o interferon, uma proteína celular que protege contra a infecção viral.

As pesquisas de Burnet com doenças virais levaram a sua teoria revolucionária da resposta imunológica. Ele mostrou — e reproduziu o experimento — que a injeção de vírus em embrião de galinha não produzirá anticorpos para aquela cepa específica se ele for reinfectado antes de sua eclosão. Esta descoberta teve pesadas implicações médicas para o transplante de tecidos, e atrairia a atenção de Peter Medawar e Jean Dausset (p. 387). Mas a perspectiva de Burnet levou-o para um reino mais amplo: uma teoria geral do sistema imunológico.

Em meados do século, uma explicação mais plausível de como o corpo reconhece e neutraliza invasores estranhos era conhecida como a "teoria do modelo". Pensava-se que as moléculas de anticorpos aderiam e neutralizavam os antígenos invasores mudando sua forma; depois, embora o mecanismo estivesse obscuro, elas dirigiriam a síntese de um grande número de anticorpos novos e idênticos. Apesar de ser atraente para os imunoquímicos, a teoria do modelo tinha vários problemas. Opunha-se aos recentes desenvolvimentos na química e na biologia molecular, que sugeriam que o contato com outra molécula não podia induzir uma proteína a mudar sua forma. Além disso, esta teoria não podia explicar facilmente por que o sistema imunológico possuía uma "memória" para antígenos ou, uma questão relacionada, como ele distingue o "próprio" do "não-próprio".

Estas objeções finalmente levaram Burnet a desenvolver uma teoria inteiramente nova. Ele foi crucialmente inspirado por Niels Jerne, que sugeriu em 1955 que as moléculas de anticorpo podiam preexistir em todas as configurações possíveis, prontas para "escolher" proliferar por um antígeno de qualquer formato. Burnet reconheceu que, em termos biológicos, a teoria de Jerne exigia uma base celular. Ela "faria verdadeiro sentido", escreveu ele, "se as células produzissem um padrão característico de globulina [a molécula de anticorpo] por motivos genéticos e fossem estimuladas a proliferar por contato com o determinante antigênico correspondente".[2] Burnet sugeriu que um organismo, enquanto embrião, produz um grande número de linfócitos. Cada linfócito possui um receptor específico que ligará um antígeno específico. Uma vez que encontre o antígeno, o linfócito então inicia a produção de anticorpo e a divisão celular, produzindo clones. Burnet delineou a teoria da seleção clonal pela primeira vez em 1957, e *The Clonal Selection Theory of Acquired Immunity* (A teoria da seleção clonal da imunidade adquirida) foi publicado em 1959.

A teoria de Burnet não encontrou aceitação imediata; foi preciso uma década de controvérsias e oposição. À primeira vista, nada na biologia humana parecia similar ao trabalho colossal de produção aleatória de células imunológicas no desenvolvimento embrionário sugerido por Burnet. Mas, como havia assinalado Neils Jerne, o sistema imunológico pode ser comparado a outro sistema de reconhecimento, o sistema nervoso. A idéia de que cada um dos milhões de linfócitos é dedicado a produzir um único anticorpo, baseada em um possível encontro, pode parecer extraordinária, mas a teoria da seleção clonal efetivamente integrou a imunidade celular com as teorias "humorais" da imunidade que datavam do século XIX. Na teoria de Burnet, as moléculas de anticorpo neutralizam os antígenos encontrados no sangue e na linfa, fora de outras células do corpo; as células imunológicas especializadas objetivam e atacam as células que são invadidas.

A teoria da seleção clonal também era rica em suas implicações para questões biológicas maiores. Ao explicar a autotolerância, ela gerou o conceito de doença auto-imune, hoje compreendida por envolver um grande número de distúrbios, do diabetes insulinodependente à artrite reumatóide. A teoria da seleção clonal apelava por uma compreensão revista da alergia e da reação anafilática (a reação catastrófica a uma picada de abelha, por exemplo). Além disso, a teoria da seleção clonal teve implicações significativas para a genética microbiana e para a compreensão da resistência bacteriana. Qualquer organismo complexo podia competir com a capacidade dos organismos invasores de mutar, e a teoria da seleção clonal forneceu uma explicação lógica e adequadamente imperfeita em termos evolutivos.

Um grande apoio experimental para a teoria da seleção clonal de Burnet, e de sua extensão teórica, foi desenvolvido nos trinta anos seguintes. "A imunologia, depois da seleção clonal", escreve William R. Clark, "como o campo recém-surgido da biologia molecular, parecia caminhar para uma força estável que gradualmente varreu todo mundo com ela."[3] Em 1961 descobriu-se que a glândula timo, que antes se pensava ser um órgão vestigial, era na verdade o órgão central do sistema linfático, essencial para o tipo de células que medeiam a resposta imune celular, as "células T". Descobriu-se que o baço, outro órgão cuja função frustrou por muito tempo a medicina, era um importante local de produção de "células B", que efetuam a resposta humoral gerando células de plasma que produzem anticorpos. Os dois principais tipos de linfócitos, as células T e B, representam a elaboração, no plano funcional, da teoria da seleção clonal de Burnet. Hoje a imunologia, para todos os efeitos, é uma ciência unificada.

Burnet foi coberto de honras na maior parte de sua carreira. Condecorado cavaleiro em 1951, ele também ganhou o prêmio Albert Lasker e a medalha Copley da Royal Society. Em 1960 dividiu o prêmio Nobel com Peter Medawar por seus esforços para compreender a tolerância imunológica adquirida. Como uma antiga eminência da ciência australiana, Burnet era um autor prolífico e escreveu diversos livros para um público popular, inclusive *Viruses and Man* (Os vírus e o homem), publicado em 1953; *Changing Patterns* (Padrões em transformação), sua autobiografia de 1968; e *Dominant Mammal: The Biology of Human Destiny* (Mamíferos dominantes: A biologia do destino humano), de 1970. Em 1979 Burnet também escreveu um texto filosófico, *Credo and Comment: A Scientist Reflects* (Credo e comentários: As reflexões de um cientista), e um livro didático de genética, *Endurance of Life* (A resistência da vida). É interessante registrar que Burnet era um cético sério quanto à possibilidade de as descobertas da biologia molecular levarem a grandes progressos na medicina, e ele duvidava que as doenças genéticas um dia fossem prevenidas.

Burnet tinha uma personalidade complexa. Ele podia ser tímido em situações sociais, mas ao mesmo tempo possuía uma considerável autoconfiança e diz-se que era um professor inspirador. Sem ser abertamente modesto, suas realizações mostraram "que tenho o tipo de inteligência, ímpeto e 'criatividade' adequados a um cientista experimental", escreveu ele, "mais um gosto pela generalização científica sobre questões biológicas e alguma competência nisso".[4] Burnet casou-se com Edith Linda Marston Druce em 1928. Eles tiveram três filhos; ela morreu em 1973. Seu segundo casamento foi com Hazel Jenkin, em 1976. Dois anos depois, ele se aposentou. Continuou a trabalhar até pouco antes de sua morte, em 31 de agosto de 1985.

Parte V Recentes e Contemporâneos

Rosalyn Sussman Yalow [n. 1921]

O Radioimunoensaio

O radioimunoensaio investiga a complexa composição química e dinâmica do corpo humano. Desenvolvido no final da década de 1950, ele permite a medição sensível de concentrações no sangue de várias proteínas, anticorpos e antígenos. Uma ferramenta preponderante usada em pesquisa e diagnóstico, o radioimunoensaio é um aspecto da medicina nuclear. É a principal descoberta de Rosalyn Sussman Yalow, uma física, em colaboração com Solomon Berson. Em 1977 Yalow tornou-se a segunda mulher a ganhar o prêmio Nobel de fisiologia ou medicina.

Filha de imigrantes judeus do leste europeu, Rosalyn Sussman nasceu em 19 de julho de 1921, no South Bronx, Nova York. Sua mãe, Clara Zipper, chegou aos Estados Unidos, vindo da Alemanha, aos quatro anos, e recebeu uma educação rudimentar. O pai de Rosalyn, Simon Sussman, trabalhava como condutor de bonde e mais tarde teve um pequeno negócio. Rosalyn era uma criança brilhante, independente e determinada que aprendeu cedo a ler. Próxima a seu pai, aos oito anos ela estava considerando uma carreira na ciência; na escola média, ela pensou em uma carreira na pesquisa médica. Adiantada, Rosalyn se formou no secundário aos 15 anos. Ela era fascinada pela revolução da física no século XX, e em 1939 compareceu à famosa conferência de Enrico Fermi sobre o recente sucesso na fissão do átomo. Ela lembrou de ter "se pendurado no teto"[1] na lotada sala de conferências da Universidade de Colúmbia.

A educação superior de Yalow e o início de sua carreira lembram a de outra laureada com o Nobel, Gertrude Belle Elion. Ambas freqüentaram a mesma universidade, enfrentaram algum anti-semitismo institucionalizado e discriminação sexual. Yalow não esperava ganhar facilmente a admissão na faculdade de medicina, e por isso não tentou. Em vez disso, estudou física e química na Hunter College, formando-se com louvor em 1941. Freqüentou por pouco tempo a escola de secretariado, mas na época o recrutamento militar estava atraindo os jovens para o exército, antes da entrada nos Estados Unidos na Segunda Guerra Mundial. Como resultado da perda de alunos, Yalow recebeu a oferta de um cargo de assistente de ensino na Universidade de Illinois, onde se tornou a única mulher em um corpo docente de 400 profissionais. Em 1942 recebeu seu mestrado em física, e por algum tempo ensinou na faculdade de engenharia. No ano seguinte, casou-se com Aaron Yalow, também físico, e em 1945 o casal voltou a Nova York, logo depois de Rosalyn receber seu doutorado.

As aplicações médicas da física nuclear interessaram Yalow desde o início de sua carreira, em uma época em que as ciências biológicas estavam em condições de fazer amplos progressos baseados na pesquisa molecular. Yalow foi influenciada por George Hevesy, o químico húngaro, que já em 1923 tinha colocado plantas de feijão em uma solução contendo um isótopo radioativo de chumbo nutriente. Ele foi capaz de medir a radiatividade quando o chumbo foi absorvido, subindo das raízes para os caules e folhas. Trabalhos posteriores deram a Hevesy o prêmio Nobel em 1943, e no final da década de 1940 reconhecia-se que os isótopos radiativos tinham um grande potencial como sondas bioquímicas. Mas sua utilização na medicina encontrou resistência e impôs uma série de problemas teóricos e práticos.

Yalow tentou encontrar um espaço duradouro para pesquisa no início de sua carreira. Quando ensinou no Hunter College, de 1946 a 1950, não havia nenhuma instalação de laboratório disponível para ela. Mas em 1947 Yalow recebeu ajuda de Gioacchino Failla, conhecido como o decano dos físicos médicos americanos. Através dele, Yalow teve a oferta de um cargo de tempo parcial no Hospital da Administração de Veteranos do Bronx, do governo, que, no final da Segunda Guerra Mundial, estava envolvido, pelo menos em princípio, com a pesquisa em medicina nuclear. Contudo, o financiamento para a pesquisa de Yalow foi no início limitado, e a ela foi oferecido um armário do zelador reformado como laboratório.

Logo Yalow encontrou um parceiro de pesquisa em Solomon A. Berson. Um residente que também superara o anti-semitismo acadêmico, Berson tinha ambições intelectuais e realizações semelhantes às de Yalow. Eles possuíam estilos complementares. Yalow era uma pensadora lógica e organizada. Berson, um violinista realizado e especialista em xadrez, tendia a pensar em termos amplos. De acordo com Yalow, Berson "queria ser físico, e eu queria ser médica".[2] Eles trabalharam estreitamente juntos por vinte anos.

O diabetes forneceu o contexto para o desenvolvimento do radioimunoensaio. Por anos, pensou-se que uma insuficiência de insulina, que causava a desintegração dos níveis de açúcar no sangue, fosse responsável tanto pela forma juvenil como pela forma de início tardio da doença. Mas na década de 1950 ficou claro que os diabéticos com a forma de início tardio, na verdade, produziam insulina. Isto foi uma surpresa. Por algum tempo os pesquisadores conjeturaram que, embora a produção pudesse ser mais ou menos normal naqueles casos, o hormônio insulina — uma das menores proteínas — provavelmente era destruído por uma enzima do fígado. Esta era a hipótese plausível que Yalow e Berson foram capazes de testar quando, a partir de meados da década de 1950, eles marcaram radiativamente a insulina e injetaram-na em diabéticos com a doença de início tardio. Tirando amostras de sangue de tempos em tempos, eles mediram a velocidade com que a insulina era degradada. Para sua surpresa, descobriram que a insulina injetada permanecia mais tempo, embora inutilmente, no corpo de diabéticos do que em indivíduos saudáveis.

Esta descoberta inesperada foi de grande interesse. Yalow e Berson sugeriram que a insulina podia ser metabolizada mais lentamente por diabéticos de início tardio porque era tratada como um antígeno estranho, nos quais os anticorpos se ligavam. As moléculas de anticorpo que procuravam e ligavam a insulina, raciocinaram eles, evitavam que ela entrasse nas células e nas vias metabólicas. Como conseqüência, o tratamento comum para o diabetes de início tardio — injeções diárias de insulina animal — podia fazer mais mal do que bem. A gama de reações individuais à insulina injetada, que incluía vários efeitos adversos, deu apoio sugestivo a esta perspectiva.

Yalow e Berson encontraram considerável ceticismo à idéia de que a insulina podia provocar uma reação imunológica. A maioria dos pesquisadores acreditava que a molécula de insulina era pequena demais para atrair um anticorpo; um "anticorpo de insulina" era considerado impossível. Depois que a prestigiosa publicação americana *Science* rejeitou seu importante artigo, Yalow e Berson voltaram-se para o *Journal of Clinical Investigation*, publicando "Insulin-I131 Metabolism in Human Subjects" (Metabolismo de insulina-I131 em pacientes humanos) em 1956. Mesmo lá eles foram impelidos a não usar o termo "anticorpo de insulina" no título do artigo.

Yalow e Berson também exploraram as aplicações maiores que seu método de marcação radioativa podia ter como sonda molecular. Agora era possível medir as menores concentrações de uma grande maioria de substâncias dentro do corpo — de menos de um bilionésimo de um grama. As moléculas marcadas radiativamente competiriam por atenção com moléculas essencialmente idênticas, porém não marcadas. Para testar várias substâncias, podiam ser estabelecidas linhas básicas, mostrando valores comuns e anormais. Yalow e Berson passaram vários anos desenvolvendo o radioimunoensaio como uma técnica prática e expandindo seu leque de aplicações. Embora continuasse a encontrar resistência por cerca de uma década, no final da década de 1960 o radioimunoensaio constituía um vibrante campo de pesquisa, com grande potencial na medicina diagnóstica e muito a dizer sobre como o corpo funciona no nível molecular.

Aderindo a uma longa tradição em pesquisa básica, Yalow e Berson não patentearam o radioimunoensaio. Quando seu valor foi reconhecido, vários laboratórios comerciais se apoderaram dele, passando por uma elaboração técnica considerável, e hoje é usado para medir as concentrações de centenas de substâncias no corpo, inclusive drogas, vírus e proteínas. É um fundamento da pesquisa médica, mais especificamente em endocrinologia, mas tem muitos outros usos. Pode ser empregado para examinar o sangue de várias maneiras — detectar o vírus da hepatite, por exemplo — e determinar os níveis de dosagem de uma droga. Para o diabetes e muitas outras doenças, o radioimunoensaio se tornou uma ferramenta diagnóstica.

Yalow e Berson estavam cientes de que sua pesquisa os tornava candidatos ao prêmio Nobel. A súbita e prematura morte de Solomon Berson de ataque cardíaco em 1972 antecedeu grande parte da adulação que Yalow recebeu mais tarde. (Yalow, que ficou pessoal e surpreendentemente chocada com sua morte, rebatizaria seu laboratório de Laboratório de Pesquisa Solomon A. Berson em sua homenagem.) Em 1976 Yalow ganhou o prêmio Albert Lasker. Um ano depois tornou-se prêmio Nobel em fisiologia ou medicina, dividindo com o bioquímico polonês-americano Andrew V. Schally e o fisiologista franco-americano Roger Guillemin, pelos progressos básicos na endocrinologia.

Como mulher e laureada com o Nobel, Yalow tornou-se eminente nos mundos científico e médico, e também na imaginação popular. Ela teve nomeações acadêmicas no Albert Einstein College of Medicine e na Faculdade de Medicina Mount Sinai, onde era professora independente Solomon A. Berson. Yalow ganhou a Medalha Nacional de Ciência e muitos outros prêmios e diplomas honorários. Ela também foi tema de biografias inspiradoras para crianças e chegou a apresentar uma representação dramática da vida de Marie Curie na televisão pública. A imprensa popular destacou sua capacidade de lidar com a carreira científica e a família, e de certa forma obscureceu uma personalidade extraordinariamente difícil.

Yalow se aposentou na condição de emérita do Centro Médico da Administração de Veteranos em 1992. Ela viveu com seu marido — eles criaram dois filhos — até sua morte, em 1993. Naquele ano, ela sofreu um pequeno derrame, e outro evento mais debilitante em 1995. Recuperou-se um pouco, contudo, e depois da reabilitação, em 1997, voltou a trabalhar.

Benjamin Spock [1903-1998]

A Criação dos Filhos em um Mundo Complicado

Em *The Common Sense Book of Baby and Child Care* (*Meu filho, meu tesouro*), Benjamin Spock forneceu aos pais uma riqueza de informações e conselhos práticos dotada de uma nova perspectiva fundamental sobre a criação de filhos. Publicado primeiramente em 1946, logo depois do fim da Segunda Guerra Mundial, o manual de Spock foi escrito com grande clareza, em um tom amigável e agradável. Ele rejeitava a punição corporal e uma atitude disciplinar mais antiga e instava os pais a cultivar relacionamentos afetuosos com seus filhos e compreender seu comportamento. A perspectiva subjacente de Spock representou fortemente a influência da psicanálise freudiana combinada com seu próprio otimismo ianque e, de certa forma, a filosofia de educação liberal de John Dewey. No final do século XX, *Meu filho, meu tesouro* tinha sido revisto e ampliado sete vezes, traduzido para 39 idiomas e vendeu cerca de 50 milhões de exemplares.

Benjamin Spock definitivamente tornou-se uma figura controversa. Ele foi acusado, a partir da década de 1960, de defender a "permissividade". A responsabilidade por toda uma geração de crianças rebeldes foi colocada em seu texto. O reverendo Norman Vincent Peale acusou Spock de estimular os pais a "alimentá-los com o que quisessem, nunca deixar que chorem, satisfazer cada desejo deles".[1] Não era verdade, mas as opiniões de Spock se enredaram com as necessidades dos pais. Pela primeira vez, em grande parte devido aos progressos na saúde pública e na medicina, a maioria das crianças sobrevivia à idade adulta. Muitas receberam mais do que uma educação rudimentar e seriam criadas para valorizar os relacionamentos emocionais e sexuais. "A mensagem política dos textos [de Spock], tão poderosa quanto qualquer tratado de Locke ou Rousseau", escreve Thomas Maier, "sublinhou a capacidade das boas intenções e do bom senso de formar uma criança melhor, aprimorar a natureza humana e talvez inspirar um mundo melhor."[2]

O mais velho de seis crianças de um ambiente de classe média alta, Benjamin McLane Spock nasceu em New Haven, Connecticut, em 2 de maio de 1903. Seu pai, com quem ele tinha um relacionamento amistoso mas distante, "grave mas justo", era Benjamin Ives Spock, um advogado corporativo e conselheiro geral da

New Haven Railroad. Benjamin era muito mais próximo de sua mãe, Mildred Louise Stoughton Spock, uma mãe dedicada mas freqüentemente severa e dominadora. Depois de freqüentar a Hamden Hall Country Day School, no décimo ano Benjamin foi mandado para a Phillips Academy. Em 1921, Benjamin ingressou em Yale, a universidade que seu pai havia freqüentado. Um jovem robusto, ele foi remador da premiada equipe de remo do colégio, que conquistou uma medalha de ouro nos Jogos Olímpicos de Paris em 1924. Ele especializou-se em inglês, era um estudante mediano, e recebeu seu diploma de bacharelado em 1925.

Embora inicialmente Spock tenha considerado uma carreira na arquitetura, um verão como conselheiro no Lar Newington para Crianças Aleijadas convenceu-o a se voltar para a medicina. Ele continuou em Yale por dois anos de faculdade de medicina, depois transferiu-se para o Colégio de Médicos e Cirurgiões da Universidade de Columbia, recebendo seu diploma de medicina em 1929. Spock fez duas residências, uma em pediatria no Hospital e Enfermaria Pediátrica de Nova York, e outra em psiquiatria no Hospital de Nova York. Além disso, a partir de 1933, Spock treinou no Instituto de Psicanálise de Nova York. Fez análise didática, primeiro por vários anos com Bertram Lewin, depois breve mas produtivamente com o analista húngaro Sandor Rado. Spock considerou tornar-se psicanalista. "Mas tendo descoberto como isso era difícil", escreveu mais tarde, "e também como as mães eram gratas por ter um pediatra disposto a passar o tempo que fosse discutindo os problemas cotidianos dos cuidados infantis, não tive problemas em decidir no fim a continuar na pediatria."[3]

O começo da carreira de Spock preparou-o para compreender os problemas da criação de filhos em uma sociedade recém-urbanizada. Apesar da Grande Depressão, sua prática floresceu. Ele gostava de atender em domicílio, e os pais apreciavam suas maneiras gentis e sua comunicação com as crianças. Em seu consultório, os pacientes chegavam à mesa de exames através de uma escada especial e um alçapão. Os pais de seus pacientes incluíam psicanalistas, assistentes sociais e psicólogos. Embora o *locus* da psicanálise fosse a experiência infantil, a terapia de crianças ainda estava em seus primórdios, e a prática de Spock tornou-se um lugar único de pedido de informação e indicações. A psicanalista Margaret Mahler, que se tornou a principal arquiteta da influente teoria da "separação-individuação", recebeu seu primeiro cliente por indicação de Spock depois de imigrar para os Estados Unidos em 1939.

Spock começou a escrever *Meu filho, meu tesouro* em 1943, enquanto trabalhava como psiquiatra no Corpo Médico da Reserva da Marinha dos EUA. Ele objetivava, como explicou, "cobrir os aspectos físicos e emocionais do cuidado infantil em um tom que apoiasse em vez de repreender os pais".[4] Embora vários manuais fornecessem informações básicas aos pais, em geral o desenvolvimento psicológico não tinha muita importância. *Psychological Care of Infant and Child* (Cuidados psicológicos do bebê e da criança), de John B. Watson, dominava o campo. Um behaviorista estrito que estava convencido de que sua abordagem era científica, Watson acreditava firmemente que tratar as crianças de uma forma específica evocava o comportamento desejável. Suas técnicas eram autoritárias, prescritivas e muito discutidas, mas nunca levaram a um consenso médico. Notoriamente, ele dizia aos pais para não beijar seus filhos ou mesmo segurá-los muito, por medo de estragá-los.

Já Spock o rejeitava rigidamente. "Meu propósito não é defender uma teoria", escreveu ele em sua autobiografia, "mas principalmente dizer aos pais do que os filhos gostam, inclusive descrições de seus impulsos inconscientes."[5] *Meu filho, meu tesouro* foi escrito em um tom de diálogo — Spock na verdade o ditou a sua esposa — e refletia sua própria autoconfiança. "Você sabe mais do que pensa que sabe", disse aos pais na famosa primeira frase do livro. A capacidade de Spock de se comunicar agradavelmente por escrito enquanto ao mesmo tempo transmite informações muito complexas, orientações claras e apartes pertinentes foi o principal fator de sucesso do livro.

Publicado simultaneamente em edições comuns e de capa dura em 1946, o guia de Spock logo se tornou um *best-seller*. Contribuindo para seu sucesso estava o *baby boom* do pós-guerra, iniciado com o retorno dos veteranos e suas esposas. O livro não teve publicidade, mas o boca a boca rapidamente aumentou as vendas. Em 1953, os comediantes Lucille Ball e Desi Arnaz aumentaram a reputação do livro quando, em um episódio de seu programa de tevê enormemente popular, diziam repetidamente: "Bem, vamos ver o que Spock acha", e consultavam o livro. "Eles nunca zombaram dos conselhos do livro", escreveu Spock anos depois. "Sempre reconheço seu mérito em ajudar muito a popularizar o livro."[6]

Historiadores e estudiosos da família com freqüência tentaram analisar o sucesso de *Meu filho, meu tesouro*, com resultados ambíguos. Em um artigo polêmico de 1975, Michael Zuckerman achou o livro de Spock "parte de um furioso ataque fundamentado às estruturas da consciência, e à família em que eles são formados".[7] Esta declaração terrível não encontrou eco em William Graebner, que identificou as influências de Spock na obra de intelectuais como a antropóloga Margaret Mead, o psicanalista Erik Erikson e o teórico do desenvolvimento infantil Lawrence K. Frank. O último tinha caracterizado a cultura americana como inteiramente "doente, mentalmente perturbada e precisando de tratamento"[8] — muito disso como conseqüência da fraca educação infantil. "Spock nada mais é que um engenheiro social", escreve William Graebner, "e um engenheiro social importante, porque seus métodos democráticos podem ser encontrados em muitas áreas da vida americana (...)."[9]

Depois da Segunda Guerra Mundial, Spock assumiu um cargo técnico na Universidade de Minnesota, e de 1947 a 1951 trabalhou como consultor da Clínica Mayo. De 1951 a 1955 foi professor de desenvolvimento infantil na Universidade de Pittsburgh. Mudou-se para a Universidade Western Reserve em Cleveland, e aposentou-se em 1967, aos 64 anos. Spock escreveu uma coluna no *Ladies Home Journal* de 1954 a 1963 e continuaria a escrever para revistas populares pelo resto de sua vida.

Envelhecido e perturbado pela Guerra do Vietnã, Spock tornou-se político. Criado em um lar republicano, ele começou a votar nos democratas com o advento de Franklin Roosevelt e o New Deal. Foi apenas no início da década de 1960, contudo, que a política assumiu o primeiro lugar em seus pensamentos. Ele se alinhou com a esquerda. Em 1962, a decisão do presidente John F. Kennedy de retomar os testes com armas nucleares, depois de ter dito o contrário, levou Spock a se unir ao Comitê Nacional por uma Política Nuclear Equilibrada, o SANE, do qual ele se tornou co-presidente em 1963. Spock se achou traído quando, depois de ter apoiado Lyndon B. Johnson para a presidência, este último aumentou o envolvimento militar americano no Vietnã.

Como símbolo da oposição do *establishment* à guerra, Spock foi muito criticado. Na verdade, ele às vezes assumia a responsabilidade por ajudar a criar uma geração de jovens heréticos dispostos a amar seu país ou morrer por ele. Sua atividade antiguerra mais significativa foi a divulgação de "A Call to Resist Illegitimate Authority" (Um apelo para resistir à autoridade ilegítima). Esta provocação contra o alistamento levou Spock a ser acusado, junto com o poeta Allen Ginsberg e outros, de conspiração para ajudar e incitar os transgressores da Lei de Serviço Seletivo. Em um celebrado julgamento em Boston, ele e seus defensores foram inicialmente considerados culpados. A decisão foi revertida em uma apelação em 1969.

Um resultado das batalhas políticas e judiciais de Spock foi sua conversão ao socialismo. Em 1972, por insistência de Gore Vidal e Marcus Raskin, ele concorreu à presidência por indicação do Partido Popular, uma coalizão de grupos de esquerda. A plataforma do partido incluía um apelo para a medicina socializada e a legalização da maconha, e prometia uma política fiscal que não favoreceria os ricos. Spock recebeu cerca de 79 mil votos em dez estados, que ele não considerou "impressionante, mas pelo menos foi visível".[10] Em 1976 Spock concorreu novamente, desta vez como candidato à vice-presidência pelo partido.

Spock continuou a revisar *Meu filho, meu tesouro* repetidamente. Ele não só incorporou novas descobertas na medicina pediátrica como também adaptou o livro levando em conta um ambiente social em transformação. Acusado de sexismo — Gloria Steinem, por exemplo, considerava-o um chauvinista terrível — em 1976, Spock, na quarta revisão de seu livro, mostrou-se sensível à questão dos sexos. Spock também escreveu 16 outros livros, inclusive *Dr. Spock Talks with Mothers* (Dr. Spock conversa com as mães), *Problems of Parents* (Problemas dos pais), *A Baby's First Year* (O primeiro ano de um bebê), *Feeding Your Baby and Child* (Alimentando seu filho) e *Caring for Your Disable Child* (Cuidando de seu filho deficiente).

Benjamin Spock teve uma vida familiar e emocional complexa, às vezes dolorosa. Casou-se com Jane Davenport Cheney em 1927, e eles tiveram dois meninos. Como pai, Spock não era tão permissivo quanto exigente, e ao mesmo tempo tinha dificuldade em expressar emoções fortes. Jane sofria de alcoolismo, foi internada por algum tempo e teve o diagnóstico de esquizofrênica paranóide. Seu casamento longo e difícil terminou em separação, e depois, em 1976, em divórcio. Naquele ano Spock casou-se com Mary Morgan, nascida no Arkansas e que tinha se mudado, como *hippie*, para a Califórnia. Embora seu casamento não estivesse livre de tensões, ele foi marcado por fortes laços de fidelidade. Como ele e sua enteada não conseguiam conviver, Spock submeteu a família a aconselhamento. Spock e Morgan colaboraram em uma autobiografia superficial, *Spock on Spock*, publicada em 1989. Bem mais incisivo foi o abrangente *Dr. Spock: An American Life*, escrito por Thomas Maier e publicado em 1988.

Nas duas últimas revisões de *Meu filho, meu tesouro*, Spock teve um co-autor. O colaborador na oitava e mais recente edição do livro é o pediatra Steven J. Parker. Consoante as revisões anteriores, esta edição reflete a evolução da diversidade na cultura americana. Ele se dirige, por exemplo, para questões específicas de pais gays e lésbicas. Também uma novidade é o conselho nutricional de Spock. Por insistência de Morgan, Spock tinha adotado uma "dieta de pouca gordura e baseada em vegetais" — um eco, em sua velhice, da alimentação vegetariana de sua mãe — e ele levou esta prescrição para a última edição de seu livro.

Spock era conhecido como um homem charmoso, gracioso e sereno. No fim de sua vida, ele também tinha cultivado alguns dos gostos de sua esposa mais jovem, inclusive, além da dieta, uma paixão pela ioga kundalini e a meditação. Embora lúcido em seus noventa anos, a saúde de Spock por fim se deteriorou. No final, ele exigia enfermeira 24 horas por dia, e o custo deste tratamento acabou com seus recursos financeiros. Benjamin Spock, depois de praticamente ter atravessado o século em uma vida que teve impacto sobre milhões do berço ao túmulo, morreu em casa, em 15 de março de 1998.

Arthur Kornberg [n. 1918]

O Caçador de Enzimas

As enzimas são máquinas do micromundo, de formato molecular e construção diversos, ubíquas em todo organismo, até nos vírus e bactérias mais simples. Somente com as enzimas os processos vitais podem ser descritos em termos biológicos; elas dispõem as substâncias químicas comuns para uso biológico. As enzimas são proteínas, compostas de aminoácidos. Foram vislumbradas de várias maneiras no século XIX, mas, como grupo, sua estrutura e amplitude de função vieram à luz somente com as técnicas aprimoradas de purificação e cristalização químicas, em 1925. Não é de surpreender que a química da enzima tenha desempenhado um papel central no desenvolvimento da biologia molecular. E entre a confusão de enzimas identificadas e estudadas na última metade do século, nenhuma se destaca mais, talvez, do que a DNA polimerase, descoberta em 1959 por Arthur Kornberg.

A DNA polimerase é o catalisador indispensável para a montagem das unidades que constituem os filamentos de dupla hélice do ácido desoxirribonucléico (DNA), a molécula mestre que controla a atividade celular no nível genético. A descoberta da DNA polimerase por Kornberg — uma "máquina copiadora extraordinária" — está no cruzamento histórico na afiliação intelectual da biologia molecular com a bioquímica. "As maiores aventuras na enzimologia estão por vir",[1] disse Kornberg em 1959, quando recebeu o prêmio Nobel. O próprio Kornberg viria a sintetizar DNA fora de uma célula viva em 1967. Desde então, várias outras enzimas cruciais que operam no DNA foram descobertas. Às enzimas, e à imaginação química que revelou sua importância, devem-se muitas das transformações atuais e iminentes na medicina e na genética.

Arthur Kornberg nasceu em 3 de março de 1918, no Brooklin, Nova York, filho de Lena Katz e Joseph Kornberg. Seu pai trabalhava como alfaiate — um especialista "em capas", como ele costumava dizer no ramo do vestuário — e por algum tempo gerenciou uma loja de ferragens. Joseph era curioso a respeito do mundo, poliglota e amplamente autodidata. Os pais de Kornberg economizaram para pagar por sua educação enquanto ele pulava séries, e logo depois de completar 15 anos ele se formou na Abraham Lincoln High School. Ele freqüentou o City College de Nova York, especializando-se em biologia e química, e se formou com louvor em 1937.

Apesar do histórico acadêmico de Kornberg, o fato de ser judeu do Brooklin reduzia suas perspectivas de ser aceito em uma faculdade de medicina de escalão superior. Graças ao anti-semitismo institucional, ele foi sumariamente rejeitado por várias escolas da Costa Leste, inclusive Harvard, Cornell e a Universidade de Columbia. Mas foi aceito na Universidade de Rochester, Nova York, que possuía uma faculdade de medicina bem conceituada. Recebeu uma bolsa de estudos, formando-se em 1941, e foi para uma residência no Hospital Strong Memorial. Quando os Estados Unidos entraram na Segunda Guerra Mundial, Kornberg serviu como oficial no Serviço de Saúde Pública dos EUA. Foi transferido da Guarda Costeira para os Institutos Nacionais de Saúde (NIH) em 1942 e ali continuou até 1945. Nesta época, ele decidira abandonar a medicina clínica em favor da pesquisa.

A decisão de Kornberg de se concentrar na química de enzimas surgiu de seu trabalho no NIH, na seção nutricional da divisão de fisiologia, onde se fazia muita pesquisa com animais, uma abordagem especialmente valiosa para investigar deficiências nutricionais. Mas no final na Segunda Guerra Mundial, como reconheceu Kornberg, as principais vitaminas já haviam sido descobertas, isoladas e purificadas. "Estava claro (...) que os caçadores de vitaminas praticamente haviam exaurido sua presa e que os caçadores de enzimas logo controlariam o campo."[2] Kornberg desenvolveu um grande entusiasmo pela bioquímica. Em uma licença anual do NIH, ele trabalhou em laboratórios da Faculdade de Medicina da Universidade de Nova York e, brevemente, na Universidade de Washington em St. Louis. "Em vez de esperar de quatro a seis semanas que um rato desenvolvesse uma deficiência nutricional", lembrou mais tarde Kornberg, "eu estava fazendo ensaios espectrofotométricos que eram concluídos em um minuto."[3] Voltando ao NIH, Kornberg criou uma seção de enzimas e trabalhou como seu diretor de 1947 a 1952.

O campo da bioquímica ainda era bem limitado no final da década de 1940. Kornberg logo se tornou uma autoridade em co-enzimas, as moléculas não-protéicas que participam das reações catalíticas com as enzimas. Dado seu trabalho inicial em pesquisa nutricional, isto não era tão surpreendente, uma vez que muitas vitaminas são precursoras das co-enzimas. Em 1953 ele se transferiu para a Faculdade de Medicina da Universidade de Washington, onde tornou-se diretor do departamento de microbiologia. No mesmo ano, a descoberta da estrutura do DNA por Francis Crick e James Watson tornou-se o divisor de águas científico que determinou a trajetória da carreira subseqüente de Kornberg.

A molécula de duplo filamento de DNA é compreendida de nucleotídeos pareados, e cada um deles consiste em um açúcar ligado a um grupo fosfato e uma das quatro bases nitrogenadas: adenina (A), timina (T), citosina (C) ou guanina (G). Uma vez que se suspeitava de que o DNA codificava informação genética, a dinâmica de sua composição adquiriu um grande significado. Como indagou Kornberg: "Qual o mecanismo químico pelo qual esta supermolécula é construída na célula?"[4] Esta era a questão que ele decidiu responder em 1956, com a ajuda de vários colegas e alunos de mestrado, em seu laboratório na Universidade de Washington.

Apesar dos obstáculos técnicos, Kornberg fez um progresso bastante rápido no início. Ficou claro que a molécula de DNA não surgiria espontaneamente pela simples mistura de suas bases constituintes. Mas, ao trabalhar com grandes quantidades de proteínas retiradas de *E. coli* — que se reproduz rapidamente e com freqüência —, Kornberg usou um método de marcação radioativa e rastreou o bloco construtor do DNA que seria incorporado à cadeia de DNA. Em seis meses Kornberg pôde relatar três frações que pareciam ter importância na biossíntese do DNA. Destas, a mais significativa era a "fração P", que continha uma enzima que montava as bases em uma cadeia de DNA. Kornberg, enquanto tentava purificá-la, batizou-a de "polimerase".

A atividade da DNA polimerase, como Kornberg começou a compreendê-la, estava em consonância com o que era conhecido e se suspeitava estar próximo da molécula de DNA. Por um lado, sintetizar DNA requeria a presença de todas as quatro bases (A, C. T e G), como seria esperado se a seqüência de bases da molécula codificasse genes. Mas além disso, parte do DNA era necessário como "molde". Nenhuma reação ocorreria de todo sem DNA. A enzima era "única na presente experiência", como mais tarde explicaria Kornberg, "por assumir uma direção a partir do molde [de DNA]".[5]

Além disso, essa direções eram específicas. Em uma época em que ainda não era possível revelar a seqüência de bases, Kornberg mostraria que o molde era reproduzido pela DNA polimerase na mesma proporção de suas bases componentes. As proporções dos constituintes adenina (A) e timina (T), e citosina (C) e guanina (G) eram iguais — consoante com o fato de que A sempre liga T e C liga G. Em meados de 1958, Kornberg mostrou que o DNA de diferentes origens produziam diferentes proporções de pares de bases. O DNA, com a ajuda da DNA polimerase, era claramente uma molécula auto-replicante.

No princípio, o trabalho de Kornberg foi recebido com um certo nível de ceticismo, mas isso logo desapareceu. Dois artigos submetidos ao *Journal of Biological*

Chemistry foram inicialmente rejeitados por aquela publicação, até que foram editados em maio de 1958. No final daquele ano, experimentos adicionais, tanto em seu laboratório como em outros lugares, foram conclusivos. A síntese de DNA "pela 'polimerase' de *E. coli*", relatou Kornberg, "representa a replicação de um molde de DNA."[6]

O potencial representado pelo trabalho de Kornberg não foi desprezado pela medicina. Os farmacologistas vinham conjeturando o significado dos ácidos nucléicos havia anos; a descoberta de suas vias enzimáticas se revelaria valiosa no projeto de drogas para tratar o câncer e as doenças auto-imunes e, por fim, as infecções virais da herpes à AIDS. Quase imediatamente, em 1959, Kornberg recebeu o prêmio Nobel de fisiologia ou medicina, o primeiro a ser dado especificamente por um trabalho com o DNA. Kornberg dividiu o prêmio com o bioquímico espanhol Severo Ochoa, que tinha descoberto uma enzima poderosa associada com o ácido ribonucléico (RNA). (Francis Crick e James Watson, junto com Maurice Wilkins, receberiam o Nobel em 1962.) Em 1959 Kornberg transferiu-se para a Universidade de Stanford, onde criou o departamento de bioquímica. Continuaria como seu diretor até 1968.

Embora tenha sintetizado o DNA, Kornberg e seus colegas não mostraram que a molécula sintética era biologicamente ativa e operava como material genético. Este se tornou o objetivo central de Kornberg a partir de 1957, e ocupou-o por mais de uma década. Em geral, os primeiros esforços com bactérias deram em nada. Kornberg teve uma sorte melhor depois de se voltar para os bacteriófagos, uma espécie de vírus que invade e se replica dentro de células bacterianas. Devido à sua relativa simplicidade e ao fato de que sua presença pode ser facilmente visualizada através da bactéria que atacam, os bacteriófagos desempenharam um serviço fundamental na biologia molecular e foram extensivamente estudados e classificados.

Uma espécie, descoberta no esgoto parisiense e denominada "fago φ174", possuía várias características únicas. Excepcionalmente pequeno mesmo para um fago, ele possuía somente cinco genes. Proposições incomuns de suas bases sugeriam que sua molécula de DNA era de filamento único em vez de duplo filamento, e sua forma era circular. Na verdade, a estratégia do fago é entrar na célula bacteriana e usar uma enzima celular para se converter de DNA monofilamentoso a bifilamentoso, para fins de replicação. Em 1967 vários grupos de pesquisa descobriram de forma independente uma enzima na *E. coli* — a ser chamada de DNA ligase — que unia as extremidades terminais do DNA para formar um círculo.

Com uma compreensão de como funcionava o φ174, o laboratório de Kornberg — bem como vários outros em competição — reconheceu as perspectivas de sintetizar o DNA do fago, demonstrando em seguida que era infeccioso e, portanto, biologicamente ativo. Depois de sintetizar um filamento complementar de φ174, Kornberg e seu grupo marcaram-no radiativamente para distingui-lo da cadeia original, e usaram a DNA ligase para ligar as extremidades terminais e formar um círculo. Isoladas e coletadas, estas cadeias sintéticas mostraram-se não só indistinguíveis da original sob o microscópio eletrônico, mas também igualmente infecciosas. Pela primeira vez, usando a DNA polimerase, uma cadeia sintética de DNA mostrava ser a mesma não só em composição, mas também em ação, como o DNA original proveniente de vírus naturais.

O resultado representou um marco na pesquisa biológica. "Estava aberto o caminho para criar novo DNA e genes pela manipulação dos blocos fundamentais e seus moldes",[7] escreveu Kornberg em suas memórias, *For the Love of Enzymes* (Por amor às enzimas). Ele acrescentou, sem falsa modéstia, que, "de uma forma muito simples, fomos observadores de algo semelhante ao que Alamogordo em um dia de julho de 1945 testemunhou na força explosiva do núcleo atômico".[8]

Na verdade, embora a imprensa popular tenha trombeteado o conceito de "vida em tubo de ensaio" várias vezes durante o século XX, a demonstração de Kornberg teve conseqüências reais em todo o mundo da medicina e da biologia. Faria parte de um fundo de pesquisa básica que deu origem a uma poderosa indústria bioquímica. A clonagem de genes e o DNA recombinante, o rápido seqüenciamento e uma multiplicidade de progressos técnicos surgiram com objetivos novos e atordoantes na medicina e em domínios associados, da farmacologia à agricultura.

Kornberg teve um papel modesto mas significativo nos primeiros anos da indústria bioquímica. Renunciando à reitoria em Stanford em 1968, ele foi membro de conselhos consultores científicos de várias empresas e foi fundador, notavelmente, do Instituto de Pesquisa em Biologia Molecular e Celular DNAX, que mais tarde foi adquirido pela Schering Plough. Embora geralmente positivo com relação à biotecnologia, *The Golden Helix* (A hélice dourada), de Kornberg, publicado em 1995, criticou as práticas disseminadas que buscavam lucrar com o mesmo tipo de pesquisa básica que tinha dado origem à própria indústria.

A vida pessoal de Arthur Kornberg, como ele a relata, foi agradável e bem-sucedida, como sua carreira científica. Ele se casou com Sylvy Ruth Levy em 1943, e eles tiveram três meninos. Também bioquímica, Sylvy desempenhou um papel no laboratório de Kornberg e fez contribuições significativas. Dois anos depois de sua morte, em 1986, Kornberg casou-se com Charlene Walsh Levering, que morreu em 1995. Ele se casou com Carolyn Dixon em 1998.

Desde 1988 Kornberg é professor emérito na Universidade de Stanford, com *status* de ativo. Nos últimos anos ele mudou o foco de sua pesquisa para o polifosfato inorgânico, conhecido como "poli P". Esta molécula, encontrada em material vulcânico e em saídas de vapor do fundo do oceano, bem como em toda criatura viva, de bactérias a fungos, vegetais e mamíferos, tem sido genericamente ignorada pelos bioquímicos. Mas Kornberg sugeriu várias funções da poli P. Ela pode ter importância, segundo ele acredita, como reservatório de energia e, ainda mais profundamente, pode afetar o crescimento fisiológico e o desenvolvimento da virulência de bactérias patogênicas.

De fato, Arthur Kornberg, perto do fim de sua carreira, tentou descobrir a função da poli P de acordo com um amplo projeto de sua pesquisa inicial — procurando as enzimas que a criam. Kornberg continua a ser um adepto das enzimas em uma época em que os estudantes freqüentemente a consideram "tão sem rosto quanto tampões e sais".[9] Ele afirma a importância de compreender sua química. Por falta de atenção às enzimas, escreve Kornberg, "a verdadeira base molecular da biologia permanecerá obscura; as questões profundas de como as células e os organismos funcionam e se desenvolvem não serão respondidas".[10]

Carleton Gajdusek [n. 1923]

Um Novo Agente da Doença

Uma nova fronteira na microbiologia se abriu em 1957 em um obscuro canto do mundo com a descoberta de uma doença fatal inicialmente conhecida como kuru. Os fores, uma pequena tribo da Nova Guiné com uma cultura da Idade da Pedra, tinham sucumbido a uma epidemia aparentemente disseminada por canibalismo, em que um agente infeccioso era transmitido dos mortos para os vivos. A doença não parecia resultar nem de infecção bacteriana, nem viral. Mas o kuru era um distúrbio neurológico fatal. O reconhecimento, em meados da década de 1980, de que uma doença estreitamente relacionada estava matando o gado britânico — e potencialmente seres humanos — levou a uma contínua crise de saúde pública contemporânea de magnitude potencial desconhecida.

O original, e por muito tempo o mais proeminente cientista no cerne da investigação sobre o kuru e distúrbios relacionados foi Carleton Gajduzek. Em seu encontro inicial com a doença em 1957, Gajduzek reconheceu sua importância potencial. Através de sua associação com os Institutos Nacionais de Saúde dos Estados Unidos, ele liderou o esforço para compreender a natureza e descobrir a causa do que veio a ser conhecido desde então como as encefalopatias espongiformes transmissíveis (TSE). Formado em pediatria e dedicado às crianças, Gajduzek trabalhou durante décadas como um ambicioso explorador médico com uma compreensão da epidemiologia, virologia, neurologia e antropologia. Ele estava "no eixo do que foi chamado de império de 200 laboratórios em todo o mundo",[1] escreveu Roger Bingham em 1984. Gajduzek foi premiado com o Nobel de fisiologia ou medicina em 1976 por seu trabalho com "um novo tipo de doenças humanas causadas por agentes infecciosos únicos".[2]

Daniel Carleton Gajduzek nasceu em 23 de setembro de 1923, em Yonkers, Nova York. Ele era o filho mais velho dos imigrantes Karl Gajduzek, um açougueiro originário da Eslováquia, e Ottilia Dobroczki, da Hungria. A família era próspera e, por parte de mãe, culta. Ottilia lia para ele e seu irmão mais novo a poesia de Homero e Virgílio, e os matriculou em cursos extracurriculares no Museu Americano de História Natural e no Metropolitan Museum of Art. Sob inspiração de sua tia Irene, entomologista, Carleton estudou os insetos. Ele também foi influenciado pela leitura de *The Microbe Hunters* (Os caçadores de micróbios), e reproduziu os nomes dos famosos cientistas retratados por Paul de Kruif (p. 477) nas escadas que levavam a seu laboratório no sótão. Já aos dez anos, lembra Gajduzek, ele afirmava que compreender matemática, física e química determinaria a biologia do futuro.

A educação universitária de Gajduzek não deixou nada a desejar e é impressionante pelo número de laureados com o Nobel — nada menos que cinco — com quem ele estudou. Ele ingressou na Universidade de Rochester aos 16 anos e se formou com louvor três anos depois, com um diploma de biofísica. Terminou a Faculdade de Medicina de Harvard, novamente em três anos, e, fascinado pelas crianças, fez sua residência em pediatria. Mas também queria fazer pesquisa básica. De 1948 a 1949, Gajduzek foi membro do Instituto de Tecnologia da Califórnia, onde trabalhou com o químico Linus Pauling e o biofísico Max Delbrück. Ele também foi influenciado pelo bioquímico e geneticista George W. Beadle. Realizou pesquisa na Fundação Nacional de Paralisia Infantil de 1949 a 1952, quando foi para Harvard trabalhar com John Enders (p. 321).

Gajduzek buscou seu interesse em doenças infecciosas em todo o mundo. Convocado para a Guerra da Coréia, ele investigou doenças por vírus e riquétsias no Hospital Walter Reed do Exército. Depois de sua dispensa militar, trabalhou com várias doenças infecciosas e epidemias no Oriente Médio, no Instituto Pasteur em Teerã, no Irã. Ali ele ficou intrigado com a potencial importância de doenças incomuns encontradas entre populações isoladas. Para estudá-las, ele viajou à Índia, América do Sul e Malásia. Em 1955, em Melbourne, na Austrália, Gajduzek trabalhou com Macfarlane Burnet (p. 339). E na vizinha Nova Guiné encontrou a doença que proporcionaria a essência do trabalho de sua vida.

Os fores, vivendo no planalto oriental na Nova Guiné, foram na década de 1950 apanhados pela epidemia que eles chamavam de "kuru". Os sintomas eram assustadores: perda do controle muscular e da coordenação, seguido de demência e, depois de um ano, a morte. A princípio Gajduzek só conseguiu descrever a doença como um distúrbio neurodegenerativo. As autópsias não revelaram nenhum sinal de uma toxina ou uma inflamação que indicasse uma reação a um organismo invasor. Assim, inicialmente, Gajduzek suspeitou que o kuru fosse um distúrbio genético.

As descrições da doença feitas por Gajduzek lhe trouxeram reconhecimento profissional. Em 1958, com a ajuda de um mentor, Joseph Smadel, ele foi nomeado para a singular posição de cientista visitante no Instituto Nacional de Doenças Neurológicas e Cegueira, uma parte dos Institutos Nacionais de Saúde. Em seu cargo, ele continuou seu trabalho na Nova Guiné, pesquisando o kuru com considerável dedicação, enquanto ao mesmo tempo aumentava a consciência da doença na imprensa popular e entre os colegas.

Dois anos depois de ter começado sua pesquisa, em 1959, Gajduzek recebeu uma pista da verdadeira natureza do kuru. Ele soube por um cientista veterinário, William Hadlow, que os sintomas se assemelhavam assustadoramente com o do *scrapie*, uma doença ovina. Além disso, a marca do *scrapie* na autópsia, como o kuru, era uma esponjosidade característica do cérebro. Gajduzek depois soube que esta degeneração do cérebro também caracterizava outra doença humana, a doença de Creutzfeldt-Jacob (CJD), descrita pela primeira vez em 1921. Extremamente rara, pensava-se que a CJD ocorresse em famílias. Como mais tarde ficaria claro, o mesmo agente causal estava em funcionamento nas três doenças: o kuru, o *scrapie* e a CJD.

Porque se sabia que o *scrapie* era transmissível de uma ovelha para outra, a perspectiva de que o kuru tivesse a mesma forma de transmissão levou a pesquisas adicionais com animais. Em 1963 Gajduzek e seus colegas inocularam material encefálico proveniente de vítimas humanas do kuru em chimpanzés. Em 1965, o primeiro chimpanzé assim tratado desenvolveu sinais da doença. Desta forma, a ciência finalmente emparelhou-se com as tavernas de Goroka, capital do planalto oriental — onde por anos os prospectores locais vinham dizendo que a doença era transmitida por canibalismo. Os experimentos de Gadjusek com os chimpanzés também confirmaram o trabalho dos antropólogos Ann e J. L. Fischer, que em 1961 sugeriram que o kuru era disseminado por canibalismo entre os fores.

Uma nova fase de pesquisa básica começou em 1968, objetivando identificar a causa do kuru. A ausência de inflamação nos cérebros degenerados das vítimas do kuru continuava atordoante. Além disso, embora pudessem demonstrar a presença de um agente infeccioso, os pesquisadores não conseguiam destruí-lo com facilidade. Gajduzek inicialmente sugeriu o conceito de um "vírus lento" que invade as células mas não causa imediatamente a doença ou danos. Mas esta idéia foi perturbada pelo fato de que era impossível trazer à tona evidências dos ácidos nucléicos, que são a substância fundamental de todos os vírus. A verdadeira composição do agente causal da doença continuou desconhecida e um mistério considerável e atordoante.

No Laboratório de Estudos do Sistema Nervoso Central de Gadjusek, as encefalopatias espongiformes transmissíveis, como as doenças semelhantes ao kuru ficaram conhecidas, foram induzidas experimentalmente, a partir de 1970, em um grande número de animais, de hamsters a camundongos e visões, e várias espécies de macacos. A importância deste trabalho foi considerável quando, em 1971, ficou evidente que alguns casos da doença de Creutzfeldt-Jacob podiam ser transmitidos a seres humanos por procedimentos como transplante de córnea e terapia de reposição hormonal. Uma mulher aparentemente contraiu a doença fatal dos eletrodos implantados em seu cérebro para tratar a epilepsia; os eletrodos tinham sido usados anteriormente em um paciente que sofria de CJD.

No início, as doenças infecciosas semelhantes ao kuru não pareciam apresentar um risco para a saúde pública fora da Nova Guiné, onde, de fato, a cessação do canibalismo dera um fim à epidemia em meados da década de 1970. Mas isso mudou drasticamente quando, na Inglaterra na década de 1980, o gado começou a morrer de uma doença misteriosa que a imprensa britânica chamou de "doença da vaca louca". Os sintomas se assemelhavam ao *scrapie* de ovelhas e ao kuru, e um pequeno número de casos logo proliferou em uma escala epidêmica. A encefalopatia espongiforme bovina (BSE) atingiu milhares de bovinos. Os epidemiologistas identificaram a causa em suplementos protéicos animais que continham vísceras de ovelhas, bois e porcos. Por esta via, o agente que causa o *scrapie* em ovelhas tinha saltado espécies. De 1986 a 2000, cerca de 180 mil casos de BSE foram relatados na Inglaterra, onde um número imenso de bovinos foi sacrificado, e a doença tinha se disseminado para outros países.

Ainda mais significativamente, o BSE também vencia a barreira entre espécies para infectar seres humanos, com os primeiros casos relatados em 1996. Embora relativamente poucas pessoas tenham morrido nos primeiros anos depois do que passou a ser conhecido por uma variante da doença de Creutzfeldt-Jacob (vCJD), a preocupação pública se intensificou quando os governos enfrentaram uma epidemia potencial de proporções desconhecidas. O longo período de incubação da doença, seus sintomas neurodegenerativos fatais e sua proveniência de uma fonte alimentar cotidiana de nutrição tinham contribuído para a ansiedade. Em grande parte como a rápida disseminação da AIDS tinha sido relacionada com as viagens e a mobilidade no mundo contemporâneo, a vCJD devia se tornar epidêmica, devendo sua disseminação à natureza global do comércio.

O agente que causa as TSE continuavam desconhecidos. Gajduzek apresentou sua primeira teoria de um "vírus lento" para sugerir um agente que se reproduz por um método não-biológico similar à cristalização. Um vírus continuava a ser possível, mas uma teoria de "príons" foi favorecida devido ao trabalho de Stanley Prusiner. Os príons são partículas semelhantes a proteínas que existem nas formas normais e patológicas. As duas formas são isoméricas — isto é, elas têm a mesma seqüência de aminoácidos, mas propriedades diferentes. Embora o papel que os príons tenham desempenhado no metabolismo celular normal continue desconhecido, ele é claramente subvertido depois da invasão pela forma patogênica. Ainda é um mistério como os príons infecciosos convertem-se da forma normal. A teoria de Prusiner, contudo, era plausível tanto para a forma herdada como a infecciosa da encefalopatia espongiforme.

Carleton Gajduzek foi com freqüência descrito como um inconformado volúvel, com uma personalidade encantadora e às vezes extravagante. Macfarlane Burnet o descreveu como alguém com "um quociente de inteligência maior que 180 e a imaturidade emocional de um menino de 15 anos. Ele é bastante enérgico quando seu entusiasmo é incitado e pode empolgar seus assistentes técnicos. É completamente autocentrado, insensível e desconsiderado, mas da mesma forma não permite que o risco, a dificuldade física ou os sentimentos de outras pessoas interfiram minimamente no que quer fazer".[3] Embora nunca tenha se casado, em 1963 Gajduzek começou a adotar crianças da Nova Guiné e da Micronésia, levando-as para os Estados Unidos para serem educadas, e criando-as em um belo solar perto de Baltimore.

Embora o trabalho de sua vida científica seja inestimável, a carreira de Gajduzek mudou perto de seu fim com um contraponto de uma tragédia pessoal. Ele era suspeito de práticas pedófilas, parcialmente com base na evidência de suas publicações (18 volumes, 5 mil páginas, editadas pelos Institutos Nacionais de Saúde), que continham informação alarmantemente pessoal. Ele foi investigado pelo FBI, e os agentes conseguiram encontrar um dos acusadores de Gajduzek disposto a levá-lo, em uma conversa telefônica gravada, a confessar suas relações sexuais enquanto o jovem ainda era adolescente.

Gajduzek foi preso em 1996, aos 73 anos. Os colegas ajudaram a pagar sua fiança de US$350.000. Ele foi declarado culpado das acusações de abuso infantil em 18 de fevereiro de 1997, um dia depois de ter se aposentado dos Institutos Nacionais de Saúde. Nem sua idade, nem as cartas de apoio de muitos colegas, inclusive Robert Gallo (p. 439), e de alguns de seus filhos adotivos, puderam lhe salvar da sentença de um ano de prisão. "Apesar de sua vida pessoal turbulenta", escreveu Richard Rhodes em *Deadly Feasts* (Banquetes fatais), seu relato da epidemia de TSE, "sua autoridade como cientista nunca foi questionada."[4] Imediatamente depois de sua libertação da prisão em 1998, Gajduzek deixou os Estados Unidos para morar na Europa.

Ernst Wynder [1922-1999]

Tabagismo, Saúde e Medicina Preventiva

Com o advento de um novo mercado de consumo e a ascensão do negócio de publicidade, o consumo de cigarros nos Estados Unidos e na Europa explodiu no século XX. Os fatores sociais que contribuíram para isso incluíram duas guerras mundiais e uma grave depressão econômica. Há muito se suspeitava de que o tabaco era prejudicial à saúde, e em 1927 um pesquisador britânico escreveu que, em quase todos os casos de câncer no pulmão, "o paciente era um fumante regular, geralmente de cigarros".[1] Mas foi somente em meados do século que o número cada vez maior de pacientes de câncer soou o alarme. Os médicos não estavam preparados para praticar a medicina preventiva, e assim talvez não tivessem como reconhecer rapidamente os riscos de uma atividade popularmente considerada relativamente inócua, pelo menos para adultos. Em 1950, contudo, o tabagismo e o câncer foram relacionados por um estudo marcante realizado por um jovem médico nascido na Alemanha e naturalizado americano, Ernst Wynder.

Comparado com a história maior das guerras do tabaco, Ernst Wynder é uma figura muito subestimada em um debate que tem obscurecido o pensamento. Ele desenvolveu uma "cadeia de evidências", segundo escreveu, "que nos levou a concluir que fumar cigarros e, a este respeito, o uso do tabaco é em geral carcinogênico em seres humanos".[2] Wynder insistiu diante de uma considerável oposição de médicos, e em toda a década de 1950 sua pesquisa foi consistentemente apoiada por outros estudos. Em 1962 e 1964 sua mensagem antitabagista foi demonstrada quando, com o desastre de saúde que ele previu que aconteceria, primeiro o Colégio Real de Médicos na Inglaterra e depois o diretor nacional de saúde dos Estados Unidos lançaram relatórios sobre tabagismo e saúde. Contudo, Wynder também era um realista que duvidava que as pessoas pudessem parar de fumar em massa simplesmente porque tomaram conhecimento de que era prejudicial à saúde. Novamente ele estava certo. Embora os médicos e outros profissionais de saúde mais tarde tenham aceitado a mensagem, milhões continuaram fumando, e não com moderação, e por fim pagaram o preço com o câncer e a doença cardíaca.

Ernst Ludwig Wynder nasceu em 30 de abril de 1922, na cidade de Herford, na Westfália, Alemanha. Seu pai, Alfred Wynder, um médico, e sua mãe, Therese Godfrey, eram membros prósperos da classe média, mas judeus, e fugiram do país depois que os nazistas chegaram ao poder, imigrando para os Estados Unidos em 1938. (Refletindo a ambivalência sobre sua herança alemã, Wynder às vezes anglicizava seu prenome como Ernest.) Com a fortuna da família reduzida, Ernst abriu caminho para a Universidade de Nova York servindo a mesas como garçom e vendendo jornais, entre outros trabalhos. Ele recebeu seu diploma de bacharelado em 1943 e imediatamente ingressou nas forças armadas. Foi designado para uma unidade de guerra psicológica, monitorando e analisando os noticiários alemães. Com o fim da guerra, ele ingressou na faculdade de medicina da Universidade de Washington em St. Louis, formando-se em 1950 com um mestrado em medicina e bacharelado em ciências médicas. Foi interno no Hospital Universitário de Georgetown em Washington D.C., e voltou a Nova York para sua residência, de 1951 a 1954, no Memorial Hospital para o Câncer e Doenças Associadas.

A investigação de Wynder da ligação entre o tabagismo e o câncer começou enquanto ele ainda era estudante de medicina, durante um período como interno de verão na Universidade de Nova York. Depois de observar um caso de câncer do pulmão em uma autópsia, ele achou curioso que nenhuma menção fosse feita a se o paciente era fumante. Ele procurou a viúva do homem e soube que o paciente consumiu dois maços de cigarro por dia por trinta anos. Isto foi sugestivo, como vários outros casos. Voltando a St. Louis, Wynder procurou Evarts A. Graham, um eminente cirurgião torácico bem posicionado para observar o crescente número de mortes devidas ao câncer de pulmão. Contudo, Graham foi dúbio com relação à ligação, e levantou uma variedade de objeções. Mas aprovou a proposta de Wynder de continuar a pesquisa estatística.

A abordagem de Wynder era direta. Sua descoberta de que fumar pode causar câncer de pulmão era um exemplo didático da identificação da causa de uma doença a partir das descobertas da autópsia. Com a ajuda de uma pequena dotação da Sociedade Americana de Câncer, Wynder pesquisou centenas de casos de câncer de pulmão. Junto com Graham, publicou seu primeiro artigo sobre os efeitos do tabagismo em 1950 no *Journal of the American Medical Association*. Eles relataram cerca de 700 casos, e mostraram que 94 por cento dos pacientes de câncer de pulmão fumavam cigarros. Comparando as taxas de câncer entre fumantes de cigarros com os fumantes de cachimbo e charuto, Wynder sugeriu que a tendência do fumante de cigarros de inalar a fumaça era particularmente nociva. "Fumar", concluiu ele, "especialmente na forma de cigarros, tem um importante papel na etiologia do câncer de pulmão."[3]

De um ponto de vista epidemiológico, o estudo de Wynder era sólido, embora preliminar. Ele tinha usado entrevistas pessoais e questionários em vez de simplesmente reunir informação dos registros hospitalares; tinha controles excelentes e uma considerável abrangência geográfica. Mas os médicos receberam Wynder com silêncio quando ele apresentou os dados preliminares em uma reunião da Sociedade Americana de Câncer já em 1949. Nem seu artigo no *JAMA* criou um surto de oposição ao cigarro. Wynder, não o tabaco, era o suspeito. Alguns pensavam que ele tinha manipulado seus dados, muito embora o estudo britânico de Richard Doll e Austin Bradford Hill, publicado mais ou menos na mesma época, também mostrasse a ligação entre o tabagismo e o câncer. O trabalho de Wynder gerou alguma suspeita, e poucos ficaram convencidos.

Wynder não voltou atrás, nem desistiu. Em 1953 apresentou evidências diretas de que pincelar as costas de camundongos com alcatrão destilado de Lucky Strikes, uma marca de cigarro popular, podia levar a um câncer dermatológico. Este trabalho levou-o à atenção de um público mais amplo, quando a revista *Time* divulgou seus resultados. No Instituto Sloan-Kettering, onde Wynder tornou-se professor assistente de medicina preventiva em 1954, ele realizou vários estudos, tanto epidemiológicos como experimentais. Também estudou o tabagismo em relação a outras formas de câncer — da boca, laringe e esôfago, bem como rins e pâncreas.

Em 1957 Wynder conseguiu o apoio oficial do Instituto Nacional de Câncer. Em 1958, junto com Frank R. Lemm, publicou um estudo sobre o câncer, doença arterial coronariana e tabagismo entre os adventistas do sétimo dia, um grupo religioso que proibia seus membros de usar tabaco. Wynder e Lemm encontraram nesta população uma ocorrência 90 por cento menor de câncer de pulmão e 40 por cento menos ataque cardíaco, quando comparada com a população em geral.

A comunidade médica continuou cética com os resultados de Wynder na década de 1950. Nos Estados Unidos, onde a televisão rapidamente se tornara um meio de publicidade dominante, os americanos eram inundados com mensagens positivas sobre o cigarro. Pessoas que jamais teriam tocado em tabaco, não fosse por isso, começaram a fumar, e os médicos não tinham a tendência a culpar o cigarro pelas doenças. Memoravelmente, em 1960 Wynder debateu com Clarence Cook Little, um respeitado pesquisador que em 1954 aceitou o cargo de diretor científico da Comissão de Pesquisa da Indústria do Tabaco. A defesa de Little contra os impressionantes dados epidemiológicos de Wynder é um exemplo vívido do poder da retórica e do raciocínio tendencioso na avaliação das doenças. Entre os pontos de refutação de Little estava o fato de que crescimentos pré-cancerosos podem ser encontrados nos pulmões de alguns bebês. Ele acrescentou que não havia um bom modelo animal para o câncer de pulmão e todas as doenças que Wynder associava com o tabagismo já eram conhecidas muito antes que o cigarro fosse inventado. Na convenção de pneumologistas que ocorreu logo depois, os argumentos de Little foram levados a sério, apesar das evidências epidemiológicas de Wynder.

Embora Wynder tenha incluído seus colegas no debate sobre o tabagismo, com freqüência se dizia que eles acharam seu estilo pouco atraente. "Cientistas e médicos", escreve Robert Weinberg em seu *Racing to the Beginning of the Road*, "ficaram ofendidos com o estilo estridente de Wynder, suas incessantes pregações públicas, suas freqüentes aparições na revista *Time* e suas análises estatísticas e protocolos experimentais, que eles consideravam pouco rigorosos."[4] Suas reações foram planejadas. Na verdade, Wynder foi criticado pelo mesmo estilo e atitudes que os médicos elogiariam e adotariam uma década depois.

O desafio mais flagrante à autoridade de Wynder veio de Frank Horsfall, um eminente cientista que foi nomeado diretor de pesquisa do Instituto Sloan-Kettering a partir do início da década de 1960. Ele cortou o orçamento de pesquisa de Wynder, chamou de irresponsáveis suas afirmações sobre os perigos do tabaco e do hábito de fumar, e exigiu a revisão de seus artigos antes que fossem submetidos a publicação. Enquanto isso, Horsfall aceitou, em nome do Sloan-Kettering, a promessa de doações anuais em dinheiro da Philip Morris, a empresa de tabaco. Embora Wynder apelasse a colegas, ele não recebeu ajuda até procurar Peyton Rous (p. 315). Rous, ex-colega de Horsfall no Instituto Rockefeller, agiu em favor de Wynder, em nome da integridade científica.

É duvidoso que qualquer pessoa tenha conseguido uma mudança decisiva no debate sobre o tabaco, mas as regras do jogo mudaram drasticamente na Grã-Bretanha e nos Estados Unidos em 1962 e 1964, respectivamente, quando o Colégio Real de Médicos e o diretor nacional de saúde americano lançaram seus relatórios. Estes apoiavam essencialmente a pesquisa de Wynder. Rótulos de advertência passaram a ser obrigatórios nas embalagens de cigarros em 1968, e em 1971 a publicidade do tabaco seria proibida na televisão e no rádio.

Nas três décadas seguintes, o uso do tabaco tornou-se uma questão de saúde pública monumental sem uma solução satisfatória. O próprio Wynder continuou sua cruzada contra o uso do tabaco em toda a década de 1960 e 70. No laboratório, ele realizou numerosos estudos sobre os constituintes da fumaça de tabaco, grande parte em conjunto com seu colega Dietrich Hoffmann, uma importante autoridade sobre a química dos produtos do tabaco.

Embora considerasse o tabaco um flagelo, é importante observar que Wynder era um realista e reconhecia que as pessoas não parariam prontamente de fumar cigarros — e na verdade elas não pararam. No início da década de 1970, ele foi um proponente da pesquisa por um cigarro mais seguro, e apoiou o trabalho do Grupo de Trabalho em Cigarros Menos Prejudiciais do Instituto Nacional de Câncer. Este trabalho não foi bem-sucedido, em grande parte porque o hábito de fumar tabaco coloca muitos carcinógenos em contato direto com o tecido pulmonar, e muitos tabagistas fumam constantemente ao longo dos anos. O esforço também tornou-se implausível, pelo menos a curto prazo, por outros motivos. Uma guerra judicial crescente nas empresas de tabaco aumentou sua responsabilidade relativa a qualquer queixa de saúde sobre os cigarros, e a idéia de um "cigarro seguro" tornou-se um oximoro jurídico.

Em 1968, Wynder deixou o Sloan-Kettering para criar a Fundação Americana de Saúde (AHF, American Health Foundation), tornando-se seu presidente e diretor médico. Isto aconteceu em parte porque no Sloan-Kettering Frank Horsfall continuava mantendo-o com restrições orçamentárias, mas também porque Wynder entendia que sua missão pertencia ao reino maior da medicina preventiva. Wynder teve pouca dificuldade em conseguir apoio filantrópico, e o AHF tornou-se um próspero centro de pesquisa com preocupações que iam além do tabagismo.

Wynder foi um precursor do médico comprometido com os benefícios de uma ótima nutrição, exercícios e estilo de vida saudável. Ele foi o fundador e editor-chefe de *Preventive Medicine*, uma das várias revistas publicadas sob os auspícios de sua fundação. Como outros pesquisadores, ele reconhecia o relacionamento entre o tabagismo e várias formas de câncer, bem como com a doença cardíaca e alguns fatores ambientais. Em seus mais de setecentos artigos publicados, Wynder discutiu uma ampla gama de questões, incluindo: o papel da gordura na dieta em vários cânceres, os efeitos carcinogênicos da poluição automotiva do ar e do amianto, fatores de risco ocupacional, o uso de suplementos vitamínicos e os efeitos protetores da fibra na alimentação.

A "versatilidade e a virtuosidade"[5] de Wynder convidavam a muito ceticismo e inveja", escreve Richard Kluger em seu relato sobre as guerras do tabaco, *Ashes to Ashes*. Sua personalidade enervava a comunidade científica. Embora enérgico e autoconfiante, ele era considerado por seus detratores um egotista auto-engrandecedor. Quase um solteirão a vida toda — casou-se com Sandy Miller em 1993 — Wynder era conhecido por dirigir carros esporte e namorar mulheres atraentes. Na última fase de sua carreira, ele parecia de certa forma uma presença antiquada em um mundo de medicina dominado pela biologia molecular. Wynder escreveu em 1988 que, em sua opinião, "o corpo humano é um organismo quase perfeito se não o sobrecarregamos com fardos tóxicos e carcinogênicos".[6] Sua mensagem básica foi o lema irônico de sua fundação de saúde e sublinha os objetivos mais amplos da medicina: "evitar que morramos jovens, o mais tarde possível na vida".[7] O próprio Wynder morreu em 14 de julho de 1999, aos 77 anos, de câncer da tireóide.

Melanie Klein [1882-1960]

A Psiquiatria: Novas Tendências na Psicanálise

A partir da década de 1920, Melanie Klein desenvolveu um modelo de desenvolvimento psicológico humano baseado no relacionamento entre a mãe e o bebê. Hoje sua influência na psicanálise e na psicoterapia continua a um só tempo direta e difusa, controversa mas inegável. Os conceitos kleinianos, como a introjeção e a identificação projetiva, esclarecem de forma significativa algumas das interações mais desconcertantes entre paciente e terapeuta na psicanálise e psicoterapia — ou, na verdade, entre as pessoas na vida diária. O trabalho de Klein ampliou a abrangência da psicanálise e foi essencial na formação do campo da terapia infantil. Especificamente, ele estabelece a base para a "teoria da relação de objeto" — a virada mais frutífera no pensamento psicanalítico desde o trabalho de Sigmund Freud (p. 217). "A influência das teorias [de Melanie Klein] e suas técnicas", escreve Hanna Segal, "disseminou-se bem além daqueles conhecidos como 'kleinianos'."[1]

A influência de Melanie Klein, contudo, foi tanto negativa como construtiva. Ao esclarecer os aspectos formativos e fortemente emocionais das interações entre mãe e filho, o trabalho de Klein corrigiu o desequilíbrio de tendenciosidades patriarcais na teoria freudiana. Ao mesmo tempo, suas teorias, e a linguagem com que foram expressas, ajudaram a levar a psicanálise para além do pensamento científico. Nos escritos de Klein, como observou Pearl H. M. King, "a linguagem da fantasia se mistura com a terminologia abstrata".[2]

A mais nova de quatro filhos, Melanie Klein nasceu em Viena, Áustria, em 30 de março de 1882. Sua mãe, Libussa, era uma forte personalidade de uma família envolvida com o ensino. Seu pai, Moriz Reizes, tinha abandonado suas raízes judaicas ortodoxas para estudar medicina. Quando Melanie nasceu, ele tinha cerca de cinqüenta anos, e ela o recorda como um pai distante e relativamente ineficaz. Quando criança e adolescente, Melanie era atraente e autoconfiante, mas tendia à depressão. Embora tivesse a ambição de estudar medicina desde o início, deixou seus planos de lado aos 17 anos, quando ficou noiva de Arthur Klein, um jovem engenheiro químico. Ela trazia dúvidas sobre seu futuro marido, e sua noite de núpcias a repugnou. Todavia, teve dois filhos; Melitta, nascida em 1904, e Hans, nascido três anos depois.

A entrada de Klein no campo da psicanálise foi estimulada tanto por ambição intelectual quanto por sofrimento emocional, uma combinação que não era incomum. Seu difícil relacionamento com o marido foi provavelmente exacerbado por sua mãe, que era invasiva e dominadora. Klein ficou deprimida e passou algum tempo em um sanatório suíço em 1909. Quando se mudou para Budapeste, seu interesse pela psicanálise foi inflamado pela leitura de um ensaio popular de Freud, "Sobre os sonhos". Em 1912, Klein começou a fazer psicanálise com Sandor Ferenczi, o original e engenhoso analista húngaro. Ferenczi reconheceu o talento potencial de Klein. Ele a estimulou a tentar psicanalisar crianças, então um tópico de interesse nascente. Seu primeiro paciente seria seu jovem filho — seu terceiro filho, nascido em 1914 — Erich.

Quando Klein ingressou na psicanálise, o campo estava em transição. Desde sua descoberta na virada do século, o objetivo da psicanálise como terapia tinha sido sobretudo desfazer ou esclarecer a repressão dos desejos inconscientes. O paradigma era o "conflito edipiano", em que o desejo ardente de um jovem por sua mãe e o rancor invejoso por seu pai deviam ser reprimidos. Contudo, este modelo básico sofreu muitas modificações quando Freud desenvolveu uma "teoria estrutural" mais útil, em que um "ego" psicológico se adapta ao mundo real, enquanto se defende de um "id" primitivo e inconsciente, além de integrar suas exigências, e um "superego" punitivo. Como essas estruturas funcionalmente definidas se desenvolveram, e com o ego empregava "mecanismos de defesa" psicológicos para se proteger do desconforto e dos perigos percebidos dentro e fora, tornar-se-iam questões de preocupação e importância clínica crescentes. Klein estava prestes a proporcionar uma exegese poderosa, às vezes especulativa e altamente provocadora.

Os analistas estavam começando a explorar a possibilidade de tratar crianças novas nos anos depois da Primeira Guerra Mundial. Embora intrigados com a perspectiva, eles inicialmente consideraram-na potencialmente perigosa e não tiveram certeza de suas implicações éticas. A análise de Freud do "Pequeno Hans" em 1904 aconteceu através da intermediação dos pais do menino. A analista vienense Hermine von Hug-Hellmuth tinha tentado tratar crianças antes do que faria Klein, mas ela foi assassinada por seu próprio sobrinho, que havia tentado analisar. Na década de 1930, Anna Freud, a filha mais nova de Freud, se tornaria uma influente analista infantil e, em termos de teoria e técnicas, rival de Melanie Klein.

Klein leu seu primeiro artigo, "The Development of a Child" (O desenvolvimento de uma criança), sobre a análise de seu filho, para a Sociedade Húngara de

Psicanálise em 1919. Ele representa a primeira tentativa séria de psicanalisar uma criança. Enquanto os analistas adultos estavam aprendendo a usar a interpretação de forma limitada, Klein veio a acreditar que as ansiedades de uma criança podiam ser trabalhadas diretamente. Ela proporcionava a seus jovens analisandos uma gaveta cheia de brinquedos para atividades que seriam interpretadas simbolicamente, e seu método marca o começo da terapia lúdica. Primeiro com Erich, depois com outras crianças, Klein também estimulou seus jovens pacientes a falar de suas fantasias, fossem agressivas ou sexuais. A interpretação, afirmava ela, leva à redução dos sintomas. Mais tarde, Klein analisaria adultos em um ambiente controverso, mas, embora usasse muitos dos mesmos métodos dos freudianos ortodoxos, ela com freqüência tentava interpretar imediatamente a ansiedade inconsciente. Em geral, os kleinianos enfatizam os aspectos primitivos da "fantasia" — seu termo preferido para os processos mentais inconscientes. "Freud nos familiarizou com a criança no adulto", explicou certa vez Hanna Segal, "e Klein com o bebê na criança."[3]

Desde o início, as idéias de Klein foram controversas e ela angariou detratores e defensores. Em 1921 Klein mudou-se para Berlim, onde logo ficou na órbita de Karl Abraham, outro dos colegas próximos de Freud. O que é importante, em um congresso de psicanálise em 1924, Klein impressionou Ernest Jones, o famoso psicanalista britânico. Dois anos depois, quando Abraham morreu, Klein mudou-se para Londres, onde se tornou a primeira psicanalista européia a ser eleita para a Sociedade Britânica de Psicanálise. Em 1932 publicou seu primeiro livro importante, *The Psychoanalysis of Children* (A psicanálise de crianças).

Em geral, a teoria kleiniana centrava-se na especulação de base observacional. Ela acreditava que a vida mental primeva do bebê é "psicótica" — dominada pela fantasia e o pensamento mágico — e inferiu processos mentais complexos dos comportamentos iniciais. Ela desenvolveu conceitos para explicar os conflitos neuróticos, até esquizofrênicos, em crianças e adultos. Klein destacava o caráter psicologicamente arcaico da ansiedade e desenvolveu a idéia das "posições" psicológicas emocionalmente impulsionadas que formam a visão de mundo do bebê. A posição "paranóide" (mais tarde denominada posição esquizoparanóide), de acordo com Klein, caracteriza a vida mental inicial (até cerca de quatro meses) e está associada com sentimentos de ganância, perda, recompensa e ansiedade. É centrada inicialmente no seio materno — alternadamente um objeto "bom" e "mau" ou, como expressou Klein, vivido de uma forma "dividida", os dois simultaneamente. Este ponto de vista primal é conseguido pela posição "depressiva", em que o bebê é capaz de ver a mãe todo-poderosa como um "objeto total", mas não sem temores de repúdio e abandono.

Embora a teoria do estágio de Klein fosse interminavelmente contestável e contenciosa, os mecanismos de defesa psicológicos associados que ela descreveu provaram-se eminentemente úteis à psicanálise e psicoterapia. A "divisão" é um esforço psicológico primitivo para simultaneamente reter o objeto bom e amoroso enquanto expulsa o objeto investido de sentimentos violentos e punitivos. Da mesma forma, a "identificação projetiva" envolve o restabelecimento e a manipulação de partes perigosas do *self* em outra pessoa, bem como proteger as partes "boas" do *self* da destrutividade de alguém. Todo tipo de conflito psicológico extremo — da claustrofobia à esquizofrenia — deriva um benefício explicativo destes conceitos.

Dado o caráter poderoso mas muito especulativo das teorias de Klein, o debate que causaram não é de surpreender, e ele se intensificou com a migração de vários psicanalistas, inclusive Sigmund Freud e Anna Freud, da Europa ocupada pelos nazistas para a Grã-Bretanha no início da Segunda Guerra Mundial. Klein destacou o primeiro relacionamento mãe-bebê em uma época em que os analistas freudianos, usando um modelo de orientação mais biológica, possuíam conceitos relativamente vagos relacionados com o desenvolvimento "pré-edipiano". Para ela, a criança, perto do nascimento, vive um estado de grande vulnerabilidade ao alarme cognitivo e ao sofrimento emocional — em que o papel da mãe é significativo. A teoria freudiana focalizava o desenvolvimento de uma constelação psicológica de impulsos instintivos biologicamente determinados. A teoria kleiniana também investigou esses impulsos, mas deu especial atenção aos aspectos interativos das fantasias inconscientes associadas — principalmente, a relação entre mãe e bebê.

A imigração de Klein para a Inglaterra, devemos acrescentar, mostrou-se essencial para o desenvolvimento de suas idéias. Ali ela encontrou a racionalidade fundamental do discurso filosófico inglês. Sem este desenvolvimento favorável, o pensamento kleiniano provavelmente teria se tornado estéril. Mas o próprio Freud (que morreu em 1939), embora frio em relação a muitas idéias de Klein, estava ciente de que elas representavam extensões de suas idéias fundamentais, e não rejeições a elas. Neste contexto, os analistas britânicos se envolveram, durante 1943 e 1944, em uma série de "discussões controversas". Embora estas tenham solucionado pouco teoricamente, levaram a uma divisão tríplice da psicanálise na Grã-Bretanha. O "Grupo A" aceitava a teoria de Klein, com todas as suas generalizações especulativas; o "Grupo B", liderado por Anna Freud, representava um repúdio a este ponto de vista. O "Grupo Intermediário" aceitou certos aspectos da teoria de Klein enquanto rejeitava outros.

Em importantes artigos e livros depois da Segunda Guerra Mundial, Klein continuou a refinar suas opiniões teóricas. Seu *Contributions of Psycho-Analysis* (Contribuições para a psicanálise) foi publicado em 1948. *Envy and Gratitude* (Inveja e gratidão), publicado em 1957, representou o ápice de sua obra. Aqui ela destaca o significado da controversa "pulsão de morte" — um conceito especulativo para explicar a agressividade que Freud desenvolvera depois da Primeira Guerra Mundial, e que os analistas da corrente dominante tendiam a negar. *Narrative of a Child Analysis* (Narrativa da análise de uma criança) apareceu em 1961.

Não é fácil resumir a influência de Melanie Klein, mas ela lembra a do biólogo evolucionista Ernst Haeckel, cujo impacto no darwinismo foi fundamental e imediato, não menos duradouro nas formas que ele propôs, e de certo modo com freqüência considerado negativo. Mais importante, as idéias de Klein geraram a escola de "relações de objeto" da psicanálise desenvolvida por W. R. D. Fairbain e outros durante a década de 1950. Desta forma Klein tornou-se a principal inspiração para uma lista distinta e muito influente de analistas, inclusive Hanna Segal, D. W. Winnicot, R. E. Money-Kyrle e Wilfred Bion. Seu trabalho ficou conhecido em todo o mundo. Foi especialmente popular nos países latino-americanos e foi uma forte influência para os seguidores franceses de Jacques Lacan.

Embora os psicanalistas americanos tenham sido programaticamente hostis a Melanie Klein em toda a década de 1950, muitos acabaram aceitando parte de suas idéias, pelo menos de uma forma modificada. Mais particularmente, a teoria da "separação-individuação" proposta por Margaret S. Mahler adaptou e incorporou aspectos do pensamento kleiniano, como o esforço de Otto Kernberg de delinear os distúrbios mais gravemente neuróticos do "narcisismo" e da "personalidade fronteiriça". Mahler e Kernberg passaram à vanguarda da psicanálise americana com a passagem de uma geração mais velha cuja adaptação rígida às idéias de Freud tinha feito um dano considerável e duradouro à situação da profissão nos Estados Unidos.

Melanie Klein, bela quando jovem, ainda vaidosa na velhice, podia ser a vida de uma festa. Ela era afetuosa com os amigos até ser contrariada; então ela se tornaria hostil e amarga. Afastou-se da filha, a psicanalista Melitta Schmideberg, no início da década de 1930, e teve um racha com sua dedicada discípula Paula Heimann mais tarde na vida. Na velhice, Klein tornou-se cada vez mais dogmática, o que aparentemente lhe causou o fim de relacionamentos com alguns de seus seguidores mais devotados. Enquanto morria de câncer, ela fez preparações elaboradas para seu próprio funeral. Sua morte chegou em 22 de setembro de 1960, em Londres.

Godfrey Hounsfield [n. 1919]

A Revolução no Diagnóstico por Imagens

Semanas depois da descoberta dos raios X por Wilhelm Conrad Röntgen (p. 135) em 1895, foram projetadas e construídas máquinas para examinar o interior do corpo humano. Os raios X foram um claro benefício para a medicina, usados para detectar ossos quebrados, balas e até certos tumores significativos, e a radiologia se desenvolveu como uma especialidade médica e um campo de especialização.

Mas a imagem por raios X é sem dúvida limitada. O corpo é cheio de substâncias com densidades que diferem apenas ligeiramente. A imagem comum de raios X é essencialmente tirada através da largura do corpo. Imagens do coração e dos pulmões, por exemplo, ficam sobrepostas e não podem ser vistas individualmente. E os raio X não podem distinguir entre tipos de tecido. Estes inconvenientes foram superados pela primeira vez no início da década de 1970, com o desenvolvimento da varredura de TC.

Um aparelho que extrai a quantidade máxima de informação dos raios X usando a velocidade de cálculo de um computador, a varredura TAC, ou TC, (de tomografia axial computadorizada, ou simplesmente tomografia computadorizada) logo transformou o diagnóstico em vários ramos da medicina. Um procedimento simples para o paciente, a TC com freqüência eliminou a necessidade de procedimentos mais invasivos, inclusive cirurgia exploratória. Desde sua introdução na década de 1970, toda uma gama de tecnologias de imagem cada vez mais sofisticadas tem chegado ao mercado, inclusive a tomografia de emissão de pósitrons (PET), os aparelhos de ultra-sonografia aprimorados, e a ressonância magnética. Mas a TC representa o primeiro uso importante de tecnologia de processamento de informação na medicina. Foi a invenção que inaugurou a engenharia biomédica avançada, e é a principal realização do inventor e engenheiro britânico Godfrey Hounsfield.

Caçula de cinco filhos, Godfrey Newbold Hounsfield nasceu em Newark, uma cidade na área rural de Nottinghamshire, em 28 de agosto de 1919. Seu pai era Thomas Hounsfield, engenheiro que tinha trabalhado na indústria siderúrgica antes de se tornar fazendeiro devido a uma visão deficiente. Um parente, Leslie Hounsfield, tinha projetado o Trojan, um automóvel britânico, em 1910, e inventou o tensômetro Hounsfield. Godfrey era um faz-tudo quando criança, construindo rádios e uma máquina de registro com peças sobressalentes. Ele não era, contudo, um aluno excelente, e depois de concluir o secundário trabalhou por pouco tempo como desenhista. Com a deflagração da Segunda Guerra Mundial, Hounsfield se uniu à Força Aérea britânica. Inicialmente designado para ser mecânico de rádio, freqüentou a Cranwell Radar School. Seus talentos foram notados, e ele terminou a escola como professor e não como aluno, conhecido por seus inovadores métodos de ensino. Depois da Segunda Guerra Mundial, foi estudar engenharia elétrica e mecânica na Faraday House, uma escola politécnica, na qual se formou em 1951.

Começando sua carreira profissional aos 32 anos, Hounsfield assumiu um cargo na Electric and Musical Industries (EMI), uma corporação britânica que tinha crescido de uma fabricante de discos para um conglomerado com várias divisões de entretenimento e comunicações. Logo nos primeiros anos de Hounsfield na EMI ele trabalhou com computadores, que na época estavam sendo reprojetados para substituir a volumosa tecnologia de válvulas pelos transistores. O trabalho inovador de Hounsfield ajudou a criar o EMIDEC 1100, o primeiro grande computador em estado sólido fabricado na Inglaterra. O sucesso do EMIDEC foi limitado, contudo, pela falta de experiência da empresa na fabricação de aparelhos complexos ou em competir em um mercado em rápida transformação.

Dada sua escolha de projetos no início da década de 1960, Hounsfield envolveu-se em outra preocupação relacionada com computadores: o reconhecimento automático de padrões. Esta era uma importante área de pesquisa, porque um computador capaz de reconhecer e receber informação sem operadores humanos teria valor comercial. Embora o reconhecimento de padrões fosse freqüentemente o reino de matemáticos, Hounsfield não se deteve. Em outra pesquisa, ele seguiu uma abordagem que usava o raciocínio matemático apenas de uma forma limitada, dependendo primeiro de princípios básicos. A perspectiva de Hounsfield era a de um engenheiro de mentalidade prática: "Acho que no começo você usa o mínimo de matemática, mas tem muita intuição."[1] A confirmação pela matemática viria depois.

Em 1967, enquanto estava em uma "perambulação" pelo interior do país, Hounsfield teve o *insight* que o levaria ao desenvolvimento da TC. Ele reconheceu que se os raios X eram varridos através do corpo, as leituras tomadas de todos os ângulos forneceriam informação suficiente para "reconstruir matematicamente um retrato do que estava dentro do corpo".[2] Ele reconheceu as perspectivas disso para a radiologia e o diagnóstico médico. "Como eu julguei meu método consideravelmente mais eficiente", explicou Hounsfield, "esperei ver as coisas que os raios X convencionais não podiam ver."[3]

Inicialmente a EMI se recusou a dar a Hounsfield o dinheiro que ele precisava para desenvolver sua idéia, mas as autoridades do Departamento de Saúde e Previdência Social do governo concordaram em financiar metade do custo de estudos de viabilidade e, mais tarde, a apoiar os experimentos de laboratório. A neurologia era claramente a mais beneficiada, e assim os primeiros aparelhos foram projetados para o cérebro.

De acordo com a concepção de Hounsfield, o aparelho consistiria em quatro componentes básicos: um gerador de raios X e detectores, uma unidade de varredura e um computador. A unidade de varredura moveria fisicamente os detectores através e ao redor do objeto a ser examinado, e o computador processaria e exibiria imagens a partir da informação que recebia. Hounsfield começou os experimentos para a construção de um protótipo em 1968. No início ele levava uma semana para registrar 28.800 leituras e integrar e processar a informação. Apesar da imprecisão das imagens originais, a idéia era claramente boa. Cérebros de bois e corpos de porcos foram os primeiros objetos e, depois que foram feitas melhorias técnicas, foram obtidas boas imagens. "As implicações diagnósticas eram imensas", escreve Charles Susskind em sua história do aparelho de TC. "As anormalidades dos órgãos corporais se tornariam claramente discerníveis, como muitas malignidades, cuja capacidade de absorção em muitos casos difere apenas ligeiramente daquelas do tecido normal."[4]

No final de 1971, um protótipo do TC foi instalado no Atkinson Morley's, um pequeno hospital em Wimbledon. O primeiro paciente foi uma mulher com sintomas que sugeriam um tumor cerebral, e o aparelho confirmou o diagnóstico. O sucesso nestes ensaios iniciais levaram a EMI a anunciar que produziria o aparelho, embora a empresa tivesse pouca experiência na venda de produtos médicos.* Além disso, o principal mercado para o aparelho seriam os Estados Unidos. A EMI logo enfrentou uma acirrada concorrência e — como é comum com tecnologias inovadoras — várias batalhas por patentes.

---

*Uma vantagem para o desenvolvimento do aparelho de TC foi o sucesso do grupo The Beatles. Seus discos renderam uma fortuna à EMI. Mais tarde, disseminou-se a crença de que o aparelho de TC "era subvencionado pelos Beatles".

O sucesso do aparelho de TC, quando chegou ao mercado, foi imediato, e o papel de Hounsfield passou ao centro do palco. As capacidades de diagnóstico do aparelho eram comparativamente tão grandes que em 1972 o neurologista Fred Plum anunciou na televisão americana, com a presença de Hounsfield, que logo seria aético para os neurologistas tratar certos casos sem o uso de uma tomografia computadorizada. Em 1973, na reunião da Sociedade de Radiologia da América do Norte, a exibição do aparelho de TC por Hounsfield gerou um enorme interesse. As vendas a hospitais foram enormemente lucrativas para a EMI nos anos seguintes, e o aparelho foi constantemente aprimorado. Em 1975, o ano em que a EMI introduziu um aparelho para todo o corpo, os radiologistas, em um encontro nas Bermudas, deram a Hounsfield uma ovação de pé.

A invenção do aparelho de tomografia computadorizada foi um bom exemplo da importância do senso de oportunidade no progresso tecnológico. Em 1979 Hounsfield foi recompensado com o prêmio Nobel de fisiologia ou medicina, dividido com Allan MacLeod Cormack, um médico sul-africano naturalizado americano que ensinava na Universidade Tufts. Na década de 1950, Cormack reconheceu como as limitações dos raios X podiam ser superadas com a ajuda de um computador. Ele tinha desenvolvido uma equação diferencial complexa para demonstrar isso e publicou seu trabalho, mas seu significado não foi percebido. Da mesma forma, William Oldendorf (que não dividiu o prêmio Nobel) tinha concebido aspectos do aparelho de tomografia computadorizada em 1958 e recebeu patentes por um aparelho em 1963. Mas ele não desenvolveu os aspectos computadorizados, e seus esforços para interessar os fabricantes de raios X foram prontamente recusados.

Qualquer relato do aparelho de TC deve trazer uma nota de rodapé importante. O aparelho foi o primeiro, e por algum tempo o mais visível, dos muitos instrumentos novos que tornaram a medicina contemporânea opressivamente cara. Os primeiros modelos custavam US$300.000; com melhorias posteriores, o custo subiu para mais de US$1 milhão. Na década de 1970, o *New England Journal of Medicine* chamou a onda dos aparelhos de "febre da TC" — mas ela não podia ser detida. As capacidades da tomografia computadorizada eram irresistíveis.

Godfrey Hounsfield continuou solteirão em toda a sua vida. Um pianista, ele se dedicava à música clássica. Cortês, de fala suave e introvertido, ele foi descrito por Charles Susskind como "sentado à sua mesa habitual que ocupava quase inteiramente seu modesto cubículo", nos Central Research Laboratories da EMI, "esperando que o mundo o esquecesse para que ele pudesse continuar seu trabalho".[5]

Ele foi agraciado com muitas honras nos anos que se seguiram ao prêmio Nobel. Em 1975, foi eleito membro da Royal Society e também recebeu o prêmio Albert Lasker por pesquisa médica básica. Em 1976 foi nomeado para a Ordem do Império Britânico. Continuou a trabalhar na EMI e ainda é consultor de seus Central Research Laboratories.

Jean Dausset [n. 1916]

O Próprio e o Não-próprio Molecular

O *self*, ou próprio, não é apenas uma narrativa de ficção nascida da linguagem e da mente, nem é uma estrutura física com suas fronteiras. Pode-se considerar também que o *self* existe em um nível molecular, compreendido de um grupo de proteínas antigênicas encontradas em todas as células do corpo. A natureza específica destes antígenos é configurada por um conjunto de genes conhecidos hoje como "complexo de histocompatibilidade principal" (MHC, de *major histocompatibility complex*). Um componente do sistema imunológico celular, o MHC varia entre todos os indivíduos, exceto em gêmeos idênticos.

As implicações médicas do complexo de histocompatibilidade foram recentes mas excepcionais. O MHC figura como um aspecto crucial da tecnologia de transplantes, possibilitando enxertos de tecido favoráveis e reduzindo as probabilidades de rejeição de órgãos doadores. Além disso, auxiliada por uma riqueza de pesquisa genética recente, a descoberta do MHC esclareceu e aumentou grandemente o conhecimento dos distúrbios auto-imunes. Agora reconhece-se que uma ampla variedade de doenças, de alergias a artrite, é o resultado de incompatibilidades genéticas flagrantes que convertem parte do próprio em "não-próprio".

A revelação do MHC veio através de uma melhor compreensão do sistema imunológico, realizada na última metade do século XX. O problema da rejeição de tecidos nos transplantes foi ligado à intolerância imunológica e foi inserido na teoria da seleção clonal da imunidade sugerida por Macfarlane Burnet (p. 339). O importante trabalho realizado por George Snell e Peter Gorer levou ao conceito de um *locus* genético responsável pelo que Snell foi o primeiro a chamar de "histocompatibilidade". Todos estes cientistas foram por fim premiados com o Nobel, mas, inquestionavelmente, a figura central na descoberta de como o sistema funciona em seres humanos é o médico, imunologista e hematologista francês — e também laureado com o Nobel — Jean Dausset.

Jean Baptiste Gabriel Joachim Dausset nasceu em Toulouse, na França, em 19 de outubro de 1916. Seu pai era Henri Dausset, um eminente médico e radiologista francês. Sua mãe era Elisabeth Brullard. Jean era um de três filhos. Era introspectivo e se lembra de uma infância feliz. Freqüentou o prestigioso Lycée Michelet em Paris, e decidiu, o que não é de surpreender, estudar medicina. Freqüentou a faculdade de medicina da Universidade de Paris, mas antes de conseguir obter seu diploma, a Segunda Guerra Mundial foi deflagrada. Brevemente mobilizado para se unir ao corpo médico, ele subseqüentemente trabalhou como voluntário da França Livre na África do Norte e participou da campanha da Normandia. Dausset abriu mão de seus documentos de identificação para permitir que um colega judeu no Instituto Pasteur continuasse na Paris ocupada durante toda a guerra.

Voltando à França com o fim da guerra, Dausset recebeu seu diploma de medicina em 1945. Ele serviu como interno e residente de 1946 a 1950 nos hospitais de Paris. Durante a guerra Dausset, trabalhando no serviço de ressuscitação, tinha ficado fascinado com os aspectos biológicos da transfusão de sangue, e assim ele se instruiu em medicina interna e hematologia. Foi nomeado para o Centro Nacional de Transfusão Sangüínea em 1946 e logo começou a publicar amplamente. Um de seus artigos, de 1951, discutia os problemas na identificação de doadores universais. Em princípio, tais doadores podiam dar o sangue a qualquer pessoa; na prática, contudo, alguns tinham anticorpos para o tipo sangüíneo A. Dausset mostrou como o teste para anticorpos anti-A podia eliminar a perigosa reação de transfusão.

Em geral, os primeiros artigos de Dausset refletem os progressos do pós-guerra na hematologia (o estudo do sangue e dos tecidos que formam o sangue). Ele seguiu seu trabalho sobre anemia hemolítica (a destruição de glóbulos vermelhos) com estudos sobre a agranulocitose (um problema marcado por uma forte queda na contagem de glóbulos brancos). Esta pesquisa levou Dausset a fazer uma pergunta que resultou, em 1952, em uma descoberta de importância fundamental.

Já se sabia, havia várias décadas, desde o trabalho de Karl Landsteiner, que o sangue humano pode ser classificado em quatro grupos por tipos de glóbulos vermelhos — comumente A, B, AB e O. (O fator Rh, um mecanismo de classificação adicional, foi identificado em 1940.) "Se existem diferenças individuais carregadas pelas hemácias", perguntou Dausset, como ele mais tarde recordou, "por que não haveria outras, carregadas pelos glóbulos brancos, ou leucócitos?"[1] Para examinar sua idéia, Dausset colocou glóbulos brancos de um doador no soro sangüíneo de um indivíduo que já havia recebido várias transfusões. "A olho nu, vi a formação de enormes aglomerados de aglutininas."[2] O resultado — que não era inevitável, mas previsível — significou o reconhecimento imediato de células não-próprias. (Como seria compreendido em seguida, a aglutinação se devia à reação dos anticorpos no soro com os antígenos detectados nos glóbulos brancos.) Isso sugeriu a Dausset que, como com os grupos sangüíneos de Landsteiner, existia um sistema de reconhecimento baseado geneticamente com um nível muito mais refinado de discriminação. Uma vez que a transfusão de sangue é comparável com outros esforços que introduzem tecido estranho em um hospedeiro, Dausset também reconheceu a afinidade destes experimentos com a pesquisa contínua em compatibilidade de tecidos.

O conceito de compatibilidade de tecidos foi desenvolvido na década de 1930, mais especificamente pelo americano George Snell, em seu trabalho com camundongos congênicos — isto é, camundongos produzidos como gêmeos idênticos exceto por uma região genética, ou *locus*. Snell foi capaz de demonstrar que entre dez possíveis regiões genéticas, uma era preponderante para determinar se o camundongo aceitaria enxertos de tecidos. Snell, junto com Peter Gorer, chamou este *locus* mais importante de "H-2", designando os antígenos de superfície que indicariam a compatibilidade de tecidos. Era plausível supor, e as evidências logo sugeriram, que um análogo do complexo H-2 existia em seres humanos. Em 1958 Dausset descreveu o primeiro destes antígenos humanos, que ele chamou de "Mac".

Dausset realizou uma longa série de operações experimentais muito simples. Em 1962, ele soube dos estudos de enxerto de tecidos de Felix Rapaport na Universidade de Nova York, inclusive um esforço para classificar grupos de tecidos humanos. Semanas depois, no Hôpital Saint-Louis em Paris, Dausset e Rapaport começaram os estudos de enxerto de tecidos, realizando enxertos de pele em uma ampla variedade de voluntários. Os doadores e receptores eram parentes e não aparentados (e incluíam o próprio Dausset). Cerca de 900 operações seriam realizadas em um período de 15 anos.

Em todo este trabalho, a importância de usar grupos de leucócitos para distinguir entre o próprio e o não-próprio logo ficou clara. Os estudos com enxertos de Dausset inspiraram uma cascata de pesquisa, e muita competição; por algum tempo, durante a década de 1960, o assunto ficou extraordinariamente confuso. Esperava-se que apenas um "supergene" seria responsável pelo complexo de histocompatibilidade. Mas, como Dausset e vários outros começaram a perceber, a complexidade da fronteira próprio/não-próprio era muito grande. Foi necessário padronizar os procedimentos e a técnica, e ocorreu uma série de oficinas internacionais e conferências.

A mais significativa das várias inovações veio em 1965, quando Dausset, junto com dois pesquisadores tchecos, os irmãos Pavol e Dagmar Ivany, identificaram a região genética que parecia codificar para todo o sistema de antígenos. Eles a chamaram de Hu-1, e mostraram como seus vários sub-*loci* determinariam o aparecimento de um pequeno número de antígenos específicos na superfície das células humanas. A simples matemática do sistema garantia que, com uma margem de mais ou menos 20 milhões para 1, dois indivíduos quaisquer, exceto gêmeos idênticos, não portariam o mesmo conjunto de antígenos de histocompatibilidade. Mais tarde, o Hu-1 foi rebatizado HLA (de *human leukocyte antigen*, antígeno leucocitário humano), dos quais foram descobertos vários subgrupos (HLA-A, HLA-B etc.). Em transplante de tecidos e órgãos, encontrar combinações genéticas próximas podia reduzir, se não eliminar, a reação de rejeição.

Mais tarde Dausset tentou classificar a compatibilidade de tecidos em grupos além da França. Ele organizou um estudo cooperativo internacional que examinou os complementos imunogenéticos de 54 populações de todo o mundo. "Disfarçando-nos de exploradores", escreveu Dausset mais tarde, "penetramos nas florestas mais densas, subimos as mais altas montanhas e navegamos pelas ilhas mais remotas para coletar amostras de sangue."[3]

As repercussões da descoberta do complexo de histocompatibilidade principal atravessou os campos relacionados da imunologia e da medicina dos transplantes. Igualmente significativo para a medicina geral, o MHC lançou uma nova luz sobre o que viria a ficar conhecido como doenças "auto-imunes". Como compreendemos agora, nestes distúrbios o sistema imunológico reconhece como "não-próprios" grupos de células que na verdade pertencem ao indivíduo. Incompletamente compreendidos e imperfeitamente classificados, os exemplos de doenças auto-imunes incluem o diabetes resistente a insulina e insulinodependente (juvenil ou tipo 1), a esclerose múltipla, certos tipos de anemia, colite ulcerativa e doença de Graves — mas existem muitos outros, associados com todos os tipos de tecidos e células do corpo.

Ninguém se surpreendeu quando Jean Dausset foi premiado com o Nobel de fisiologia ou medicina em 1980, que ele dividiu com George Snell e Baruj Benacerraf. Dausset foi agraciado com a Legião de Honra francesa e também com a Ordem Nacional do Mérito. Trabalhou como biólogo-chefe dos hospitais de Paris de 1963 a 1978. Foi co-presidente do Instituto de Saúde e Pesquisa Médica. É professor de imuno-hematologia da Faculdade de Medicina Latiboirière-Saint Louis e professor de medicina experimental do Collège de France. Em 1984 foi fundador do Centro para o Estudo de Polimorfismo Humano, dedicado à pesquisa de genética humana — hoje conhecido como Fundação Jean Dausset.

Dausset casou-se com Rose Mayoral em 1962, e eles criaram dois filhos. Caracterizado pelos colegas como generoso e modesto, ele cultivava uma vida sofisticada fora do laboratório. Com sua esposa, abriu uma galeria de arte, e eles fizeram amizade com Yves Tanguy, Victor Brauner e outros artistas celebrados. Na velhice, como laureado do Nobel, ele era bem conhecido pelo público francês; sua autobiografia, *Clin d'oeil à la vie*, foi publicada em 1999. Como muitos de sua geração, Dausset é fortemente otimista com o futuro da humanidade em geral e mais particularmente da medicina, que, segundo ele prevê, "será adaptada ao indivíduo e se mostrará menos dispendiosa e mais eficaz".[4] Ao mesmo tempo, ele julga a si mesmo em comparação com os homens cultos do passado. "Não há mais nenhum erudito, só aqueles que sabem tudo sobre quase nada", escreveu ele, em referência a sua pesquisa molecular. "E eu sou um deles."[5]

James Black [n. 1924]

A Pesquisa Racional de Novas Drogas

À medida que a doença cardíaca torna-se cada vez mais comum na primeira metade do século XX, as drogas para tratá-la eram principalmente novidades antigas. A digitalis, usado para regular o batimento cardíaco, data do século XVI. A nitroglicerina, usada para aliviar as crises dolorosas de angina pectoris, vem sendo usada terapeuticamente desde meados da década de 1800. Na década de 1950, contudo, com uma melhor compreensão dos mecanismos químicos que regulam o sistema cardiovascular veio a perspectiva de novas drogas. O advento dos betabloqueadores, usados para tratar uma variedade de distúrbios cardíacos, se deve ao trabalho do médico e farmacologista escocês James Black.

A importância dos betabloqueadores, contudo, vai além de seu uso na doença cardíaca. Sua identificação representou uma nova abordagem para selecionar e testar drogas potenciais pela análise da ação molecular. Os betabloqueadores, por exemplo, substituem e interceptam a ação do hormônio adrenalina no coração. Sua descoberta não aconteceu por acaso durante o teste de vários compostos, mas através de uma busca por uma molécula complexa específica. Esta abordagem, depois de muitos refinamentos técnicos, subjaz à pesquisa contemporânea de novas substâncias farmacêuticas; muitas descobertas futuras, com o advento da genômica e da proteômica, serão baseadas nela.

O quarto de cinco filhos de uma família da classe trabalhadora, James Whyte Black nasceu em 14 de junho de 1924, em Uddingston, Escócia, uma cidade no distrito carvoeiro de Lanarkshire, perto de Glasgow. Seu pai era um minerador de carvão que conseguiu se tornar engenheiro de minas. Quando criança, James gostava de música e matemática. Suas inclinações para a medicina foram influenciadas por seu irmão mais velho, um estudante de medicina. Aos 15 anos, James ganhou uma bolsa de estudos no St. Andrews, a mais antiga universidade escocesa. Ele recebeu seu diploma de medicina em 1946.

Desde o início de sua carreira, Black queria trabalhar em ciência aplicada. Ele não gostava da medicina clínica. "Achava insuportável a forma como os pacientes eram tratados", disse ele de sua experiência no hospital. "Não com crueldade ou sadismo, mas com insensibilidade. Eles eram apenas classes: um coração, um fígado, um pulmão. Não eram sequer pacientes, porque pacientes têm individualidade."[1] Black continuou na St. Andrews por algum tempo, estudando como as várias drogas afetam a pressão sangüínea. Mas em 1946, depois de se casar com Hilary Vaughan, ele precisou ganhar dinheiro. Mudou-se para Cingapura para ensinar de 1947 a 1950. Voltando à Escócia mais ou menos na época em que sua filha nasceu e ainda financeiramente inseguro, ele aceitou um cargo de professor em fisiologia na faculdade de veterinária da Universidade de Glasgow. Um de seus colegas era James Stephenson, o químico com quem Black faria sua maior descoberta.

O desenvolvimento dos betabloqueadores deve ter sua origem identificada em 1948, quando o farmacologista americano Raymond Ahlquist propôs uma teoria para explicar a famosa reação de "luta ou fuga" pela qual o corpo, executivo do sistema nervoso simpático, reage ao perigo. O hormônio do estresse, a adrenalina (conhecido nos Estados Unidos como epinefrina), aumenta o batimento cardíaco e ao mesmo tempo leva à dilatação de certos vasos, tornando o sangue disponível para o coração, cérebro e músculos esqueléticos. Estas reações são desnorteantes. Como podem os diferentes tecidos reagir ao mesmo hormônio, a adrenalina, de formas tão divergentes? Como o coração pode ser estimulado a bater mais rápido, enquanto alguns vasos relaxam? Ahlquist sugeriu a mediação de receptores químicos celulares de diferentes tipos que ele chamou de "alfa" e "beta". A adrenalina inibe a ação da maioria dos órgãos agindo sobre receptores alfa, mas receptores beta diferentes, localizados no coração, respondem acelerando o batimento. A teoria de Ahlquist, elegante e relativamente simples, encontrou resistência por uma década. Mas quando Black se deparou, em meados da década de 1950, com um livro didático que ele usou para preparar uma aula, ela se tornou a base influente de sua pesquisa subseqüente.

Muita atenção estava sendo dada ao tratamento de certos tipos de doença cardíaca na década de 1950, especialmente nos Estados Unidos e em outros países industrializados. Para a dolorosa doença angina pectoris, os pesquisadores em geral presumiam que uma boa droga seria um vasodilatador que permitisse mais oxigênio a ser fornecido ao coração. Black contudo se perguntava, com base na teoria de Ahlquist, se não seria melhor reduzir a demanda de oxigênio do coração. Uma droga que bloqueasse a captação de adrenalina pelos beta-receptores cardíacos poderia constituir um tratamento mais eficaz.

Em 1958, com esta meta, Black começou a trabalhar para a empresa farmacêutica britânica Imperial Chemical Industries (ICI). Junto com o químico James Stephenson, Black pesquisou por três anos para encontrar a "chave falsa" adequada — uma forma atenuada de adrenalina que se ligaria ao beta-receptor. Uma substância desenvolvida em 1958 parecia promissora, mas era tóxica demais para ser comercializada. Dois anos depois, pôde-se demonstrar que um composto similar, o pronetalol, funcionava em seres humanos diminuindo o batimento cardíaco, mas ainda havia um problema de segurança. Os químicos do ICI logo descobriram um similar mais seguro, o propanolol. Esta foi a droga lançada sob o nome de marca Inderal em 1964. Provou-se rapidamente válida quando as taxas de mortalidade por ataque cardíaco para pacientes que tomavam betabloqueadores caíram significativamente. Alguns estudos revelaram que a incidência de ataques cardíacos fatais em pacientes que tomavam Inderal era quatro vezes mais baixa que entre os pacientes que não utilizavam a droga.

Embora introduzido para tratar a angina pectoris, o propanolol também se mostrou útil para outros problemas cardíacos, inclusive arritmias e hipertensão essencial. Além disso, ele melhorava as taxas de sobrevivência entre pacientes que já haviam sofrido um ataque cardíaco. A droga tornou-se, e continua a ser, um tratamento fundamental. Seu impacto foi maior porque ajudou a levar a uma melhor compreensão do sistema nervoso simpático, e, bem ou mal, ajudou a criar um mercado altamente competitivo para novos compostos e de ação ligeiramente diferente.

Em 1963, Black estava ansioso para começar um novo programa. Ele se mudou para a empresa farmacêutica Smith, Line and French em 1964, como diretor de pesquisa farmacológica. No início de sua carreira, interessara-se pelos problemas inter-relacionados do excesso de secreção gástrica, úlcera péptica e o papel da histamina, e voltou a eles.

A úlcera péptica é a doença inflamatória dolorosa e às vezes maligna da membrana mucosa que reveste o estômago. Um motivo para que uma úlcera se torne crônica é que a constante presença de ácido gástrico impede que ela se cure. (O trabalho de Black veio antes da teoria que envolvia uma bactéria, a *Helicobacter pylori*, na úlcera péptica.) Na década de 1960, o remédio aprovado pelo tempo nada mais era que repouso e uma dieta leve e baseada em leite. Mas sabia-se também que a histamina, a substância liberada durante as reações alérgicas, promovia a secreção de ácido gástrico. Se os anti-histamínicos, desenvolvidos em 1950, podiam prevenir o desconforto da alergia, por que não deteriam a secreção de ácido gástrico?

Black reconheceu — ele não foi o único a sugerir isso — que o papel da histamina na úlcera péptica podia ser análogo ao da adrenalina na angina pectoris. O fato de que os anti-histamínicos populares *não* afetavam as secreções gástricas era significativo e tinha a ver com a composição do tecido. Black se perguntou se, assim como os beta-receptores no coração controlam o efeito da adrenalina, os receptores específicos no revestimento gástrico podiam reagir com a histamina — mas não com anti-histamínicos. Em 1964, a análise que Black fez da situação o levou e a seus colegas a desenvolver um teste para identificar substâncias químicas que inibem a histamina liberada no estômago.

Embora Black pensasse que seria fácil descobrir o antagonista correto, foram necessários vários anos e, como muitos projetos científicos, muito esforço foi desperdiçado. Os químicos que trabalhavam com Black desenvolveram uma variedade de substâncias anti-histamínicas. Mas a histamina é uma molécula ativa e difícil de encurralar, e portanto os aspectos de seu comportamento químico são biologicamente importantes. Na verdade, seu papel central não era evidente para ninguém. Alguns acreditavam que a histamina provavelmente era de pouca importância na regulação da secreção de ácido gástrico. A abordagem de Black foi uma entre várias, e durante a década de 1960 a Smith, Kline and French sofreu uma pressão considerável para abandonar o projeto.

Mas em 1968, depois que cerca de 200 compostos tinham sido testados, um mostrou-se promissor. Quatro anos se passariam até que Black e seus colegas publicassem seu primeiro artigo sobre o receptor "H2" e seu bloqueador, a burimamida, em 1972. Este composto tinha problemas de toxicidade potenciais, mas a cimetidina, de estrutura semelhante, mostrou-se segura. A cimetidina foi lançada no mercado como Tagamet em 1976. Passou a se tornar a droga mais prescrita do mundo e foi enormemente lucrativa. O Tagamet logo seria receitado não só para úlcera gástrica, mas também para doença do refluxo gástrico e azia. Em 1995 foi lançada, com grande alarde, como uma droga de balcão.

Em 1973, porém, vários anos antes de a cimetidina ser realmente comercializada, Black deixou o setor privado e ocupou um posto acadêmico de professor e diretor do departamento de farmacologia do University College de Londres. Em 1978 tornou-se diretor de pesquisa terapêutica dos Wellcome Research Laboratories. Seis anos depois mudou-se para o King's College, e ali, com a ajuda da empresa farmacêutica privada Johnson and Johnson, ele montou um pequeno grupo de pesquisa, a Fundação James Black. Drogas para tratar doenças comuns e debilitantes com freqüência dariam honras a seus fabricantes, e isto foi válido para Black. Ele foi condecorado cavaleiro em 1981 e sete anos depois premiado com o Nobel, em 1988, de fisiologia ou medicina, compartilhando o prêmio com George Hitchins e Gertrude Belle Elion.

A primeira esposa de Black, Hilary, com quem ele teve uma filha, morreu de câncer em 1987. Em 1994 ele se casou com Rona Mcleod Mackie. Muito admirado pelos colegas mas notoriamente reservado, Black, como muitos químicos, não se alonga na motivação pessoal em relação a sua pesquisa e se ressente da especulação intrusiva. "Vocês estão tentando me analisar?", perguntou ele a um entrevistador em um tom belicoso. "Será que estou em um divã para ser dissecado e bisbilhotado?"[2] Ele disse a Thomas A. Bass: "Não tenho absolutamente a menor noção de onde vêm minhas idéias. Ao que me é dado supor, sei que elas vêm dos cometas. Elas se insinuam em mim."[3] Em um eco do grande químico August Kekulé, que descobriu a importância central do átomo de carbono enquanto tirava um cochilo em um ônibus em Londres, Black acrescentou: "A coisa mais criativa que seu cérebro faz é sonhar."[4]

Walter Gilbert [n. 1932]

A Biologia Molecular Assume o Controle

Os genes estão encerrados em moléculas de ácido desoxirribonucléico (DNA). São as unidades físicas da hereditariedade e regem a síntese de proteínas, fundamental para todas as funções metabólicas. Desde que Francis Crick e James Watson descobriram a estrutura do DNA em 1953, muitos pesquisadores mereceram menção por sua influência na criação da biologia molecular e sua crescente importância para a medicina. Um deles, cujo trabalho vai da ciência básica ao negócio de caça aos genes e desenvolvimento de drogas, é o professor de Harvard e prêmio Nobel Walter Gilbert.

Com formação em medicina, Walter Gilbert passou para a biologia molecular no início da década de 1960. Sua descoberta da molécula repressora "lac", em 1966, foi essencial para a compreensão dos mecanismos de controle pelos quais os genes individuais são ativados. Uma década depois, logo após o código genético ter sido decifrado, Gilbert desenvolveu uma técnica para ler a seqüência exata das bases de DNA compreendendo qualquer gene. Gilbert depois passou a outra de suas aventuras iniciais na bioengenharia e por algum tempo dirigiu uma corporação farmacêutica privada. Era um forte defensor, e um dos primeiros, do esforço maciço para mapear todo o genoma humano, que foi efetivamente concluído em 2000. A capacidade de manipular genes para fins médicos, que talvez seja o resultado mais prático de todo este trabalho, praticamente define seu impacto futuro.

Criado em um lar culto de classe média com pais muito instruídos, Walter Gilbert teve uma formação pragmática para um grande cientista. Nasceu em 21 de março de 1932, em Cambridge, Massachusetts. Seu pai, Richard V. Gilbert, era professor de economia na Universidade de Harvard. Sua mãe, Emma Cohen, era psicóloga infantil. Seus pais eram de ascendência judaica russa, e o avô materno de Walter foi o fundador de uma comunidade anarquista em Stelton, Nova Jersey. Quando ele tinha sete anos, seus pais mudaram-se para Washington, onde Richard Gilbert fez parte do grupo de intelectuais do governo Franklin D. Roosevelt. Interessado em ciência por toda a sua infância, Walter se destacou por sua curiosidade abrangente. Cedo ele se tornou um colecionador de minerais e jovem químico —

que certa vez explodiu a despensa da cozinha. Mas também tinha interesse em astronomia e, no final do secundário, em física. Freqüentou a Sidwell Friends High School, uma instituição quacre e, apesar de às vezes matar aula, ganhou o prêmio de Jovens Talentos Científicos Westinghouse em 1949.

A trajetória inicial da carreira de Gilbert não foi em direção à medicina ou à biologia, mas à física. Ele se formou em química e física em Harvard e conseguiu um diploma de bacharel com louvor em 1953 — no mesmo ano em que James Watson e Francis Crick descobriram a estrutura do DNA. Gilbert continuou em Harvard, na física teórica, antes de se transferir para a Universidade de Cambridge, onde trabalhou com o prêmio Nobel Abdus Salam. Para sua tese sobre dispersão de partículas elementares, Gilbert recebeu seu PhD em matemática de Cambridge em 1957. (A física teórica seria o grau equivalente nos Estados Unidos.) Voltou a Harvard como bolsista de pós-doutorado e, de 1959 a 1964, trabalhou como professor-assistente de física.

A passagem de Gilbert para a biologia molecular veio em conseqüência de suas relações com James Watson, que ele tinha conhecido em Cambridge. Agora em Harvard, Watson sugeriu que Gilbert considerasse mudar para a biologia, dizendo a ele: "Algo muito estimulante está para acontecer".[1] Gilbert começou a visitar o laboratório de Watson e se familiarizou com a pesquisa corrente em ácidos nucléicos. Logo estava realizando experimentos ele mesmo. Na época em que o último de seus artigos sobre física teórica foi publicado, em 1964, Gilbert já estava conquistando aclamação por seu trabalho em biologia molecular.

Durante o desenrolar da mecânica quântica do DNA na década de 1950, os pesquisadores esclareceram os principais aspectos de sua composição. O mesmo complemento de DNA, descobriu-se, existe em toda célula nucleada de um organismo vivo. Os genes, compreendidos de seqüências específicas de bases de DNA, controlam a produção de aminoácidos e proteínas. Estes, por sua vez, são responsáveis por toda a gama de atividades metabólicas das células e organismos. Em razão disso, surgiu um problema central: Que mecanismos moleculares controlam — isto é, "ligam" e "desligam" — um gene específico de acordo com as exigências metabólicas? Como suas necessidades são supridas na célula?

Gilbert envolveu-se nesta questão em meados da década de 1960. Na época, isso tinha sido bem contextualizado para a biologia molecular pelos cientistas franceses Jacques Monod e François Jacob, que propuseram que uma molécula "repressora" deterá, com sua presença (ou capacitará com sua ausência) a transcrição de um trecho específico de DNA, o primeiro passo básico na síntese de proteínas. O modelo simples empregado para pesquisar tal molécula era a bactéria *E.*

coli. Dirigida por seu DNA, a *E. coli* produz e usa uma enzima, a betagalactosidase, para quebrar a lactose nutriente em açúcares simples que servem como fonte de energia. Sabia-se que, quando não havia lactose disponível, esta enzima não era produzida; ela era, simplesmente, reprimida. Um repressor "lac" foi assim inicialmente uma entidade hipotética — com uma grande necessidade de ser descoberto. Não só era infinitesimalmente pequeno, mas também sua composição básica — como proteína ou alguma outra molécula — era desconhecida. "Os problemas", escreveu mais tarde Gilbert, "eram científicos e psicológicos."[2]

Na verdade, Gilbert trabalhou por meses sem nenhum progresso. Mais tarde desenvolveu um método pelo qual introduzia moléculas semelhantes à lactose, marcadas radiativamente, em células de *E. coli*. Estes impostores, como ele descobriu em colaboração com Benno Müller-Hill, atrairiam para si o repressor lac, e na ausência deste colocariam em ação a produção de lactose. O anúncio da descoberta do repressor lac chegou em 1966 em artigos no *Proceedings of the National Academy of Sciences*. "À luz dos marcantes fatos da biologia molecular, é difícil agora transmitir a importância histórica deste trabalho (...)", escreve Stephen S. Hall. "O que começou como uma via científica desesperada e solitária, abriu largas avenidas de pesquisa que (...) ainda estão entre as mais utilizadas pelas ciências biológicas: o controle e a regulação da expressão do gene."[3] Quatro anos depois, Gilbert identificou o gene ao qual se liga o repressor lac. Este gene, conhecido como "operador" lac, por sua vez montou o cenário para outra importante descoberta.

De maneira geral, os biólogos moleculares souberam em meados da década de 1970 como o DNA essencialmente bidimensional é traduzido em proteínas tridimensionais —isto é, como o "código genético" de bases de DNA determina a seqüência de aminoácidos de qualquer proteína. Se os genes pudessem ser localizados e isolados, poderiam também ser clonados por inserção em bactérias, que se multiplicam exponencialmente, e usados em experimentos *in vitro*. Pela primeira vez, a seqüência exata das bases de DNA — adenina (A), cistina (C), guanina (G) e timina (T) — ganhou interesse. Gilbert, junto com o bioquímico Allan Maxam, passou a desemaranhar o fio que constituía o operador lac. Ao fazê-lo, eles tropeçaram, e desenvolveram, uma técnica para seqüenciar qualquer trecho de DNA.

O seqüenciamento de DNA era essencialmente um problema de química sofisticada. Primeiro, Gilbert e Maxam multiplicariam um filamento de DNA um milhão de vezes em bactérias. Uma extremidade terminal de cada filamento seria radiativamente marcada para indicar direcionalidade, como um último vagão acrescentado a uma fila de vagões de carga. A amostra seria depois colocada em quatro grupos. Um reagente, o dimetil sulfato, separaria seletivamente o DNA em duas de quatro bases de DNA, adenina e guanina. Maxam descobriu outra substância, a hidrazina, que separaria as outras duas bases, citosina e timina. Fazer estas reações em ordem, dosando cuidadosamente com o reagente, produziria fragmentos de todos os tamanhos possíveis, cada um deles terminando com uma base conhecida. A eletroforese em gel, uma técnica de fracionamento, classificaria os fragmentos por ordem de tamanho. A seqüência de bases, visíveis como bandas escuras de intensidade contrastante, apareceriam na ordem correspondente ao filamento original de DNA.

Historicamente, a época estava madura para uma técnica pra seqüenciar DNA base por base, e quando Gilbert e Maxam publicaram o primeiro artigo detalhando seu método em 1977, foi um marco imediato. Junto com Frederick Sanger, o químico britânico e prêmio Nobel que desenvolvera uma técnica similar mais ou menos na mesma época, Gilbert foi recompensado com o prêmio Albert Lasker em 1979. Gilbert e Sanger dividiram o Nobel de química em 1980, junto com outro biólogo molecular americano, Paul Berg, cujo trabalho também tinha desempenhado um papel crítico na descoberta da engenharia genética. Mais tarde o seqüenciamento de DNA se tornaria automatizado e aplicado em toda a biologia molecular. É fundamental para a nova ciência da genômica e também central para ciências práticas associadas, como a patologia forense.

Na verdade, com esta e outras descobertas, Gilbert ficou na vanguarda de uma mudança histórica que lançou a capacidade de manipular genes para uso industrial. A manipulação genética tinha uma enorme promessa para a medicina, e as perspectivas mais imediatas estavam na síntese, por clonagem, de proteínas úteis. Em 1978, Gilbert e vários colegas reuniram-se com investidores e conseguiram um acordo para financiar uma empresa, a Biogen, para desenvolver substâncias farmacêuticas geneticamente manipuladas. Nos sete anos seguintes Gilbert trabalhou como presidente do conselho diretor científico da Biogen, e em 1981 deixou Harvard para se tornar o CEO da empresa. Sua gestão foi controversa, e a Biogen sofreu uma desvantagem como participante novato em um jogo de cacife alto. Esperava-se que a síntese de interferon alfa pela empresa, por exemplo, levasse a importantes conquistas na terapia contra o câncer, mas sua promessa inicial não se cumpriu. Gilbert deixou seu cargo na Biogen em 1984 e no ano seguinte voltou a Harvard.

A presença de autoridade de Gilbert na biologia molecular foi também evidente em seu papel como um primeiro defensor do esforço maciço para decifrar todo o complemento de DNA humano — o genoma humano. Em 1987 Gilbert tinha se tornado um porta-voz autonomeado que insistia no desenvolvimento de um "projeto genoma". Ele chegou a fazer planos para criar uma corporação privada, com a idéia de mais tarde publicar um atlas genético. Embora não tenha conseguido criar uma empresa, sua marcante presença no debate constituiu um sinal verde para o mundo da pesquisa em biologia molecular. O Projeto Genoma Humano mais tarde se desenvolveu como o trabalho de um consórcio internacional. Inicialmente procurou completar a seqüência básica em 2005, mas, com a ajuda de uma série de novas técnicas, inclusive os aparelhos de seqüenciamento computadorizados, e com a concorrência do setor privado, o "primeiro esboço" foi concluído cinco anos antes do programado.

Com muitos dos problemas técnicos na pesquisa do DNA caminhando para uma solução, Gilbert voltou-se para questões mais amplas de biologia da evolução. Na década de 1970, Gilbert tinha distinguido dois tipos de seqüências de bases de genes: os relativamente curtos "exons", que portam informação, e os mais longos "introns", que pareciam ser trechos inúteis de pares de bases. Exons e introns não são encontrados em DNA de bactérias, mas são abundantes em DNA de animais superiores. Já em 1979, Gilbert tinha sugerido que os introns, aparentemente dispensáveis, na verdade têm um papel evolutivo crucial na montagem de novos genes. Ele voltou a este conceito no final dos anos 90.

Hoje Walter Gilbert continua em Harvard, dirigindo o Departamento de Biologia Celular e do Desenvolvimento, e como professor Carl M. Loeb do departamento. Desde 1992, ele é vice-presidente da Myriad Genetics, uma empresa que combina informações significativas provenientes da pesquisa em genealogia e da pesquisa de DNA. É casado com Delia Stone, poeta, e eles têm dois filhos. Às vezes descrito como agressivo e arrogante, a personalidade dominante de Gilbert encobre um temperamento mais tranqüilo, mesclando otimismo com impaciência por novos conhecimentos. Ele possui, escreve Stephen S. Hall, "uma autoconfiança intelectual tão imensa que parece inundar sua consciência como uma droga".[4]

Solomon Snyder [n. 1938]

Os Progressos na Neurociência

A neurologia e a neurocirurgia tornaram-se campos especializados da medicina a partir de meados do século XIX, quando os clínicos tentaram relacionar os sinais e sintomas de doenças com as descobertas patológicas no cérebro durante a autópsia. Em 1900, Santiago Ramón y Cajal (p. 145) revolucionou a limitada compreensão da época de como o cérebro funciona, com o conceito do neurônio. Uma visão amplamente eletroquímica do cérebro estava disponível em 1924, quando o primeiro eletroencefalógrafo (EEG), um dispositivo para medir as ondas cerebrais, foi inventado. Mas as técnicas verdadeiramente poderosas de investigação do sistema nervoso e o desenvolvimento de novas terapêuticas tiveram de esperar por uma bioquímica madura. Este conhecimento apareceu na década de 1970, e um dos primeiros a explorá-lo foi Solomon Snyder.

Diretor de um poderoso laboratório de pesquisa na Universidade Johns Hopkins, Snyder tem o mérito por uma longa série de descobertas fundamentais. Mais memoravelmente, com o aluno de mestrado Candace Pert em 1973, Snyder descobriu os receptores de opiato, que iniciaram uma enxurrada de pesquisa na química cerebral. O próprio Snyder viria a identificar e caracterizar outros neurotransmissores. Ele relacionou grande parte de sua pesquisa a progressos potenciais na medicina. Seu trabalho foi essencial para o desenvolvimento de novos medicamentos psicotrópicos, bem como para a perspectiva de novas terapias medicamentosas para hemorragia cerebral e outras doenças neurológicas. Mais recentemente, Snyder mostrou que um gás, o óxido nítrico (NO), pode ter papéis importantes na neurotransmissão. Em resumo, a pesquisa mais recente em neurologia e neurofarmacologia deriva do trabalho de Snyder.

Solomon Halbert Snyder nasceu em 26 de dezembro de 1938. Era o segundo de cinco filhos de Samuel Simon Snyder e Patricia Yakerson Snyder. Seu pai era um criptoanalista, pioneiro no uso de computadores para decifrar códigos, e autor, com Ashley Montagu, de *Man and the Computer* (O homem e o computador). Criado em Washington, Solomon freqüentou a escola elementar ortodoxa judaica, embora a família não fosse religiosa. Quando adolescente, ele ficou intrigado com a filosofia em vez da ciência. Leu Freud (p. 217), vendo a psicanálise como "uma forma prática de filosofia". Depois de se formar na Calvin Coolidge High School em 1955, foi para a Universidade de Georgetown. Ali seguiu um programa pré-médico, mas depois de seu terceiro ano foi admitido na Faculdade de Medicina de Georgetown, desviando-se do bacharelado. Snyder recebeu seu diploma de medicina com louvor em 1962 aos 23 anos.

Snyder foi atraído para a neurociência e a química cerebral em toda a faculdade de medicina. Enquanto trabalhava como técnico nos Institutos Nacionais de Saúde (NIH) em certo verão, ele foi seduzido pelo lado criativo da pesquisa. "A pesquisa em um laboratório de vanguarda", recordou ele certa vez, "era muito diferente da tediosa ciência das aulas e livros didáticos."[1] O interesse de Snyder nas ações de drogas sobre o cérebro surgiu quando, enquanto era interno na fundação Kaiser em San Francisco, ele tomou ácido dietilamida lisérgico (LSD), o agente alucinógeno que passou a ser usado como uma poderosa droga recreativa. Ele descreveu em seu livro *Drugs and the Brain* (As drogas e o cérebro) como, depois de tomar LSD, foi surpreendido pela sinestesia, uma confusão dos sentidos, e mais tarde "a sensação poderosa de unidade com o universo foi acompanhada de uma perda de consciência de quem eu era".[2]

Snyder posteriormente tornou-se uma autoridade em drogas alucinógenas. Ele voltou ao Leste em 1963 para trabalhar no Instituto Nacional de Saúde Mental (NIMH, National Institute of Mental Health) com Julius Axelrod, o eminente cientista que, vários anos depois, ganharia o Nobel por seu trabalho em psicofarmacologia. Snyder foi fortemente influenciado pela abordagem intelectual de Axelrod à neurociência, que era fortemente conceitual e criativa no projeto dos experimentos. Em 1965 Snyder tornou-se residente-assistente no departamento de psiquiatria do Hospital Johns Hopkins, um cargo que ele manteve por três anos. Embora gostasse de tratar de pacientes individuais em um ambiente terapêutico, ele se envolveu com a pesquisa. Em 1966, estabeleceu uma base durável quando foi nomeado professor assistente de farmacologia e terapêutica experimental na Universidade Johns Hopkins. Passou a professor pleno em 1970.

O interesse de Snyder nos aspectos moleculares da química cerebral surgiram de sua pesquisa com drogas. Tanto os avanços científicos como o contexto social da década de 1970 tornaram seu trabalho possível, a população de viciados em heroína nos Estados Unidos tinha aumentado drasticamente, em grande parte devido ao envolvimento militar do país no Vietnã, e em 1971 o presidente Richard Nixon declarou uma "guerra às drogas". Snyder tomou consciência do enorme hiato que existia entre os tratamentos da época para o vício — como o uso de metadona como substituto da heroína — e qualquer compreensão básica de como as drogas agiam no cérebro. Os NIH ficaram céticos quando ele propôs procurar pelo alvo molecular da ação do opiato, mas Snyder conseguiu obter financiamento para pesquisar a ação de anfetaminas, outro grupo de substâncias de que se abusava freqüentemente. Ele pôde então usar esses estudos para a pesquisa do opiato. Tal estratagema para conseguir dinheiro para a pesquisa básica em áreas impopulares não era incomum, e no caso de Snyder foi produtivo.

Na década de 1970 a idéia de que as drogas afetam o cérebro através dos receptores celulares e neurotransmissores químicos tinha se tornado uma hipótese plausível. O conceito de receptor datava da virada para o século XX, mas demorou para ser testado, em parte porque muitas das moléculas associadas eram pequenas e voláteis. Todos os neurotransmissores conhecidos portavam cargas elétricas, graça às quais eles permaneciam fora da célula alvo, onde podiam se ligar a supostos receptores na membrana celular. Mas a real presença de receptores no cérebro ainda não tinha sido demonstrada.

O sucesso de Snyder na busca por receptores opiatos veio em parte de uma inovação decisiva que adaptou uma técnica, anteriormente usada na busca de receptores hormonais, conhecida como "ligação reversível de ligante". Em 1972, em experimentos em colaboração com Candace Pert, um aluno de mestrado em neurofarmacologia, Solomon empregou um opiato poderosamente viciante (o levorfanol), um isômero não-viciante (o dextrorfano) e um antagonista de opiato, a naloxona. A naloxona foi radiativamente marcada para permitir a detecção das quantidades mais minúsculas. Pert e Snyder mostraram que o opiato potente, o levorfanol, competiria com a naloxona pela ligação no tecido cerebral, enquanto o isômero não-viciante e não-analgésico dextrorfano não tinha este efeito. "Demonstramos", escreveram depois, "que um componente do tecido nervoso pode formar seletivamente complexos com opiatos em concentrações muito baixas." Esta forte evidência presuntiva para a existência do receptor de opiato foi publicada em um importante artigo na *Science* em 9 de março de 1973: "Opiate Receptor: Demonstration in Nervous Tissue" (Receptor de opiato: uma demonstração no tecido nervoso).

Visto com a perspectiva de uma geração depois, a descoberta dos receptores de opiato foi um divisor de águas na neurociência e na farmacologia. A técnica de ligação reversível de ligante subseqüentemente foi muito empregada na identificação de novas substâncias potencialmente farmacêuticas. Surgiu uma série de pesquisas, objetivando descobrir outros neurotransmissores e receptores. Do laboratório do próprio Snyder veio a evidência de receptores para a acetilcolina, glicina e serotonina. Em meados da década de 1970, Snyder e seu laboratório mostraram que os neurolépticos, uma classe de drogas antipsicóticas que às vezes podem aliviar os sintomas da esquizofrenia, agem pelo bloqueio dos receptores de dopamina no cérebro.

O trabalho de Snyder teve implicações posteriores para a compreensão da mecânica molecular das funções normal e patológica do cérebro, e para o desenvolvimento de tratamentos melhores para derrame, psicose e outros distúrbios mentais. O próprio fato de que os receptores de opiato existem, por exemplo, sugeria fortemente que o corpo produzia seus próprios "opiatos naturais". Estes neurotransmissores, agora conhecidos como encefalinas, foram descobertos em 1975 por Hans W. Kosterlitz e John Hughes na Universidade de Aberdeen, na Escócia. Snyder compartilhou o prêmio Albert Lasker com estes cientistas em 1978.

Embora seu laboratório se dedicasse à pesquisa molecular em neurociência, Snyder conservou seu interesse nas aplicações médicas da pesquisa. O potencial de a pesquisa básica trazer novas ferramentas para a psiquiatria clínica e para problemas maiores de abuso de drogas preocupava-o especialmente. Seu primeiro livro, *Uses of Marijuana* (Usos da maconha), publicado em 1971, foi acompanhado três anos mais tarde por *Madness and the Brain* (A loucura e o cérebro). Neste livro, ele analisa os tratamentos correntes para a esquizofrenia e outros distúrbios mentais, e também discute as ações de uma variedade de drogas, do LSD à cocaína. Seu *The Troubled Mind: A Guide to Release from Distress* (A mente perturbada: Um guia para aliviar o sofrimento) foi publicado em 1976. Em 1980 chegou *Biological Aspects of Mental Disorder* (Aspectos biológicos do distúrbio mental), um guia para uma ampla variedade de doenças psiquiátricas e neurológicas, da epilepsia e o declínio mental relacionado com o envelhecimento a distúrbios afetivos e problemas como suicídio e alcoolismo. Seu *Brainstorming: The Science and Politics of Opiate Research* (Distúrbios mentais: A ciência e política da pesquisa de opiatos), é em parte uma autobiografia científica, e também discute a incapacidade frustrante destes avanços na pesquisa básica, como os de Snyder, de afetar substancialmente os problemas do abuso de drogas. Neste livro, publicado em 1989, os *insights* sociais, históricos e psicológicos de Snyder sobre o uso de drogas refletem a flexibilidade e a amplitude de seu pensamento.

Mesmo quando escrevia para um público profissional, as obras mais longas de Snyder eram de leitura agradável, sem jargão e pareciam representar sua forma de pensar abertamente sobre as preocupações últimas da neurociência. Não surpreende que em 1982 Snyder tenha sido co-fundador, com investidores de risco, de uma empresa de biotecnologia, a Nova Pharmaceutical Corporation. Enquanto isso, seu laboratório na Johns Hopkins realizava pesquisa em uma variedade de áreas. Em meados da década de 1980 Snyder fez um desafio à idéia, nascida da observação, de que as células cerebrais não se reproduziam. Em 1990 ele anunciou que seu laboratório estava nutrindo colônias de neurônios que se multiplicavam e produziam neurotransmissores. Uma patente para a linhagem celular do córtex cerebral humano foi emitida em 1993, com perspectivas para seu uso médico em lesão ou doença cerebral.

Snyder estava ciente de que, como ele expressou, "alguns dos progressos mais refinados vêm de pular campos de atuação".[3] No final dos anos 80 surgiu um novo interesse nas propriedades biológicas do óxido nítrico (NO), um gás descoberto no século XVIII. O óxido nítrico mais tarde provocou uma torrente de pesquisa, baseadas em sua importância aparentemente fundamental como regulador. Ainda considerado com ceticismo por muitos em 1990, dez anos depois revelou-se que o óxido nítrico tem um papel na circulação do sangue, na função do sistema imune, na ação de quase todo orifício do corpo e em problemas patológicos que vão do reumatismo à depressão.

Snyder examinou o papel do óxido nítrico na química cerebral a partir do final da década de 1980 e iniciou uma de suas maiores linhas de pesquisa. Trabalhando a partir de pistas de que o óxido nítrico é produzido no cérebro, Snyder, junto com o aluno de mestrado David Bredt, descobriu a enzima necessária para sua síntese, a óxido nítrico sintase (NOS). Sua ação no cérebro é evanescente, mas o óxido nítrico se comporta como um neurotransmissor. Snyder também sugeriu uma variedade de implicações para seu uso na neuromedicina, mostrando que ele regula o comportamento agressivo e sexual e é intermediário na ereção peniana. A recente droga para combater a impotência, o sildenafil (Viagra), melhora o efeito do óxido nítrico no músculo vascular liso, favorecendo o fluxo de sangue ao pênis. O óxido nítrico também traz a promessa de avanços no tratamento de derrames, nas doenças de Alzheimer e Parkinson e em outros problemas neurológicos.

Snyder é freqüentemente descrito em termos atraentes na imprensa popular americana. "Há cordialidade em Snyder — refletida na suavidade de sua voz, em sua amabilidade, seu humor", escreve Denise O'Grady, "um interesse aparentemente autêntico nos outros."[4] Seu casamento com Elaine Borko em 1962 gerou duas filhas. Apesar de renomado, ele continua ligado a sua vida doméstica e não quer se tornar, como certa vez escreveu, um cientista do "jet-set".

Desde 1980 Snyder vem trabalhando como diretor do Departamento de Neurociência e é professor emérito de neurociência, farmacologia e psiquiatria da Universidade Johns Hopkins. Sua participação na pesquisa laboratorial continua a ser profunda mas indireta, com todo o trabalho de bancada realizado por seus alunos de pós-graduação. Depois de anos na pesquisa, "ainda sou incapaz de dissecar as principais regiões do cérebro de um rato", escreveu ele, "uma habilidade que a maioria de meus alunos adquiriu em sua primeira semana de trabalho."[5]

William Masters [1915-2001]

A Pesquisa e a Terapia Sexuais

Na virada do século XX, Sigmund Freud (p. 217) esclareceu o papel fundamental da sexualidade na psicologia humana, o médico britânico Havelock Ellis escreveu livros de sucesso sobre o sexo no mundo moderno e Iwan Bloch, na Alemanha, redigiu imensos volumes relacionados com a vida sexual da humanidade ao longo do tempo. Nos Estados Unidos, como parceiros casados deviam copular foi tema de livros como *Ideal Marriage* (Casamento ideal), de Theodore Hendrik van Velde. Uma moderna taxonomia do comportamento de homens e mulheres na cama foi a realização, em meados do século, de Alfred Kinsey.

Apesar de todo este trabalho, o conhecimento do ato sexual continuou bastante rudimentar em termos científicos, conhecido somente através de estudos intrigantes mas pouco sistemáticos. Uma visão mais detalhada, levando a novas terapias e muito debate e controvérsia, surgiu do trabalho de William Masters e sua colaboradora, Virginia Johnson.

A partir de meados da década de 1950, Masters e Johnson estudaram a psicologia do ato sexual em um ambiente de laboratório. Eles subseqüentemente se concentraram na terapia, desenvolvendo uma abordagem, baseada em suas descobertas, para classificar e tratar os problemas sexuais entre os casais. "Ao tornar o estudo da sexualidade humana respeitável — e um grande negócio — Masters e Johnson deram um exemplo inspirador para incontáveis outros", escreve John Heidenry, "e a década [de 1970] estava para testemunhar o maior florescimento da pesquisa, experimentação e ativismo sexuais da história."[1] Uma geração depois, eles ainda são as figuras de referência que ajudaram a esclarecer toda uma cultura ansiosa por uma nova abertura sobre a sexualidade. Na criação de uma nova modalidade terapêutica, sua influência foi excepcional. Ao mesmo tempo, a complexidade da sexualidade humana, com seu forte relacionamento com a cultura e a experiência subjetiva, resiste a incursões reducionistas. Como ilustra a história de Masters e Johnson, a sexualidade, na mentalidade ocidental, é muito perturbadora.

William Howell Masters II nasceu de uma próspera família em Cleveland, Ohio, em 27 de dezembro de 1915. Seu pai era Francis Wynne Masters, e sua mãe,

Estabrooks Taylor. Depois da escola elementar em Kansas City, Masters foi para a escola preparatória em Nova Jersey, antes de freqüentar o Hamilton College, onde estudou ciências. Ele estava na equipe de debate e era também um atleta completo que jogava futebol americano, beisebol e basquete. Depois de receber seu diploma de bacharelado em 1938, foi para a faculdade de medicina na Universidade de Rochester. Ali Masters ficou sob a influência de George Washington Corner, um proeminente anatomista que estava estudando o trato reprodutor de animais e seres humanos.

Masters tomou consciência da escassez de informação sobre a sexualidade humana através do trabalho experimental inicial sobre o ciclo do estro de coelhos fêmeas. Quando Masters sugeriu estudar a fisiologia da sexualidade em homens e mulheres, Corner prudentemente aconselhou-o a esperar até que tivesse quarenta anos e credenciais acadêmicas estabelecidas. Depois de obter seu diploma de medicina em 1943 da Universidade de Rochester, Masters fez sua residência e foi interno de obstetrícia e ginecologia na Maternidade de St. Louis e no Hospital Barnes da Faculdade de Medicina da Universidade de Washington, em St. Louis. Ali ele se tornou instrutor em 1947, e logo em seguida professor associado de obstetrícia clínica e ginecologia.

Embora a pesquisa inicial de Masters focalizasse na terapia de reposição hormonal, seu interesse na sexualidade humana subsistiu. Em 1954, no ano em que Alfred Kinsey morreu, ele realizou o estudo da resposta sexual com a ajuda de uma pequena dotação do Instituto de Saúde dos Estados Unidos e com o apoio, baseado no princípio da liberdade acadêmica, da Universidade de Washington. Para evitar acusações de imoralidade, Masters buscou conselho e o consentimento de vários líderes locais, inclusive o comissário de polícia de St. Louis, o chefe da arquidiocese católica romana local e o editor de um jornal conservador.

Masters começou sua pesquisa com um programa em que, por um período de cerca de 18 meses, ele observou todas as formas de ato sexual. Ele também entrevistou um grande número de prostitutas, das quais obteve considerável conhecimento sobre as técnicas usadas para estimular clientes detumescentes. Algumas destas modalidades mais tarde se mostrariam úteis para propósitos terapêuticos. Um resultado de sua pesquisa foi que Masters ficou ciente de que precisaria da colaboração de uma mulher para compreender melhor a resposta sexual feminina. Em 1956 ele contratou Virginia Eshelman Johnson. Nascida em 1925, Johnson era dez anos mais nova que Masters. Tinha estudado música no Drury College e trabalhado como jornalista e cantora, mas não possuía diploma universitário. Ela também se casara duas vezes e era mãe de dois filhos.

Em 1957 Masters e Johnson começaram o que se tornariam onze anos de pesquisa em um pequeno laboratório. Seus participantes do estudo eram voluntários, atraídos principalmente por curiosidade e, às vezes, disfunção sexual. Na famosa "Sala Verde", um grupo diverso de cerca de 700 homens e mulheres, com idades variando de 18 a 89 anos, viveram mais de 10 mil orgasmos. Masters e Johnson observaram de perto várias posições de ato sexual, bem como a masturbação e formas extracoito de estímulo. Além de filmar o ato sexual, eles empregaram uma variedade de instrumentos para medir e registrar a fisiologia da resposta sexual. Um tambor de registro podia traçar as contrações vaginais e um eletrocardiógrafo registrava a atividade cardíaca. Foi medida a alteração no volume sangüíneo do pênis. A resposta fisiológica de mulheres durante o ato sexual era vista através de um claro Lucite translúcido equipado com lentes de câmera.

Deve ser dito que Masters e Johnson não foram os primeiros a medir algumas destas variáveis. Robert Larou Dickinson, por exemplo, em seu *Atlas of Human Sex Anatomy* (Atlas da anatomia sexual humana), publicado em 1933, também usou um falo transparente para esclarecer a fisiologia do ato sexual. Como em outros aspectos da pesquisa de Masters, o principal elemento na criação de uma nova visão oficial da sexualidade não foi a originalidade, mas a pesquisa sistemática e a análise estatística.

Quando acumularam dados, Masters e Johnson desenvolveram um ciclo de resposta sexual compreendido de quatro estágios: excitação, platô, orgasmo e resolução. Este ciclo básico de quatro fases não difere muito de uma classificação proposta por Albert Moll em 1912, mas era bem mais fundamentado. Neste contexto, Masters e Johnson compilaram uma fisiologia básica da resposta sexual. Sobretudo, eles encontraram uma grande semelhança entre homens e mulheres. Em seu esforço para superar o que chamavam de "um estado maciço de ignorância"[2] — especificamente em relação à sexualidade feminina —, eles proporcionaram considerável desmistificação ao ligar a resposta fisiológica ao comportamento. Uma das idéias de Freud, por exemplo, tinha sido de que o orgasmo era clitoriano e vaginal, com implicações psicológicas. Isto se mostrou uma falsa dicotomia, contudo, pelo menos a uma distância observável. Além disso, Masters e Johnson descobriram que o clitóris não é estimulado diretamente pelo pênis — uma "falácia fálica" — mas pelos lábios internos que são ligados ao capuz clitoriano.

Human Sexual Response (Resposta sexual humana) foi publicado em 1966. Apesar de sua prosa técnica e um estilo bastante empolado, a primeira impressão esgotou em uma única semana. A popularidade do livro se deveu em grande parte aos próprios Masters e Johnson, que não eram cautelosos com a fama. Dedicados ao esclarecimento sexual, eles procuraram ativamente espaços na cultura popular. Artigos em importantes revistas anteciparam o aparecimento de seu livro, e eles prontamente usaram a televisão, o rádio e outros fóruns públicos para discutir seu trabalho. O motivo para isso era essencialmente que, ao contrário de Alfred Kinsey, que ficava mais ou menos satisfeito em descrever o comportamento sexual, Masters e Johnson mantiveram uma perspectiva clínica e buscaram desenvolver uma dimensão terapêutica.

Na verdade, o resultado mais significativo e mais influente do trabalho de Masters e Johnson foi uma abordagem terapêutica específica para os problemas da sexualidade. Eles deram início a este trabalho em 1959, quando os casais começaram a chegar para tratamento em sua fundação em St. Louis. Masters e Johnson proporcionaram uma terapia inovadora, com sessões diárias e casais tratados por terapeutas homens e mulheres. A terapia era fortemente direcionada e objetivava modificar o comportamento, mudar as atitudes e substituir um relacionamento sexual antagonista por outro que fosse mais cooperativo. Acima de tudo, o foco não estava no homem impotente ou na mulher frígida, mas no casal. Em 1970, *Human Sexual Inadequacy* (Inadequação sexual humana) incorporou suas idéias terapêuticas. Como seu primeiro livro, este foi bem recebido e influente.

Nem todo mundo aprovava Masters e Johnson. Eles eram "desancados e ridicularizados, inflamando controvérsia e crítica",[3] escreve Enid Nemy. Seu trabalho inicial foi criticado por personalidades como o psicanalista Lester Farber e a antropóloga Margaret Mead. Esta última, que anos antes fizera objeção ao trabalho de Alfred Kinsey, depreciou Masters e Johnson por obterem "poucas informações não muito estimulantes sobre questões como a circulação e respiração do despertar sexual e a sedimentação da excitação sexual".[4] Mais tarde, como ícones da cultura popular, Masters e Johnson tornaram-se temas de ironia jornalística e críticas amplas. Mais significativamente, alguns terapeutas conseguiram reproduzir as altas taxas de sucesso relatadas por Masters e Johnson. Historicamente, a hipérbole no mundo da pesquisa sexual era a regra em vez da exceção; em 1987 Shere Hite, por exemplo, afirmaria que 98 por cento das mulheres americanas estavam insatisfeitas com seus relacionamentos com os homens. Do mesmo modo, o quadro abertamente otimista de Masters e Johnson, com relação aos resultados da terapia, pareceu bom demais para ser verdade. Hiatos consideráveis nos dados fornecidos em *Human Sexual Inadequacy* abriram-nos à crítica de terapeutas que não conseguiam acompanhar seus resultados. Seus padrões para o sucesso eram bem mais baixos do que eles implicavam. Tudo isso levou a um debate rancoroso na sexologia, um campo que floresceu na esteira do trabalho de Masters e Johnson e que continua ainda hoje.

Apesar das críticas, William Masters e Virginia Johnson tornaram-se autoridades sem rival. Eles publicaram amplamente para um público de massa por mais de duas décadas, começando com *The Pleasure Bond* (O vínculo do prazer) em 1975, que se concentrava na importância da comunicação e do compromisso para os casais. Seu *Homosexuality in Perspective* (Homossexualidade em perspectiva), de 1979, foi mais controverso. Neste livro, Masters e Johnson adotaram o ponto de vista de que a homossexualidade é um comportamento adquirido, e afirmaram que a terapia podia modificar a orientação sexual. Esta posição, hoje freqüentemente vista como anacrônica, rendeu-lhe uma saraivada de críticas. Da mesma forma, em *Crisis: Heterosexual Behavior in the Age of AIDS* (Crise: comportamento heterossexual na era da AIDS), escrito com seu colega Robert Kolodny, eles sugeriram que os especialistas "subestimavam gravemente"[5] o número de heterossexuais portadores de HIV nos Estados Unidos. Esta perspectiva implacável se mostrou injustificada para a maioria dos grupos de americanos, contudo, porque os autores subestimaram a abrangência mundial da pandemia. (Eles foram amplamente reprovados por sua opinião de que o vírus da AIDS podia ser transmitido pela manipulação na preparação de alimentos ou contato semelhante.) Uma visão geral da obra de Masters e Johnson está contida em *Heterosexuality*, também escrito com Robert Kolodny, publicado em 1994.

Parece adequado que William Masters tivesse uma vida conjugal complexa. Quando jovem, ele se casou com Elisabeth Ellis, e com ela criou dois filhos. Eles se divorciaram em 1971, no ano em que ele se casou com Virginia Johnson. Masters e Johnson ficaram casados até seu divórcio amigável em 1993. O terceiro casamento de Masters, no mesmo ano, foi com Geraldine Baker Oliver, que ele conhecera na faculdade de medicina.

Com uma voz suave e maneiras tranqüilas, William Masters representou a imagem do médico autorizado. Sua atitude em relação à sexualidade, escreveu Edward M. Brecher, evoluiu de "sua capacidade de deixar de lado, pelo menos em sua vida profissional, todas as reações comuns à sexualidade, e passou a substituílas pelo tipo de atitude que os cientistas em geral sustentam sobre a digestão, a circulação e outros fenômenos fisiológicos".[6] Mas isso não funciona nas festas. Ele encontrava dificuldades na vida social, disse Masters certa vez, porque "a conversa sempre se voltava para o sexo, para minha grande frustração".[7]

O Instituto Masters e Johnson, ao contrário do Instituto Kinsey, não se tornou uma organização de pesquisa ou terapêutica com boa dotação orçamentária. Na verdade, o instituto de St. Louis sofreu de falta de financiamento quando a terapia sexual mudou e se expandiu. Em 1994 Masters fechou o instituto. Embora por muitos anos tenha trabalhado sete dias por semana, inclusive nos feriados, ele já estava semi-aposentado, e como ele explicou: "Estou cansado". Sofrendo de doença de Parkinson, Masters por fim se mudou para Tucson, no Arizona. Ali ele morreu em 16 de fevereiro de 2001.

Gerald M. Edelman [n. 1929]

A Química da Imunidade e a Biologia da Neurologia

Gerald M. Edelman forjou dois amplos caminhos em uma carreira em que ele passou da imunologia para a neurociência. Ganhou o prêmio Nobel em 1972 por esclarecer a química por trás da grande diversidade de anticorpos que o corpo reconhece como invasores do organismo. Edelman passou a trabalhar com neurociência, onde desenvolveu, por décadas, uma teoria geral da função cerebral. Seu modelo biológico continua sendo controverso, e a que ponto seria correto, continua por ser verificado. Mas o "darwinismo neural" de Edelman representa um importante esforço de redefinir a análise conceitual do cérebro no contexto de uma revolução contínua na neurociência.

Gerald Maurice Edelman nasceu em 1º de julho de 1929, na cidade de Nova York, filho de Anna Freedman e Edward Edelman. Seu pai era clínico geral, e a família dividia seu tempo entre uma casa no Queens, na região relativamente pobre de Ozne Park, e outra residência na mais próspera Long Beach, em Long Island. Seu pai era músico amador, e o próprio Gerald se destacava no violino e pensou em seguir carreira na música. Embora fosse um aluno excelente, Edelman não foi aceito nas universidades de prestígio a que se candidatou, e assim freqüentou o Ursinus College, uma pequena instituição na Pensilvânia rural. Ele se especializou em química e se formou em 1950. Passou a freqüentar a faculdade de medicina da Universidade da Pensilvânia, recebendo seu diploma em 1954. Foi interno no Hospital Geral de Massachusetts antes de ser recrutado em 1955, na esteira da Guerra da Coréia.

O interesse de Edelman pelo sistema imunológico se desenvolveu durante seu serviço no exército, quando foi destacado para a França e trabalhou no Hospital Americano em Paris. Os progressos na bioquímica tornaram disponível um conhecimento mais detalhado sobre os anticorpos, mas sua estrutura e desenho continuavam muito indistintos. Retornando aos Estados Unidos em 1957, Edelman começou a trabalhar como bolsista de mestrado no Instituto Rockefeller. Conhecido pela pesquisa em imunologia, o Rockefeller foi onde Karl Landsteiner, o químico e médico nascido na Áustria, tinha demonstrado pela primeira vez a especificidade das reações de anticorpos, em 1917. Depois de receber um doutorado em físico-química do Instituto Rockefeller em 1960, Edelman continuou ali como professor-assistente. Foi nomeado professor associado em 1963 e professor pleno em 1966.

Os anticorpos, como eram compreendidos quando Edelman começou sua pesquisa, medeiam a resposta imune específica a antígenos — isto é, todas as substâncias que o corpo considera estranhas. Como outros pesquisadores, Edelman foi atraído para a teoria da seleção clonal proposta na década de 1950 por Macfarlane Burnet (p. 339). Esta teoria sugeria que a reação imune específica começa quando um antígeno — com freqüência uma proteína — é reconhecido por um anticorpo presente entre um número imenso de diferentes anticorpos circulantes. Este anticorpo específico é portanto selecionado e subseqüentemente reproduzido em grande número para atingir os invasores, que são então desativados ou destruídos. A resposta imunológica via seleção clonal começou a ganhar respeito quando se acumularam os dados experimentais em seu apoio. Mas em termos da química básica do sistema, muita coisa continuava desconhecida.

Os anticorpos são proteínas do sangue que pertencem ao grupo das grandes e complexas moléculas conhecidas como imunoglobulinas. As várias classes de imunoglobulinas — hoje contamos cinco — assemelham-se umas às outras na forma geral, mas cada uma delas tem funções diferentes e é ativada por tipos específicos de antígenos. Na década de 1950, foram descobertas várias classes de imunoglobulinas, mas elas não podiam ser purificadas. Uma inovação chegou em 1958, quando o químico britânico Rodney Porter encontrou formas de clivar moléculas de imunoglobulina G (IgG) em três fragmentos previsíveis e mostrar que dois dos fragmentos eram ligantes de antígenos, enquanto o terceiro não era. Esta diferença funcional formou a base experimental de muita pesquisa. E o trabalho original de Edelman começou desta conjuntura.

Uma hipótese comum, relacionada com a estrutura da imunoglobulina, sugeria que elas eram compostas de longas cadeias simples de polipeptídios. Edelman contestou este conceito em 1959 e passou a sugerir que a IgG podia ser composta de várias destas cadeias. Em 1961 ele conseguiu separar a IgG em cadeias separadas, que ele denominou "leve" e "pesada", em relação ao peso molecular. Cada cadeia podia variar um pouco, e assim tinha propriedades específicas de ligação com antígenos. O quadro foi esclarecido posteriormente em 1963, quando Rodney Porter mostrou que a molécula de IgG era na verdade composta de um par de cadeias pesadas idênticas e um par de cadeias leves idênticas. Isto passou a ser visto como a estrutura básica de todos os tipos de imunoglobulina.

O trabalho de Edelman contribuiu não só para definir a estrutura geral das imunoglobulinas, como também para compreender como o corpo gera sua grande diversidade de anticorpos. A teoria da seleção clonal exigia algum mecanismo genético para a criação de um grande número de anticorpos preexistentes, cada um dos quais com um sítio de ligação distinto, capaz de capturar organismos invasores específicos. O próprio Macfarlane Burnet tinha sugerido que os genes mutantes nas células produtoras de imunoglobulinas podiam ser os responsáveis. Alguns cientistas elaboraram a hipótese de que perto de 6.000 genes podiam estar envolvidos — um número grande, mas não completamente implausível.

Edelman, contudo, tinha uma resposta diferente e mais elegante, que exigia a análise detalhada de uma única molécula. Em 1965 ele e seus colegas — "completamente loucos",[1] como ele mais tarde recordou — incumbiram-se de analisar a ordem exata de aminoácidos em uma molécula inteira de imunoglobulina. A seqüência completa, de cerca de 1.300 aminoácidos, foi elucidada em 1969. O mais interessante dos vários resultados que surgiram desta tarefa foi uma forma de compreender os padrões de variação de aminoácidos nas regiões constante e variável destas proteínas. A "periodicidade interna" das seqüências de aminoácidos era grande demais para ser resultante de mutações ao acaso. Isto sugeriu a Edelman, e a outros pesquisadores na mesma época, que os processos envolvem um desenvolvimento evolutivo conhecido como "duplicação de genes", que favorece a recombinação genética em um nível somático. Em resumo, vários genes são programados para se recombinar, repetidamente, durante o desenvolvimento somático; eles produzem, por mutação, a grande gama de variações que aparecem como regiões variáveis nas cadeias leves de moléculas de imunoglobulinas. Estas regiões servem como locais de reconhecimento para os antígenos. Os genes para estas cadeias leves se fundem com os genes que codificam para as cadeias polipeptídicas pesadas; juntos, eles produzem uma variedade quase ilimitada de proteínas de anticorpos. O processo, como foi visto e descrito por Edelman, era em grande medida correto, e hoje compõe o fundamento da química básica da estrutura dos anticorpos.

Historicamente, o trabalho de Edelman deve ser visto como parte de uma reestruturação maior do conceito de sistema imunológico da segunda metade do século XX. Originalmente, a resposta imunológica era predominantemente compreendida como um meio pelo qual o corpo se defende de microorganismos invasores — e, popularmente, com freqüência ainda é. Mas sua complexidade e funções múltiplas tornam esta idéia simples demais. Edelman, como vários outros pesquisadores, ficou confuso com as formas pelas quais o sistema imunológico é melhor visto como um sistema de reconhecimento. Já em 1970 ele afirmaria que os "mecanismos genéticos especiais"[2] que dão origem ao sistema imunológico podem também ser encontrados na raiz de "outros sistemas de reconhecimento de padrões" — mais significativamente, o sistema nervoso central.

O potencial significado deste conceito era tão grande que Edelman mais tarde mudou o foco de sua pesquisa da imunologia para a neurobiologia. Ele trabalhou em reconhecimento célula-célula e a neurobiologia do desenvolvimento fez a ponte para esta mudança. Edelman isolou diversos tipos de moléculas de adesão celular (CAM, *cell adhesion molecules*) de tecido, inclusive moléculas de adesão celular neuronais (N-CAM). Ele sugeriu que o que ele chamava de moléculas de adesão a substrato (SAM) ligam as células entre si para proporcionar uma matriz para as redes neuronais.

Edelman mais tarde empenhou-se no desenvolvimento de uma teoria geral da função cerebral, e insistiu neste esforço por mais de vinte anos. Embora sua teoria estivesse baseada no quadro do sistema imunológico que ele mesmo havia ajudado a desenvolver, Edelman também examinou os modelos filosóficos e fisiológicos que tinham sido propostos para o cérebro desde o século XVII. Ele observou que as pesquisas recentes não conseguiam levar adequadamente em conta a teoria da evolução, que ele considerava "uma teoria absolutamente essencial para compreender a questão da mente".[3] A Universidade Rockefeller — o Instituto Rockefeller mudou de nome em 1965 — adaptou-se às aspirações de Edelman na neurobiologia e lhe forneceu seu próprio Instituto de Neurociências, onde ele trabalhou como diretor a partir de 1981.

Edelman expôs os principais elementos de sua teoria em vários livros. *Neural Darwinism* (Darwinismo neuronal) apareceu em 1987 e incitou um debate considerável. Foi acompanhado em 1988 por *Topobiology* (Topobiologia), que apresenta seu relato do desenvolvimento e da morfologia do cérebro e do sistema nervoso. Em *The Remembered Present* (O presente evocado), publicado em 1989, Edelman delineia uma teoria de como as categorias da percepção surgem e como podem levar a uma ordem superior de consciência e a capacidades como a generalização e a auto-referência. Além destas obras técnicas, Edelman também escreveu *Bright Air, Brilliant Fire*, em 1992, como um resumo para um público leigo. Mais recentemente, ele publicou *A Universe of Consciousness: How Matter Becomes Imagination*, em colaboração com Giulio Tononi.

Em um resumo amplo, Edelman vê o cérebro como um "sistema auto-organizado"[4] e afirma que existe uma considerável variação individual na organização entre dois cérebros quaisquer. A estrutura básica do cérebro é geneticamente determinada, mas seu desenvolvimento específico é estabelecido pela seleção em um nível somático. Através do que ele chama de "seleção experiencial", um processo que ocorre durante toda a vida, grupos neuronais "competem" e são constantemente modificados. Embora os conceitos de Edelman de "mapas" e "sinalização de reentrada" não sejam de fácil compreensão, eles delineiam um processo dinâmico que pode ser responsável pela percepção comum, bem como pela formação de categorias e formas mais elevadas de consciência. "Aprender pela seleção" ajuda a explicar a flexibilidade e a capacidade de adaptação do cérebro, acredita Edelman, bem como a individualidade que é sua marca, particularmente em espécies complexas como os seres humanos.

A teoria da seleção neuronal de grupo, como Edelman a chama, também envolve uma crítica substancial de muita especulação em neurociência em relação ao cérebro. Em geral, Edelman sugere que a organização do cérebro é fluida em vez de rígida, e não deve ser comparada a comutadores ou a um computador. Edelman incansavelmente discorda da idéia de que os processos neurais representam "algoritmos", e assinala os erros do que ele denomina "funcionalismo de máquina" em uma descrição do cérebro. Edelman sugere que a dinâmica do cérebro é química e que o sistema nervoso central é melhor visto como uma selva ou floresta, em vez de um número abundante de comutadores elétricos ativados por programas de computador.

Edelman não foi o primeiro a aplicar os princípios darwinistas ao pensamento sobre o cérebro, mas seus maiores dogmas são originais por se basearem do conceito de seleção somática. E suas exposições, embora às vezes difíceis de acompanhar, são consistentemente imaginativas e responsáveis pela complexidade da experiência humana de uma forma que outras teorias mais reducionistas não fazem.

Com a perspectiva de mais de uma década desde seu primeiro importante trabalho em neurociência, as teorias de Edelman se mostraram controversas mas muito discutidas, duráveis mas não provadas. Ele tem sido criticado pela obscuridade de sua linguagem e seus conceitos. Francis Crick, o biologista molecular que se tornou neurocientista, notoriamente descreveu a teoria como "edelmanismo neural". Ele também assumiu a tarefa de ignorar outras teorias de base biológica na neurociência e de usar "caricaturas ultrapassadas, assim ele termina reinventando inadvertidamente as rodas que os cientistas cognitivos têm considerado, melhorado e substituído por anos".[5] Mas entre aqueles que acham suas idéias de grande interesse está Oliver Sacks, o eminente neurologista. Sacks achou *Bright Air, Brilliant Fire* "estrênuo e às vezes enlouquecedor, e é uma luta compreendê-lo (...)". Contudo, ele acrescentou: "Apesar de ser uma luta, quando se lêem e relêem os parágrafos teimosamente, finalmente encontramos seu significado, e surge uma nova versão, brilhante e cativante, da mente".[6]

"Fica-se deslumbrado, até desorientado, com um encontro com Gerald Edelman",[7] escreveu David Hellerstein em 1988. Edelman é notoriamente possuidor de uma personalidade poderosa e dominadora, e é considerado pelos detratores um "egomaníaco construtor de impérios", mas por outros um gênio. Em 1950 ele se casou com Maxine Morrison; eles tiveram três filhos. Edelman continuou na Universidade Rockefeller até 1991, quando transferiu seu Instituto de Neurociências para La Jolla, na Califórnia, onde é diretor do Departamento de Neurobiologia do Instituto Scripps.

Harold Varmus [n. 1939]

As Vias Moleculares para o Câncer

Uma explicação unificada do câncer, compreendido como uma proliferação descontrolada de células, não chegou na medicina moderna com facilidade. Em 1909, Peyton Rous (p. 315) demonstrou que um "vírus filtrável" infeccioso podia causar um tipo de sarcoma em aves domésticas, mas ele não teve crédito, não menos porque a maioria dos cânceres não parece ser contagiosa ou o resultado de infecção. As evidências há muito implicavam agentes ambientais como a cinza de chaminés, mas como isso ou outras substâncias químicas podiam causar tumores malignos continuava sendo um mistério. Algumas formas de câncer claramente tinham um componente hereditário. Na maior parte do século XX, nenhuma explicação abrangente do câncer resistiu a uma análise cuidadosa.

Mas na década de 1960, porém a biologia molecular estabeleceu um novo programa para a pesquisa do câncer, quando as descobertas esclareceram os mecanismos do metabolismo celular e as vias complexas pelas quais as células crescem e se dividem. Ao mesmo tempo, melhores instrumentos e um financiamento maior aceleraram a investigação e produziram resultados em domínios relacionados, inclusive a genética médica, a virologia de tumores e a biologia celular. A chave para construir uma nova teoria básica do câncer — se é para se escolher entre fatos significativos — foi com muita possibilidade a descoberta em 1976 da origem celular dos genes que causam câncer. A "teoria do proto-oncogene" da causa do câncer, que modelou tanta pesquisa subseqüente, deve-se principalmente a Harold Varmus e Michael Bishop.

Harold Eliot Varmus nasceu em Oceanside, Nova York, em 18 de dezembro de 1939. Seu pai, Frank Varmus, era médico; sua mãe, Beatrice Barasch, assistente social psiquiátrica. Harold passou a maior parte de sua infância em Freeport, Long Island, e freqüentou a escola secundária ali. Seu envolvimento com a ciência veio bem mais tarde. No Amherst College, embora estivesse considerando a medicina, estudou inglês e foi editor do jornal do câmpus, e sua tese de graduação dizia respeito aos romances de Charles Dickens. Ele recebeu seu diploma de bacharelado com louvor em 1961. Foi para a escola de mestrado na Universidade de Harvard, onde estudou poesia anglo-saxã e metafísica por um ano, recebendo o mestrado em 1962. Ele via seus amigos como "mais envolvidos no mundo real", disse ele certa vez, "que provocavam uma espécie de ciúme, e eu decidi seguir a medicina afinal".[1] Ingressou no Colégio de Médicos e Cirurgiões da Universidade de Columbia, recebendo seu diploma em 1966, e foi interno e residente no Hospital Presbiteriano de Columbia.

Os atordoantes desenvolvimentos na biologia molecular durante a década de 1960 levaram Varmus a abandonar a medicina clínica em favor da pesquisa. Em 1968 ele teve a oportunidade de trabalhar nos Institutos Nacionais de Saúde, em parte porque se opôs à Guerra do Vietnã e não queria servir nas forças armadas. Os NIH ofereceriam uma educação prática em método científico a médicos que queriam fazer pesquisa. Varmus conquistou suas credenciais científicas através do trabalho no laboratório de Ira Pastan, um endocrinologista que estudava a genética da função tireoidiana. Ele se envolveu em um dos tópicos mais quentes da biologia molecular, isto é, o modo pelo qual uma "molécula sinalizadora" — o AMP cíclico — pode regular a expressão dos genes. Achou seu trabalho "uma fusão estética da genética com a biologia molecular"[2] e imensamente recompensador.

Em 1969, o objetivo de Varmus era claro. Ele queria estudar as possíveis bases genéticas do câncer. Procurou e encontrou um grupo adequado na Costa Oeste e assumiu um cargo de pós-doutorado e professor da Universidade da Califórnia em San Francisco. Ali sua importante pesquisa obedeceu às recentes hipóteses atordoantes relacionadas com a origem do câncer. Ele começou suas investigações no laboratório de Michael Bishop, um virologista e bioquímico; seu relacionamento logo se tornou de iguais, e eles fariam suas importantes descobertas como uma equipe.

No centro do palco, em grande parte da pesquisa do câncer entre os virologistas, quando Bishop e Varmus começaram a trabalhar juntos, estava o vírus que infecta aves domésticas descoberto por Peyton Rous em 1909. Já em 1963 Howard Temin sugerira que o *modus operandi* deste vírus envolveria se inserir no DNA do hospedeiro, e a partir deste reduto ele podia reproduzir o RNA viral. Esta idéia, controversa e em princípio muito rejeitada, foi confirmada em 1970 com a descoberta da transcriptase reversa, uma enzima que dirige este tipo de operação. Temin posteriormente apresentou a idéia do que ele chamava de modelo "protovírus" de causa do tumor, sugerindo que a informação do RNA viral é copiada no DNA da célula do hospedeiro, onde pode permanecer até ser expresso como um agente infeccioso causador de câncer.

Outra hipótese de certa forma semelhante sobre a causa do câncer que surgiu na mesma época foi o modelo "virogene-oncogene". Esta teoria, associada com

George Todaro e Robert Huebner, afirmava que o genoma de mamíferos tinha adquirido fragmentos de genes virais durante sua evolução. Comumente em estado latente, tais genes podiam ser ativados por carcinógenos exógenos como radiação, várias substâncias químicas ou talvez vírus. Esta teoria deu origem a uma série de questões relacionadas com a operação e origem de genes causadores de câncer que precisavam de confirmação experimental.

Para testar o modelo virogene-oncogene, em 1971 Varmus e Bishop tomaram medidas para demonstrar a presença em células animais de seqüências específicas de DNA derivadas de RNA viral. Isto exigiu técnicas que permitissem que um único gene viral fosse comparado com o DNA de um animal que se sabia que o vírus infectava — e este não era um problema simples na época. Vários anos de trabalho foram necessários, e Varmus e Bishop trabalharam em cooperação informal com vários outros laboratórios. Eles continuaram a empregar o vírus do sarcoma de Rous como modelo. Deste vírus, o gene "src" (pronuncia-se "sark", e foi batizado em referência a "sarcoma") foi isolado com sucesso e usado para desenvolver uma sonda sensível e confiável em 1974 por Dominique Stehelin, uma cientista francesa, em seu laboratório.

Mas este esforço teve um resultado surpreendente. O gene src que Varmus e Bishop esperavam encontrar em galinhas infectadas na verdade pertencia ao genoma normal do animal. Na verdade, podia ser encontrado em outros pássaros e animais também — em todas as espécies examinadas. "A partir destas descobertas", escreveu mais tarde Varmus, "chegamos a conclusões que agora parecem ainda mais ousadas, sabendo que estavam corretas, do que na época."[3]

Em essência, Varmus e Bishop agora discutiam um novo modelo que, como regra geral, não envolvia um agente infeccioso. Em vez disso, o gene viral que causava o sarcoma de galinhas de Rous provavelmente se originava do genoma de células comuns e somente mais tarde era utilizado pelo retrovírus. Além disso, a conservação do gene src ao longo da evolução e sua presença na maioria das espécies animais indicam que ele tem um papel central no metabolismo celular. Quando este gene comum funciona mal, transforma-se em um "oncogene", que pode causar a formação de tumor. Além disso, se houvesse um gene desses em DNA normal, provavelmente seria outro "proto-oncogene" — um gene que sob certas circunstâncias será expresso, mais comumente como mutação, subvertendo o metabolismo normal e levando ao câncer.

Embora sua teoria não ficasse livre de críticas, sua importância potencial foi aparente quando Bishop e Varmus relataram seus resultados em 1976 em um artigo publicado na *Nature*. "Mais que um experimento único", escreve Robert

Weinberg, "este trabalho define um marco na pesquisa do câncer no século XX porque refocaliza o pensamento nas origens últimas do câncer, dirigindo a atenção para um local nas profundezas da célula."[4] Nem o vírus invasor, nem nenhum dos muitos carcinógenos ambientais, mas partes específicas do DNA tornaram-se a partir daí o centro de atenção da pesquisa do câncer. O trabalho de Bishop e Varmus tinha produzido uma visão geral poderosa, embora preliminar, de como se desenvolve o câncer.

O câncer, com a evolução desta visão, representa uma série de eventos no nível do genoma. As suscetibilidades a algumas formas de câncer são genéticas e herdáveis, mas o câncer pode surgir também ao acaso, ou, com mais freqüência, quando promovido por danos provenientes do meio exterior, como a constante lesão de tecidos causada pelo hábito de fumar. Em geral esta teoria tem uma boa correspondência com muita pesquisa, tanto contemporânea como histórica. Os mutágenos ambientais claramente têm importância em muitos cânceres, mas as estatísticas incriminatórias de exposição em face da patologia apenas sublinharam o fato de que o mecanismo de causa, no nível celular, era desconhecido. Os vírus podem estar envolvidos, mas pouca coisa podia ser coletada de pacientes ou animais experimentais. O novo modelo que Varmus e Bishop propuseram era adequadamente coerente com os resultados de teorias e experimentos mais antigos, e também tirou proveito dos desenvolvimentos mais avançados na bioquímica e na biologia molecular. Tornou-se a base do que Joan Fujimura descreve como "o bonde do oncogene" que conquistou considerável financiamento e atraiu pesquisadores de diversos campos.

Varmus e Bishop foram premiados com o Nobel em 1989, 13 anos depois de sua maior descoberta. Tão frutífero foi seu trabalho que o prêmio não era inesperado, mas tantas de suas descobertas tinham surgido de outras descobertas significativas que ele não agradou a todos. Embora Howard Temin tenha conquistado o Nobel por seu trabalho com os vírus de RNA (ele morreria prematuramente em 1994), o virologista Peter Duesberg, cuja pesquisa apoiara a de Temin, ficou insatisfeito por ter sido esquecido. Mais descontente ficou Dominique Stehelin, a pesquisadora francesa que realizou alguns dos experimentos de laboratório cruciais com Varmus e Bishop. Na verdade, suas ruidosas queixas sublinharam uma certa insatisfação com a predominância de cientistas americanos na pesquisa do câncer, devido em parte a sua enorme vantagem em financiamento. O discurso de aceitação do prêmio Nobel de Varmus foi um modelo de reconhecimento de terceiros, e ele citou mais de quarenta pesquisadores cujos trabalhos o levaram, e a Bishop, a suas descobertas básicas.

Ainda um cientista de laboratório, na década de 1980 Varmus passou ao domínio da política científica. Ele trabalhou em vários painéis e foi membro do grupo consultor científico que recomendou o nome *vírus da imunodeficiência humana* (HIV) para o vírus que causa a AIDS. Em 1993 tornou-se o primeiro laureado com o Nobel a dirigir os Institutos Nacionais de Saúde, a instituição governamental que financia a pesquisa biomédica. Ele levou para os NIH prestígio e uma forte atitude de apoio à pesquisa básica, e foi bem recebido pela comunidade biomédica. Continuou nos NIH até 2000, quando se tornou presidente e diretor-executivo do Centro de Câncer do Sloan-Kettering Memorial em Nova York.

De várias formas — por formação, realização e carreira — a vida e o trabalho de Varmus epitomizam o pesquisador médico nos Estados Unidos do final do século XX. Como um grande número de outros brilhantes cientistas, ele é de ascendência judaica e européia oriental; é também filho de um médico. Foi treinado pelos Institutos Nacionais de Saúde e é, em resumo, o produto do bem financiado sistema científico americano. Em 1969 Varmus casou-se com Constance Casey, editora e escritora, e eles tiveram dois filhos.

Varmus manteve seu interesse na literatura, e em seu discurso de aceitação do Nobel ele comparou o câncer com Grendel em *Beowulf*: "Em nossas aventuras, vemos somente nossos monstros mais claramente e descrevemos suas escamas e presas de novas formas — formas que revelam uma célula cancerosa que é, como Grendel, uma versão distorcida de nosso eu normal."[5]

Raymond Damadian [n. 1936]

A Ressonância Magnética

A medicina deve a maior parte de seus instrumentos para gerar imagens do corpo humano a físicos do século XX. Semanas depois de sua descoberta em 1895, os misteriosos raios X de Wilhelm Conrad Röntgen (p. 135) foram usados no diagnóstico. Décadas depois, a tecnologia do laser foi um resultado prático da mecânica quântica. A ultra-sonografia surgiu da solução do problema de detecção submarina, e a tomografia computadorizada tirou proveito da tecnologia de computação. A mais significativa tecnologia recente da medicina, usada para visualizar o interior do corpo humano em detalhes tridimensionais, é a ressonância magnética (RM).

A RM faz uso da ressonância magnética nuclear (RMN), a capacidade dos núcleos de átomos de absorver e emitir ondas de rádio características. Os aparelhos que usam a ressonância magnética mostram detalhes de alto contraste de órgãos e músculos, e podem detectar as menores placas de tumores. Eles permitem que os médicos vejam através dos ossos e visualizem a medula, e distingam vasos sangüíneos dentro da carne. Embora a RM tenha sido proposta já na década de 1920 e usada na pesquisa em física e química nos anos 40, foi somente na década de 1970 que seu valor na medicina ficou aparente. O reconhecimento de seu potencial e o desenvolvimento de um aparelho útil se devem principalmente a Raymond Damadian.

Médico formado em química e biofísica, Damadian foi o primeiro a conceber a RM como ferramenta diagnóstica, com a promessa especial de detectar tumores. Ele também construiu o primeiro aparelho de ressonância magnética para uso médico. "Ninguém mais", escreve Betty Ann Kevles, "teve a imaginação, ou ousadia para (...) dar o salto para a construção de uma máquina para o interior do corpo."[1] Inventor visionário com formação em medicina e biofísica, Raymond Damadian fundou a FONAR Corporation, uma importante fabricante de aparelhos de RMN.

Raymond V. Damadian, primogênito, nasceu em Manhattan, Nova York, em 16 de março de 1936. Seu pai era um armênio cuja família tinha imigrado para os

Estados Unidos durante as perseguições turcas no início do século XX; sua mãe, Odette Yazedjian, era franco-armênia. Raymond era próximo de seus pais, bem como de sua avó materna, cuja morte de câncer de mama quando ele tinha dez anos o afetou fortemente. Mas sua perspectiva intelectual foi influenciada pela criação na seção da classe trabalhadora de Forest Hills, no Queens. "A maioria dos vizinhos era de origem judaica", recorda ele, "e muito interessados nas metas tradicionais da erudição e das grandes realizações."[2] A partir dos oito anos Raymond também mostrou um talento excepcional para a música. Ele estudou violino por oito anos na Juilliard School, o prestigioso conservatório, e por algum tempo esperou por uma carreira na música. Mas ele também se saiu bem academicamente e, com uma bolsa da Fundação Ford, ingressou na Universidade de Wisconsin aos 16 anos. Estudou matemática e química, e depois de receber seu bacharelado em 1956, decidiu ingressar na faculdade de medicina. Damadian voltou a Nova York para estudar no Albert Einstein College of Medicine, e foi recompensado com o diploma em 1960.

A formação em pós-graduação de Damadian reflete seus vários talentos. Atraído por disciplinas de vanguarda como a imunologia e o transplante, ele escolheu a pesquisa em vez da medicina clínica. Durante um ano na Faculdade de Medicina da Universidade de Washington, ele estudou nefrologia. Foi para a Universidade de Harvard como bolsista de biofísica. Ingressando no Corpo Médico da Força Aérea em 1965, Damadian fez pesquisa em química fisiológica na Escola de Medicina Aeroespacial na Base Aérea de Brooks, no Texas. Em 1967 assumiu um cargo no corpo docente da Universidade do Estado de Nova York, no Centro Médico Downstate, Brooklin.

O trabalho de Damadian no início de sua carreira prenunciou fortemente seu desenvolvimento da RMN. Um dos primeiros problemas que ele enfrentou foi a chamada bomba de sódio — o mecanismo hipotético que mantém o sódio fora das células enquanto retém o potássio dentro delas. Uma característica básica da química celular, pressupôs-se na década de 1940 que a "bomba" extraía sua energia de moléculas de ATP, a fonte básica de energia da célula. Mas Damadian ficou intrigado com a ausência de uma estrutura específica conhecida para realizar isso, e pesquisou o problema com alguma profundidade. Veio a acreditar que o conceito subjacente de uma bomba de sódio era equivocado. Nisto ele seguiu o fisiologista Gilbert Ling, que tinha desenvolvido uma teoria controversa da célula. Damadian mais tarde planejou o que pode ser descrito como uma teoria alternativa da bomba celular, a teoria da resina trocadora de íon. Descrita simplesmente, a teoria sustenta que o potássio, quando molécula carregada, se acumula dentro da célula por se ligar com moléculas de carga oposta. A célula, sustentada pela água, prefere íons de potássio a íons de sódio porque, quando plenamente hidratado, o sódio é uma molécula maior, que ocupa mais espaço que o potássio.

Através desse trabalho, Damadian familiarizou-se com a ressonância magnética nuclear. Em 1969 ele soube dos experimentos para medir as concentrações de sódio e potássio em órgãos humanos que usavam um dispositivo conhecido como espectrômetro de ressonância magnética nuclear. Eram novidades interessantes, mas não de todo surpreendentes. A RMN era usada com freqüência por químicos orgânicos como ferramenta para analisar compostos. Um campo magnético suficientemente forte causará o alinhamento dos núcleos de elementos em relação direta com ele, como a agulha da bússola apontando para o norte. Porque também possuem "spin", os núcleos "oscilam". Cada elemento oscila, ou processa, a uma freqüência característica que pode ser interpretada como um sinal.

A perspectiva de distinguir diferentes tecidos usando RMN levou Damadian a considerar as implicações médicas. Ele pensou primeiro no câncer. Os raios X não podiam visualizar a maioria dos tumores, especialmente nos estágios iniciais, nem a mais recentemente desenvolvida TC, em muitos casos. Mas como as células cancerosas podem ser distinguidas de células normais com base na composição de sódio e potássio, Damadian imediatamente viu as possibilidades para uma nova máquina usando RMN. As ressonâncias características de tecidos moles podiam ser geradas como uma varredura computadorizada. As células cancerosas, com diferentes composições de água, ressoariam de modo distinto das células normais. "Depois que tive sucesso com o câncer", disse ele mais tarde, "comecei a pensar em suas aplicações em outras doenças, como a doença renal ou a mental."[3]

A visão de Damadian do potencial para a RMN médica não foi compartilhada por outros, mas foram realizados experimentos com camundongos, e Damadian publicou "Tumor Detection by Nuclear Magnetic Resonance" (Deteccção de tumores por ressonância magnética nuclear) na *Science*, em 19 de março de 1971. Ali Damadian escreveu sugestivamente que: "Em princípio, as técnicas de ressonância magnética nuclear (RMN) combinam muitas características desejáveis de uma sonda externa para a detecção de cânceres internos". O artigo gerou ceticismo.

Construir uma máquina para visualização do corpo humano envolveu resolver um grande número de problemas, e o menor deles era a escala. O que Damadian imaginou muitos de seus colegas julgavam inviável. Um aparelho de visualização do corpo inteiro era considerado, escreve Rodney Roemer, "não só impossível, mas lunático. Era como comparar um barrigudinho a Moby Dick".[4] Todavia, Damadian não estava sozinho na idéia sobre as aplicações da RMN à medicina. Paul Lauterbur, nos Estados Unidos, e Peter Mansfield na Inglaterra souberam das primeiras demonstrações de Damadian da RMN com camundongos. Cada um deles começou a trabalhar em um aparelho.

O desenvolvimento da RMN para varredura do corpo humano, da primeira patente de Damadian à primeira imagem obtida, levou cinco anos. Em 1972 Damadian pediu a patente de um aparelho tridimensional *in vivo* para um "Aparelho e Método para Detectar Tecido Canceroso". O pedido de patente incluía uma técnica para focalizar a varredura — um aspecto essencial de qualquer máquina dessas. Este método ele chamaria de FONAR, um acrônimo alternativo para *field focused nuclear magnetic resonance*, ressonância magnética nuclear de campo focalizado. Na época em que a patente foi garantida, em 1974, Damadian tinha demonstrado que a RMN podia ser usada para distinguir uma ampla variedade de tecidos de tumores. A taxa de "tempo de relaxamento" para o tecido de câncer de mama, por exemplo, era muito diferente da taxa para o tecido mamário normal.

O passo seguinte, a construção de um protótipo, foi uma realização imensa. Para varrer o corpo humano, Damadian decidiu que precisaria de um poderoso magneto supercondutor de 5.000 gauss. As bobinas de tais magnetos são compostas de materiais como nióbio-titânio, que quando resfriadas a uma temperatura próxima do zero absoluto conduzem eletricidade sem resistência; por seu porte, eram campos magnéticos poderosos. Em 1976 Damadian decidiu que, além disso, dois frascos térmicos "Dewar" seriam necessários para conter o hélio líquido usado para resfriar o magneto. Cada um deles pesaria 1.150 quilos e teria 3 metros de altura e 1,80 metro de extensão. (Apenas um deles foi realmente utilizado, porque a equipe foi incapaz de desenvolver um vácuo satisfatório no outro.) Junto com os alunos de pós-graduação Larry Minkoff e Michael Goldsmith, Damadian trabalhou praticamente sem parar nos dois anos seguintes. Ele estava em constante competição com Lauterbur, que deu várias contribuições originais para a RMN, em relação a quem Damadian desenvolveu um considerável antagonismo.

Em todo o desenvolvimento do aparelho que Damadian denominou "Indomável", ele foi tolhido pela falta de financiamento. Em princípio, o projeto podia ter se beneficiado muito da "combate ao câncer" do governo dos Estados Unidos, anunciado em 1971. Mas Damadian recebeu apenas uma pequena dotação dos Institutos Nacionais de Saúde, e isso somente depois de apelar diretamente ao presidente Richard Nixon. Sua própria originalidade e seu estilo científico imodesto impediram Damadian de procurar apoio através de doações. A busca de Damadian por fundos, constante e idiossincrática, é contada no relato popular de Sonny

Kleinfield da RMN, *A Machine Called Indomitable* (Uma máquina chamada Indomável).

O aparelho de RMN completo para o interior do corpo foi testado pela primeira vez em 1977. Um peru morto foi o primeiro paciente, e o próprio Damadian entrou no aparelho em 11 de maio de 1977. Seu volume fez deste esforço um fracasso, mas não houve efeitos prejudiciais. Foi somente em julho que o sinal do aparelho foi adequadamente sintonizado para proporcionar uma imagem de Larry Minkoff, e Damadian registrou em seu cadernos de notas:

4:45 DA MANHÃ SUCESSO FANTÁSTICO
Primeira Imagem Humana
Completa em Detalhes Surpreendentes
Mostrando Coração
Pulmões
Vértebras
Musculatura[5]

Em vez de licenciar o aparelho para fabricação, Damadian decidiu desenvolver o produto ele mesmo. A FONAR foi criada em 1978, e dois anos depois a empresa oferecia o "QED 80" para venda. O sistema de visualização foi repetidamente aprimorado, e logo a RMN tornou-se um instrumento médico desejado, utilizado com grande benefício na distinção entre diferentes tipos de tecidos moles. A RMN era um claro aperfeiçoamento em relação à tomografia computadorizada — a TC — para visualizar traços do cérebro, e era uma ferramenta diagnóstica melhor para uma variedade de tumores. Porém, não substituiu a tomografia computadorizada, que em 1980 estava disponível na maioria dos hospitais. Na verdade, esta última preparou o caminho para a RMN, em termos de custo e de derrubar novas fronteiras relacionadas com seu uso em potencial.

Os processos judiciais por infração de patentes são hoje uma parte previsível da introdução de tecnologia médica. Em 1983, quando várias empresas tinham entrado no mercado da RMN, a FONAR já estava pronta para levá-las ao tribunal. Damadian tinha protegido o aparelho com um sólido grupo de patentes. Com alguns concorrentes, ele fez acordos financeiros. A General Electric continuou em litígio, mas perdeu a batalha nos tribunais e em 1991 foi obrigada a pagar à FONAR mais de US$100 milhões.

Raymond Damadian continua a dirigir a FONAR. Em 1988 ele foi premiado com a Medalha Nacional de Tecnologia, e no ano seguinte foi empossado no Hall da Fama Nacional dos Inventores. Quando estudante de medicina, casara-se com

Donna Terry, e eles tiveram três filhos, dois meninos e uma menina. Damadian aparece em vários relatos biográficos como brilhante mas difícil, dedicado mas absorto consigo mesmo, prudente mas às vezes grandioso. "Fui chamado de lunático, um biruta", lembrou ele, "eu era o louco."[6]

Bert Vogelstein [n. 1949]

Uma Explicação Genética do Câncer

O câncer surge, como as coisas são compreendidas hoje, quando há disfunção de genes essenciais. A maioria dos tipos têm uma espécie de gatilho ambiental, enquanto os componentes genéticos podem gerar um indivíduo suscetível ou até praticamente destinado a desenvolver certos tumores. Esta ampla visão deriva em grande parte da pesquisa que começou na década de 1960, entre uma série de avanços na biologia molecular. Foi consolidada em um plano teórico por figuras como Harold Varmus (p. 423), cujo trabalho relacionou o câncer com genes associados com o crescimento e a comunicação entre as células e dentro delas.

Aplicar este conhecimento básico para tratar os cânceres humanos — um salto do laboratório para o paciente — tem sido há muito desejado e prometido. Um importante fluxo de pesquisa tem sua origem no modelo do câncer de cólon desenvolvido no final dos anos 80 e derivado de correlações de descobertas clínicas com as mudanças genéticas identificadas ao longo do tempo. A principal figura neste trabalho é um médico que passou a ser pesquisador da Universidade Johns Hopkins: Bert Vogelstein.

Bert Vogelstein nasceu em 2 de junho de 1949. É filho de um advogado e descendente de uma longa linhagem de conhecidos rabinos. Uma carreira na advocacia também foi a primeira opção de Bert antes de se interessar pela ciência. Ele descreveu uma infância incomum, em que ele era próximo de seus pais e se destacou como aluno, mas tinha poucos amigos. Alguns dias ele não ia à escola, mas à biblioteca pública para ler. Na Universidade da Pensilvânia, especializou-se em matemática, conquistando o bacharelado cedo, e passou um ano como aluno de mestrado, também em matemática. Mas por fim candidatou-se à faculdade de medicina, voltando a Baltimore para freqüentar a Johns Hopkins e recebendo seu diploma de medicina em 1974. Vogelstein fez residência em pediatria no Hospital Johns Hopkins antes de trabalhar por dois anos, de 1976 a 1978, como pesquisador associado no Instituto Nacional do Câncer. Sua decisão subseqüente de estudar o câncer surgiu de experiências dolorosas com crianças que sofriam da doença.

Ao chegar à pesquisa do câncer no final da década de 1970, Vogelstein se beneficiou de uma geração de progressos na biologia molecular. Os genes eram cada vez mais manipuláveis, podiam ser isolados e multiplicados com o uso de técnicas de recombinação e estudados de uma variedade de formas. A partir de 1978, as seqüências de nucleotídeos que compreendem qualquer trecho específico de DNA podiam ser lidas, base por base. Este avanço logo levou, em um nível técnico, ao desenvolvimento de polimorfismos de extensão de fragmento de restrição (conhecido como RFLP ou "riflips"), que torna possível reconhecer e mapear genes específicos e suas formas variantes, ou alelos. Esta tecnologia — e as demais que logo se seguiriam — representou uma ponte há muito desejada entre o genoma individual e o humano.

Na verdade, a realização de Vogelstein derivaria de seu *insight* nas possibilidades de investigar o câncer usando as ferramentas da biologia molecular. Mais significativamente, ele começou a trabalhar diretamente com cânceres humanos. Isso não era comum na biologia molecular da época, e Vogelstein teve alguns problemas, nos primeiros anos, para financiar sua pesquisa. A capacidade de identificar mutações genéticas humanas na patologia, herdada ou adquirida, era uma novidade e era de importância histórica, como Vogelstein percebeu. A situação foi de certa forma análoga à revolução na medicina no início do século XIX, quando os médicos parisienses começaram a relacionar doenças específicas com mudanças fisiológicas encontradas nas autópsias.

Uma influência direta sobre Vogelstein foi o trabalho de Alfred Knudson com o câncer conhecido como retinoblastoma. Na maioria dos casos, este câncer infantil — em que um tumor maligno surge na retina de um ou de ambos os olhos — era claramente herdado, mas podia surgir espontaneamente. A análise estatística de Knudson em 1971 sugeria que duas mutações distintas em um único cromossomo podiam ser responsáveis. Esta hipótese foi ignorada até que evidências experimentais a validassem em 1982. Vogelstein, bem como outros pesquisadores, percebeu que esta teoria progressista de "golpe duplo" também podia ser aplicada a outros tipos de câncer. Em 1982 Vogelstein decidiu pesquisar o câncer de cólon.

Uma doença importante, o câncer de cólon é excepcionalmente maligno porque, como o câncer de pulmão, ele com freqüência não é detectado até que dê metástase, ou se dissemine para outros lugares do corpo. Entretanto, sabia-se que a doença se desenvolvia em estágios, progredindo de pólipos inócuos a tumores malignos. Vogelstein e seus colegas começaram a coletar tecido de tumores em vários estágios de pacientes submetidos a cirurgias de câncer de cólon, e a busca dos genes seguiu obliquamente. Eles foram capazes de focalizar os genes encontrados ao longo dos cromossomos 5, 17 e 18. Vogelstein detectou a presença de um gene mutado em células retiradas de 22 entre trinta tumores — uma descoberta espetacular. "Nossos resultados apóiam um modelo", escreveu ele, "em que alterações acumuladas que afetam pelo menos um [gene] de ação dominante e vários genes supressores de tumores são responsáveis pelo desenvolvimento de um câncer colo-retal."[1] O acúmulo de genes mutantes ao longo do tempo tinha uma boa perspectiva de combinar com os desnorteantes aspectos clínicos do câncer de cólon — seu desenvolvimento em estágios e o fato de que pode levar anos para progredir para a malignidade.

O que era válido para o câncer de cólon podia ter sua aplicação esperada em outros cânceres também, e o sucesso da abordagem multifacetada de Vogelstein criou uma importante linha de pesquisa que foi amplamente imitada. No modelo gradual do câncer de cólon, vários genes são afetados com o passar do tempo. Para o câncer colo-retal, Vogelstein e seus colegas mostraram que o primeiro evento era geralmente a mutação, em uma só célula, de um gene supressor de tumor específico conhecido como polipose ademomatosa por *coli* (APC). Este defeito podia ser herdado ou adquirido, e levaria à proliferação celular. A ativação do "oncogene K-ras" seria o acontecimento seguinte e resultaria no desenvolvimento, no cólon, de um grande pólipo benigno. A perda dos genes supressores de tumor no cromossomo 18 e do gene supressor de tumor "p53" no cromossomo 17 por fim faz com que a célula irrompa em um câncer maligno.

Ao mesmo tempo, o trabalho de Vogelstein continuou a esclarecer o problema da suscetibilidade herdada a vários cânceres. Sua descoberta em 1990 do significado geral do p53 lançara uma luz sobre o poder dos genes supressores de tumores. Cerca de três anos depois, Vogelstein isolou genes que pareciam pertencer a um grupo completamente diferente, e eles ficaram conhecidos como "genes de reparo de erro de combinação". Ele descobriu que uma porcentagem pequena mas significativa dos casos de câncer de cólon se deviam à herança de cópias mutantes de tais genes. Tais mutações podiam ser detectadas em vítimas em potencial, pelo menos em princípio. Como conseqüência, a publicação na *Science* em 7 de maio de 1993, de "Genetic Mapping of a Locus Predisposing to Human Colorectal Cancer" (Mapeamento genético da predisposição de um *locus* a câncer colo-retal humano) representou um marco na pesquisa recente, uma forte ligação entre o laboratório e a medicina clínica em relação à forma de câncer fatal e proeminente.

Mas em termos amplos, o trabalho de Vogelstein (e, devemos reconhecer, de muitos outros) criou a base para progressos maiores não só na teoria da carcinogênese, mas também no tratamento e na prevenção da maioria das formas de câncer graves e brandos. "No início da década de 1990", escreve Michael Waldholz, "o modelo de múltiplos estágios da gênese do câncer proposto por Vogelstein, tão racional, elegante e provável, foi adotado por quase todo centro importante de pesquisa básica nos Estados Unidos e no exterior".[2] Vogelstein tornou-se o pesquisador mais citado nas ciências biológicas, e foi amplamente considerado um candidato ao prêmio Nobel. Continuou uma figura central na pesquisa do câncer em todo o restante da década e no século XXI.

Em 1999 Vogelstein tinha uma nomeação conjunta de professor de oncologia e professor de patologia na Faculdade de Medicina da Universidade Johns Hopkins, e pesquisador do Instituto Médico Howard Hughes. Considerado altamente competitivo e com freqüência descrito como viciado em trabalho, o estilo pessoal de Vogelstein é, ao contrário, reprimido e até autodepreciativo. Ele se casou com Ilene Cardin em 1971, e o casal teve três filhos.

Robert Gallo [n. 1937]

Luc Montagnier [n. 1932]

A Controversa Descoberta do Vírus da Imunodeficiência Humana (HIV)

No início da década de 1980, a síndrome de imunodeficiência adquirida (AIDS) surgiu como uma pandemia letal e obscureceu a esperança irreal de derrotar para sempre as doenças contagiosas. Nos Estados Unidos e na Europa, a AIDS apareceu primeiro entre homens homossexuais, enquanto na África e em outros lugares desenvolveu-se como uma doença heterossexual. A causa, como se veria, é um vírus, transmitido principalmente pela troca de fluidos corporais. De várias maneiras a AIDS é um exemplo ideal de uma nova doença contemporânea: é um artefato do imperialismo, promovida pelas viagens e o comércio internacional, e se dissemina principalmente por tipos específicos de uso compulsivo de drogas e comportamento sexual.

Dois virologistas são os mais notória e estreitamente associados com a descoberta do vírus da imunodeficiência humana (HIV), que causa a AIDS: o cientista francês Luc Montagnier e o americano Robert Gallo. As doenças letais ou debilitantes — e vêm à mente a tuberculose e a pólio — com freqüência geraram controvérsia na pesquisa médica. A AIDS não é exceção. Em toda a década de 1980, Gallo e Montagnier estiveram no centro de um turbilhão de debate acalorado, retórica partidária e jornalismo investigativo acusativo. O chauvinismo, o chamariz de receitas e financiamento e a supervisão governamental de inspiração política tiveram papéis importantes. Quando a poeira assentou, a descoberta inicial do HIV foi creditada ao trabalho de Montagnier no Instituto Pasteur. O trabalho de Gallo, no Laboratório de Biologia Celular de tumores do Instituto Nacional do Câncer dos EUA ajudou a pavimentar o caminho, e confirmou e forneceu evidências substanciais para a descoberta de Montagnier.

Juntos, o trabalho de Montagnier, Gallo e seus colegas levaram diretamente ao desenvolvimento de um teste diagnóstico e indiretamente a vários avanços na terapia farmacológica da AIDS. Com o uso de terapias recombinantes, os meados da década de 1990 viram um progresso genuíno mas limitado, e para aqueles que tinham dinheiro para se tratar, a AIDS podia ser uma doença crônica que mais tarde levaria a uma perda fatal da competência imunológica. Mas entre os pobres, especialmente em partes da África e em outros lugares, a AIDS resultou em uma epidemia arrasadora que arrebatou milhões de vida. Uma cura ou vacina preventiva, anunciada como iminente em 1983, continuava a ser uma meta fugidia.

Uma vez que a perspectiva histórica sobre a AIDS é tão pequena, parece razoável retratar Gallo e Montagnier juntos, contando brevemente a descoberta do HIV, a controvérsia que gerou e a tentativa de conciliação que se seguiu.

Robert Gallo nasceu em 23 de março de 1937, em Waterbury, Connecticut. Seu pai, Francis Anton Gallo, era metalúrgico e possuía uma empresa de solda; sua mãe era Louise Mary Ciancuilli. Gallo, como vários outros cientistas, ficou impressionado, quando garoto, com *The Microbe Hunters*, de Paul de Kruif (p. 477). A mais formidável influência em sua opção de carreira, contudo, foi a doença de sua irmã, Judy. Quando Robert tinha onze anos e Judy cinco, ela adoeceu de leucemia. A remissão, com a terapia inicial de antimetabólitos então em uso, era curta. "A alegre, saltitante e linda irmã de que eu me lembrava", escreveu Gallo em sua autobiografia, "agora estava emaciada, amarelada e coberta de hematomas. Quando ela sorria, eu via somente o sangue aglutinado cobrindo seus dentes. Esta foi a última vez em que vi Judy, e este continua a ser o mais poderoso e assustador demônio de minha vida."[1]

Depois de receber o diploma de bacharelado do Providence College, onde se especializou em biologia, Robert Gallo casou-se com uma namorada de sua cidade natal, Jane Hayes, em 1961; eles tiveram dois filhos. Gallo passou a freqüentar o Jefferson Medical College na Filadélfia, recebendo seu diploma de medicina em 1963. Ele começou sua carreira no campo da biologia celular e passou algum tempo na Universidade de Chicago, onde, de 1963 a 1965, trabalhou com a biossíntese de hemoglobina, a proteína de transporte de oxigênio no sangue. Por algum tempo se envolveu com a medicina clínica, depois de receber uma prestigiosa nomeação no Instituto Nacional do Câncer dos Institutos Nacionais de Saúde. Mas ele achou pessoalmente angustiante o trabalho clínico com casos desesperançados de câncer infantil, e lhe desagradava a atmosfera depressiva da enfermaria de câncer. Embora reconhecesse que a quimioterapia era eficaz ocasionalmente, apesar de marginalmente, ele também ficou perturbado com seus efeitos colaterais tóxicos. Gallo reconheceu sua inclinação para a pesquisa, e a partir de 1966 permaneceu no laboratório, inicialmente envolvido em estudos da leucemia.

Em retrospecto, o momento decisivo da carreira de Gallo foi a descoberta dos retrovírus; seu estudo constituiu um importante campo na pesquisa do câncer a partir de 1970. Compreendido essencialmente de RNA em um envoltório de proteína, os retrovírus adotam uma estratégia para reprodução que reverte o processo habitual de processar a transferência de informação: eles se replicam pela conversão para o DNA (graças à enzima "transcriptase reversa") e inserção no genoma de seu hospedeiro, e por esse estratagema, como genes, eles podem ser expressos — em detrimento da célula e do organismo vivo do qual ela é parte. A teoria retroviral da origem do câncer seria consideravelmente modificada, mas estimulou Gallo em sua busca por vírus do câncer desde o início da década de 1970, na época em que foi nomeado diretor do Laboratório de Biologia Celular de Tumores do Instituto Nacional do Câncer.

A crença de Gallo de que algumas formas de leucemia podiam ser causadas por um retrovírus infeccioso era uma idéia plausível que, todavia, em princípio não foi popular. Em 1975 Gallo e Robert E. Gallagher anunciaram o isolamento de um vírus da leucemia humano. Mas o HL23V-1, como foi chamado, mostrou-se na verdade um contaminante de laboratório — ele era na verdade outro vírus, encontrado em macacos lanudos, conhecido como o vírus associado ao sarcoma de símios. O erro de Gallo, embora de certa forma constrangedor, foi apenas uma entre várias gafes similares na recente história da pesquisa do câncer.

Gallo retomou os trabalhos, com esforços que seriam ao mesmo tempo inestimáveis e traiçoeiros para a compreensão da AIDS vários anos depois. Seu laboratório tornou-se profundamente envolvido na pesquisa do sistema imunológico e desempenhou um papel significativo na descoberta do fator de crescimento das células T, conhecido hoje como interleucina-2. As células T são essenciais para a resposta imunológica, e são também o tipo de células que se tornam disfuncionais na leucemia. Agora elas podiam ser cultivadas em tecidos — um progresso significativo. Além disso, estimulado pela descoberta dos retrovírus que inquestionavelmente causavam leucemia em gatos e gado bovino, Gallo acreditava que podia confiar na existência de um vírus carcinogênico humano. Em 1981 pôde anunciar a descoberta do vírus da leucemia de célula T humano (HTLV-1 ou uma variante, HTLV-2), associado com várias formas da doença.

Em resumo, as contribuições de Gallo para a teoria retroviral e sua pesquisa na leucemia, envolvendo o trabalho com as células T do sistema imunológico, explicam sua subseqüente proeminência na disputa pela descoberta do vírus da AIDS.

A formação de Luc Montagnier foi em certos aspectos semelhante à de Gallo. Ele foi atraído cedo para a ciência, e também foi influenciado pela morte de um familiar por câncer. Cinco anos mais velho que sua contraparte americana, Montagnier nasceu em 18 de agosto de 1932, filho único de Marianne Rousselet e

Antoine Montagnier, um contador que se dedicava seriamente à ciência como passatempo em um laboratório no porão de sua casa. A morte do avô de Luc por câncer de cólon o afetou profundamente. "A descoberta da doença misteriosa e inexorável", escreveu Montagnier mais tarde, "sem dúvida figurou significativamente em minha opção de estudo."[2] Montagnier recebeu um diploma em ciências naturais em 1953, sua *license* dois anos depois e, em 1960, seu diploma de medicina da Universidade de Paris. Seu casamento com Dorothy Ackerman em 1961 lhe deu três filhos.

O início da carreira de Montagnier incluiu várias descobertas significativas na pesquisa dos retrovírus e em torno dela. Trabalhando na Escócia de 1963 a 1965, ele fez importantes incursões na compreensão de como o RNA viral se reproduz nas células. Montagnier também ajudou a desenvolver uma técnica que mostrou como o vírus do polioma — um vírus de DNA excepcionalmente pequeno — podia induzir câncer em células de roedores normais. Voltando à França, Montagnier expandiu esta pesquisa de várias formas como diretor do laboratório no Institut du Radium (hoje Instituto Curie); em 1972 ele também se tornou chefe da unidade de oncologia viral do Instituto Pasteur.

Como ocorreu com Gallo, a preocupação de Montagnier com a nova teoria dos retrovírus colocou-o em uma posição ideal para investigar a patologia celular da AIDS, quando a epidemia surgiu.

Desde o advento da penicilina durante a Segunda Guerra Mundial e a vacina Salk contra a pólio na década de 1950, os mestres da medicina sugeriram que um dia as doenças infecciosas de todos os tipos seriam erradicadas. Mas no final da década de 1970, contudo — na época em que a varíola na verdade parecia completamente derrotada — tais profecias começaram a parecer ingênuas. Um crescente número de homossexuais homens, nos Estados Unidos e na Europa, começaram a desenvolver um conjunto de sintomas e uma variedade de doenças infecciosas. O prognóstico era invariavelmente fatal. Em alguns anos a doença subjacente foi reconhecida como um distúrbio do sistema imunológico. O aparecimento da doença em hemofílicos e outros receptores de transfusão de sangue sugeria fortemente um agente infeccioso transmissível e, como não podia ser filtrado do sangue, pensou-se que era um vírus.

Robert Gallo foi no início atraído para o estudo na nova doença, mas em 1982 ele soube que uma de suas características era uma deficiência de célula T. Tal doença relacionada com o sistema imunológico estava perto de seu campo de pesquisa em leucemia, uma doença dos glóbulos brancos de proteção, ou linfócitos. Um ano depois, em fevereiro de 1983, Gallo propôs que a causa da AIDS podia ser um retrovírus. Sua suspeita específica era que o vírus da AIDS seria uma variante do HTLV-I ou do HTLV-II, os vírus da leucemia que ele havia descoberto anteriormente.

Montagnier logo deu apoio parcial à sugestão de Gallo. Em janeiro de 1983, ele cultivou células de uma biópsia de um paciente com nódulos linfáticos aumentados, um sinal precoce da AIDS. Seu laboratório demonstrou a presença da transcriptase reversa, a enzima que quase invariavelmente indica que um retrovírus está em operação. Montagnier nutriu a possibilidade de que Gallo estivesse correto, e este retrovírus estivesse estreitamente relacionado com o HTLV-1 ou o HTLV-2.

Mas os resultados de laboratório mostraram algo surpreendentemente diferente. Enquanto os vírus HTLV definitivamente causariam a proliferação das células, não era o que acontecia com o vírus que Montagnier descobrira em seus pacientes com doença dos nódulos linfáticos. Em vez disso, os linfócitos morriam. Montagnier começou a chamar este vírus de vírus associado com linfadenopatia (LAV). Gallo, já desmedidamente convencido de que o HTLV era o vírus da AIDS, inicialmente duvidou dos resultados de Montagnier.

Gallo publicou três artigos em uma única edição da *Science* em maio de 1983. Seu laboratório fora capaz de produzir HTLV-III, como ele chamou o vírus, em uma linhagem celular permanente. Ele acreditava que tinha extraído o vírus de dois pacientes de AIDS e de outras fontes. Na mesma edição da *Science*, Montagnier publicou um artigo sobre seu trabalho com o LAV. Embora admitisse a possibilidade de que este vírus fosse uma versão do HTLV de Gallo, Montagnier, com base em suas próprias evidências, não se comprometeu explicitamente com isso. O artigo de Montagnier apareceu depois dos três artigos de Gallo na revista e recebeu relativamente pouca atenção.

A convicção de Gallo de que o vírus da AIDS seria uma variante do HTLV armou o cenário para um confronto com Montagnier. Em um encontro em Cold Spring Harbor em setembro de 1983, Montagnier discorreu sobre sua descoberta do que poderia ser o vírus da AIDS em uma apresentação importante. De uma forma surpreendentemente pouco diplomática e agressiva, de que se arrependeu depois, Gallo contestou os resultados de Montagnier. "Ele tratou Montagnier rudemente", lembrou Jacques Leibowitch, um dos primeiros pesquisadores da AIDS, "só porque ele apresentou dados que Gallo não queria admitir."[3]

O trabalho científico nos dois lados do Atlântico continuou pelos seis meses seguintes. Montagnier, trabalhando no Pasteur com um grupo informal, "Les Dix", isolou o vírus LAV que havia coletado de pacientes de AIDS de diferentes formações e sofrendo de várias infecções. Aos poucos ele se convenceu de que este vírus não era o vírus HTLV do laboratório de Gallo. Enquanto isso, a convicção de Gallo de que o HTLV era o vírus da AIDS parece ter criado uma situação propícia para o erro, bem semelhante àquele cometido por Robert Koch (p. 49) quando anunciou uma vacina para a tuberculose em 1890. Embora o laboratório de Gallo tenha recebido amostras do LAV de Montagnier em julho e setembro de 1983, ele não parece ter comparado especificamente o vírus francês com o HTLV que seu laboratório tinha começado a cultivar com grande sucesso. Este passo lógico poderia ter evitado muita controvérsia subseqüente.

No início de 1984, anúncios dúbios e conflitantes inauguraram a fase pública da disputa da AIDS. "Ainda tenho (...)", escreveu Montagnier mais tarde, "uma sensação de amargura sobre este período. Sabíamos que estávamos certos, mas éramos os únicos a saber."[4] Em 24 de abril de 1984, Margaret Heckler, secretária de Saúde e Bem-estar Humano dos EUA, anunciou que Gallo e seus colegas dos NIH tinham descoberto e isolado o vírus da AIDS, que ele estava chamando de HTLV-III. Além disso, Heckler anunciou que logo estaria disponível um exame de sangue para a doença, e ela chegou a sugerir que levaria alguns anos para se lançar uma vacina. Seguiu-se uma série de artigos, publicados com destaque na *Science* de 4 de maio de 1984.

Um dia antes do anúncio de Heckler, contudo, o *New York Times* relatou que os Centros de Controle e Prevenção de Doenças (CDC) acreditavam que o vírus da AIDS tinha sido descoberto — mas através do trabalho de Montagnier e seus colegas do Instituto Pasteur, e não de Gallo. Os pesquisadores dos CDC tinham se convencido, baseados em análises laboratoriais, que o vírus francês LAV era a causa da AIDS.

A questão substantiva no conflito — se era o vírus LAV ou o HTLV-III a causa da AIDS — foi debatida nos dois anos seguintes. Mais tarde ficou claro que o vírus HTLV-III e o vírus LAV de Montagnier eram idênticos. Provavelmente a contaminação que obscureceu este fato ocorreu no laboratório de Gallo. Em abril de 1986, Gallo admitiu que, em um de seus artigos de 1983, uma foto do que ele chamou de HTLV-III era na verdade do LAV. De acordo com Steven Epstein em seu *Impure Science: AIDS, Activism and the Politics of Knowledge* (A ciência impura: AIDS, militância e a política do conhecimento), "embora Gallo continuasse a apresentar a descoberta do HTLV-III como um resultado natural da pesquisa com HTLV, ele mais tarde foi obrigado a aceitar a visão dominante de que, de um ponto de vista genético, o novo vírus não era razoavelmente classificável como um vírus HTLV."[5]

Por algum tempo a nomenclatura do vírus foi um indício da confusão científica e política que veio a infestar a ciência em torno da AIDS. A Organização Mundial de Saúde usou o nome LAV/HTLV-III, recomendado pelos CDC, enquanto o governo americano preferia HTLV-III/LAV. Em 1986 a questão foi resolvida quando um Comitê Internacional de Taxonomia de Vírus propôs com sucesso o nome vírus da imunodeficiência humana, ou HIV.

Gallo cederia a primazia pela descoberta do vírus da AIDS ao francês em abril de 1986, mas uma questão econômica também estava em jogo. A plena descoberta do vírus significava, por fim, a capacidade de propagá-lo em cultura, e isso por sua vez levou ao desenvolvimento de um teste de anticorpos que se tornaria fonte de uma receita considerável. O laboratório de Gallo, em nome dos Institutos Nacionais de Saúde, tinha solicitado e conseguido patentes para um teste semelhante para o vírus HTLV-III — que era, na verdade, o LAV. A solicitação francesa de uma patente americana pelo mesmo vírus foi feita algum tempo antes. Assim, os americanos originalmente ganharam uma patente baseada em um vírus que na verdade fora descoberto pelos franceses. Não é de surpreender que o governo francês tenha entrado com um processo judicial.

Em 1987, a disputa pela patente foi oficialmente concluída com um documento assinado pelo presidente Ronald Reagan e pelo presidente francês Jacques Chirac, bem como por Montagnier e Gallo. O acordo impôs uma declaração conjunta explicando como o vírus fora descoberto. Os *royalties* do teste de anticorpos seriam divididos, e o nome de Montagnier foi adicionado à patente. Uma cronologia de eventos fraca e insatisfatória foi publicada por ambas as partes na *Nature* em 2 de abril de 1987.

O conflito, porém, ainda não teve um fim. Em 1989 John Crewdson, um jornalista investigativo do *Chicago Tribune*, publicou um longo artigo, "The Great AIDS Quest" (A grande aventura da AIDS), em que só faltava acusar Gallo de roubar o vírus de Montagnier. Isto incitou uma investigação, iniciada em 1990, pelos Institutos Nacionais de Saúde. Concluiu-se que Gallo tinha exercido um julgamento ruim, e descobriu-se que um dos cientistas de seu laboratório, Mikulas Popovic, era culpado apenas de uma acusação de conduta inadequada. Estas descobertas foram derrotadas em uma apelação. Contudo, o Escritório de Integridade de Pesquisa (ORI, Office of Research Integrity), um comitê de supervisão independente do Departamento de Saúde e Serviços Humanos, fez um inquérito separado. O ORI, com uma atitude ideológica e ignorante em relação à ciência, estava disposto a achar Gallo culpado de conduta científica inadequada. E assim fez. Gallo apelou e foi finalmente inocentado em 1993.

Tanto Montagnier quanto Gallo continuaram a se manter em destaque quando a pesquisa do HIV se expandiu em muitas direções e enquanto a AIDS se desenvolvia para uma pandemia global sem precedentes no mundo contemporâneo. Ambos publicaram autobiografias científicas que se concentraram em sua busca pelo vírus do HIV. O *Virus Hunting* (Caça ao vírus) de Gallo foi publicado em 1991. *Virus: My Search for the Origin of AIDS* (Vírus: Minha busca pela origem da AIDS), de Montagnier, apareceu na França em 1995, e em uma tradução para o inglês em 1999.

Gallo, depois de trinta anos no Instituto Nacional do Câncer, tornou-se chefe do Instituto de Virologia Humana da Universidade de Maryland em 1997. Como aconteceu com alguns laboratórios do passado — aqueles fundados por Robert Koch e Emil von Behring (p. 241), por exemplo — este foi montado de acordo com as especificações de Gallo. Incluía divisões para pesquisa básica, epidemiologia e medicina clínica, bem como um braço de marketing farmacêutico. Gallo recebeu duas vezes o prêmio Albert Lasker: em 1982, por seu trabalho sobre as origens virais do câncer, e novamente em 1986 por seu trabalho com a AIDS. Em 1987 recebeu o prêmio da Fundação Gairdner.

Montagnier teve um destino semelhante. Sua posição destacada no Instituto Pasteur e como diretor de pesquisa do Centro Nacional de Pesquisa Científica (CNRS), bem como na comunidade científica internacional, fez dele objeto de considerável atenção da mídia francesa. Ele foi também alvo de uma grande análise pública. Ajudou a criar a Fundação Mundial para a Pesquisa e Prevenção da AIDS em 1993. Em 1997, Montagnier deixou o cargo de diretor do Departamento de Pesquisa de Retrovírus e AIDS do Instituto Pasteur para aceitar um cargo criado para ele de diretor do Centro de Biologia Molecular e Celular do Queens College em Nova York. Em 1998 Montagnier dividiu o prêmio da fundação Warren Alpert com Gallo — uma forma de reconciliação no circuito cerimonial.

Tanto Robert Gallo como Luc Montagnier abriram os campos da biologia molecular e da oncologia, demonstrando uma inclinação para programas agressivos de pesquisa quando começaram o trabalho científico na década de 1960. Trabalharam com retrovírus na época em que ele era desconcertante e fora de moda. Gallo, conhecido pelo egotismo e a hipérbole, foi descrito por Jon Cohen como "embotado, grosseiro, frenético e competitivo".[6] A visão de mundo de Montagnier era inundada de belicosidade e combatividade. "Como um jogador de roleta à mesa", disse ele uma vez, "sou viciado na obtenção de resultados em meu laboratório."[7]

Parte VI Miscelânea

Celso [c. 25 a.C.-50 d.C.]

O Cícero da Medicina

Aurélio Cornélio Celso, que viveu durante o primeiro século da era cristã, foi um enciclopedista de primeira linha. Foi o autor — por uma conjectura plausível — de um imenso compêndio que inclui escritos sobre filosofia, leis e retórica, bem como teoria militar e agricultura. Mas tudo o que sobreviveu de *De artibus*, como sua obra completa é chamada, é *De medicina* — uma série de oito tratados sobre medicina. Redescoberto no século XV, foi publicado em 1478 e agradou muito aos humanistas, cujas buscas intelectuais, um século depois, incitariam o cadinho da medicina renascentista. Celso escrevia em latim, e seu vocabulário tornou-se a base da nomenclatura médica nos tempos modernos.

Seria Celso um médico? Quase certamente não. Considerações de classe tornariam isso improvável, porque seu nome sugere claramente que ele era de origem aristocrática e abastado. Alguns sugeriram que Celso foi somente um compilador, talvez editor geral das obras que trazem seu nome, ou o tradutor de algum texto grego desconhecido. *De medicina* é uma obra-prima de prosa latina, contudo, e a beleza de seu estilo depõe contra esta interpretação. Hoje em dia, considera-se com mais freqüência que Celso sintetizou um trabalho que cobriu toda a medicina. Ele obviamente utilizou a observação e fontes escritas, e seu bom senso brilha em toda a obra. "A judiciosidade de suas opiniões", escreveu o historiador da medicina Ralph Major, "a clareza de suas descrições, a falta surpreendente de verbosidade e pompa em suas explicações, combinados com seu latim puro e elegante, fazem de *De medicina* um dos maiores textos médicos."[1]

Nada se sabe da vida de Aurélio Cornélio Celso, exceto que sua presença está registrada em Roma no ano de 25 a.C. Ele viveu, então, na mesma época que Jesus Cristo, nos primeiros anos do império, na esteira da república. A composição de *De artibus* é habitualmente datada de cerca de 25 a 35 d.C., durante o reinado de Tibério.

De medicina começa com uma visão histórica geral. Celso é uma fonte excepcional de conhecimento sobre as várias escolas da medicina grega desde a época de Homero, e ele discute dezenas de personalidades da antigüidade. "Não hesitarei em fazer uso da autoridade dos homens antigos", escreve ele, "e especialmente de

Hipócrates [p. 55]."[2] Entre os outros que também o influenciaram estava Asclepíades.* Quando traça a história das várias escolas, Celso desenvolve o amplo plano organizacional para os oito livros de sua enciclopédia. Ele escreve que, para os antigos, "a Arte da Medicina era dividida em três partes: uma que cura através da dieta, outra através de medicamentos, e a terceira pelas mãos".[3]

Celso começa o Livro I com uma discussão da dieta e da higiene. Ele recomenda exercícios, considera benéfico transpirar e defende frutas frescas em vez de secas. O Livro II diz respeito extensivamente à etiologia da doença e aos sintomas e prognósticos. Confia pesadamente em Hipócrates, como se poderia imaginar. Celso observa, por exemplo, que um súbito aumento ou diminuição no peso corporal pode indicar o início de uma grave doença. A transpiração, a fadiga e a febre são arautos de um sério problema à frente. Celso observa a importância de monitorar cuidadosamente o curso das febres e as manifestações que a acompanham.

O Livro III lida com o tratamento e as doenças generalizadas como a gripe comum e a pneumonia. Aqui descobre-se a famosa fórmula quádrupla de Celso para a inflamação: rubor e inchaço, calor e dor (*rubor, et tumor, cum calore et dolore*). É interessante observar que, entre seus muitos exemplos, ele fala da disenteria. "Às vezes, nos pacientes, ela se prolonga", escreve Celso, "às vezes se afasta rapidamente deles."[4] Isto era verdade na época e continuou assim por quase 2 mil anos. Foi somente no final do século XIX que as disenterias amebiana e bacilar foram distinguidas entre si e de outras doenças que causam diarréia grave, como o tifo e a febre tifóide. Um longo tempo se passaria também até que houvesse uma forma mais eficaz de tratar as doenças debilitantes, incluindo a tuberculose, para a qual Celso recomenda uma longa viagem ao Egito, tupertine e um regime alimentar de leite e mel. Ele também descreve a malária, que era uma séria causa de mortalidade durante o império e às vezes pensava-se ter contribuído para o declínio de Roma.

O relato de Celso da raiva foi tão abrangente quanto qualquer outro a aparecer antes do século XIX, e costumava ser citado com freqüência. Ele suspeitava de que a saliva de animais raivosos continha "hidrofonia", como os gregos chamavam o veneno. A doença em seres humanos era "mais deplorável". A vítima, escreve Celso, "é atormentada ao mesmo tempo por sede e o medo de água, e há muito pouca esperança nela".[5] Terapia? Para Celso, o único remédio era lançar o paciente de surpresa em um tanque e garantir que ele engolisse um pouco de água.

---

*Asclepíades (c. 120-30 a.C.) foi um médico grego controverso que tratou de muitos romanos ricos. Ele foi o primeiro exemplo do curandeiro carismático e bombástico com teorias simples, lemas vigorosos e terapias suaves. Sua obra está perdida.

Sempre se ouve que a vida em Roma não era pouco cruel, e não se pode contestar isso lendo Celso. Ele distingue vários tipos de doença mental, e embora a música suave pudesse funcionar para a melancolia da mente, os tratamentos para casos graves eram geralmente de último recurso: tortura, grilhões, chibatadas, se necessário, e fome.

O Livro IV diz respeito à descrição anatômica de certas doenças. Os primeiros 23 capítulos do Livro V relacionam os remédios disponíveis para Celso. Ele tinha ópio bem como diuréticos, purgantes e laxativos. Mas a maioria dos itens da lista é somente de uso externo: tanino para aplicações locais, e emplastros e cataplasmas. As doenças de pele e úlceras de vários tipos são o tema do Livro VI. As descrições de Celso das lesões cutâneas são tão exatas que ainda são encontradas na nomenclatura da dermatologia.

Os livros VII e VIII lidam com a cirurgia, e o trabalho de Celso reflete a maior atenção dada a esta habilidade nos séculos antes de Hipócrates. No Livro VII, ele delineia as operações clássicas, inclusive um procedimento para catarata e litotomia, ou remoção de uma pedra no trato urinário. Há uma seção sobre cirurgia plástica, mostrando como a pele podia ser reparada, concentrando-se no nariz e na cabeça. Em qualquer situação, Celso aconselha o cirurgião a nunca realizar procedimentos com demasiada rapidez, mas a "fazer tudo como se os gritos alheios não o impressionassem".[6]

Por fim, as fraturas e deslocamentos são tratadas no Livro VIII. Celso descreve como usar talas e engomar bandagens em fraturas. Ele fornece descrições para mais de 100 instrumentos cirúrgicos, inclusive ganchos, fórceps, espéculos e serras para amputação. Entre estes instrumentos estava um usado para extrair as raízes de dentes; outro para abrir feridas para a remoção de flechas. Muitos dos instrumentos descritos em *De medicina* têm sido desde então desenterrados de sítios arqueológicos e podem ser encontrados hoje em museus de medicina e da antigüidade.

Apesar de sua clareza e completude, Celso não era uma autoridade para os médicos gregos, nem foi discutido por eles, como Galeno (p. 61), que dominou a medicina romana no primeiro século e novamente na Idade Média. *De medicina*, conseqüentemente, ficou perdido para a medicina por 400 anos. Mas em meados do século XV Tommaso Parentucelli, um eminente pregador cujo pai era médico, descobriu um antigo manuscrito da grande obra de Celso na biblioteca papal de Santo Ambrósio, em Milão. Isto foi em 1443, e quatro anos depois Tommaso tornou-se o papa Nicolau V, patrono dos humanistas. Em 1478, *De medicina* foi publicado em Florença, o primeiro texto geral de medicina a ser impresso.

Ibn Sina (Avicena) [980-1037]

O Príncipe dos Médicos

A sobrevivência da tradição médica ocidental, enraizada no pensamento greco-romano, dependeu de intelectuais árabes da Idade Média. Quando o Império romano declinou, eruditos e intelectuais foram mandados para o Ocidente cristão e encontraram refúgio na Pérsia. Eles levaram consigo os clássicos médicos de Hipócrates, Galeno e outros, e estas obras foram traduzidas primeiro para o siríaco e subseqüentemente para o árabe. Usando estas obras como base de conhecimento, Haly Abbas escreveu um famoso livro de medicina clínica, e Mohamed ibn Zakariya' al-Razi tornou-se um médico de destaque e um cientista e filósofo. Mas o mais influente dos grandes médicos árabes é Ibn Sina, ou, como os eruditos cristãos o chamavam, Avicena.

Ibn Sina é lembrado como filósofo, matemático e poeta, bem como médico. Foi autor de mais de 250 obras, incluindo uma notável enciclopédia de ciência, e sua poesia, escrita em persa, é sempre muito elogiada. Seu compêndio, o *Al-Qanun fi'l Tibb* (Cânone de medicina), quando traduzido para o latim na Idade Média, tornou-se parte da poderosa tradição escolástica. "Era tão vigoroso e convincente", escreve o historiador Henry Sigerist, "que dominou a medicina no Oriente e no Ocidente por seis séculos."[1] Embora dogmático em sua abordagem, Ibn Sina ainda é uma leitura eminentemente interessante, e o *Cânone* fornece descrições e diagnósticos que por muito tempo intrigaram os médicos e fizeram de seu trabalho o tema de muitos comentários. Na verdade, Ibn Sina, que foi educado como jurista e médico, ilustra bem a importância da retórica para a ciência e a medicina. "O *Qanun* cobre os vários ramos da medicina com uma precisão e totalidade que lhe confere ascendência sobre a disciplina por centenas de anos", escreve Lawrence I. Conrad, "e é classificado como uma das mais impressionantes e duradouras realizações da ciência islâmica medieval."[2]

Sabe-se bastante sobre Ibn Sina, em grande parte porque ele mesmo ditou suas memórias do início de sua vida. Abu Ali al-Husayn ibn 'Abdallah ibn Sina nasceu por volta de 980 perto de Bukara, então um centro intelectual do Islã e um poderoso reino dominado pelos samanidas. (Hoje, Bukara localiza-se no Uzbequistão.)

O pai de Ibn Sina era um funcionário do governo, possivelmente um coletor de impostos, e um intelectual que pertencia a um culto haxixe. De acordo com seu relato, Ibn Sina foi um prodígio extraordinário que memorizou o Corão aos dez anos. Com a orientação de seu pai, ele estudou matemática, astronomia, medicina e filosofia. Também dedicou-se a memorizar a *Metafísica* de Aristóteles — sem, a princípio, compreendê-la.

"A medicina não é um tema difícil", escreveu Ibn Sina, "e em um curto espaço de tempo, é claro, eu me destaquei nela (...)."[3] Na verdade, aos 17 anos Ibn Sina realizou uma cura do governante samanida Nuh Ibn Mansur. Isto lhe granjeou a estima de toda a corte, e ele teve acesso à biblioteca real. Ele deve ter feito bom uso de seus sete anos como médico do palácio.

Por volta da virada para o século XI, os turcos deram um fim ao regime samanida e seguiu-se um período de inquietação política. Ibn Sina começou uma fase de perambulações. Mais tarde foi nomeado para um alto cargo executivo, como vizir para Shama ad-Dawlan, em Ramadã. Embora o registro histórico não esteja claro, Ibn Sina parece ter irritado certos elementos do exército. Por algum tempo ele foi obrigado a se esconder, e ficou preso brevemente. Ele foi mais tarde reintegrado.

O *Cânone* de Ibn Sina é uma obra abrangente e sistemática que consiste em cinco livros. O primeiro livro, o mais complexo de todos, fornece os fundamentos da medicina, inclusive a teoria básica relacionada com as causas e o tratamento das doenças, e regras de higiene e boa saúde. É um manual de pouco valor, com instruções para a sangria, a cauterização e outros procedimentos. A *materia medica* é o tema do Livro Dois, que relaciona e descreve as várias propriedades e usos das drogas disponíveis.

O Livro Três do *Cânone* discute as doenças "da cabeça aos pés", começando pelo cérebro e terminando com as dores das juntas e as doenças das unhas. A patologia geral é tema do Livro Quatro, que lida com doenças contagiosas e tópicos como febres, pústulas, feridas e fraturas. O Livro Cinco descreve todas as várias "drogas compostas". Estas incluem a teriaga (antídotos em forma de pasta feitos de drogas pulverizadas misturadas com mel), trociscos (compostos em tabletes, a serem dissolvidos na boca), e outros medicamentos similares, como eletuários e catárticos.

As grandes virtudes do *Cânone* são sua clareza e a abrangência do texto. Não possui a desordem que prevalecia nos escritos de Galeno e, enquanto várias mãos criaram o *corpus* hipocrático, o *Cânone* é produto de uma só mente e cobre toda a medicina. De acordo com isso, sua entrada na medicina ocidental foi um acontecimento de grande importância. O *Cânone* foi traduzido para o latim no século XII por Gerard de Cremona, de Toledo. Uma tradução melhorada, entre os primeiros livros de medicina impressos, foi publicada em 1526 em Veneza e reimpressa repetidamente durante os séculos XV e XVI. Ibn Sina ficaria satisfeito de saber que sua obra foi ensinada nas universidades européias ainda no século XVII, até que o escolasticismo entrasse plenamente em voga.

Ibn Sina passou o último período de sua vida, a partir de 1024, em Isfahan, como médico e conselheiro científico do governante de lá. Sua vida parece ter sido ao mesmo tempo exigente e cheia de hedonismo. Ele gostava de atacar problemas difíceis com os alunos, beber uma boa quantidade de vinho e de uma vida sexual extravagante. Como escreve um biógrafo recente, "o mestre era vigoroso em todos os seus poderes, e o sexual era a mais intensa e predominante de suas faculdades libidinosas, e ele indulgia nela com freqüência."[4]

Ibn Sina adoeceu de cólica, que foi complicada por uma úlcera, e morreu em 1037 — ironicamente, vítima de uma *overdose* de ópio purificado, cujas regras para a dosagem ele muito fez para melhorar. Ele não se casou e não deixou filhos. Em seus últimos dias, diz-se que Ibn Sina libertou seus escravos e doou suas posses aos pobres. Sepultado em Ramadã, seu túmulo passou a ser lugar de peregrinação. Por sugestão de William Osler (p. 225), Reuben Levy visitou o local em 1919, logo depois da Primeira Guerra Mundial. Encontrou o túmulo guardado por homens cultos, que viam-no como um lugar sagrado. Na verdade, Levy soube que, se ele despejasse água em uma tina na lápide, "devia imediatamente ser curado de qualquer febre que eu pudesse estar sofrendo". Levy acrescenta sentenciosamente: "Arrependo-me de que no momento minha saúde por acaso estivesse notavelmente boa, e que eu portanto fosse incapaz de tirar proveito da oportunidade de submeter a questão a um teste científico".[5] Um impressionante mausoléu arquitetônico foi construído no local, junto com um museu e uma biblioteca.

A influência de Ibn Sina foi questionada pela primeira vez em 1527, quando Paracelso (p. 79) queimou um exemplar do *Cânone* durante sua aula inaugural na Basiléia. Mas ela persistiu na medicina ocidental até a revolução científica, e hoje subsiste em toda parte. O *Cânone* continua a ter um apelo particular para a medicina *ayunani*, que ainda é amplamente praticada na Índia e especialmente popular entre as populações rurais. Livros sobre *ayunani* são às vezes publicados em inglês, no gênero da medicina alternativa. Em 1991, G. M. Chisti, um *hakim* (médico) indiano, publicou *The Traditional Healer's Handbook* (Manual do curandeiro tradicional). Foi baseado, como garantiu o autor, na obra de Ibn Sina. Sua esperança é de que "um segundo milênio de estudantes e praticantes descobrirão uma imensa recompensa no gênio especial e extraordinário do *Hakim* Ibn Sina, o Príncipe dos Médicos".[6]

Louise Bourgeois [c. 1563-1636]

A Persistência da Parteira

A assistência ao parto tem sido historicamente domínio de mulheres. O trabalho da parteira como uma atividade é tão antigo quanto a civilização, mas seus costumes e práticas variam muito com a época, o país e a região. Na tradição ocidental, o papel das parteiras foi significativo no Império romano e durante a Idade Média, quando aquelas mulheres com freqüência tinham uma gama de deveres, inclusive verificar a identidade de crianças e o estado do hímen. As parteiras ficaram sob análise civil maior e regulamentação municipal durante o Renascimento e a Reforma, e às vezes tiveram a distinção de ser associadas com a bruxaria. Em toda a história, parteiras instruídas ocasionalmente documentaram sua vida e suas opiniões. Um dos melhores exemplos é Louise Bourgeois. Parteira do nascimento dos filhos de Henrique IV e Maria de Médicis, ela é autora de, entre outras obras, o famoso *Observations diverses* (Observações diversas).

Louise Bourgeois nasceu nos arredores de Paris por volta de 1563, no subúrbio próspero de Saint-Germain. Nada mais se sabe de sua infância. Ela certamente aprendeu a ler e escrever e, como a maioria das jovens mulheres de sua classe, provavelmente foi ensinada a bordar. Em 1584 casou-se com Martin Boursier, um barbeiro-cirurgião estabelecido que aparentemente viveu na casa de Ambroise Paré (p. 155), e parece ter sido assistente dele. Bourgeois escreve ter visto, em 1590, "o grande cirurgião Paré, deitado em seu leito de morte e, embora na idade de oitenta anos, com um intelecto lúcido como sempre, e tão ansioso para aprender alguma coisa com quem o visitava".[1] Bourgeois e seu marido permaneceram em Saint-Germain, e depois de vários anos foram pais de três filhos. Bourgeois fala bem de seu marido, e eles parecem ter desfrutado uma felicidade considerável.

Um conjunto peculiar de circunstâncias irrompeu na vida particular de Louise Bourgeois e levou-a a se tornar parteira para a corte francesa. Em 1589, Henrique de Navarra, prestes a se tornar Henrique IV, primeiro rei Bourbon da França, sitiou Paris, que estava então nas mãos da Liga Católica. Esta operação militar não poupou o Faubourg Saint-Germain, e afetou diretamente Bourgeois e seu marido. Ela mais tarde escreveu ter "continuado sem nenhuma posse, mas o pouco que poupamos, passamos a vida vendendo gradualmente a cada dia".[2] As guerras provavelmente tiveram importância em sua decisão de se tornar parteira, com suas recompensas financeiras. Não está claro se ela aprendeu sua habilidade com seu marido ou realizou um aprendizado informal, mas ela logo ficou atarefada, como mais tarde escreveu, e em 1598 foi aprovada no exame cívico para se tornar "enfermeira juramentada".

Exatamente como Louise Bourgeois chegou à corte é uma história complicada. Em 1600, Henrique IV, tendo se convertido ao catolicismo, tomou como sua rainha consorte Maria de Médicis, filha do grão-duque da Toscana. Parece que um amigo apresentou Bourgeois a Maria, que a aceitou como sua parteira para seu confinamento próximo. Em 26 de setembro de 1601, Bourgeois foi convocada aos aposentos reais. O próprio rei a recebeu, dizendo: "Venha, parteira, venha ver a minha esposa que está aflita, veja se ela está em trabalho de parto".[3] Depois que o pequeno delfim veio ao mundo, Louise pediu vinho. Ela inicialmente absteve-se de aspergi-lo no corpo do bebê, como era o costume. Mas o rei disse a ela: "Faça-o como faria com qualquer outra criança".[4] Parte da satisfação de Henrique em ter um filho, em vez de uma menina, parece ter sido atribuída a Bourgeois. Ela caiu nas boas graças do rei.

Na década seguinte, Bourgeois não só fez o parto dos seis filhos da rainha, mas também atendeu a outros nascimentos reais. Enquanto mantinha uma prática privada no Quartier Latin, ela geralmente passaria na corte o último mês de gravidez da rainha e continuaria outro mês depois do nascimento. Ela foi bem paga por seus esforços, recebendo cerca de 900 *livres* por parto, quando os honorários habituais eram de 50. Recebeu o que parece ter sido uma bonificação de 6.000 *livres* em 1608. O assassinato de Henrique IV em 1610 deu um fim aos partos de Maria, mas Bourgeois continuou sendo a parteira de nobres da corte por alguns anos a mais.

Bourgeois não atrairia interesse hoje se não fosse por seu *Observations diverses*, publicado em vários volumes entre 1617 e 1626. Mais que uma compilação de conhecimentos adquiridos, ele é um manual prático com uma abordagem racional e inclui 48 relatos de casos. *Observations* é escrito em francês, direto embora desorganizado, e incorpora grande parte do conhecimento e da teoria médicos. O relato anatômico de Bourgeois do parto e sua teoria são ortodoxos em suas linhas principais, e seu contexto geralmente é racional, embora não formal. Ela sabia como realizar uma extração manual de um bebê em versão podálica, podia fazer um parto de uma mãe moribunda e o nascimento de gêmeos com sucesso depois de um longo trabalho de parto.

O relacionamento de Bourgeois com médicos e cirurgiões foi um resultado de seu *status* singular de parteira da realeza. Ela é crítica em relação a eles, às vezes áspera em seus comentários, mas em geral diplomática. Em uma recente biografia, Wendy Perkins afirma que Bourgeois era ao mesmo tempo "conformista e subversiva, lutando por aceitação e exigindo reconhecimento por mérito próprio em um domínio do qual normalmente teria sido excluída".[5] Assim, por exemplo, Bourgeois evita a inclinação fortemente intervencionista às vezes encontrada nos médicos do século XVI. Ela destaca a importância de um ambiente tranqüilo na sala de parto — como as parteiras de hoje. Ao mesmo tempo, conserva as noções tradicionais, como colocar o couro de uma lebre recentemente abatida no abdome da mãe logo depois do nascimento e instar a mulher a vomitar para expelir a placenta.

Na verdade, Bourgeois pertence essencialmente ao Renascimento, e de qualquer forma lembra fortemente Ambroise Paré — ao mesmo tempo amigo e crítico das parteiras — mais particularmente em sua mistura de bom senso e fantasia. O *Observations* contém algumas boas histórias, do tipo que Paré relatou em seu *On Monsters and Marvels*. Uma das melhores é a história de uma jovem lactante adormecida em um vinhedo. Uma serpente deslizou pelo peito da mulher, agarrou um mamilo e não o libertou. Nada conseguia fazer a serpente sair, e ela cresceu como uma criança normal. A mulher foi obrigada a levar seu corpo em uma tipóia em torno do pescoço — até que apelou para um encantador de serpentes, e foi libertada. A história, escreve Bourgeois, mostra "como é nutritivo"[6] o leite da mulher.

A carreira de Bourgeois entre a aristocracia parece ter chegado ao fim em 1627, com a morte de Marie de Bourbon-Montpensier, cunhada de Luís XIII, durante o parto de uma menina. Embora o relatório da autópsia não culpasse diretamente Bourgeois, ela certamente ficou constrangida por isso. Sua *Apologie* não foi bem recebida, e Bourgeois não seria mais bem-vinda na corte real.

A última obra de Bourgeois é *Recueil des secrets* (Segredos reunidos), publicada em 1635. Como várias obras semelhantes do século XVII, ele contém receitas para cerca de 280 curas, poções e outros preparados. Objetivava as donas-de-casa e as parteiras.

Hoje as parteiras ainda realizam dois terços dos nascimentos de crianças no mundo, se não mais. O fato complexo é que o parto não é uma doença, mas continua a ser potencialmente fatal. Comumente não requer um médico; às vezes as complicações exigem um. Atualmente, as parteiras devem lidar com o desafio da tecnologia obstétrica, que se torna cada vez mais avançada. Esquivarem-se de tal tecnologia dá a impressão de anacronismo, mas "se as parteiras adotam a tecnologia obstétrica", escreve Raymond G. DeVries e Rebeca Barroso, "elas colocam em movimento um processo que muda sua profissão tão drasticamente que se torna incluída na obstetrícia, ou indistinguível dela".[7]

Nos Estados Unidos, as parteiras têm uma variedade de papéis de apoio úteis, realizando partos normais em lares ou em ambientes domésticos. No entanto, elas sobrevivem e prosperam fazendo acordos apropriados com as autoridades médicas. Não empregam o fórceps nem realizam cesarianas, e geralmente não tentam fazer partos de alto risco.

Não se sabe muito dos últimos anos de Louise Bourgeois, mas ela ficou viúva em 1632. De acordo com seu próprio relato, ela ficou satisfeita com sua descendência, que representou uma pequena dinastia médica. Suas filhas também se casaram com médicos. Um filho tornou-se médico de Luís XIII; outro, um boticário. A imagem de Louise Bourgeois na folha de rosto de *Observações* é acompanhada de alguns versos poéticos:

A falha deste perfeito retrato
Hoje atinge nossos olhos com clareza
Porque só se pode ver a face corpórea
E não o espírito admirado por seu trabalho celestial

Louise Bourgeois morreu em dezembro de 1636.

Samuel Hahnemann [1755-1843]

O Progresso da Homeopatia

A primeira metade do século XIX foi uma decepção para os médicos e seus pacientes. Com a moderna química somente em sua infância, a terapêutica médica estava em um período de falsa aurora. O "ceticismo terapêutico" era popular nos mais altos escalões da medicina — um franco reconhecimento do abismo entre o conhecimento científico do corpo humano e o perspectiva de tratar suas doenças. Esta distância só seria estreitada em 1880, com o estabelecimento da teoria do germe. Enquanto isso, proliferavam teorias e tratamentos alternativos. Talvez o mais significativo de vários sistemas — na época, como hoje em dia — fosse a homeopatia, desenvolvida pelo médico alemão Samuel Hahnemann.

Samuel Christian Friedrich Hahnemann nasceu em 10 de abril de 1755, na histórica cidade de Meissen, na Alemanha. Seu pai, Christian Gottfried Hahnemann, ganhava a vida pintando porcelana fina; sua mãe era Johanna Spiess. Todos os relatos biográficos de Hahnemann descrevem sua infância em tons idealizados: ele foi criado em um lar amoroso fortemente infundido de sentimentos religiosos. O pai de Samuel teve um forte papel em sua educação inicial, mas opôs-se a seu ingresso na universidade por motivos financeiros. Todavia, Hahnemann fez estudos médicos em Leipzig em 1775, e dois anos depois continuou-os em Viena. Recebeu seu diploma de medicina da Universidade de Erlangen em 1779.

Desde o início de sua carreira, Hahnemann esperava fazer contribuições originais à medicina. Seu primeiro ensaio, de 1784, foi "Directions for Curing Old Diseases" (Orientações para a cura de antigas doenças), que destacava os princípios da higiene que se tornariam populares na prática hospitalar várias décadas depois. Quando investigava a medicina dominante, de acordo com um de seus biógrafos, Hahnemann "achou-a um lago raso em comparação com o golfo insondável de erudição e mistério que deveria ser".[1] Hahnemann não era absolutamente o único médico insatisfeito com as terapias contemporâneas, mas sua sensibilidade ao sofrimento dos pacientes e sua inclinação intelectual formavam uma combinação poderosa. Por algum tempo Hahnemann parou de praticar para se dedicar a escrever e traduzir. Em 1786 publicou um trabalho significativo sobre o envenenamento por arsênico. A partir de 1787, ele também escreveu vários artigos sobre temas da química. Em 1789 escreveu um artigo sobre a sífilis que examinava criticamente os tratamentos à base de mercúrio. O trabalho de Hahnemann na química é importante porque, em sua época, todo o campo estava apenas surgindo. Durante a maior parte do século, os cientistas discordariam da natureza das moléculas.

A terapêutica ainda era o foco do interesse de Hahnemann, e não é de surpreender que ele tenha traduzido o *Materia medica* de William Cullen. Discutindo a cinchona, usada para tratar a malária, Cullen — um dos mais influentes médicos de seu tempo — sofreu grande pressão para explicar como funcionava. Hahnemann descobriu, ao contrário da sugestão de Cullen, que ela se fortaleceria no estômago, e assim, como experimento, ele ingeriu cinchona enquanto estava em um estado saudável (não-malárico). Em alguns dias, descobriu que tinha desenvolvido ansiedade e prostração, sintomas que se assemelhavam um pouco à malária. A cinchona funcionava para curar a malária, concluiria Hahnemann, porque, em doses menores, "semelhante cura semelhante": *similia similibus curantur*. Esta idéia, de várias formas, datava dos primeiros dias da medicina racional. Agora tornou-se a base da homeopatia. A famosa "lei dos semelhantes" chegou a Hahnemann como um *insight* súbito, e ele publicou seu "Essay on a New Principle for Ascertaining the Curative Power of Drugs" (Ensaio sobre um novo princípio para verificar o poder curativo de drogas) em 1796, e cunhou o termo "homeopatia". No mesmo ano, Edward Jenner (p. 191) introduziu uma vacina preventiva contra a varíola, que Hahnemann considerou uma confirmação de sua teoria.

Se a cinchona tinha essa relação com a malária, raciocinou Hahnemann, outras substâncias podiam funcionar contra outras doenças. Ele passou a tentar identificá-las, testá-las e estabelecer a potência apropriada para torná-las terapêuticas. Ele "provaria" as drogas usando-as em si mesmo ou em outro indivíduo saudável, cuidadosamente observando qualquer reação sintomática. Depois de descobrir a ação da substância em doses maiores, Hahnemann a "potencializaria" para propósitos terapêuticos. Isto envolvia essencialmente diluí-las, com freqüência muitas vezes, para chegar à menor dose eficaz. Embora em termos de química comum a substância original fosse inteiramente perdida nestes métodos, para a homeopatia este era o remédio.

As duas principais obras de homeopatia foram escritas por Hahnemann. Uma pode ser descrita como filosófica e prática; a outra, era sua farmacopéia. Esta última, *Materia Medica Pura*, apareceu entre 1811 e 1821, em seis volumes. Descreve em detalhes a ação de vários remédios homeopáticos, suas dosagens e seus fundamentos lógicos. Caracteristicamente, Hahnemann enfatiza a abordagem individualizada, caso a caso. "É dever dos médicos distinguir variações sutis de todo caso *individual* — isto é, especializar e individualizar em cada caso pessoa, em vez de tratar a doença."[2]

Em 1810 Hahnemann publicou seu *Organon der rationellen Heilkunde* (Organon de cura racional), que apresentou seu sistema de forma doutrinária. Ele revisaria a obra quatro vezes antes de sua morte. Uma última edição apareceria em 1921, e o livro continua a ser impresso hoje em dia. O *Organon* é aforístico, consistindo em 291 comentários. "O mais elevado apelo do médico", começa Hahnemann em seu memorável livro, "é apenas um, é tornar o doente saudável — curar, como é denominado."[3] Ele assume a visão, como muitos outros críticos da medicina fizeram, de que a terminologia complexa da medicina "teórica" é ininteligível e pretensiosa. Está mais que na hora, escreve Hahnemann, de "*começar a agir* — isto é, ajudar e curar".[4]

Grande parte do apelo da homeopatia está em sua combinação de ênfase nas reais preocupações dos indivíduos, tanto na doença como na saúde, com o que hoje seria chamado de questões de "estilo de vida". Hahnemann recomenda a prática de exercícios e coloca em questão os "erros da vida". Pacientes cronicamente doentes devem evitar ambientes úmidos e flores e perfumes de aroma forte, para não mencionar as longas sestas, a masturbação ou o coito interrompido. Hahnemann discute — e de certa forma defende — a cura "magnética" e o mesmerismo. Um de seus tratados, de 1803, intitula-se "O café e seus efeitos".

Desde o começo, a homeopatia foi controversa e adotou uma atitude provocadora em relação à medicina dominante, ou alopatia, como Hahnemann a chamava. Suas idéias conquistaram apoio em princípio, e em 1812 ele começou a ensinar na Universidade de Leipzig. Mas uma forte crítica à homeopatia foi publicada em 1819, e Hahnemann incorreu na fúria dos boticários locais, que o acusaram de infringir seus direitos. Hahnemann perdeu o caso nos tribunais, e depois de mais críticas e protestos por parte dos médicos, ele deixou Leipzig, em 1821. Mudou-se para Köthhen a convite do grão-duque Ferdinando onde, em 1828, começou a publicar *Die chronischen Krankheiten, ihre eigenthümliche Natur und homöopathische Heilung* (As doenças crônicas, sua natureza e a cura homeopática). Nele, seu último livro, Hahnemann desenvolveu sua teoria da psora — um "prurido" interno com todo tipo de manifestações, inclusive mas não limitada a verrugas, tumores e doença dos ossos — que ele acreditava ser responsável por 7/8 de todas as doenças crônicas. Este conceito expôs Hahnemann e a homeopatia a um considerável ridículo.

Apesar da controvérsia que gerou, a homeopatia desfrutou de considerável sucesso durante a primeira metade do século XIX. Comparados com a sangria e a purgação, que eram as práticas padrão dos médicos comuns, os remédios homeopáticos constituíam uma "medicina suave". Embora intelectualmente suspeitos, seus praticantes tendiam a não ser puristas ou dogmáticos, mas tinham uma abordagem moderada e eclética. Na verdade, a durabilidade da homeopatia, escreve Norman Gevitz, "deveu-se em grande parte ao ajuste intelectual que os médicos homeopáticos foram capazes de criar com as doutrinas originais de Hahnemann e o mundo médico exterior e social".[5]

Hahnemann não ficou satisfeito com muitos de seus seguidores nos Estados Unidos, muito embora a homeopatia começasse a florescer ali quando a medicina convencional estava em seu nadir. Levada para os EUA por imigrantes alemães, a homeopatia tornou-se, e continua a ser, a mais conhecida de todas as medicinas heterodoxas. Foi objeto de oposição organizada já em 1846, quando foi fundada a Associação Médica Americana (AMA). Nos anos que se seguiram, os homeopatas foram submetidos ao que Robin Marantz Henig chamou de "um período de macarthismo médico".[6] Na verdade, a batalha da AMA contra a homeopatia não se baseou na suposta superioridade terapêutica da medicina convencional; foi uma guerra por feudo. Em 1856 a AMA proibiu toda e qualquer discussão da teoria homeopática. Alguns membros foram expulsos da organização simplesmente porque eram casados com homeopatas.

Mas este antagonismo não destruiu a homeopatia. Ainda em 1870, estima-se que cerca de 1 em 8 médicos americanos era sectário, e a homeopatia era o maior dos grupos. Em 1900 havia ainda 22 colégios de homeopatia. Mas com a mudança da maré na educação médica americana depois da virada do século, a homeopatia foi marginalizada, e seu declínio foi aumentando por uma rivalidade entre dissidências. Em 1940 todas as escolas de homeopatia nos Estados Unidos foram fechadas. Mas um aspecto significativo da homeopatia continuou intocado. O senador Royal Copeland foi o principal patrocinador no Congresso da Lei de Alimentos, Drogas e Cosméticos de 1938 — e um médico homeopata. Quando a lei foi aprovada, ele garantiu que os medicamentos listados na *Homeopathic Pharmacopeia of the United States* ficassem isentos de regulamentação, com base em que os remédios homeopáticos eram tão diluídos que não podiam representar uma ameaça do ponto de vista da toxicidade. Em termos de sua situação jurídica, a lei dos infinitesimais funcionou vantajosamente para a homeopatia.

A homeopatia conquistou parte de seu terreno perdido nas últimas décadas e tem um crescente número de adeptos nos Estados Unidos e na Europa, América do Sul e Índia. Os sistemas de seguro-saúde tendem a reembolsar os médicos homeopatas, que empregam pouca tecnologia avançada, quando empregam alguma. (Alguns homeopatas usam raios X e têm feito outras concessões à medicina ortodoxa.) Os homeopatas tendem a moldar seus tratamentos cuidadosamente de acordo com os pacientes individuais e, ao contrário dos médicos mais convencionais, podem passar um tempo considerável recolhendo histórias e investigando as nuances de vários sintomas. A farmacopéia homeopática de hoje inclui algumas substâncias poderosas entre 1.300 listadas, mas não é possível verificar facilmente pela pesquisa convencional se são eficazes nas dosagens homeopáticas.

Não é de surpreender que Samuel Hahnemann tenha se casado com a enteada de um boticário, Henrietta Kuchlerine, em 1783. Eles tiveram oito filhos. Seu filho Friedrich foi educado como homeopata, mas parece ter morrido insano. Em 1835, cinco anos depois da morte de Henrietta, um Hahnemann envelhecido mas viril casou-se com uma francesa, Melanie d'Hervilly, que era cerca de cinqüenta anos mais nova que ele. Aos oitenta anos, Hahnemann mudou-se com Melanie para Paris, onde passou seus últimos anos na prática privada. Melanie também era uma divulgadora enérgica da homeopatia, e a prática de Hahnemann rapidamente ganhou renome. "Pessoas de todas as esferas da vida afluíam a sua porta", afirma um de seus recentes biógrafos, "ricos e pobres, e ninguém era rejeitado."[7] Hahnemann morreu aos 88 anos, em 2 de julho de 1843. Originalmente sepultado em uma cova pública em Montmartre — por motivos que são obscuros, porque ele não era pobre — seus restos foram depois transferidos para o famoso cemitério Père Lachaise. Mais tarde, um monumento impressionante em granito foi erguido com a inscrição, *Non inutilis vixi* — "Não vivi em vão".[8]

Daniel David Palmer [1845-1913]

A Quiroprática

Um dia, quando ficou paralisado em uma posição dolorosa, um zelador chamado Harvey Lillard ouviu um estalo em seu pescoço. Era 1878, e Lillard ficou completamente surdo pelos 17 anos seguintes. Ele "não podia ouvir o barulho de um bonde na rua ou o tiquetaquear de um relógio".[1] Em 1895, contudo, ele foi limpar os consultórios de D. D. Palmer, um "curandeiro magnético" na movimentada cidade de Davenport, em Iowa, às margens do Mississippi. Percebendo que uma das vértebras de Lillard estava "deslocada de sua posição normal", Palmer convenceu Lillard — que podia ler os lábios — a permitir que ele a "movesse de volta". Quando isto foi feito, Lillard exultou: "Eu posso ouvir, doutor, eu posso ouvir!"[2] Isto marcou o início de uma nova abordagem à compreensão e ao tratamento da doença, fundada junto com uma filosofia de vida — a quiroprática.

Embora tenha sido controversa desde o início, a quiroprática floresceu nos anos que antecederam a Primeira Guerra Mundial. O sistema de Palmer teve seqüência com seu filho, B. J. Palmer, que desenvolveu a educação quiroprática e um núcleo central de crenças e conhecimento prático. As autoridades médicas a viam como o reduto de charlatães, mas a quiroprática resistiu à extinção e tornou-se amplamente considerada "complementar" ao tratamento convencional. Como um sistema de manipulação da coluna dorsal, ela pode ser relativamente barata. A quiroprática sobreviveu, prosperou e se disseminou para o exterior, com cerca de 50 mil praticantes em todo o mundo.

Daniel David Palmer nasceu em 7 de março de 1845, em um vilarejo conhecido hoje como Port Perry, a nordeste de Toronto, no Canadá, à margem do lago Scugog. Sua mãe era supersticiosa, enquanto seu pai estava "disposto a raciocinar sobre os assuntos pertinentes à vida".[3] Daniel se lembra de ter sido uma criança sensível. De acordo com uma história que é provavelmente apócrifa, ele gostava de procurar esqueletos de animais mortos e consertar ossos quebrados dos vivos. Daniel e seu irmão mais novo, Thomas, freqüentaram uma escola rural por alguns anos antes da chegada de tempos difíceis. A falência dos negócios de seu pai levou Daniel, aos dez anos, a trabalhar em uma fábrica local. Ele e seu irmão permaneceram no Canadá, enquanto seus pais se mudaram para os Estados Unidos. Apenas alguns anos depois, em 1865 — a Guerra Civil americana provavelmente não os dispôs a se mudar antes — foi que Daniel e Thomas fizeram a longa viagem para junto de seus pais em Iowa.

Embora amplamente autodidata, Palmer começou a ensinar em 1866 e trabalhou em várias escolas nos 15 anos seguintes. O historiador J. Stuart Moore colheu uma amostra das observações didáticas e aforismos de Palmer de seus diários. "Os melhores médicos", escreveu Palmer, "são o Dr. Dieta, o Dr. Sossego e o Dr. Alegria."[4] Como muitos professores da época, ele aplicava punições físicas, mas lembrava de dar "um tempo entre os golpes".

Enquanto ensinava em New Boston, Illinois, Palmer começou a criar abelhas. Este *hobby* aparentemente tornou-se lucrativo, pois ele cultivava e vendia uma marca de mel, "Sweet Home Raspberry", em todo o país. Seu empreendimento em apicultura chegou ao fim em 1881, contudo. De acordo com um relato, sua primeira esposa morreu; segundo outra versão, um inverno severo congelou suas abelhas. O que quer que tenha acontecido, Palmer voltou a viver com sua família em What Cheer, em Iowa. Ali ele vendeu peixe e administrou um armazém antes de se mudar para Letts, Iowa, para ensinar mais uma vez. Mas um segundo casamento não foi bem-sucedido, e ele não se fixou em sua carreira.

A entrada de Palmer na medicina veio através de suas buscas por movimentos espirituais e curativos, populares nos Estados Unidos nos anos depois da Guerra Civil. O "magnetismo animal" de Friedrich Anton Mesmer desfrutava de um renascimento na ciência, e a "cura magnética" tornou-se uma forma popular, embora suspeita, de tratar as doenças. Como curandeiro, Palmer era largamente autodidata, adquirindo seus métodos de trabalhos como o manual de E. D. Babbit, *Vital Magnetism, The Life Fountain* (Magnetismo vital, a fonte da vida). Babbit sugeria que, pelo toque e por fricção de diferentes áreas do corpo, o praticante podia aliviar vários problemas, de constipação a apoplexia. Babbit também recomendava dormir com a cabeça voltada para o norte, para alinhar o corpo com as correntes magnéticas da terra, uma idéia que teve certa popularidade. Também de acordo com Babbit, o tabaco e o álcool deviam ser evitados, e deveria-se tomar banho diariamente e comer frutas e vegetais. O trabalho de Babbit, bastante típico do gênero, foi um dos muitos que Palmer estudou.

Em 1887 Palmer abriu sua "Enfermaria de Cura Magnética" em Davenport, Iowa. Com os benefícios da publicidade e de uma localização central, sua renda anual de US$700 passou para quase sete vezes mais em 1895, o ano em que ele topou com Harvey Lillard, o zelador, e lançou as sementes da quiroprática. Um dos primeiros pacientes de Palmer, o reverendo Samuel Weed, deu o nome ao método, combinando palavras do grego antigo para "feito pelas mãos".

A quiroprática se desenvolveu enquanto a medicina convencional estava rumando para a respeitabilidade científica. Palmer foi ridicularizado por vozes do sistema dominante como charlatão quando ele era curandeiro magnético. Então ele tentou apresentar a quiroprática como cientificamente sólida, afirmando ter "sistematizado e correlacionado" o princípio que tinha descoberto. Ao mesmo tempo, desenvolveu uma "filosofia de vida" subjacente — na verdade, uma metafísica improvisada. "O corpo humano representa as ações de três leis", escreveu ele, "espiritual, mecânica e química, unidas em uma (...)."[5] Ele invocou o antigo conceito humoral do equilíbrio, em que a doença se deve a uma perda de harmonia. Se alguma estrutura óssea do corpo se quebrava ou se tornava desalinhada, por exemplo, Palmer sugeria que o equilíbrio corporal das faculdades intelectuais — compreendido de duas formas de inteligência, a "inata" e a "educada" — estava perturbado. A doença é o resultado disso. A quiroprática, sustentou Palmer, pode restaurar esse equilíbrio. Ele fez a extraordinária afirmação de que todas as doenças — ou pelo menos 95 por cento delas — se devem a deslocamentos da coluna vertebral.

Palmer destacou o conteúdo filosófico da quiroprática e desmereceu sua dívida para com a manipulação pela mão, que tem uma longa história, especialmente na medicina popular. Ele também negou que seus métodos devessem alguma coisa à osteopatia, outra terapia baseada na manipulação do sistema esquelético que fora criada vários anos antes.* "A visão geral de D. D. Palmer não é a visão de uma idéia extravagante",[6] escreve o historiador J. Stuart More em seu *Chiropractic in America* (A quiroprática na América). Nem seu argumento de ser "científico" era incomum para a época. "Sua filosofia quiroprática", acrescenta Moore, "era parte da tradição da harmonia, uma busca pelo Grande Princípio da vida que, ao contrário da abordagem mecânica que também buscava respostas monísticas, expressou uma necessidade de integrar o Espírito com a natureza."

O sucesso de Palmer também se deve às habilidades e ao dinamismo de seu filho, Barlett Joshua Palmer. Com apenas 14 anos quando seu pai inventou a quiroprática, três anos depois B. J. tornou-se um dos primeiros estudantes a freqüentar a Escola Palmer de Enfermaria e Quiroprática, formando-se em 1902. A

*A osteopatia foi fundada em 1874 por Andrew Taylor Still, um consertador de ossos do Missouri. Terapeuticamente, era mais eclética e teoricamente mais flexível que a quiroprática. Como conseqüência, a osteopatia mais tarde entrou em acordo com a medicina regular. Hoje os osteopatas nos Estados Unidos são médicos treinados; alguns fazem manipulação.

escola não foi um sucesso quando David Daniel a administrou, mas B. J. tornou-se administrador em 1906, e em suas mãos ela floresceu. Ele treinou terapeutas, escreveu um importante livro didático e casou-se com uma mulher que tinha estudado anatomia na Rush Medical College em Chicago. Contra a oposição de outros quiropráticos, ele introduziu os raios X em 1909 e fez várias outras concessões às descobertas científicas. A identidade distinta da quiroprática se deve à forte liderança de B. J. Palmer.

A quiroprática adaptou-se e mudou durante cem anos. Depois que a educação médica americana dominante foi reformada por volta de 1920, as escolas de quiroprática pareciam notavelmente retrógradas. Nas últimas décadas, contudo, seus currículos foram renovados. Os quiropráticos ainda confiam principalmente na manipulação da coluna. Na verdade, os quiropráticos "puristas" aderem à filosofia original de D. D. Palmer; eles não fazem uso de drogas ou cirurgia. Outros são mais ecléticos e aprendem naturopatia e outros métodos alternativos de cura, dos quais derivam sua farmacopéia. Alguns quiropráticos associam-se estreitamente à medicina dominante, recebendo indicações de clientes de médicos ortodoxos.

D. D. Palmer, de um ponto de vista psicológico, continua a ser uma figura intrigante. Não se furtava ao pensamento grandioso. Ele disse que não recebera diploma "de nenhuma escola terrena, mas das Alturas Celestiais".[7] Escreveu que a resposta para a questão que perturbou a medicina por séculos — por que alguns adoecem e outros continuam bem — "foi encontrada em setembro de 1895".[8] Depois da morte de sua primeira e amada esposa, ele se casou com uma mulher que ele afirmou ser alcoólatra. Depois que a bebida a levou embora, ele se casou com uma viciada em drogas. Ele tinha uma acentuada tendência à fúria narcisista e era às vezes preso por maltratar fisicamente sua esposa e seus filhos. B. J. Palmer afirmou que a curvatura de sua própria coluna vertebral se devia aos espancamentos de seu pai.

Não é de surpreender, então, que quando seu filho se tornou uma poderosa força na quiroprática, D. D. Palmer não conseguisse acompanhá-lo. Amargurado, ele deixou a escola que tinha fundado em Iowa para criar outras no Oregon e em Oklahoma. Finalmente se estabeleceu na Califórnia. Em seus últimos dias, foi autor de um imenso livro, *The Science, Art and Philosophy of Chiropractic* (A ciência, a arte e a filosofia da quiroprática), antes de morrer de febre tifóide em Los Angeles, em 20 de outubro de 1913.

Lydia Pinkham [1819-1883]

"Uma Cura Garantida..."

Com sua compreensão intuitiva da transformação da vida diária no final do século XIX, Lydia Pinkham escreveu, entre muitos apelos de publicidade:

MULHERES SOBRECARREGADAS
O MUNDO
FICA CADA DIA MELHOR À MEDIDA QUE
AS VIRTUDES DO
COMPOSTO VEGETAL DE LYDIA E. PINKHAM
TORNAM-SE CONHECIDAS DAS MULHERES, POIS
A SAÚDE DAS MULHERES
É A ESPERANÇA DA ESPÉCIE![1]

Uma feminista que tinha sido abolicionista, que aprovava o movimento da temperança e que adorava a frenologia, Lydia Pinkham tornou-se uma das fornecedoras mais conhecidas de medicamentos registrados no final do século XIX na América. A história de seu Composto Vegetal, escreve a historiadora Sarah Stage, "fala de (...) atitudes de mudança cultural para a sexualidade feminina, e ao prolongado fracasso da profissão médica em fornecer tratamento adequado para as queixas fisiológicas e psicológicas das mulheres".[2]

Embora a época dos medicamentos registrados represente um aspecto da medicina popular, também apela poderosamente às táticas de marketing da indústria farmacêutica de hoje. "Lydia Pinkham foi uma pioneira da publicidade", escreve Dan Yaeger, "uma fabricante que se tornou um símbolo do produto."[3] Seu Composto Vegetal tornou-se onipresente. Seu retrato enfeitava não apenas vitrines de drogarias, mas também celeiros e cercas da América rural. Um tipo semelhante de exposição existe hoje para uma ampla variedade de remédios e drogas de balcão, com a publicidade na tevê e na imprensa expondo para venda aos consumidores, e com amostras distribuídas nas esquinas das ruas. Algumas destas drogas são mais poderosas, específicas e valiosas que o famoso composto de Lydia Pinkham. Mas outras — de "curas" para a calvície a remédios ineficazes para a obesidade — renovam o apelo das panacéias dos velhos tempos, seja por apelar à vaidade humana ou por oferecer soluções simplistas para distúrbios complexos.

A décima de 12 filhos, Lydia Estes nasceu em 19 de fevereiro de 1819, em Lynn, Massachusetts. Seus pais eram Billy Estes, que ganhou bastante dinheiro como sapateiro até se tornar um fazendeiro fidalgo, e Rebecca Chase. Os pais de Lydia eram de formação quacre, e sua mãe era uma seguidora de Emanuel Swedenborg, o famoso cientista, teólogo e místico. Lydia foi criada na tradição abolicionista e reformista da Nova Inglaterra do século XIX. Seu ambiente era fortemente intelectual — Frederick Douglass era amigo da família — e ela foi bem instruída. Por vários anos, depois de se formar na Lynn Academy, ela se dedicou ao magistério.

Lydia Pinkham era uma ativista política e uma esposa e mãe. Em 1842, no início de seus vinte anos, ela ajudou a fundar o Freeman's Institute, uma organização abolicionista da qual, no ano seguinte, tornou-se secretária. Em seu cargo, ela conheceu importantes abolicionistas, inclusive Wendell Philipps, e apoiou o pacifista e agitador antiescravidão William Lloyd Garrison. Ela também defendia os direitos da mulher, e fez amizade com feministas incipientes como Abby Kelly e Lucretia Mott. Em 1843 Lydia casou-se com Isaac Pinkham, que, como seu pai, era um sapateiro que objetivava fazer carreira e fortuna no ramo imobiliário. Sem ser particularmente dotado nos negócios, Isaac tentaria uma variedade de empreendimentos ao longo dos anos. O casal mais tarde teve cinco filhos.

Como incontáveis mulheres fizeram por séculos, Lydia Pinkham colecionava saber médico e receitas locais para remédios, e mais tarde desenvolveu uma farmacopéia pessoal. Tornou-se localmente conhecida por suas poções curativas, e manteve um livro de notas em que escrevia os remédios populares. Para tratar a asma, por exemplo, ela sugeria dividir o baço de um porco recém-abatido em dois e atar as metades às solas dos pés "até que estivessem perfeitamente secos". Ela criou seus próprios remédios botânicos e mantinha frascos à mão para os vizinhos. O nascimento do Composto Vegetal de Pinkham como um medicamento registrado veio logo depois que seu marido sofreu um reverso da sorte e um colapso nervoso com o pânico financeiro de 1873. Presumivelmente por sugestão de seu filho Dan, o "Composto Vegetal de Lydia Pinkham" foi fabricado primeiramente no porão da família Pinkham.

O Composto Vegetal de Lydia Pinkham foi desenvolvido para tratar cólicas menstruais e queixas gerais mais eufemisticamente referidas como "doenças femininas". A maioria dos ingredientes do remédio Pinkham podia ser encontrada no *The American Dispensary*, um guia popular de remédios feitos de plantas, escrito pelo médico botânico John King. Erva-estrelada, *Senecius aureus*, *Asclepia tuberosa* e actéia negra são listados nesta referência como agentes úteis para tratar problemas menstruais, evitar o aborto e amenizar uma variedade de outros problemas. De acordo com a doutrina da família, Pinkham usou a receita de seu composto para pagar um empréstimo que seu marido tinha pegado com um vizinho. Os primeiros frascos foram vendidos em 1875. Este foi o ano em que, incidentalmente, uma vizinha da família Pinkham, Mary Baker Eddy, publicou seu famoso *Science and Health with Key to the Scriptures* (Ciência e saúde com a chave para as Escrituras). A Lydia E. Pinkham Medicine Company foi formalmente criada em 1876.

O Composto Vegetal tinha um odor pungente e um ressaibo picante. Por muitos anos, médicos e céticos assumiram que a eficácia do composto se devia a seu alto teor alcoólico — em certa época ele era de 38 graus. Mais recentemente, sugeriu-se que outro ingrediente, a actéia negra (raízes e caules de uma árvore perene), podiam aliviar os sintomas associados com a menstruação e a menopausa. A semente de feno-grego, uma espécie de trevo, parece ter sido contribuição da própria Pinkham à poção. Era considerado afrodisíaco.

Promovido por seus filhos Dan e Will com o tipo de trabalho árduo e diligente valorizado na América do século XIX, o Composto Vegetal de Lydia E. Pinkham foi originalmente rotulado "Uma Cura Garantida" não só para "todas as FRAQUEZAS FEMININAS", mas também "Todas as Fraquezas dos órgãos geradores de ambos os sexos; [e é] um remédio sem rival que o público jamais viu; e para todas as doenças dos Rins é o Maior Remédio do Mundo".[4] Apesar desse exagero, ou por causa dele, o "Pinkham's" gradualmente ganhou reconhecimento de nome de marca e ímpeto comercial. Em 1876, uma elaborada propaganda de jornal na primeira página do *Boston Herald* se mostrou lucrativa, e demonstrou a Pinkham o valor da publicidade. Outra oportunidade importante veio quando Charles N. Crittendon, um importante corretor de Nova York de remédios registrados, começou a levar o medicamento. Em 1879, a decisão de colocar a imagem de Lydia Pinkham no rótulo do remédio foi um momento definitivo no marketing da Madison Avenue. Suas honestas características de vovó eram atraentes, e o retrato foi reimpresso em toda parte. Às vezes um jornal de cidade pequena, com poucas estampas disponíveis, usaria o retrato de Pinkham se fosse necessária a imagem de uma mulher famosa. Seu nome e seu composto eram tão conhecidos que na década de 1880 o remédio, ou sua criadora, tornou-se tema de uma paródia colegial:

Conte-me, Lydia, seus segredos,
E as maravilhas que realiza,
Como pega os doentes e aflitos
E os deixa normais de novo?[5]

A celebridade de Lydia se deveu em parte à forma como o Composto Vegetal foi embalado, incluindo conselhos pessoais e sabedoria moral. Ela promoveu a reforma fiscal, discutiu o uso de espartilhos e outras maldades da moda e alertou para a difícil situação da mulher trabalhadora. Estes auxiliares foram uma forma eficaz de publicidade. A empresa também oferecia conselhos pelo correio, e mais tarde lançou mais de cem livretes que davam conselhos de culinária, dicas de beleza e relatos de mulheres famosas. Ela também fez uso de ardentes testemunhos para vender seu produto. Estes métodos capacitaram os Pinkham a alcançar tanto as populações urbanas como as rurais, e a distinguir seu rótulo de uma centena de outros.

Apesar de todo o sucesso do Composto Vegetal, os últimos anos de Lydia Pinkham foram dolorosos. Em 1881, apenas cinco anos depois que o remédio chegou ao mercado, Lydia perdeu dois de seus amados filhos, William e Tom, para a tuberculose. Como resultado de sua tragédia, ela se voltou para o espiritualismo, então uma mania nacional nos Estados Unidos. Aconteceram sessões espíritas na cada de Pinkham toda semana no ano seguinte até que, no final de 1882, Lydia sofreu um derrame. Ela achava que estaria melhor morta com seus filhos do que viva sem eles, e seu fim veio em 17 de maio de 1883. Foi sepultada no Cemitério Pine Grove. O marido Isaac morreu em 1889.

O Composto Vegetal sobreviveu bastante a Lydia, apesar de uma crescente desconfiança dos remédios registrados no início do século XX, que foi incitada primeiro pela imprensa sensacionalista e depois pela Associação Médica Americana. Em 1904, o *Ladies' Home Journal* atacou o Composto Vegetal com artigos como "How the Private Confidences of Woman Are Laughed At" (Como as confidências particulares das mulheres são ridicularizadas). A empresa Pinkham não informou aos consumidores que sua fundadora havia morrido vinte anos antes, ou que suas cartas eram na verdade respondidas por datilógrafas que preenchiam formulários. O *Journal* publicou uma foto do túmulo de Lydia ao lado de um dos anúncios da empresa solicitando cartas, e isso revelou como a correspondência com Lydia Pinkham era realmente feita.

Apesar dessas revelações, a empresa não foi seriamente prejudicada. Ela sobreviveu também à introdução da Lei de Pureza Alimentar e de Drogas, aprovada em 1906, principalmente por modificar suas alegações. Nem isso, nem a redução de seu teor alcoólico, prejudicou o produto, que subseqüentemente se proclamava "Recomendado como tônico vegetal em problemas para os quais sua preparação é adaptada".[6]

Na verdade, o auge do Composto Vegetal de Lydia E. Pinkham veio durante o *boom* da década de 1920. A empresa se expandiu, e fábricas foram abertas no Canadá, bem como no México e em Cuba. A empresa chegou a seu apogeu, com mais de US$3 milhões em vendas anuais. Mas este sucesso não podia durar. Os médicos tinham conquistado prestígio com os avanços científicos e os recentes aperfeiçoamentos na educação médica, e eles se antagonizavam com os remédios registrados. A Associação Médica Americana, que vinha se aborrecendo com os fabricantes de panacéias desde 1849, finalmente teve a atitude e os recursos para montar uma campanha significativa contra eles. Todavia, se o Pinkham's não teve o poder de permanência de alguns compostos como o Geritol e as Carter's Little Liver Pills, isto se deveu tanto à sorte e à má administração quanto à revolução farmacológica ocorrida após a Segunda Guerra Mundial.

A administração deficiente e uma disputa familiar pela direção da empresa, a partir de meados da década de 1920, contribuíram para o declínio do composto. Os Pinkham e os Gove, as famílias descendentes, divergiam quanto à política dos negócios, que eles passaram a controlar conjuntamente depois da morte de Will Gove, genro de Lydia. Lydia Pinkham Gove, neta da fundadora, era uma mulher dinâmica e ambiciosa e uma aviadora conhecida nacionalmente. Suas tentativas de assumir o controle da empresa levaram a um declínio na publicidade e nas vendas. Depois que ela foi retirada do poder em 1937, a empresa viveu um leve ressurgimento na década de 1940. Mas a empresa claudicou na segunda metade do século XX. Em 1968 foi vendida aos Cooper Laboratories, que fabricou o produto por vários anos em Porto Rico. A Copper conseguiu realizar cerca de US$700.000 em vendas anuais por algum tempo, mas por fim interrompeu a produção.

Mas Lydia não morreria. Quando a Johnson e Johnson absorveu a Cooper Laboratories em 1987, vendeu o nome Lydia Pinkham à Numark Laboratories. A Numark fez mudanças na fórmula e decidiu comercializá-la como suplemento nutricional. A actéia negra, eliminada pela Cooper Laboratories, voltou à fórmula, que agora também inclui as vitaminas C e E, além de piscídia, *Asclepia tuberosa*, alcaçuz, dente-de-leão, genciana, agripalma e 10 por cento de álcool, "unicamente como solvente e conservante".[7] O composto, também vendido na forma de comprimidos, oferece "Apoio nutricional para ajudar você a se sentir melhor durante a menstruação e a menopausa". E, o que não é surpresa: cada embalagem e cada rótulo inclui um retrato aproximado de Lydia — a "mulher instruída e cuidadosa".

Paul de Kruif [1890-1971]

Os Caçadores de Micróbios

Todo mundo leu *The Microbe Hunters* (Os caçadores de micróbios). Um eterno *best-seller* desde sua publicação em 1926, ele ainda é impresso no século XXI — uma realização surpreendente para um livro sobre ciência popular. Escrito em uma prosa dinâmica que hoje mais parece ficção que fato, *The Microbe Hunters* conta as histórias triunfantes dos homens que contribuíram imensamente para o desenvolvimento da teoria do germe. Em suas páginas estão as histórias de Louis Pasteur (p. 43) ("Os Micróbios são uma Ameaça!"), Robert Koch (p. 49) ("O Combatente da Morte"), Elie Metchnikoff (p. 231) ("Os Belos Fagócitos"), e onze outros.

Em uma recente declaração, Edward S. Golub caracterizou *The Microbe Hunters* como "um livro incrivelmente popular e espantosamente incorreto".[1] Seu autor foi Paul de Kruif, um microbiologista por formação que, nas palavras do romancista Sinclair Lewis, era também "um homem com uma mente afiada e de uma iconoclastia que realmente significa alguma coisa".[2] Quaisquer que tenham sido as faltas de de Kruif, sua prosa impressionou milhões e influenciou duas gerações de aspirantes a cientistas. Pode ser um exagero, mas talvez não seja, dizer que a prosa apaixonada no livro de Paul de Kruif mudou o mundo. Ele tentou. "Ele era um entusiasta natural", escreveu H. L. Mencken, "e adotava cada nova idéia com paixão."[3]

Paul Henry de Kruif nasceu de uma família de imigrantes holandeses em 2 de março de 1890, em Zeeland, Michigan. Sua mãe, Hendrika J. Kremer, era dedicada a seu marido, Hendrik de Kruif. Mas Paul descrevia seu pai, que vendia implementos agrícolas, como "rígido, um homem inteiramente feito por si mesmo cuja educação formal terminou no segundo ano".[4] Ele o recordava como um indivíduo melancólico que lia um capítulo da Bíblia para sua família depois das refeições e, para infrações menores, "desnudava minhas costas e me batia com um chicote com o desembaraço de um capitão Bligh".[5] Paul freqüentou a Universidade de Michigan, recebendo seu bacharelado em ciências em 1912. Seu pai queria que ele fosse médico ou advogado, e ele começou a faculdade de medicina. Mas seu primeiro interesse estava na pesquisa laboratorial. Ele recebeu seu PhD em 1916. Durante a Primeira Guerra Mundial, de Kruif serviu como capitão no Corpo de Sanitaristas dos EUA na França. Nos experimentos, ele teve algum sucesso com uma antitoxina para tratar a infecção pela bactéria *Clostridium welchii*, uma causa comum de gangrena gasosa em soldados feridos.

Depois da guerra, de Kruif voltou a Michigan, onde trabalhou como professor-assistente de biologia. Mas em 1920 mudou-se prontamente para Nova York quando lhe foi oferecido um cargo no Instituto Rockefeller — já uma força na pesquisa médica desde sua fundação em 1901. No Rockefeller, de Kruif fez amizade, entre outros, com Alexis Carrel (p. 245) e Peyton Rous (p. 315). Mas ele antipatizou com Simon Flexner, o diretor do instituto, que considerava pomposo. De Kruif era um pesquisador promissor, mas quando um de seus primeiros projetos fracassou, ele logo ficou desestimulado.

Além da curiosidade científica, de Kruif possuía ambições literárias. Meses depois de sua chegada em Nova York, ele conheceu e se tornou amigo do dramaturgo Clarence Day. Seu cargo no prestigioso Rockefeller o tornou bem-vindo entre um grupo de figuras estabelecidas da literatura. Em parte para aumentar sua renda, ele logo começou a escrever sobre temas médicos para a imprensa popular e encontrou sua vocação. "Mas havia um missionário oculto nele", escreveu H. L. Mencken, amigo de de Kruif, em um retrato sagaz, "um herdeiro de seus ancestrais calvinistas holandeses, e ele ansiava para levar o evangelho da ciência às pessoas comuns."[6]

Inicialmente, o duplo emprego de de Kruif não lhe causou problemas. Mas capítulos de seu primeiro e irreverente livro sobre a pesquisa médica contemporânea foram publicados anonimamente (assinados "K_____, MD") na revista *Century* em 1922. *Our Medicine Men* foi considerado "um embuste de pretensões exageradas de uma parte da profissão médica".[7] Mas quando Simon Flexner soube da identidade do autor, não achou divertido. Ele objetou que o escrito de de Kruif podia perturbar a harmonia do instituto e o senso de camaradagem. "Senti profundamente", escreveu mais tarde de Kruif, "que um espírito de competição é o que torna a ciência verdadeiramente apaixonante, e o que é ciência se não paixão?"[8] De qualquer forma, de Kruif se demitiu do Rockefeller e passou a se dedicar a escrever.

Our Medicine Men não desagradou a ninguém e recebeu uma crítica amistosa de Morris Fishbein, o famoso médico e autor que se tornou conhecido como a "voz da AMA". De Kruif e Fishbein logo se tornaram grandes amigos. Através de Fishbein, de Kruif conheceu o romancista americano Sinclair Lewis e o ajudou a criar seu bem-sucedido relato do doutor-herói, *Arrowsmith*. Sua colaboração foi inspirada e tempestuosa. Era notoriamente difícil trabalhar com Lewis, e os dois tornaram-se parceiros de bebida, bem como de escrita. (De Kruif conseguia superar Lewis na bebida, e mais ninguém.) Lewis, escreveu de Kruif, "começou a me ensinar a esquecer a prosa enfadonha e afetada dos relatos científicos do Instituto Rockefeller e escrever tudo em um estilo completamente livre".[9] Um enorme sucesso quando foi publicado em 1925, *Arrowsmith* deu a Lewis o prêmio Pulitzer (que ele recusou) e deu a de Kruif um quarto dos consideráveis *royalties* do livro.

De Kruif concebeu *The Microbe Hunters* como um livro que humanizasse os heróis da bacteriologia. "Em suas aventuras eles eram corajosos, às vezes; eles são, sobretudo, sortudos."[10] Objetivando um público popular, de Kruif encontrou a chave para o sucesso do livro e sua capacidade de se apoiar no que Sinclair Lewis chamava de "passagens picantes". O leitor não conseguia evitar ser arrebatado pela prosa, que dramatizava acontecimentos históricos na bancada de laboratório. "Espere! Aqui está todo um feixe deles... como cigarros em um maço",[11] escreve de Kruif, inventando palavras para Robert Koch. "Ah! Aqui está um demônio solitário dentro de uma célula pulmonar... Imagino... que tenha encontrado... o micróbio do tubérculo, mas já?" De Kruif escreveu sobre Leeuwenhoek, o "zelador de Delft", que "se aproximou sem ser percebido e espreitou um fantástico mundo subdivisível de pequenas coisas".[12] Elie Metchnikoff era o cientista que tinha descoberto os "bons fagócitos".

O editor de *The Microbe Hunters* esperava que o livro vendesse pelo menos sua primeira tiragem de 2.800 exemplares, mas ele foi um *best-seller* imediato, impelido pelas críticas positivas de Mencken, William Allen White e Heywood Broun. De Kruif, escreveu Robert L. Duffus no *New York Times*, "deu aos seus caçadores de micróbios letais uma vida calorosa e vigorosa, e é impossível evitar ver que estes foram homens habitualmente de propósitos fanáticos e emoções turbulentas".[13] As vendas logo chegaram a 100 mil exemplares; mais tarde superariam 1 milhão. *The Microbe Hunters* continuou popular em todas as décadas de 1930, 40 e 50. Dezenas de edições no formato barato de brochura continuaram em toda a década de 1960. Uma edição de septuagésimo aniversário foi lançada em 1996.

Paul de Kruif escreveu depois de *The Microbe Hunters* vários outros livros, a maioria envolvendo o sucesso de indivíduos em meio à adversidade. *The Hungers Fighters* (Os combatentes da fome) e *Seven Iron Men* (Sete homens de ferro) não foram um grande sucesso, mas de Kruif voltou a vender muito com *Men Against Death* (Homens contra a morte), outro *best-seller* médico que retratava figuras notáveis, algumas das quais ele conhecia pessoalmente. Com Sidney Howard, de Kruif escreveu *Yellow-Jack!*, em 1934, uma peça que conta a história da batalha de Walter Reed contra a febre amarela. Em 1936, seu *Why Keep Them Alive?* (Por que mantê-los vivos?) nasceu da Grande Depressão e era repleto de indignação com o tributo do desastre econômico cobrado à saúde das crianças em uma terra ainda muito rica. Este livro refletiu o fascínio de de Kruif (mais tarde ardentemente negado) com as causas de esquerda.

A carreira de de Kruif evoluiu de uma forma curiosa. Por muitos anos sua prosa vívida foi encontrada em revistas populares como a *Country Gentleman* e o *Ladies' Home Journal*. Ele era, de modo geral, um cronista da medicina dominante interessado em terapias promissoras. Mas em 1940, quando tornou-se um editor colaborador do *Reader's Digest*, de Kruif começou a se voltar para um fluxo estável de sensacionalismo. "Uma Cura para o Pé-de-atleta", que envolvia untar os pés com cânfora e fenol, mostrou-se pior do que a doença, e provocou a ira da Associação Médica Americana. Seu livro de 1945, *The Male Hormone* (O hormônio masculino), trombeteava os efeitos masculinizantes da metiltestosterona. De Kruif, de acordo com John Heidenry, "desencavava curas milagrosas para quase tudo, às vezes quase todo mês, usando as menores evidências".[14]

Paul de Kruif teve uma vida pessoal muito tumultuada. Ele gostava de se considerar um niilista e um personagem de Dostoievski, cheio de paixão e uma sensualidade incontrolável que ele chamava de "meu inimigo interior".[15] Antes que fosse trabalhar no Rockefeller, tinha abandonado sua primeira esposa, Mary Fisher, e seus dois filhos. Ele se apaixonou por Rhea Elizabeth Barbarin, com quem mais tarde se casou em 1922. Sua união quase divina não abrandou seu desejo por outras mulheres, e ele se sentia enormemente culpado de seus namoros extraconjugais. Depois da morte de Rhea em 1957, de Kruif publicou suas memórias, *The Sweeping Wind* (O vento impetuoso). Ele em seguida se casou com sua terceira e última esposa, Eleanor Lappage, que sobreviveria a ele.

The Microbe Hunters, de forma nenhuma um livro profundo, inspirou um grande número de pesquisadores médicos e laureados com o Nobel. Fascinou Gertrude Belle Elion, que foi premiada pelas descobertas na farmacologia, e James Watson, um dos descobridores da estrutura do DNA. Quando garoto, Carleton Gajdusek (p. 363) chegaria ao ponto de colocar os nomes dos biografados do livro nos degraus da escada que levava a seu laboratório no sótão. A lista não termina aí.

Como muitos de sua geração, de Kruif via a si mesmo — e à medicina — por lentes hipermasculinas. Sensível mas psicologicamente ingênuo, ele tinha pouca paciência com o que chamava jocosamente de "o analismo promulgado por Sigmund Freud".[16] Adorava lutar, cortar madeira e nadar nas águas do lago Michigan. Às vezes ficava a noite toda ouvindo as sinfonias de Beethoven. Freqüentemente, "quando a vida ficava difícil como resultado de minha turbulência", escreveu de Kruif, "a atividade violenta ao ar livre me acalmava, varria minhas cinzas, levava-me a recomeçar com um córtex e um hipotálamo limpos".[17]

Estas manobras pararam de funcionar logo depois que ele fez 81 anos. Em 3 de abril de 1971, Paul de Kruif morreu de ataque cardíaco em Holland, Michigan.

Henri Dunant [1828-1910]

A Criação da Cruz Vermelha

Em meados do século XIX, a Revolução Industrial tinha produzido novas técnicas para a guerra. As armas de soldados comuns eram mais precisas e mortais, e metralhadoras e granadas podiam atravessar o corpo como nunca antes. Os méritos militares de tal poder de fogo se chocaram com os valores em mudança de uma classe média em expansão, muitos dos quais eram cada vez mais capazes de sentir empatia com a dor e o sofrimento. Nada ilustra melhor o conflito que resultou da Batalha de Solferino em 24 de junho de 1859. Mais de 300 mil soldados dos exércitos austríaco, francês e sardo estavam envolvidos. No fim do dia, perto de 30 mil estavam mortos, e milhares de outros feridos e moribundos. Testemunhando a batalha e dando ajuda em seu resultado estava um jovem burguês suíço, Henri Dunant.

"Corpos de homens e cavalos cobriam o campo de batalha; os cadáveres espalhavam-se por estradas, trincheiras, barrancos, matagais e campos", escreveu Dunant. "A visão de Solferino foi literalmente toldada pela morte."[1]

Em *A Memory of Solferino*, Dunant contou a agonia medonha dos feridos. Falou da falta de provisões para tratá-los. Depois que seu livro tornou-se um *best-seller*, ele propôs e conseguiu organizar uma convenção internacional, a partir da qual surgiria uma organização de voluntários. Décadas depois, no fim de uma longa vida ao mesmo tempo produtiva e trágica, Dunant disse a um jornalista: "Fui eu que fundei a Cruz Vermelha".[2]

Jean Henri Dunant nasceu em 8 de maio de 1828, o filho mais velho de genebreses abastados. Seu pai, Jean Jacques, era um próspero comerciante e vereador da cidade. Sua mãe, Anne-Antoinette Caladon, era descendente de uma famosa família. Em suas memórias, Dunant escreveu da profunda influência de sua mãe sobre ele. Ela era, quando tinha tempo livre, dedicada ao trabalho caritativo filantrópico. O evangelismo era forte em Genebra na época, e Henri foi religioso quando jovem. Por algum tempo ele trabalhou para a Liga das Almas, um grupo de jovens devotos. Dunant também se tornou um missivista entusiasta de cartas no início de sua vida, e tinha uma gama de correspondentes internacionais. Escreveu em suas memórias que sempre teve "o mais vivo interesse pelos desafortunados, os deserdados do mundo, os humildes, oprimidos e indigentes, adotando suas causas com entusiasmo e paixão (...)."[3] Quando a romancista Harriet Beecher Stowe, autora de *Uncle Tom's Cabin* (A cabana do pai Tomás), visitou Genebra, Henri se apresentou a ela. Pouco depois, ele também foi fortemente influenciado pelo trabalho de Florence Nightingale (p. 123).

Depois de concluir seus estudos em 1853, Dunant entrou no mundo dos negócios, onde queria ganhar dinheiro e ao mesmo tempo ajudar os despossuídos. Como caixa de uma empresa que procurava investimentos na Argélia, Dunant visitou a colônia francesa em expansão. Por algum tempo ficou deslumbrado com a perspectiva de ganhar uma fortuna, fantasiando a si mesmo como empresário, e procurando assiduamente desenvolver um empreendimento de negócios no cultivo e moagem de milho. Mas em 1855 também ajudou a criar a Aliança Mundial da Associação Cristã de Moços. Três anos depois, afastou-se dos negócios na Argélia para visitar a vizinha Tunísia e escreveu um livro, *Notice sur la régence de Tunis* (Notas sobre a regência de Túnis). Incluía um capítulo intrigante, de vinte páginas, comparando a escravidão nos países muçulmanos com a dos Estados Unidos.

Em 1859 Dunant foi a Solferino a negócios. Os obstáculos burocráticos tinham impedido seu projeto agrícola, apesar do considerável apoio financeiro. Ele precisava obter direitos sobre a água para sua terra argelina. Teve a idéia de pedir permissão de ninguém mais que o imperador da França. Luís Napoleão estava então em guerra na Itália, e foi ali que Dunant o encontrou. É característico do intelecto de Dunant, e às vezes oportunismo fora de lugar, que ele tenha composto um breve livro para a ocasião intitulado *The Empire of Charlemagne Reestablished* (O restabelecimento do império de Carlos Magno). Esta extravagância, pensava Dunant, apelaria ao imperador. Quando Luís Napoleão finalmente o viu, pediu a Dunant para suspender a publicação por causa de um possível constrangimento político.

Enquanto isso, contudo, Dunant testemunhou Solferino. Nada o havia preparado para a carnificina quando as forças francesas e sardas atacaram os austríacos, que ocuparam as terras altas em torno da pequena cidade. A batalha durou um dia inteiro. Como Dunant a descreveria vividamente mais tarde, o combate homem a homem era "indescritivelmente hediondo. As tropas austríacas e aliadas se atropelavam, massacravam-se sobre cadáveres sangrando, seus adversários caindo com marradas dos rifles, e esmagando seus crânios, ou estripando-os com o sabre ou a baioneta. Não havia pedido de piedade: foi uma chacina, uma batalha de bestas selvagens, enlouquecidas de fúria e bêbadas de sangue".[4] No final da tarde, veio um temporal. “Os céus enegreceram e uma violenta tempestade irrompeu sobre os exércitos em luta.” Os austríacos recuaram e a batalha terminou.

As providências para alívio dos feridos não foram nem remotamente adequadas, em ambos os lados. Durante a batalha e por oito dias depois, Dunant tentou ajudar. Ele não tinha formação médica, e em alguns casos o melhor que podia fazer era oferecer cigarros aos soldados feridos. (Acreditava-se que o tabaco fosse antiséptico, e sua fragrância era preferível ao cheiro de carne em decomposição.) Mas ele também organizou grupos de mulheres para ajudá-lo, e até colocou um casal de turistas para trabalhar. Ele conseguiu frutas frescas, bem como bandagens e roupas.

Assim, surgiu ali o conceito de voluntários organizados para ajudar os feridos, no campo de batalha e fora dele. Foi incorporado em *Un souvenir de Solferino*, publicado em 1862. O pequeno livro criou sensação. Os irmãos Goncourt, na França, consideraram-no “mil vezes mais belo que Homero”.[5] Charles Dickens o endossou calorosamente, e Victor Hugo ficou comovido. Logo foi amplamente traduzido e Dunant tornou-se um homem famoso.

Un souvenir de Solferino divide-se em duas partes. Dunant primeiro descreve habilidosamente a batalha e seu resultado em detalhes abundantes. Na segunda parte, Dunant delineia a perspectiva de “uma Convenção inviolável” como “base para Sociedades para alívio de feridos nos vários países da Europa”.[6] Ele pergunta: “Não seria possível, em tempos de paz e tranqüilidade, formar sociedades de auxílio com o propósito de cuidar dos feridos em tempos de guerra, sociedades formadas por voluntários zelosos, dedicados e bem qualificados?”[7] Esta foi a idéia que deu origem à Cruz Vermelha.

Dunant tornou-se uma força para a benevolência nos dois anos seguintes quando viajou pela Europa reunindo apoio para uma sociedade de ajuda internacional. Dunant usou sua fama para visitar chefes e representantes de Estados, estimulando-os a participar. Em fevereiro de 1863, a Sociedade de Bem-estar Público de Genebra foi fundada com o propósito expresso de promulgar o plano de Dunant.

A Convenção de Genebra, como ficou conhecida, foi realizada em agosto de 1864, com representantes de 16 países. De seu trabalho surgiu um documento que, em dez artigos, incorporava os princípios básicos dos primeiros socorros internacionais em tempo de guerra. Estes incluem o respeito pelos feridos, o conceito de que os hospitais militares serão tratados como território neutro e a idéia de que os soldados inimigos merecem cuidados. O pessoal médico, identificado por uma braçadeira branca, deveria ser considerado neutro e protegido de ataques. Seu padrão seria uma cruz vermelha sobre um fundo branco — a bandeira suíça com as cores invertidas. Doze nações assinaram o tratado em 22 de agosto de 1864. Os Estados Unidos, junto com a Grã-Bretanha e a Suécia, inicialmente se recusaram a assinar.

Embora algumas nações estivessem cautelosas e outras decididamente relutantes, a Cruz Vermelha foi uma idéia poderosa cuja época tinha chegado. Como aconteceu quando Florence Nightingale levou uma equipe de enfermeiras para o *front* da Guerra da Criméia, a revolução nas comunicações e o transporte melhorado aumentaram a responsabilidade das nações em guerra. À medida que os exércitos cresciam e tornavam-se mais mortais, as convenções da Cruz Vermelha representavam o que é chamado de "refinamentos correlativos de piedade".[8] A curta guerra entre a Prússia e a Áustria em 1866 proporcionou um teste inicial e bem-sucedido, e nove outras nações assinaram os acordos de Genebra em 1867.

Dunant, contudo, não foi reconhecido nos anos depois da primeira Convenção de Genebra. Em 1866 ele publicou "Universal and International Society for the Revival of the Orient" (Sociedade universal e internacional para o renascimento do Oriente), um panfleto em que sugeria o desenvolvimento de uma "colônia neutra" na Palestina. No ano seguinte, contudo, ele faliu. Dunant jamais ganhou os direitos sobre a água na Argélia, e seus credores perderam a confiança. A imprevidência não era uma virtude na sociedade suíça, e Dunant se viu no ostracismo. Sua exoneração do Comitê Internacional da Cruz Vermelha foi aceita com alegria por Gustave Moynier, um dos primeiros a lhe dar apoio mas que se tornou seu rival na organização. Por décadas depois disso, Moynier reduziria a importância de Dunant na criação da Cruz Vermelha.

Humilhado por seu embaraço financeiro, Dunant foi por fim obrigado a deixar Genebra. Emocionalmente ele ficou arrasado. "Perdi aquela elasticidade, aquela energia", escreveu mais tarde, "aquela confiança que tinha até então, e caí em uma profunda depressão."[9] Como Dunant escreveu posteriormente, nos anos que se seguiram havia dias em que ele comia pouco mais que um pedaço de pão, dormia ao ar livre e mantinha seu colarinho limpo com giz. Se não tivesse sofrido de depressão clínica, o excesso de pobreza de Dunant claramente sugere que havia uma dimensão psicopatológica na perda de sua vivacidade.

Apesar destas dificuldades, Dunant ainda estaria ocasionalmente sob os olhos públicos em meados da década de 1870. Notavelmente, ele estava em Paris durante a Guerra Franco-prussiana em 1871, que deu um fim ao regime de Luís Napoleão. O trabalho da recém-formada Cruz Vermelha no conflito não foi plenamente eficaz, mas representou uma série importante de lições para a organização. Dunant participou das atividades da Cruz Vermelha, encarregando-se da administração de ambulâncias, distribuindo roupas e kits de primeiros-socorros e negociando em nome dos prisioneiros franceses nas mãos dos prussianos. Durante a Comuna insurreicionista que se seguiu, quando o povo de Paris se recusou a aceitar a capitulação dos franceses aos alemães, Dunant foi suspeito, de ambos os lados, de ser espião. No ano seguinte ele organizaria uma conferência que viria a ser a fundação da "aliança universal" para lidar com o tratamento de prisioneiros de guerra e arbitrar em disputas internacionais nos tribunais. Estas idéias estavam à frente de seu tempo e não chegaram a ser colocadas em prática na época.

A redescoberta de Henri Dunant, depois de anos de obscuridade, é uma história em si mesma. Ele desapareceu dos olhos do público em 1875. Doze anos depois, em 1887, chegou ao vilarejo suíço de Heiden, um pára-quedista sem equipamento. Sua saúde estava mal; sua barba, branca; e ele sofria de eczema. Tinha se voltado contra a organização religiosa e acreditava que as pessoas deviam se emancipar de seus grilhões. "Sou um discípulo de Cristo, como no primeiro século; é só isso",[10] escreveu Dunant. Em 1895 Georges Baumberger, jornalista, publicou uma matéria sobre seu paradeiro que causou sensação. Dunant, na época vivendo em um hospício, foi descrito como "um desamparado e pobre, mas não um homem alquebrado e amargurado (...) sem exigir nada do mundo para si mesmo".[11]

Em 1901 Henri Dunant foi premiado com o Nobel da paz, que dividiu com Frédéric Passy (1822-1912), um economista francês e fundador, em 1867, da Liga Internacional pela Paz. Dunant estava com a saúde fraca e incapaz de viajar para receber o prêmio, e o dinheiro do prêmio foi depositado em contas fora do alcance dos credores de Dunant, que ainda o incomodavam. Dunant viveria quase dez anos mais, morrendo em 30 de outubro de 1910. Seus últimos anos foram muito tranqüilos, e em seu chalé em Heiden ele era uma eminência distante, visitada pela realeza. Diz-se que suas últimas palavras foram: "Como está escuro aqui".

Hoje, a doutrina da Cruz Vermelha Internacional, derivada das primeiras concepções de Dunant, ainda promove os ideais de levar alívio ao sofrimento do homem. Seus voluntários são deslocados em casos de desastres naturais e outros, bem como na guerra. A neutralidade e a imparcialidade ainda são suas divisas, mas esta atitude tem se tornado complexa no presente contexto da lei humanitária internacional. Nos últimos anos, a Cruz Vermelha floresceu, quase sempre financiada pela iniciativa privada; está presente em 169 países e tem milhões de membros. Outras convenções atualizaram os acordos originais de Genebra, pela última vez em 1949. Elas ainda representam um padrão internacional. Henri Dunant ficaria satisfeito, escreve Caroline Moorehead, "em ver sua grande máquina funcionando com tanta eficiência (...) [e] recompensado porque seu objetivo fundamental — como proteger as pessoas nas mãos do inimigo — continua a tremular como uma bandeira sobre toda a organização".[12]

Mas Dunant teria ficado triste de saber que, um século depois que ele testemunhou a Batalha de Solferino, a guerra tornou-se mais mortal e mais sangrenta. Ele previu "que as batalhas do futuro somente se tornarão mais e mais mortíferas".[13] Mas Dunant não imaginou o genocídio em massa, e durante a Segunda Guerra Mundial, de fato, a resistência da Cruz Vermelha Internacional de se pronunciar contra o Holocausto nazista custou sua credibilidade. A necessidade da Cruz Vermelha foi maior, contudo, na última metade do século XX, tanto durante como depois da Guerra Fria. O século XXI eclodiu com conflitos étnicos renovados e guerras sangrentas, proliferação de pequenas armas nas mãos de guerrilheiros e terroristas, e "limpeza étnica" por parte de governos. A Cruz Vermelha tem um papel duradouro em um mundo cheio de acontecimentos que desafiam a humanidade.

Posfácio

Não se pode terminar uma biografia coletiva sem expressar arrependimento por um grande número e indivíduos que não foram incluídos por falta de espaço e tempo. Mas vale a pena assinalar que, desde o século XIX, não se podia esperar fornecer um conjunto razoável de perfis, seja na medicina ou na história de qualquer disciplina viva e em evolução. Hoje, quando se sabe que 300 pessoas tiveram um papel científico específico, as desculpas pela exclusão começam a parecer inúteis.

Uma omissão imperdoável que pode ser notada por todos é a de Alexandre Yersin, um bacteriologista suíço naturalizado francês que pode ser considerado um dos heróis da medicina moderna. Ele isolou o bacilo que causa a difteria e pesquisou a sífilis, bem como várias outras doenças que afetam seres humanos e animais. Mais notoriamente ele descobriu o germe, agora conhecido como *Yersinia pestis*, responsável pela peste bubônica. Sabemos a data: 23 de junho de 1894, alguns dias antes de o pesquisador japonês, Shinasaburo Kitasato, descobrir a mesma coisa. A disputa inevitável pela prioridade foi resolvida com menos rancor do que em muitos casos.

Durante anos Yersin viveu e trabalhou em um velha cabana que ele tinha pintado de branco brilhante. Os moradores chamavam-na de "Torre de Marfim". Uma escola secundária batizada em sua homenagem ainda está em funcionamento, e artefatos de sua vida e seu laboratório podem ser encontrados em sua sala, agora um museu no Instituto Pasteur — em Nha Trang, no Vietnã. O próprio Yersin fundou o instituto em 1895 e projetou seu prédio, erguido em 1904.

Quando morreu, em 1º de março de 1943, Alexandre Yersin foi sepultado em uma colina no distrito Dien Khanh, com vista para a bela costa do mar do Sul da China, com suas cintilantes águas claras e praias de areia branca. Para chegar ao local de seu túmulo, deve-se seguir uma escada de barro que parte de uma antiga estrada mandarim. Uma lápide e um obelisco de cimento dão para a baía de Cam Ranh. Diz a inscrição: "Benfeitor e Humanista — Venerado pelo Povo Vietnamita".

Para nós, o local de repouso de Yersin — em uma parte do mundo há muito colonizado, explorado e arrasado — pode ser um lembrete de que a medicina ocidental é parte da cultura ocidental. Por todas as suas obras e maravilhas, esta civilização, como outras antes dela e simultâneas, tendem a ser dominadoras, se não onipotentes, imperiosas, se não imperialistas — e responsável, para ser simples e honesto, por grande parte do sofrimento que lamenta. Podemos imaginar o memorial de Yersin nos últimos anos, escreve Jean-Claude Guillebaud, lembrando a Guerra do Vietnã, "com freqüência cercado de fumaça e explosões, rodeado de patrulhas, inundado de esquadrões, talvez lambido pelas chamas".[1]

Em uma época em que a medicina se tornou poderosa como nunca antes, na aurora do que muitos pensam que será uma revolução no diagnóstico e no tratamento, é válido sublinhar a dinâmica e a complexidade da natureza, e a fragilidade da ecologia humana. Nada pode ser mais impressionante que descobrir, como fez Alexandre Yersin, o micróbio que provoca a peste bubônica, amplamente identificado como a Peste Negra, a doença que por séculos levou literalmente milhões de pessoas e causou um sofrimento inenarrável. Todavia uma realização dessas, e proezas ainda mais espetaculares que virão, não devem inspirar uma admiração excessiva que incita arrogância em vez de auto-reflexão, ou o triunfalismo apaixonado em vez da compaixão. Bem mais preferíveis a fantasias de imortalidade são as duradouras palavras de Hipócrates: *Ars longa, vita brevis.*

Notas

Ver Bibliografia para citações completas destas obras freqüentemente mencionadas: C. Gillispie, *Dictionary of Scientific Biography* e C. Moritz et al., *Current Biography Yearbook.*

Introdução

1. Citado em R. B. Vaughan, "The Romantic Rationalist", *Medical History* 10 (1965): 215.
2. Citado em S. Kleinfield, *A Machine Called Indomitable* (Times Books, 1985), p. 46.
3. L. King, *Medical Thinking* (Princeton University Press, 1982), p. 13.
4. H. Sigerist, "Developments and Trends in Dentristy", em *On the Sociology of Medicine*, org. M. Roemer (MD Publications, 1960), p. 327.
5. R. Porter, *The Greatest Benefit to Mankind* (W.N. Norton, 1997), p. 717.
6. G. Rosen, *A History of Public Health* (Johns Hopkins University Press, 1993), p. 471.

Charles Darwin

1. C. Darwin, *The Autobiography of Charles Darwin, 1809-1882* (Norton, 1958), p. 23.
2. C. Darwin, *The Descent of Man* (Appleton, 1877), pp. 368-69.
3. A. Flew, *Darwinian Evolution*, 2ª ed. (Transition Publishers, 1997), p. 23.
4. W. F. Bynum, "Darwin and the Doctors: Evolution, Diathesis, and Germs in 19th-Century Britain", *Gesnerus* 40, nºs 1/2 (1983): 45.
5. Ibid., p. 48.
6. Citado em A. Bearn e E. Miller, "Archibald Garrod and the Development of the Concept of Inborn Errors of Metabolism", *Bulletin of the History of Medicine* 53 (1979): 324.
7. H. Krebs, *Reminiscences and Reflections* (Clarendon Press, 1981), p. 118.

Rudolf Virchow

1. L. C. Lane, "Rudolf Virchow", em *Occidental Medical Times*, agosto (1893):9.
2. Citado em H. E. Sigerist, *The Great Doctors: A Biographical History of Medicine* (W. W. Norton, 1933), p. 339.
3. J. e E. Bendiner, *Biographical Dictionary of Medicine* (Facts on File, 1990), p. 248.
4. Citado em W. Coleman, *Biology in the Nineteenth Century* (John Wiley & Sons, 1971), p. 46.
5. Citado em E. A. Carlson, org., *Modern Biology: Its Conceptual Foundations* (George Braziller, 1967), p. 25.

6. R. H. Major, *A History of Medicine*, vol. 2 (Charles C. Thomas, 1954), p. 808.
7. E. H. Ackerknecht, *Rudolf Virchow: Doctor, Statesman, Anthropologist* (University of Wisconsin Press, 1953), p. 123.

Claude Bernard

1. Prefácio a H. Parvez e S. Parvez, orgs., *Advances in Experimental Medicine: A Centenary Tribute to Claude Bernard* (Elsevier, 1980), p. 1.
2. H. LaFollette e N. Shanks, "Animal Experimentation: The Legacy of Claude Bernard", *International Studies in the Philosophy of Science* 8, nº 3 (1994): 203.
3. Citado em W. Coleman, "The Cognitive Basis of the Discipline: Claude Bernard on Physiology", *ISIS* 76 (1985): 56.
4. J. Olmsted e E. Olmsted, *Claude Bernard and the Experimental Method in Medicine* (Henry Schuman, 1952), p. 108.
5. Ibid., 245.
6. LaFollette e Shanks, "Animal Experimentation", p. 207.
7. Citado em E. D. Robin, org., *Claude Bernard and the Internal Environment* (Marcel Dekker, 1979), p. 14.

Louis Pasteur

1. R. Vallery-Radot, *The Life of Pasteur* (Doubleday, 1928), p. 296.
2. Ibid., p. 109.
3. Ibid., p. 311.
4. J. Nicolle, *Louis Pasteur: The Story of His Major Discoveries* (Basic Books, 1961), p. 197.
5. Vallery-Radot, *The Life of Louis Pasteur*, p. 464.
6. W. Clark, *At War Within: the Double-Edged Sword of Immunity* (Oxford University Press, 1995), p. 32.

Robert Koch

1. R. Porter, *The Greatest Benefit to Mankind* (W. W. Norton, 1997), p. 436.
2. R. Koch, "The Ethiology of Tuberculosis", *Review of Infectious Diseases* 4 (1982): 1271.
3. *Dictionary of Scientific Biography*, vol. 7, p. 423.
4. T. Brock, *Robert Koch: A Life in Medicine and Bacteriology* (American Society of MM, 1998), p. 292.

Hipócrates

1. *Dictionary of Scientific Biography*, vol. 6., p. 424.
2. Hipócrates, "Ancient Medicine", em *Hippocrates*, vol. 1 (Harvard University Press, 1923), p. 59.

3. Ibid., p. 3.
4. O. Temkin, *Hippocrates in a World of Pagans and Christians* (Johns Hopkins University Press, 1991), p. 256.

Galeno

1. C. Singer, "Galen as a Modern", em *Toward Modern Science*, org. R. M. Palter (E. P. Dutton, 1969), p. 120.
2. S. Nuland, *Doctors: The Biography of Medicine* (Alfred A. Knopf, 1988), p. 37.
3. Citado em A. J. Brock, *Greek Medicine* (J. M. Dent & Sons, 1929), p. 133.
4. Galeno, *On the Natural Faculties* (Harvard University Press, 1916), p. 31.
5. Citado em O. Temkin, *Galenism* (Cornell University Press, 1973), p. 103.
6. V. Nutton, "Roman Medicine, 250 B.C. to A.D. 200", em *The Western Medical Tradition*, org. L. I. Conrad et al. (Cambridge University Press, 1995), p. 70.

Andreas Vesálio

1. Citado em C. D. O'Malley, *Andreas Vesalius of Brussels* (University of California Press, 1964), p. 14.
2. Ibid., p. 222.

William Harvey

1. W. Harvey, *The Works of William Harvey*, M.D. (Sydenham Society, 1847), p. 7.
2. Citado em A. Wear, "The Heart and Blood from Vesalius to Harvey", em *Companion to the History of Modern Science*, org. R. C. Olby et al. (Routledge, 1990), p. 575.
3. Harvey, *The Works*, p. 11.
4. Ibidem, p. 47.
5. Citado em R. Porter, *The Greatest Benefit to Mankind* (W. W. Norton, 1997), p. 214.
6. R. G. Frank, Jr., *Harvey and the Oxford Physiologists* (University of California Press, 1980), p. xii.

Paracelso

1. Citado em R. Porter, *The Greatest Benefit to Mankind* (W. W. Norton, 197), p. 201.
2. G. Feder, "Paradigm Lost", *Lancet* 341 (1993): 1397.
3. *Dictionary of Scientific Biography*, vol. 10, p. 311.
4. Citado em B. Aubrey, "Paracelsus", em *Great Scientists*, vol. 9 (Grolier, 1989), p. 152.
5. Citado em W. H. Brock, *The Norton History of Chemistry* (W. W. Norton, 1993), pp. 43-44.
6. Paracelso, *Selected Writings* (Princeton University Press, 1973), p. 21.
7. A. G. Debus, *Man and Nature in the Renaissance* (Cambridge University Press, 1978), p. 23.

8. Brock, *Chemistry*, p. 44.
9. R. Browning, "Paracelsus", em B. Jaffe, *Crucibles: The Story of Chemistry* (Dover, 1976), p. 20.

Giovanni Morgagni

1. R. Porter, "The Eighteenth Century", em *The Western Medical Tradition*, org. L. I. Conrad et al. (Cambridge University Press, 1995), p. 410.
2. Citado em S. Nuland, *Doctors: The Biography of Medicine* (Alfred A. Knopf, 1988), p. 168.
3. R. Margotta, *The Story of Medicine* (Golden Press, 1968), p. 232.
4. Citado em Nuland, *Doctors*, p. 152.
5. Ibid., p. 169.

Xavier Bichat

1. Citado em J. E. Lesch, *Science and Medicine in France: The Emergence of Experimental Physiology, 1790-1815* (Harvard University Press, 1984), p. 80.
2. Ibid., p. 68.
3. Citado em C. G. Cumston, *An Introduction to the History of Medicine* (Alfred A. Knopf, 1926), p. 363.
4. Lesch, *The Emergency of Experimental Physiology*, p. 79.
5. N. Dobo e A. Role, *Bichat: la vie fulgurante d'un genie* (Perrin, 1989), p. 7.

René Laennec

1. Citado em S. Nuland, *Doctors: The Biography of Medicine* (Alfred A. Knopf, 1988), p. 209.
2. J. Duffin, *To See with a Better Eye: A Life of R. T. H. Laennec* (Princeton University Press, 1998), p. 37.
3. Ibid., p. 76.
4. M. Foucault, *The Birth of the Clinic* (Random House, 1973), p. 169.
5. Citado em Nuland, *Doctors*, p. 220.
6. Ibid.
7. L. Acierno, *History of Cardiology* (Parthenon, 1994), p. 469.
8. R. Kervan, *Laennec* (Pergamon Press, 1960), p. 154.
9. Citado em S. Reiser, *Medicine and the Reign of Technology* (Cambridge University Press, 1978), p. 34.
10. G. Eliot, *Middlemarch* (Penguin, 1965), pp. 460-61.
11. Duffin, *To See with a Better Eye*, p. 8.

Johannes Müller

1. V. Robinson, *Pathfinders in Medicine* (Medical Life Press, 1929), p. 385.
2. Ibid.
3. Citado em J. Walsh, *Makers of Modern Medicine* (Books for Libraries, 1907), p. 221.
4. Citado em Robinson, *Pathfinders*, p. 384.
5. W. Haberling, *German Medicine* (Paul B. Hoeber, 1934), p. 80.
6. *Dictionary of Scientific Biography*, vol. 9, p. 572.

François Magendie

1. *Dictionary of Scientific Biography*, vol. 9, p. 7.
2. Citado em R. Porter e W. F. Bynum, "The Art and Science of Medicine", em *Companion Encyclopedia of the History of Medicine* (Routledge, 1993), p. 7.
3. L. Deloyrs, *François Magendie: Précurseur de la médicine expérimentale* (Presses Universitaires de Bruxelles, 1970), p. 79.
4. *Dictionary of Scientific Biography*, vol. 9, p. 7.
5. Citado em I. Bloch, *The Sexual Life of Our Time* (1908; reimpresso por Allied Book Company, 1928), p. 49.

Pierre Louis

1. Citado em S. J. Reiser, *Medicine and the Reign of Technology* (Cambridge University Press, 1978), p. 33.
2. Ibid.
3. Citado em W. Osler, "The Influence of Louis on American Medicine", em *Alabama Student and Other Biographical Essays* (Oxford University Press, 1908), p. 193.
4. Citado em A. Bollet, "Medical History: Pierre Louis", *American Journal of the Medical Sciences* 266, nº 2 (1973): 98.
5. Citado em A. Morabia, "P. C. A. Louis and the Birth of Clinical Epidemiology", *Journal of Clinical Epidemiology* 49, nº 12 (1996): 1330.
6. Citado em R. H. Major, *A History of Medicine*, vol. 2 (Charles C. Thomas, 1954), p. 671.
7. Reiser, *Medicine and the Reign of Technology*, p. 32.
8. Citado em Osler, *The Influence of Louis*, p. 198.

Carl Ludwig

1. K. Rothschuh, *History of Physiology* (Robert E. Krieger, 1973), p. 211.
2. Citado em G. Rosen, "Carl Ludwig and His American Students", *Bulletin of the Institute of the History of Medicine*, 4, nº 8 (1936): 617.
3. K. Rothschuh, *History of Physiology* (Robert E. Krieger, 1973), p. 205.

4. Rosen, "Carl Ludwig", p. 615.
5. Ibid.
6. Ibid., p. 617.
7. T. Lenoir, "Science for the Clinic: Science Policy and the Formation of Carl Ludwig's Institute in Leipzig", em *The Investigate Enterprise: Experimental Physiology in Nineteenth-Century Medicine*, org. W. Coleman e F. L. Holmes (University of California Press, 1988), p. 157.
8. Citado em Lenoir, "Science for the Clinic", p. 155.
9. L. Acierno, *The History of Cardiology* (Parthenon, 1994), p. 218.
10. Citado em S. Flexner e J. Flexner, *William Henry Welch* (Viking, 1941), p. 84.

Jacob Henle

1. B. Bracegirdle, *History of Microtechnique*, 2ª ed. (Science Heritage, 1986), p. 310.
2. Citado em V. Robinson, *Pathfinders in Medicine* (Medical Life Press, 1929), p. 483.
3. H. Harris, *The Birth of the Cell* (Yale University Press, 1999), p. 107.
4. G. Rosen, *A History of Public Health*, ed. ampliada (Johns Hopkins University Press, 1993), p. 274.
5. R. H. Major, *A History of Medicine*, vol. 2 (Charles C. Thomas, 1954), p. 798.
6. *Dictionary of Scientific Biography*, vol. 6, p. 270.
7. Citado em Robinson, *Pathfinders in Medicine*, pp. 487-88.
8. Ibid., p. 491.
9. Ibid.

Florence Nightingale

1. I. B. Cohen, "Florence Nightingale", *Scientific American* 250, nº 3 (1984): 128.
2. Citado em L. R. Seymer, *A General History of Nursing* (Macmillan, 1933), p. 80.
3. Ibid., p. 83.
4. Ibid., p. 84.
5. F. Nightingale, *Notes on Nursing* (Harrison, 1859), p. 6.
6. C. Hobbs, *Florence Nightingale* (Twayne, 1997), p. 93.
7. Citado em Hobbs, *Florence Nightingale*, p. 31.
8. F. Nightingale, *Ever Yours, Florence Nightingale: Selected Letters* (Harvard University Press, 1990), p. 418.
9. B. Dorsey, *Florence Nightingale* (Springhouse, 1999), p. 415.

Joseph Lister

1. R. Fisher, *Joseph Lister* (Stein and Day, 1977), p. 37.
2. *Dictionary of Scientific Biography*, vol. 8, p. 403.
3. Ibid., p. 406.

4. Fisher, *Joseph Lister*, p. 325.
5. *Dictionary of Scientific Biography*, vol. 8, p. 409.
6. Fisher, *Joseph Lister*, p. 297.
7. Citado em H. Cushing, *The Life of Sir William Osler* (Oxford University Press, 1940), p. 995.

Wilhelm Conrad Röntgen

1. Citado em O. Glasser, *Dr. W. C. Röntgen* (Charles C. Thomas, 1958), p. 81.
2. Glasser, *Röntgen*, p. 50.
3. Citado em Glasser, *Röntgen*, p. 56.
4. Ibid., p. 57.
5. R. G. Evens, "Röntgen Retrospective: One Hundred Years of a Revolutionary Technology", *Journal of the American Medical Associaton* 274, nº 11 (1995): 913.
6. W. Woglom, *Discoveries for Medicine* (Yale University Press, 1949), p. 60.

Theodor Boveri

1. E. Mayr, *Growth of Biological Thought* (Harvard University Press, 1982), p. 748.
2. Citado em F. Balter, "Theodore Boveri", *Science* 144 (1964): 812.
3. Citado em F. Balter, *Theodore Boveri* (University of California Press, 1967), p. 66.
4. Citado em Balter, "Theodore Boveri", p. 811.
5. Mayr, *Biological Thought*, p. 748.
6. *Dictionary of Scientific Biography*, vol. 2, p. 363.
7. Ibid., p. 364.
8. Ibid.
9. Balter, "Theodore Boveri", p. 815.

Santiago Ramón y Cajal

1. S. Ramón y Cajal, *Recollections of My Life* (MIT Press, 1989), p. 321.
2. Ibid., pp. 356-57.
3. T. Wason, org., *Nobel Prize Biography* (H. W. Wilson, 1988), p. 854.
4. *Dictionary of Scientific Biography*, vol. 11, p. 274.
5. F. Garrison, "Ramon y Cajal", em *Contributions to the History of Medicine* (Hafner, 1966), p. 956.

Oswald Avery

1. J. Lederberg, "The Transformation of Genetics by DNA: An Aniversary Celebration of Avery, Macleod and McCarty", *Genetics* 136 (1994): 423.
2. H. Judson, *The Eight Day of Creation: The Makers of the Revolution in Biology* (Simon & Schuster, 1979), p. 36.

3. Ibid., p. 39.
4. C. Sexton, *Burnet: A Life* (Oxford University Press, 1999), p. 104.
5. Citado em Judson, *The Eight Day of Creation*, p. 198.

Ambroise Paré

1. L. Zimmerman e I. Veith, *Great Ideas in the History of Surgery*, 2ª ed. rev. (Dover, 1967), p. 179.
2. H. Ellis, "Surgery and Manipulation", em *Medicine: A History of Healing*, org. R. Porter (Marlowe Press, 1997), p. 128.
3. Zimmerman e Veith, *Great Ideas*, pp. 180-81.
4. L. Clendening, org., *Source Book of Medical History* (Henry Schuman, 1942), p. 193.
5. Zimmerman e Veith, *Great Ideas*, p. 184.
6. A. Paré, *On Monsters and Marvels* (University of Chicago Press, 1982), p. xv.

Bernardino Ramazzini

1. Lucrécio, *On the Nature of the Universe*, trad. R. E. Latham (Penguin, 1951), p. 242.
2. Citado em H. Sigerist, *On the History of Medicine* (MD Publications, 1936), p. 52.
3. Ibid.
4. C. Tedeschi, "Bernardino Ramazzini (1633-1714): De Morbis Artificum", *Human Pathology* 1, nº 2 (1970): 319.
5. Citado em Tedeschi, "Bernardino Ramazzini", p. 319.
6. R. Margotta, *The Story of Medicine* (Golden Press, 1968), p. 224.
7. Citado em J. Talbott, *A Biographical History of Medicine* (Grune & Stratton, 1970), p. 136.

Girolamo Fracastoro

1. M. Hudson e R. Morton, "Fracastor and Syphilis: 500 Years On", *Lancet* 348 (1996): 1495.
2. L. Clendening, org., *Source Book of Medical History* (Henry Schuman, 1942), p. 110.
3. Ibid., p. 121.
4. Ibid., p. 105.
5. Ibid., p. 108.
6. Citado em T. Rosebury, *Microbes and Morals: The Strange Story of Venereal Disease* (Viking Press, 1971), p. 40.
7. Citado em L. Wilkinson, "Epidemiology", em *Companion Encyclopedia of the History of Medicine*, org. W. F. Bynum e R. Porter (Routledge, 1993), p. 1265.

Thomas Sydenham

1. K. Dewhurst, *Dr. Thomas Sydenham (1624-1689)* (University of California Press, 1966), p. 49.

2. G. Meynell, *Materials for a Biography of Dr. Thomas Sydenham (1624-1689)* (Winterdown, 1988), p. 44.
3. Citado em G. A. Lindeboom, *Hermann Boerhaave* (Methuen, 1968), p. 54.
4. R. R. Trail, "Syndeham's Impact on English Medicine", *Medical History* 9, nº 4 (1965): 358-59.
5. Dewhurst, *Dr. Thomas Sydenham*, p. 55.
6. E. Ackerknecht, *A Short History of Medicine*, ed. rev. (Johns Hopkins University Press, 1982), p. 123.
7. Meynell, *Materials for a Biography*, p. 78.
8. Dewhurst, *Dr. Thomas Sydenham*, p. 45.

Hermann Boerhaave

1. H. Sigerist, "Boerhaave's Influence Upon American Medicine", em H. Sigerist, *On the History of Medicine* (MD Publications, 1960), p. 202.
2. Citado em D. Breo, "MDs of the Millennium — The Dozen Who Made a Difference", *Journal of the American Medical Association* 263, nº 1 (1990): 112.
3. G. A. Lindeboom, *Hermann Boerhaave* (Methuen, 1968), p. 16.
4. Ibid., pp. 353-54.
5. H. Boerhaave, "Institutiones Medicae", em *Source Book of Medical History*, org. L. Clendening (Henry Schuman, 1942), p. 281.
6. B. Jaffe, *Crucibles: The Story of Chemistry* (Dover, 1976), p. 61.
7. C. G. Cumston, *An Introduction to the History of Medicine* (Alfred A. Knopf, 1926), p. 333.
8. E. A. Underwood, *Boerhaave's Men at Leyden and After* (Edinburgh University Press, 1977), p. 188.

John Hunter

1. Citado em J. Kobler, *The Reluctant Surgeon: A Biography of John Hunter* (Doubleday, 1960), p. 271.
2. R. Porter, *Western Medical Tradition*, org. L. I. Conrad (Cambridge University Press, 1995), p. 399.
3. Citado em H. Sigerist, *The Great Doctors: A Biographical History of Medicine* (W. W. Norton & Company, 1933), p. 220.
4. Citado em Kobler, *The Reluctant Surgeon*, p. 114.
5. Ibid., p. 273.
6. Ibid., p. 206.
7. Ibid., p. 209.
8. Ibid., p. 327.

Pierre Fauchard

1. Citado em B. Weinberger, *Pierre Fauchard: Surgeon-Dentist* (Pierre Fauchard Academy, 1941), p. 3.
2. Ibid., p. 13.
3. R. King, *The Making of the Dentiste, 1650-1760* (Ashgate, 1998), p. 7.
4. Weinberg, *Pierre Fauchard*, p. 94.
5. J. Wynbrandt, *The Excruciating History of Dentistry* (St. Martin's Press, 1998), p. 67.
6. Weinberger, *Pierre Fauchard*, p. 65.
7. Ibid.

Philippe Pinel

1. Citado em H. W. Haggard, *The Doctor in History* (Yale University Press, 1934), p. 356.
2. P. Pinel, "Treatise on Insanity", extraído de *Medicine and Western Civilization*, org. D. Rothman, S. Marcus e S. Kiceluk (Rutgers University Press, 1995), p. 166.
3. *Dictionary of Scientific Biography*, vol. 10, p. 613.
4. J. Goldstein, "Psychiatry", em *Companion Encyclopedia of the History of Medicine*, org. W. F. Bynum e R. Porter (Routledge, 1993), p. 1355.
5. H. Sigerist, *The Great Doctors: A Biographical History of Medicine* (W. W. Norton & Company, 1933), p. 279.
6. D. Weider, "Philippe Pinel (1745-1826)", em *Doctors, Nurses, and Medical Practioners* (Greenwood Press, 1997), p. 219.
7. G. Zilboorg, *A History of Medical Psychology* (W. W. Norton & Company, 1941), p. 320.
8. Ibid.

Edward Jenner

1. Citado em W. Woglon, *Discoveries for Medicine* (Yale University Press, 1949), p. 61.
2. A. Crosby, "Samllpox", em *Cambridge World History of Human Disease*, org. K. Kiple (Cambridge University Press, 1993), p. 1012.
3. E. S. Golub, *The Limits of Medicine* (Times Books, 1994), p. 126.
4. Citado em J. Kobler, *The Reluctant Surgeon: A Biography of John Hunter* (Doubleday, 1960), p. 183.
5. Ibid., p. 182.

William Thomas Green Morton

1. U. Trohler, "Surgery (Modern)", em *Companion Encyclopedia of the History of Medicine*, org. W. F. Bynum e R. Porter (Routledge, 1993), p. 985.
2. Citado em S. Nuland, *Doctors: The Biography of Medicine* (Alfred A. Knopf, 1988), p. 282.

3. Citado em J. Fenster, *Ether Day: The Strange Tale of America's Greatest Medical Discovery and the Haunted Men Who Made It* (Harper-Collins, 2001), p. 69.
4. Citado em Nuland, *Doctors*, p. 282.
5. Ibid., p. 290.
6. B. Duncan, *The Development of Inhalation Anaesthesia* (Oxford University Press, 1947), p. 82.
7. W. T. G. Morton, "Remarks on the Proper Mode of Administering Ether by Inhalation", em *Source Book of Medical History*, org. L. Clendening (1942; reimpresso por Dover, 1960), p. 371.
8. Fenster, *Ether Day*, p. 68.
9. Ibid., p. 229.
10. Citado em L. Ludovici, *The Discovery of Anaesthesia* (Thomas Y. Crowell, 1961), p. 219.

John Snow

1. J. Snow, "On the Mode of Communication of Cholera", em *Source Book of Medical History*, org. L. Clendening (Henry Schuman, 1942), p. 468.

Ignaz Semmelweis

1. Citado em S. Nuland, *Doctors: The Biography of Medicine* (Alfred A. Knopf, 1988), p. 258.
2. Citado em H. S. Glasscheib, *The March of Medicine: The Emergence and Triumph of Modern Medicine* (G. P. Putnam's Sons, 1964), p. 101.
3. I. Semmelweis, *The Etiology, Concept, and Prophylaxis of Childbed Fever* (University of Wisconsin Press, 1983), p. 71.
4. W. Broad e N. Wade, *Betrayers of the Truth* (Simon & Schuster, 1982), p. 137.
5. Citado em Nuland, *Doctors*, p. 257.
6. Glasscheib, *The March of Medicine*, p. 105.
7. K. C. Carter, "Ignaz Semmelweis, Carl Mayrhofer, and the Rise of Germ Theory", *Medical History* 29 (1985): 53.
8. Nuland, *Doctors*, p. 239.

Theodor Billroth

1. Citado em H. Sigerist, *The Great Doctors: A Biographical History of Medicine* (W. W. Norton & Company, 1933), p. 381.
2. Citado em R. Rutledge, "Theodor Billroth: A Century Later", *Surgery* 118 (1995): 42.
3. H. Sigerist, *The Great Doctors*, p. 380.
4. M. Allgower e U. Tröhler, "Biographical Note on Theodor Billroth", *British Journal of Surgery* 68 (1981): 678.
5. L. Zimmerman e I. Veith, *Great Ideas in the History of Surgery*, 2º ed. rev. (Dover, 1967), p. 491.

Sigmund Freud

1. F. Sulloway, *Freud: Biologist of the Mind* (Basic Books, 1983), p. 121.
2. Ibid., p. 55;
3. R. T. Fancher, *Cultures of Healing: Correcting the Image of American Mental Health Care* (W. H. Freeman, 195), p. 139.
4. Citado em J. Forrester, *Dispatches from the Freud Wars* (Harvard University Press, 1995), p. 10.
5. R. Porter, *The Greatest Benefit to Mankind* (W. W. Norton, 1997), p. 205.

William Osler

1. J. M. T. Finney, *A Surgeon's Life* (G. P. Putnam's Sons, 1940), p. 276.
2. E. G. Reid, *The Great Physician: A Short Life of Sir William Osler* (Oxford University Press, 1931), p. 76.
3. P. Starr, *The Social Transformation of American Medicine* (Basic Books, 1982), p. 116.
4. Finney, *A Surgeon's Life*, p. 278.
5. C. S. Bryan, *Osler* (Oxford University Press, 1997), p. 149.
6. R. Major, *A History of Medicine*, vol. 2 (Charles C. Thomas, 1954), p. 910.
7. Bryan, *Osler*, p. 164.
8. Ibid.
9. Ibid.
10. M. Bliss, *William Osler: a Life in Medicine* (Oxford University Press, 1999), p. 497.
11. Ibid., p. 499.

Elie Metchnikoff

1. Citado em W. W. Woglon, *Discoveries for Medicine* (Yale University Press, 1949), p. 49.
2. *Dictionary of Scientific Biography*, vol. 9, p. 333.
3. A. I. Tauber, *The Immune Self: Theory or Metaphor* (Cambridge University Press, 1994), p. 5.
4. W. F. Bynum, *Science and the Practice of Medicine in the Nineteenth Century* (Cambridge University Press, 1994), pp. 159-160.
5. P. de Kruif, *The Microbe Hunters* (Harcourt Brace & Company, 1926), p. 207.
6. R. B. Vaughan, "The Romantic Racionalist: A Study of Elie Metchnikoff", *Medical History* 10 (1965): 204.
7. Citado em R. B. Vaughan, "The Romantic Rationalist", *Medical History* 10 (1065): 215.

Willem Einthoven

1. Citado em R. G. Frank, Jr., "The Telltale Heart: Physiological Instruments, Graphic Methods, and Clinical Hopes", em *Investigative Enterprise: Experimental Physiology in Nineteenth-*

Century Medicine, org. W. Coleman e F. L. Holmes (University of California Press, 1988), p. 251.

2. Citado em M. Duke, *The Development of Medical Techniques and Treatments* (International Universities Press, 1990), p. 60.
3. Ibid., p. 61.
4. Frank, "The Telltale Heart", p. 262.
5. J. S. Borer, "Current Status of Noninvasive Testing: An Overview", *Cardiology* 71 (1984): 66.

Emil von Behring

1. E. Shorter, *Bedside Manners: The Troubled History of Doctors and Patients* (Simon & Schuster, 1985), p. 131.
2. A. M. Silverstein, *A History of Immunology* (Academic Press, 1989), p. 55.
3. G. Rosen, *A History of Public Health*, ed. ampliada (Johns Hopkins University Press, 1993), p. 306.
4. Citado em T. Sourkes, *Nobel Prize Winners in Medicine and Physiology* (Abelard-Schuman, 1967), p. 28.
5. Citado em A. Chase, *Magic Shots* (William Morrow, 1982), p. 179.

Alexis Carrel

1. J. H. Comroe, Jr., *Exploring the Heart* (W. W. Norton & Company, 1983), p. 180.
2. Citado em Comroe, *Exploring the Heart*, p. 181.
3. W. S. Edwards e P. D. Edwards, *Alexis Carrel: Visionary Surgeon* (Charles C. Thomas, 1974), p. v.
4. Citado em T. Malinin, *Surgery and Life: The Extraordinary Career of Alexis Carrel* (Harcourt Brace Jovanovich, 1979), p. 14.
5. Ibid., p. 25.
6. A. Carrel, *Man, the Unknown* (Harper and Brothers, 1935), p. 319.
7. Edwards e Edwards, *Alexis Carrel: Visionary Surgeon* (Charles C. Thomas, 1974), p. 104.
8. Carrel, *Man, the Unknown*, p. 319.

Frederick Banting

1. E. Ackerknecht, *A Short History of Medicine*, ed. rev. (Johns Hopkins University Press, 1982), p. 711.
2. Citado em M. Bliss, *The Discovery of Insulin* (University of Chicago Press, 1982), p. 50.
3. Ibid., p. 19.
4. R. B. Welbourn, "Endocrine Diseases", em *Companion Encyclopedia of the History of Medicine*, org. W. F. Bynum e R. Porter (Routledge, 1993), p. 502.
5. Citado em Bliss, *The Discovery of Insulin*, p. 236.

Walter B. Cannon

1. H. Dale, "Walter Bradford Cannon", em *Obituary Notices of Fellows of the Royal Society of London*, vol. 5 (Royal Society, 1947), p. 407.
2. D. Fleming, "Walter B. Cannon and Homeostasis", *Social Research* 51 (1984): 629.
3. W. B. Cannon, *The Way of an Investigator* (Hafner, 1945), p. 15.
4. Ibid., p. 19.
5. S. Benison et al., *Walter B. Cannon: the Life and Times of a Young Scientist* (Harvard University Press, 1987), p. 315.
6. Cannon, *The Way of an Investigator*, p. 130.
7. Ibid., pp. 113-14.

Archibald Garrod

1. C. Booth, "Clinical Research", em *Companion Encyclopedia of the History of Medicine*, org. W. F. Bynum e R. Porter (Routledge, 1993), p. 217.
2. Citado em A. Bearn, "Archibald Edward Garrod, the Reluctant Geneticist", *Genetics* 137 (1994): 2.
3. Ibid.
4. A. Bearn e E. Miller, "Archibald Garrod and the Development of the Concept of Inborn Errors of Metabolism", *Bulletin of the History of Medicine* 53 (1979): 324.
5. Ibid.
6. Ibid.

Otto Warburg

1. Citado em T. Sourkes, *Nobel Prize Winners in Medicine and Physiology* (Abelard-Schuman, 1966), p. 155-6.
2. G. Allen, *Life Science in the Twentieth Century* (John Wiley & Sons, 1975), p. 178.
3. T. Wasson, org., *Nobel Prizes Winners* (H. W. Wilson, 1988), p. 1104.
4. Citado em R. Govindjee, "On the requirement of minimum number of four versus eight quanta of light for the evolution of one molecule of oxygen in photosynthesis: A historical note", *Photosynthetic Research* 59 (1999): 251.
5. *Dictionary of Scientific Biography*, vol. 14, p. 176.
6. R. Weinberg, *Racing to the Beginning of the Road* (Harmony Books, 1996), p. 13.
7. H. Krebs, *Reminiscences and Reflections* (Clarendon Press, 1981), p. 151.

Abraham Flexner

1. H. Berliner, *A System of Scientific Medicine* (Tavistock, 1985), p. 103.
2. Ibid., p. 106.
3. A. Flexner, *An Autobiography* (Simon & Schuster, 1960), p. 79.

4. K. Ludmerer, *Learning to Heal* (Basic Books, 1985), p. 186.
5. Citado em Berliner, *A System of Scientific Medicine*, p. 115.
6. Citado em *Current Biography Yearbook* 1941, p. 289.
7. H. Perkin, citado em T. N. Bonner, "The Historical Reputation of Abraham Flexner", *Academic Medicine* 64, nº 1 (1989): 17.
8. Citado em Bonner, ibid., p. 18.
9. Ibid., p. 18.
10. S. Lawrence, "Medical Education", em *Companion Encyclopedia of the History of Medicine*, org. W. F. Bynum e R. Porter (Routledge, 1993), p. 1170.

Harvey Cushing

1. I. Rutkow, *Surgery: An Illustrated History* (Mosby-Year Book, 1993), p. 503.
2. W. B. Cannon, "Harvey (William) Cushing", em *Obituary Notices of Fellows of the Royal Society of London*, vol. 3 (Royal Society, 1941), p. 290.
3. Ibid.
4. E. Thomson, *Harvey Cushing* (H. Schuman, 1950), p. 68.
5. S. Lehrer, *Explorers of the Body* (Doubleday, 1979), p. 153.
6. Cannon, "Harvey (Williams) Cushing", p. 279.
7. Ibid., p. 290.

Hans Spemann

1. Citado em V. Hamburger, *The Heritage of Experimental Embryology: Hans Spemann and the Organizer* (Oxford University Press, 1988), p. 9.
2. Ibid., p. VII.
3. Ibid., p. 99.
4. Citado em *Dictionary of Scientific Biography*, vol. 12, p. 569.

Henry Dale

1. H. Dale, *Adventures in Physiology: A Selection of Scientific Papers* (Pergamon Press, 1953), p. xvi.
2. R. Porter, *The Greatest Benefit of Mankind* (W. W. Norton & Company, 1997), p. 572.

Hans Krebs

1. H. Krebs, *Reminiscences and Reflections* (Clarendon Press, 1981), p. 112.
2. Ibid., p. 232.

Howard Florey

1. Citado em G. Macfarlane, *Howard Florey: The Making of a Great Scientist* (Oxford University Press, 1970), p. 182.

Wilder Penfield

1. W. Penfield e H. Jasper, *Epilepsy and the Functional Anatomy of the Human Brain* (Little, Brown, 1954), p. 143.
2. Citado em Penfield, *No Man Alone*, p. 36.
3. Ibid., p. 110.
4. Ibid., p. 238.
5. Ibid., p. 329.
6. Ibid., p. 316.

Selman Waksman

1. S. Waksman, *My Life with the Microbes* (Simon & Schuster, 1954), p. 3.
2. F. Ryan, *The Forgotten Plague* (Little, Brown, 1992), p. 33.
3. Waksman, *My Life*, p. 113.
4. Ibid., p. 225.
5. Ryan, *The Forgotten Plague*, pp. 240-41.
6. Waksman, *My Life*, p. 285.

Peyton Rous

1. Citado em T. Wasson, org., *Nobel Prize Winners* (H. W. Wilson, 1988), p. 889.
2. Citado em *Current Biography Yearbook* 1967, p. 335.
3. E. Jordan, *Text-Book of General Bacteriology* (W. B. Saunders, 1916), p. 527.
4. P. de Kruif, *The Sweeping Wind* (Harcourt, Brace & World, 1962), p. 15.
5. A. Hodgkin, *Chance and Design: Reminiscences of Science in Peace and War* (Cambridge University Press, 1992), p. 239.

John Franklin Enders

1. J. S. Smith, *Patenting the Sun: Polio and the Salk Vaccine* (William Morrow, 1990), p. 126.
2. Citado em T. Sourkes, *Nobel Prize Winners in Medicine and Physiology* (Abelard-Schuman, 1966), p. 319.
3. A. Chase, *Magic Shots* (William Morrow, 1982), p. 322.
4. F. Robbins, "Reminiscences of a Virologist", em *Polio*, org. T. Daniel e F. Robbins (University of Rochester Press, 1997), p. 130.

Ernst Ruska

1. E. Ruska, *The Early Development of Electron Lenses and Electron Microscopy* (S. Hirzel, 1990), p. 24.
2. Ibid., p. 108.
3. T. Mulvey, "Forty Years of Electron Microscopy", *Physiscs Bulletin* 24 (1973): 153.

Willem J. Kolff

1. *Current Biography Yearbook* 1983, p. 21..
2. A. B. Weisse, *Conversations in Medicine* (New York University Press, 1984), p. 354.
3. *Current Biography Yearbook* 1983, p. 211.
4. Weisse, *Conversations*, p. 349.
5. Ibid.
6. Ibid., p. 350.
7. Citado em C. Gottschalk e S. Fellner, "History of the Science of Dyalisis", *American Journal of Nephrology* 17 (1997): 296.
8. Weisse, *Conversations*, p. 372.

Macfarlane Burnet

1. W. Clark, *At War Within: The Double-Edged Sword of Immunity* (Oxford University Press, 1995), p. 256.
2. F. M. Burnet, "The Impact of Ideas on Immunology", *Cold Spring Harbor Symposia on Quantitative Biology* 32 (1967): 2.
3. Clark, *At War Within*, p. 259.
4. M. Burnet, *Dominant Mammal: The Biology of Human Destiny* (St. Martin's Press, 1971), p. 1.

Rosalyn Sussman Yalow

1. S. McGrayne, *Nobel Prize Women in Science* (Birch Lane, 1993), p. 337.
2. Citado em O. Opfell, *The Lady Laureates* (Scarecrow Press, 1986), p. 260.

Benjamin Spock

1. Citado em T. Maier, *Dr. Spock: An American Life* (Harcourt Brace, 1998), p. 321.
2. Ibid., p. 458.
3. B. Spock e M. Morgan, *Spock on Spock* (Pantheon, 1989), p. 110.
4. B. Spock, "Autobiography of Benjamin McLane Spock", manuscrito inédito.
5. Spock e Morgan, *Spock on Spock*, p. 135.
6. Ibid., p. 137.

7. M. Zuckerman, "Dr. Spock: The Confidence Man", em *The Family in History*, org. C. Rosenberg (University of Pennsylvania Press, 1975), p. 207.
8. W. Graebner, "The Unstable World of Benjamin Spock: Social Engineering in a Democratic Culture, 1917-1950", *Journal of American History* 67 (1980): 615.
9. Ibid.
10. Spock e Morgan, *Spock on Spock*, p. 219.

Arthur Kornberg

1. "The Biologic Synthesis of Deoxyribonucleic Acid", em *Nobel Lectures on Physiology or Medicine*, 1942-1962 (Elsevier, 1964), p. 668.
2. A. Kornberg, *The Golden Helix: Inside Biotech Ventures* (University Science Books, 1995), p. 23.
3. A. B. Weisse, *Conversations in Medicine* (New York University Press, 1984), p. 388.
4. Kornberg, "The Biologic Synthesis of Deoxyribonucleic Acid", p. 668.
5. Ibid., p. 672.
6. A. Kornberg, *For the Love of Enzymes* (Harvard University Press, 1989), p. 159.
7. Ibid., p. 199.
8. Ibid., p. 199-200.
9. Weisse, *Conversations*, p. 393.
10. Kornberg, *For the Love of Enzymes*, p. 6.

Carleton Gajdusek

1. R. Bingham, "Outrageous Ardor", em *Passion to Know*, org. A. L. Hammond (Charles Scribner's Sons, 1984), p. 18.
2. T. Wasson, org., *Nobel Prize Winners* (H. W. Wilson, 1988), p. 362.
3. Citado em R. Rhodes, *Deadly Feasts* (Simon & Schuster, 1997), p. 32.
4. Rhodes, *Deadly Feasts*, p. 216.

Ernst Wynder

1. F. E. Tylecote, citado em R. Kluger, *Ashes to Ashes: America's Hundred-Year Cigarette War, the Public Health, and the Unabashed Triumph of Philip Morris* (Alfred A. Knopf, 1997), p. 70.
2. E. Wynder, "Tobacco and Health: A Review of the History and Suggestions for Public Health Policy", *Public Health Reports* 103, nº 1 (1988): 10.
3. Ibid., p. 9.
4. R. Weinberg, *Race for the Beginning of the Road* (Harmony Books, 1996), p. 27.
5. Kluger, *Ashes to Ashes*, p. 423.
6. Wynder, "Tobacco and Health", p. 8.
7. Ibid., p. 16.

Melanie Klein

1. H. Segal, *Melanie Klein* (Penguin, 1981), p. 175.
2. P. H. M. King, "The Life and Work of Melanie Klein in the British Psych-Analytical Society", *International Journal of Psychoanalysis* 64 (1983): 254.
3. Citado em J. Sayers, *Mothers of Psychoanalysis* (W. W. Norton, 1991), p. 219.

Godfrey Hounsfield

1. Comunicação pessoal, 20 de maio de 1999.
2. Ibid.
3. Citado em C. Susskind, "The Invention of Computed Tomography", em *History of Technology*, vol. 6, org. A. R. Hall e N. Smith (Mansell Publishing, 1981), p. 49.
4. Susskind, "The Invention of Computed Tomography", p. 54.
5. Ibid., p. 75.

Jean Dausset

1. J. Dausset, "Je sais tout... sur presque rien", *Libération*, 14 de março de 1995, 6.
2. Ibid.
3. Citado em *Current Biography Yearbook* 1981, p. 110.
4. J. Dausset, "Je sais tout... sur presque rien", p. 6.
5. Ibid.

James Black

1. Citado em W. M. Davis, "James White Black", em *Nobel Prize Winners*, vol. 3, org. F. N. Magill (Salem Publishing, 1990), p. 1532.
2. Citado em T. Bass, *Reinventing the Future* (Addison-Wesley, 1994), p. 51.
3. Ibid., p. 51.
4. Ibid.

Walter Gilbert

1. S. S. Hall, *Invisible Frontiers* (Atlantic Monthly Press, 1987), p. 33.
2. Citado em W. Gilbert e M. Ptashne, "Genetic Repressors", *Scientific American* 265, nº 2 (1991): 30.
3. Hall, *Invisible Frontiers*, pp. 34-35.
4. Citado em *Current Biography Yearbook* 1992, p. 235.

Solomon Snyder

1. Citado em E. J. McMurray e D. Olendorf, orgs., *Notable Twentieth-Century Scientists* (Gale Research, 1995), p. 430.
2. S. Snyder, *Drugs and the Brain* (Scientific American Library, 1986), p. 181.
3. Citado em M. Holloway, "The Reward of Ideas That Are Wrong", *Scientific American* 265, nº 2 (1991): 30.
4. Citado em *Current Biography Yearbook* 19996, p. 527.
5. S. Snyder, *Brainstorming* (Harvard University Press, 1989), p. 190.

William Masters

1. John Heidenry, *What Wild Ecstasy* (Simon & Schuster, 1997), p. 167.
2. W. Masters e V. Johnson, *Human Sexual Response* (Little, Brown, 1966), p. vii.
3. E. Nemy, "Divorced, Yes, But Not Split", *New York Times*, 24 de março de 1994:C1.
4. Citado em Heidenry, *What Wild Ecstasy*, p. 34.
5. W. Masters, V. Johnson e R. Kolodny, *Crisis: Heterosexual Behavior in the Age of AIDS* (Grove Press, 1988), p. 4.
6. E. Brecher, *The Sex Researchers* (Little, Brown, 1969), p. 287.
7. Nemy, "Divorced", p. C6.

Gerald M. Edelman

1. Citado em E. J. Murray e D. Olendorf, org., *Notable Twentieth-Century Scientists* (Gale Research, 1995), p. 551.
2. G. Edelman, "The Structure and Function of Antibodies", *Scientific American* 223, nº 12 (1970): 42.
3. G. Edelman, *Bright Air, Brilliant Fire* (Basic Books, 1992), pp. 39-40.
4. Ibid., p. 25.
5. D. Dennett, "Revolution on the Mind", *New Scientist*, 13 de junho de 1992, 48.
6. O. Sacks, "Making Up the Mind", *New York Review of Books* 40, nº 7 (1993): 50.
7. D. Hellerstein, "Plotting a Theory of the Brain", *New York Times Magazine*, 22 de maio de 1988, 28.

Harold Varmus

1. Citado em *Current Biography Yearbook* 1996, p. 603.
2. H. Varmus, "Retroviruses and Oncogenes I (Nobel Lecture)", *Angewandte Chemie* 29, nº 7 (1990): 708.
3. Ibid., p. 710.
4. R. Weinberg, *Racing to the Beginning of the Road* (Harmony Boooks, 1996), p. 110.
5. H. Varmus, "Retroviruses and Oncogenes", em *Les Prix Nobels* (Almqvist & Wiksell, 1989), p. 28.

Raymond Damadian

1. B. A. Kevles, *Naked to the Bone* (Rutgers University Press, 1997), p. 179.
2. S. Kleinfield, *A Machine Called Indomitable* (Times Books, 1985), pp. 40-41.
3. Comunicação pessoal, 6 de agosto de 1999.
4. R. Roemer, "Nuclear Magnetic Resonance: A Historical Perspective", em *MRI for Technologies*, org. P. Woodward e R. D. Freimark (McGraw-Hill, 1995), p. 5.
5. J. Mattson e M. Simon, *The Story of MRI* (Bar-Ilan University Press, 1990), p. 681.
6. Kleinfield, *A Machine Called Indomitable*, p. 6.

Bert Vogelstein

1. Citado em J. Bishop e M. Wasldholz, *Genome* (Simon & Shuster, 1990), p. 172.
2. M. Waldholz, *Curing Cancer* (Simon & Schuster, 1997), p. 132.

Robert Gallo
Luc Montagnier

1. R. Gallo, *Virus Hunting: AIDS, Cancer, and the Human Retrovirus* (Basic Books, 1991), p. 18
2. L. Montagnier, *Virus: The Co-Discoverer HIV Tracks Its Rampage and Charts the Future* (W. W. Norton, 2000), p. 16.
3. P. Radetsky, *The Invisible Invaders* (Little, Brown, 1991), p. 330.
4. Montagnier, *Virus*, p. 65.
5. S. Epstein, *Impure Science: AIDS, Activism and the Politics of Knowledge* (University of California Press, 1996), p. 77.
6. J. Cohen, *Shots in the Dark: the Wayward Search for the AIDS Vaccine* (W. W. Norotn, 2001), p. 17.
7. Citado em T. Bass, *Reinventing the Future* (Addison-Wesley, 1994), p. 33.

Celso

1. R. Major, *A History of Medicine*, vol. 1 (Charles C. Thomas, 1954), p. 172.
2. Celso, *De medicina*, vol. 1, trad. W. G. Spencer (Loeb Classical Library, 1961), p. 85.
3. Ibid., p. 7.
4. Ibid., p. 435.
5. Celso, *De medicina*, vol. 2, p. 113.
6. B. L. Gordon, *Medicine Throughout Antiquity* (F. A. Davis, 1949), p. 667.

Ibn Sina (Avicena)

1. H. Sigerist, "Medieval Medicine", em H. Sigerist, *On the History of Medicine* (MD Publications, 1960), p. 129.

2. L. I. Conrad, "Arab-Islamic Medicine", em *Companion Encyclopedia of the History of Medicine*, org. W. F. Bynum e R. Porter (Routledge, 1993), p. 701.
3. Citado em R. Levy, "Avicenna — His Life and Times", em *Toward Modern Science*, org. R. P. Palter (E. P. Dutton, 1969), p. 205.
4. L. E. Goodman, *Avicenna* (Routledge, 1992), pp. 43-44.
5. Levy, *Avicenna*, p. 208.
6. G. M. Chisti, *The Traditional Healer's Handbook* (Healing Arts Press, 1991), p. 1.

Louise Bourgeois

1. Citado em W. Goodell, *A Sketch of the Life and Writings of Louyse Bourgeois* (Collins, 1876), p. 6.
2. Citado em W. Perkins, *Midwifery and Medicine in Modern France: Louise Bourgeois* (University of Exeter Press, 1996), p. 16.
3. Goodell, *A Sketch*, p. 20.
4. Ibid., p. 23.
5. Perkins, *Midwifery and Medicine*, p. 51.
6. Citado em Goodell, *A Sketch*, p. 46.
7. R. G. DeVries e R. Barroso, "Midwives Among the Machines", em *Midwives Society and Childbirth*, org. H. Marland e A. M. Rafferty (Routledge, 1997), p. 268.

Samuel Hahnemann

1. H. P Holmes, *Samuel Hahnemann: A Lecture* (The Homeopathic Physician, 1984), p. 5.
2. Citado em T. Cook, *Homeopathic Medicine Today: A Modern Course of Study* (Keats Publishing, 1989), p. 11.
3. S. Hahnemann, *Organon der rationellen Heilkunde* (Cooper, 1982), p. 9.
4. Ibid.
5. N. Gevitz, "Unorthodox Medical Theories", em *Companion Encyclopedia of the History of Medicine*, org. W. F. Bynum e R. Porter (Routledge, 1993), p. 611.
6. R. Marantz-Henig, "Medicine's New Age", *Civilization* (abr.-mai., 1997):48.
7. Cook, *Homeopathic Medicine Today*, p. 15.
8. Ibid., p. 17.

Daniel David Palmer

1. Citado em N. Altman, *The Chiropractic Alternative* (J. P. Tarcher, 1981), p. 46.
2. F. P. DeGiacomo, *Man's Greatest Gift to Man... Chiropractic* (LSR Learning Associates, 1987), p. 39.
3. Citado em J. S. Moore, *Chiropractic in America* (Johns Hopkins University Press, 1993), p. 5.

4. Ibid., p. 7.
5. Citado em Altman, *The Chiropractic Alternative*, p. 48.
6. Moore, *Chiropractic in America*, p. 21.
7. Ibid, p. 5.
8. Ibid., p. 4.

Lydia Pinkham

1. J. Burton, *Lydia Pinkham Is Her Name* (Farrar, Straus, 1949), p. 181.
2. S. Stage, *Female Complaints: Lydia Pinkham and the Business of Women's Medicine* (W. W. Norton, 1979), p. 11.
3. D. Yager, "The Lady Who Helped Ladies", *Yankee*, setembro de 1989, 64.
4. Ibid., p. 67.
5. Citado em Burton, *Lydia Pinkham*, p. 278.
6. Yaeger, "The Lady Who Helped Ladies", p. 114.
7. Embalagem do produto, Lydia Pinkham Herbal Remedy.

Paul de Kruif

1. E. S. Golub, *The Limits of Medicine* (Times Books, 1994), p. 4.
2. M. Schorer, *Sinclair Lewis: An American Life* (McGraw-Hill, 1961), p. 365.
3. H. L. Mencken, *My Life as Author and Editor* (Alfred A. Knopf, 1993), p. 276.
4. P. de Kruif, *The Sweeping Wind* (Harcourt Brace & World, 1962), p. 51.
5. Ibid., p. 65.
6. Mencken, *My Life*, p. 277.
7. Citado em "Dr. Paul de Kruif, Popularizer of Medical Exploits, Is Dead", *New York Times*, 2 de março de 1971: 38.
8. de Kruif, *The Sweeping Wind*, p. 51.
9. Ibid., p. 83.
10. Ibid., p. 106.
11. P. de Kruif, *The Microbe Hunters* (Harcourt Brace & Company, 1926), p. 130.
12. P. de Kruif, *The Sweeping Wind*, p. 115.
13. R. Duffus, crítica de *The Microbe Hunters*, de Paul de Kruif, *New York Times*, 29 de fevereiro de 1926, sec. 3, p. 10.
14. J. Heidenry, *Theirs Was the Kingdom* (W. W. Norton, 1993), p. 137.
15. P. de Kruif, *The Sweeping Wind*, p. 23.
16. Ibid., p. 110.
17. Ibid., p. 8.

Henri Dunant

1. C. Rothkopf, *Jean-Henri Dunant* (Franklin Watts, 1969), p. 45.
2. E. Hart, *Man Born to Live: Life and Work of Henry Dunant* (Victor Gollancz, 1953), p. 17.
3. H. Babel, *Les Quatres hommes qui ont fait Genève* (Tribune Editions, 1981), p. 102.
4. Citado em Hart, *Man Born to Live*, pp. 70-71.
5. Citado em R. Major, *A History of Medicine* (Charles C. Thomas, 1954), p. 870.
6. Citado em Rothkopf, *Jean-Henri Dunant*, p. 63.
7. Ibid., p. 61.
8. Citado em C. Moorehead, *Dunant's Dream* (Carroll & Graf, 1999), pp. 50-51.
9. Ibid., p. 110.
10. Hart, *Man Born to Live*, p. 339.
11. Citado em Major, *A History of Medicine*, pp. 870-71.
12. Moorehead, *Dunant's Dream*, p. 716.
13. Citado em Rothkopf, *Jean-Henri Dunant*, p. 64.

Posfácio

1. J.-C. Guillebaud, *Return to Vietnam* (Verso, 1994), p. 77.

Bibliografia

Absolon, Karel B. *The Belle Epoque of Surgery: The Life and Times of Theodor Billroth.* Rockville, MD: Kabel Publishers, 1995.

Acierno, Louis J. *The History of Cardiology.* Londres: Parthenon, 1994.

Ackerknecht, Erwin H. *Rudolf Virchow.* Doctor, Statesman, Anthropologist. Madison: University of Wisconsin Press, 1953.

——. *A Short History of Psychiatry*, 2ª ed. rev. Nova York: Hafher, 1968.

——. *A Short History of Medicine.* Ed. rev. Baltimore: Johns Hopkins University Press, 1982.

Alexander, Franz G., e Sheldon T. Selesnick. *The History of Psychiatry.* Nova York: Harper & Row, 1966.

Alien, Garland. *Life Science in the Twentieth Century.* Nova York: John Wiley & Sons, 1975.

Allgower, M., e U. Trohler. "Biographical Note on Theodor Billroth". *British Journal of Surgery* 68 (1981): 678-79.

Altaian, Nathaniel. *The Chiropractic Alternative.* Los Angeles: J. P. Tarcher, 1981.

Arrizabalaga, John, John Henderson e Roger French. *The Great Pox: The French Disease in Renaissance Europe.* New Haven, CT: Yale University Press, 1997.

Babel, Henry. *Les Quatres Hommes qui ontfait Geneve.* Genebra: Tribune Editions, 1981.

Baldry, P. E. *The Battle Against Bacteria.* Londres: Cambridge University Press, 1965.

Balter, Fritz. "Theodor Boveri." Science 144 (1964): 809-15.

——. *Theodor Boveri: Life and Work of a Great Biologist: 1862-1915.* Berkeley: University of California Press, 1967.

Balzac, Honoré de. *The Wild Ass's Skin [La Peau de Chagrin].* Trad. de Herbert J. Hunt. Londres: Penguin, 1977.

Bass, Thomas A. *Reinventing the Future.* Reading, MA: Addison-Wesley, 1994.

Bearn, Alexander G. *Archibald Garrod and the Individuality of Man.* Oxford: Clarendon Press, 1993.

——. "Archibald Edward Garrod, the Reluctant Geneticist." *Genetics* 137 (1994): 1-4.

Bearn, Alexander G., e Elizabeth D. Miller. "Archibald Garrod and the Development of the Concept of Inborn Errors of Metabolism." *Bulletin of the History of Medicine* 53 (1979): 315-28.

Bendiner, Jessica, e Elmer Bendiner. *Biographical Dictionary of Medicine.* Nova York: Facts on File, 1990.

Benison, Saul, A. Clifford Barger, e Elin L. Wolfe. *Walter B. Cannon: The Life and Times of a Young Scientist.* Cambridge: Harvard University Press, 1987.

Berliner, Howard S. *A System of Scientific Medicine*. Nova York: Tavistock, 1985.

Bichat, Xavier. *Physiological Researches in Life and Death*. Boston: Richardson and Lord, 1827.

Biddle, Wayne. *A Field Guide to Germs*. Nova York: Doubleday, 1995.

Bingham, Roger. "Outrageous Ardor." Em *A Passion to Know*, org. Allen L. Hammond, 11-22. Nova York: Charles Scribner's Sons, 1984.

Bishop, Jerry E., e Michael Waldholz. *Genome*. Nova York: Simon & Schuster, 1990.

Bliss, Michael. *The Discovery of Insulin*. Chicago: University of Chicago Press, 1982.

——. *William Osler: A Life in Medicine*. Nova York: Oxford University Press, 1999.

Bloch, Iwan. *The Sexual Life of Our Time*. 1908. Reimpressão, Nova York: Allied Book Company, 1928.

Bollet, Alfred J. "Pierre Charles Alexander Louis." *American Journal of the Medical Sciences* 266, nº 2 (1973): 93-101.

Bonner, Thomas Neville. "The Historical Reputation of Abraham Flexner." *Academic Medicine* 64, nº 1 (1989): 17-18.

——. "Searching for Abraham Flexner." *Academic Medicine* 73, nº 2 (1998): 160-66.

Booth, Christopher C. "Clinical Research." Em *Companion Encyclopedia of the History of Medicine*, org. W. R. Bynum e Roy Porter, 205-29. Londres: Routledge, 1993.

Borek, Ernest. *The Atoms Within Us*. Nova York: Columbia University Press, 1961.

Borer, Jeffrey S. "Current Status of Noninvasive Testing: An Overview." *Cardiology* 71 (1984): 65-68.

Bracegirdle, Brian. *A History of Microtechnique*. 2ª ed. Lincolnwood, IL: Science Heritage, 1986.

Brecher, Edward M. *The Sex Researchers*. Boston: Little, Brown, 1969.

Breger, Louis. Freud: *Darkness in the Midst of Vision*. Nova York: John Wiley & Sons, 2000.

Breo, Dennis L. "MDs of the Millennium — The Dozen Who Made a Difference." *Journal of the American Medical Association* 263, nº 1 (1990): 108-112.

Broad, William, e Nicholas Wade. *Betrayers of the Truth*. Nova York: Simon & Schuster, 1982.

Brock, A. J. *Greek Medicine*. Nova York: J. M. Dent & Sons, 1929.

Brock, Thomas. *Robert Koch: A Life in Medicine and Bacteriology*. Washington, DC: American Society of Microbiology, 1999.

Brock, William H. *The Norton History of Chemistry*. Nova York: W. W. Norton, 1993.

Brody, Howard et al. "John Snow Revisited: Getting a Handle on the Broad Street Pump." *Pharos* 62 (1999): 2-8.

Browning, C. H. "Emil Behring and Paul Ehrlich: Their Contributions to Science." *Nature* 175 (1955): 570-75.

Bryan, Charles S. "What Is the Oslerian Tradition?" *Annals of Internal Medicine* 120, nº 8 (1994): 682-87.

——. *Osler: Inspirations from a Great Physician*. Nova York: Oxford University Press, 1997.

Bullough, Vern. *Science in the Bedroom*. Nova York: Basic Books, 1994.

Bullough, Vern, e Bonnie Bullough. *The Emergence of Modern Nursing*. Nova York: Prodist, 1978.

Burnet, E. M. "The Impact of Ideas on Immunology." *Cold Spring Harbor Symposia on Quantitative Biology* 32: 1-8. 1967.

——. *Dominant Mammal: The Biology of Human Destiny*. Nova York: St. Martin's Press, 1971.

Burton, Jean. *Lydia Pinkham Is Her Name*. Nova York: Farrar, Straus, 1949.

Bynum, W. F. "Darwin and the Doctors Evolution, Diathesis, and Germs in 19th-century Britain". *Gesnerus* 40, nº 1/2 (1983): 43-53.

——. "Nosology." Em *Companion Encyclopedia of the History of Medicine*, org. W. F. Bynum e Roy Porter, 335-56. Londres: Routledge, 1993.

——. *Science and the Practice of Medicine in the Nineteenth Century*. Cambridge: Cambridge University Press, 1994.

Bynum, W. F., e Roy Porter, org. *Companion Encyclopedia of the History of Medicine*. Londres: Routledge, 1993.

Cannon, Walter B. "Harvey (Williams) Cushing." Em *Obituary Notices of Fellows of the Royal Society*, vol. 3, 277-90. Londres: Royal Society, 1941.

——. *The Way of an Investigator*. Nova York: Hafner, 1945.

Carlson, Elof Axel, org. *Modern Biology: Its Conceptual Foundations*. Nova York: George Braziller, 1967.

Carrel, Alexis. *Man, the Unknown*. Nova York: Harper and Brothers, 1935.

Carter, K. CoddelL "Ignaz Semmehveis, Carl Mayrhofer, and the Rise of Germ Theory." *Medical History* 29 (1985): 33-53.

Carter, K. Codell, e Barbara R. Carter. *Childbed Fever: A Scientific Biography of Ignaz Semmelweis*. Westport, CT: Greenwood Press, 1994.

Celso, Aulo Cornélio. *De medicina*. 3 vols. Trad. W. G. Spencer. Cambridge, MA: Loeb Classical Library, 1961.

Chase, Allan. *Magic Shots*. Nova York: William Morrow, 1982.

Chisti, G. M. *The Traditional Healer's Handbook: A Classic Guide to the Medicine of Avicenna*. Rochester, VT: Healing Arts Press, 1991.

Clark, Ronald. Freud: *The Man and His Cause*. Nova York: Random House, 1980.

Clark, William. *At War Within: The Double-Edged Sword of Immunity*. Nova York: Oxford University Press, 1995.

Clendening, Logan, org. *Source Book of Medical History*. Nova York: Henry Schuman, 1942.

Cohen, I. Bernard. "Florence Nightingale". *Scientific American* 250, nº 3 (1984): 128-37.

Cohen, Jon. *Shots in the Dark: The Wayward Search for an AIDS Vaccine*. Nova York: W. W. Norton, 2001.

Coleman, William. *Biology in the Nineteenth Century: Problems of Form, Function, and Transformation*. Nova York: John Wiley & Sons, 1971.

——. "The Cognitive Basis of the Discipline: Claude Bernard on Physiology." *ISIS* 76 (1985): 49-70.

Comroe, Julius H., Jr. *Exploring the Heart*. Nova York: W. W. Norton, 1983.

Conrad, Lawrence I. "Arab-Islamic Medicine". Em *Companion Encyclopedia of the History of Medicine*, org. W. F. Bynum e Roy Porter, 676-727. Londres: Routledge, 1993.

Conrad, Lawrence I., et al. *The Western Medical Tradition*. Cambridge: Cambridge University Press, 1995.

Cook, Trevor M. *Homeopathic Medicine Today: A Modern Course of Study*. New Canaan, CT: Keats Publishing, 1989.

Crosby, Alfred A. "Smallpox." Em *Cambridge World History of Human Disease*, org. Kenneth F. Kiple, 1008-13. Cambridge: Cambridge University Press, 1993.

Cumston, Charles Greene. *An Introduction to the History of Medicine*. Nova York: Alfred A. Knopf, 1926.

Cziko, Gary. *Without Miracles*. Cambridge: MIT Press, 1995.

Dale, Henry. "Walter Bradford Cannon: 1871-1945." Em *Obituary Notices of Fellows of the Royal Society of London*, vol. 5, 406-19. Londres: Royal Society, 1947.

——. *Adventures in Physiology: A Selection of Scientific Papers*. Londres: Pergamon Press, 1953.

——. "Some Fifty Years in British Medical Science." Em *A Dozen Doctors*, org. Dwight J. Ingle, 1-13. Chicago: University of Chicago Press, 1963.

Darwin, Charles. *On the Origin of Species by Means of Natural Selection, or the Preservation of Favoured Races in the Struggle for Life*. Londres: John Murray, 1859.

——. *The Descent of Man, and Selection in Relation to Sex*. Nova York: D. Appleton, 1872.

——. *The Autobiography of Charles Darwin, 1809-1882*. Org. Nora Barlow. Nova York: W. W. Norton, 1958.

Dausset, Jean, e Jean Bernard. *La Mosaïque humaine: entretiens sur les revolutions de la medecine et le devenir de l'homme*. Paris: Calmann-Levy, 2000.

Davis, W. Marvin. "James Whyte Black." Em *Nobel Prize Winners*, vol. 3, org. Frank N. Magill, 1529-37. Pasadena, Califórnia: Salem Press, 1990.

Debre, Patrice. *Louis Pasteur*. Baltimore: Johns Hopkins University Press, 1998.

Debus, Alien G. *Man and Nature in the Renaissance*. Cambridge: Cambridge University Press, 1978.

DeGiacomo, Frank P. *Man's Greatest Gift to Man... Chiropractic*. Old Bethpage, NY: LSR Learning Associates, 1987.

de Kruif, Paul. *The Microbe Hunters*. Nova York: Harcourt Brace & Company, 1926.

——. *Men Against Death*. Nova York: Harcourt Brace & Company, 1932.

——. *The Sweeping Wind*. Nova York: Harcourt Brace & World, 1962.

Deloyers, Lucien. *Francois Magendie: Précurseur de la médecine expérimentale*. Bruxelas: Presses Universitaires de Bruxelles, 1970.

Dennett, Daniel C. "Review of Varela et al. & Edelman". *New Scientist* 134 (1992): 48-49.

Desmond, Adrian, e James Moore. *Darwin*. Nova York: W. W. Norton, 1991.

DeVries, Raymond, e Rebeca Barroso. "Midwives Among the Machines". Em *Mid-wives, Society and Childbirth*, org. Hilary Marland e Anne Marie Rafferty, 248-72. Londres: Routledge, 1997.

Dewhurst, Kenneth. *Dr. Thomas Sydenham, 1624-1689.* Berkeley: University of California Press, 1966.

Dobo, Nicolas, e Andre Role. *Bichat: la vie fulgurante d'un genie.* Paris: Perrin, 1989.

Dossey, Barbara. *Florence Nightingale: Mystic, Visionary, Healer.* Springhouse, PA: Springhouse, 1999.

Dubos, René. *Man, Medicine, and Environment.* Nova York: Frederick A. Praeger, 1968.

Duffin, Jacalyn. *To See with a Better Eye: A Life of R. T. H. Laennec.* Princeton, NJ: Princeton University Press, 1998.

Duncan, Barbara. *The Development of Inhalation Anaesthesia.* Londres: Oxford University Press, 1947.

Edelman, Gerald. "The Structure and Function of Antibodies." *Scientific American* 223, nº 12 (1970): 34-42.

——. *Bright Air, Brilliant Fire.* Nova York: Basic Books, 1992.

Edelstein, Ludwig. *The Hippocratic Oath: Text, Translation, and Interpretation.* Baltimore: Johns Hopkins Press, 1943.

Edwards, W. Sterling, e Peter D. Edwards. *Alexis Carrel: Visionary Surgeon.* Springfield, IL: Charles C. Thomas, 1974.

Eliot, George. *Middlemarch.* Middlesex: Penguin, 1965.

Ellis, Harold. "Surgery and Manipulation." Em *Medicine: A History of Healing*, org. Roy Porter, 118-43. Nova York: Marlowe Press, 1997.

Epstein, Steven. *Impure Science: AIDS, Activism and the Politics of Knowledge.* Berkeley: University of California Press, 1996.

Evens, Ronald G. "Rontgen Retrospective: One Hundred Years of a Revolutionary Technology." *Journal of the American Medical Association* 274, nº 11 (1995): 912-16.

Fancher, Robert T. *Cultures of Healing: Correcting the Image of American Mental Health Care.* Nova York: W. H. Freeman, 1995.

Feder, Gene. "Paradigm Lost: A Celebration of Paracelsus on His Quincentenary." *Lancet* 341 (1993): 1396-98.

Feindel, W. "The Contributions of Wilder Penfield to the Functional Anatomy of the Human Brain." *Human Neurobiology* 1 (1982): 231-34.

Feldberg, Wilhelm. "Henry Hallett Dale." *British Journal of Pharmacology* 35, nº 1 (1969): 1-9.

Fenster, Julie M. *Ether Day: The Strange Tale of America's Greatest Medical Discovery and the Haunted Men Who Made It.* Nova York: HarperCollins, 2001.

Finger, Stanley. *Origins of Neuroscience.* Nova York: Oxford University Press, 1994.

Finney, John Miller Turpin. *A Surgeon's Life.* Nova York: G. P. Putnam's Sons, 1940.

Fishbein, Morris. *The New Medical Follies.* Nova York: Boni and Liveright, 1927.

Fisher, Richard. *Joseph Lister.* Nova York: Stein and Day, 1977.

Fleming, Donald. "Walter B. Cannon and Homeostasis." *Social Research* 51, nº 3 (1984): 609-40.

Flew, Anthony. *Darwinian Evolution*. 2ª ed. New Brunswick, NJ: Transaction Publishers, 1997.

Flexner, Abraham. *An Autobiography*. Nova York: Simon & Schuster, 1960.

Flexner, James Thomas. *An American Saga: The Story of Helen Thomas and Simon Flexner*. Boston: Little, Brown, 1984.

Flexner, Simon, e James Thomas Flexner. *William Henry Welch*. Nova York: Viking, 1941.

Forrester, John. *Dispatches from the Freud Wars*. Cambridge: Harvard University Press, 1997.

Foss, Laurence, e Kenneth Rothenberg. *The Second Medical Revolution*. Boston: Shambhala, 1987.

Foucault, Michel. *The Birth of the Clinic*. Nova York: Random House, 1973.

Frank, Robert G., Jr. *Harvey and the Oxford Physiologists*. Berkeley: University of California Press, 1980.

——. "The Telltale Heart: Physiological Instruments, Graphic Methods, and Clinical Hopes, 1854-1914". Em *The Investigative Enterprise: Experimental Physiology in Nineteenth-Century Medicine*, org. William Coleman e Frederic L. Holmes, 211-90. Berkeley: University of California Press, 1988.

Fruton, Joseph S. "Claude Bernard the Scientist." Em *Claude Bernard and the Internal Environment*, org. Eugene Debs Robin, 36-40. Nova York: Marcel Dekker, 1979.

Fujimura, Joan. *Grafting Science: A Sociohistory of the Quest for the Genetics of Cancer*. Cambridge: Harvard University Press, 1996.

Fye, W. Bruce. "Carl Ludwig". *Clinical Cardiology* 14 (1991): 361-63.

Gallo, Robert. *Virus Hunting: AIDS, Cancer, and the Human Retrovirus*. Nova York: Basic Books, 1991.

Ganellin, C. Robin. "Cimetidine". Em *Chronicles of Drug Discovery*, vol. 1, org. J. S. Bindra e D. Lednicer, 1-38. Nova York: John Wiley & Sons, 1982.

Garrison, Fielding. *History of Medicine*. 4ª ed. Filadélfia: W. B. Saunders, 1929.

——. "Laennec". Em *Contributions to the History of Medicine*, 899-903. Nova York: Hafner, 1960.

——. "Ramon y Cajal". Em *Contributions to the History of Medicine*, 939-64. Nova York: Hafner, 1966.

Gay, Peter. *Freud: A Life for Our Time*. Nova York: Basic Books, 1988.

Geison, Gerald L. *The Private Science of Louis Pasteur*. Princeton, NJ: Princeton University Press, 1995.

Gevitz, Norman. "Unorthodox Medical Theories". Em *Companion Encyclopedia of the History of Medicine*, org. W. F. Bynum e Roy Porter, 603-33. Londres: Routledge, 1993.

Gilbert, Walter, e Mark Ptashne. "Genetic Repressers". *Scientific American* 222, nº 6 (1970): 36-44.

Gillispie, Charles, org. *Dictionary of Scientific Biography*. 14 vols. Nova York: Charles Scribner's Sons, 1970.

Glasscheib, H. S. *The March of Medicine: The Emergence and Triumph of Modern Medicine*. Nova York: G. P. Putnam's Sons, 1964.

Glasser, Otto. *Dr. W. C. Röntgen*. Springfield, IL: Charles C. Thomas, 1958.

Goldstein, Jan. "Psychiatry". Em *Companion Encyclopedia of the History of Medicine*, org. W. F. Bynum e Roy Porter, 1350-72. Londres: Routledge, 1993.

Golub, Edward S. *The Limits of Medicine*. Nova York: Times Books, 1994.

Goodell, William. *A Sketch of the Life and Writings of Louyse Bourgeois*. Filadélfia: Collins, 1876.

Goodman, Lenn E. *Avicenna*. Londres: Routledge, 1992.

Gordon, Benjamin Lee. *Medicine Throughout Antiquity*. Filadélfia: F. A. Davis, 1949.

Gottschalk, Carl W., e Susan K. Fellner. "History of the Science of Dialysis". *American Journal of Nephrology* 17 (1997): 289-98.

Govindjee, Rajni. "On the requirement of minimum number of four versus eight quanta of light for the evolution of one molecule of oxygen in photosynthesis: A historical note". *Photosynthetic Research* 59 (1999): 249-254.

Graebner, William. "The Unstable World of Benjamin Spock: Social Engineering in a Democratic Culture, 1917-1950". *Journal of American History* 67 (1980): 612-29.

Grant, Linda. *Sexing the Millennium: Women and the Sexual Revolution*. Nova York: Grove Press, 1994.

Grosskurth, Phyllis. *Melanie Klein: Her World and Her Work*. Nova York: Knopf, 1986.

Guillebaud, Jean-Claude. *Return to Vietnam*. Londres: Verso, 1994.

Gumpert, Martin. *Hahnemann*. Nova York: L. B. Fischer, 1946.

Haberling, W. *German Medicine*. Nova York: Paul B. Hoeber, 1934.

Haggard, Howard W. *The Doctor in History*. New Haven: Yale University Press, 1934.

Hahnemann, Samuel. *Organon of Medicine*. Blaine, WA: Cooper, 1982.

Hall, A. Rupert. *The Revolution in Science*, 1500-1750. Londres: Longman, 1983.

Hall, Stephen S. *Invisible Frontiers*. Nova York: Atlantic Monthly Press, 1987.

——. *A Commotion in the Blood*. Nova York: Henry Holt, 1997.

Hamburger, Viktor. *The Heritage of Experimental Embryology: Hans Spemann and the Organizer*. Nova York: Oxford University Press, 1988.

Harris, Henry. *The Birth of the Cell*. New Haven: Yale University Press, 1999.

Hart, Ellen. *Man Born to Live: Life and Work of Henry Dunant*. Londres: Victor Gol-lancz, 1953.

Harvey, William. *The Works of William Harvey, M.D.* Trad. Robert Willis. Londres: Sydenham Society, 1847

Hawkes, Peter J. "Ernst Ruska". *Physics Today* 43, nº 7 (1990): 84-85.

Heidenry, John. *Theirs Was the Kingdom*. Nova York: W. W. Norton, 1993.

——. *What Wild Ecstasy*. Nova York: Simon & Schuster, 1997.

Hellerstein, David. "Plotting a Theory of the Brain". *New York Times Magazine*, 22 de maio de 1988.

Henig, Robin Marantz. "Medicine's New Age". *Civilization*, abril/maio de 1997, 42-49.

Hertzler, Arthur. *The Horse and Buggy Doctor*. Nova York: Harper & Brothers, 1938.

Hipócrates. [*Works*]. Cambridge: Harvard University Press, 1923.

Hobbs, Colleen. *Florence Nightingale*. Nova York: Twayne, 1997.

Hodgkin, Alan. *Chance and Design: Reminiscences of Science in Peace and War*. Cambridge: Cambridge University Press, 1992.

Holloway, Marguerite. "The Reward of Ideas That Are Wrong". *Scientific American* 265, nº 2 (1991): 29-30.

Holmes, H. P. *Samuel Hahnemann: A Lecture*. Filadélfia: The Homeopathic Physician, 1894.

Hudson, Margaret M., e Robert S. Morton. "Fracastoro and Syphilis: 500 Years On". *Lancet* 348 (1996): 1495-96.

Jaffe, Bernard. *Crucibles: The Story of Chemistry*. Nova York: Dover, 1976.

Jarcho, Saul. "Morgagni and Auenbrugger in the Retrospect of Two Hundred Years". *Bulletin of the History of Medicine* 35, nº 6 (1961): 489-96.

Jordan, Edwin Oakes. *A Text-Book of General Bacteriology*. Filadélfia: W. B. Saunders, 1916.

Jouanna, Jacques. *Hippocrates*. Baltimore: Johns Hopkins University Press, 1998.

Judson, Horace Freeland. *The Eighth Day of Creation: The Makers of the Revolution in Biology*. Nova York: Simon & Schuster, 1979.

Kervran, Roger. *Laennec: His Life and Times*. Oxford: Pergamon Press, 1960.

Kevles, Bettyann. *Naked to the Bone*. New Brunswick, NJ: Rutgers University Press, 1997.

King, Lester S. *The Road to Medical Enlightenment, 1650-1695*. Nova York: American Elsevier, 1970.

——. *The Philosophy of Medicine: The Early Eighteenth Century*. Cambridge: Harvard University Press, 1978.

——. *Medical Thinking: A Historical Preface*. Princeton, NJ: Princeton University Press, 1982.

King, Pearl H. M. "The Life and Work of Melanie Klein in the British Psycho-analytical Society". *International Journal of Psychoanalysis* 64 (1983): 250-60.

King, Roger. *The Making of the Dentist*, 1650-1760. Brookfield, VT: Ashgate, 1998.

Kleinfield, Sonny. *A Machine Called Indomitable*. Nova York: Times Books, 1985.

Kluger, Richard. *Ashes to Ashes: America's Hundred-Year Cigarette War, the Public Health, and the Unabashed Triumph of Philip Morris*. Nova York: Alfred A. Knopf, 1997.

Kobler, John. *The Reluctant Surgeon: A Biography of John Hunter*. Garden City, NY: Doubleday, 1960.

Kornberg, Arthur. *For the Love of Enzymes*. Cambridge: Harvard University Press, 1989.

——. "The Biologic Synthesis of Deoxyribonucleic Acid". Em *Nobel Lectures in Physiology or Medicine, 1942-1962*, 664-80. Amsterdã: Elsevier, 1964.

——. *The Golden Helix: Inside Biotech Ventures*. Sausalito, CA: University Science Books, 1995.

Krebs, Albin. "Dr. Paul de Kruif, Popularizer of Medical Exploits, Is Dead". *New York Times*, 3 de abril de 1971, 38.

Krebs, Hans. *Reminiscences and Reflections*. Oxford: Clarendon Press, 1981.

LaFollette, Hugh, e Niall Shanks. "Animal Experimentation: The Legacy of Claude Bernard". *International Studies in the Philosophy of Science* 8, nº 3 (1994): 195-210.

Lambert, L. "Some Anecdotes Around and with Colonel Ernst August Ruska". *Ultramicroscopy* 20 (1986): 337-40.

Lambert, L., e T. Mulvey. "Ernst Ruska (1906-1988), Designer Extraordinaire of the Electron Microscope: A Memoir". *Advances in Imaging and Electron Physics* 95 (1996): 3-62.

Lane, Levi C. "Rudolf Virchow". Reimpressão de *Occidental Medical Times*, agosto de 1893.

Lawrence, Susan. "Medical Education". Em *Companion Encyclopedia of the History of Medicine*, org. W. F. Bynum e Roy Porter, 1151-79. Londres: Routledge, 1993.

Lederberg, Joshua. "The Transformation of Genetics by DNA: An Anniversary Celebration of Avery, Macleod and McCarty". *Genetics* 136 (1994): 423-26.

Lehrer, Steven. *Explorers of the Body*. Garden City, NY: Doubleday, 1979.

Lenoir, Timothy. "Science for the Clinic: Science Policy and the Formation of Carl Ludwig's Institute in Leipzig". Em *The Investigative Enterprise: Experimental Physiology in Nineteenth-Century Medicine*, org. William Coleman e Fredric L. Holmes, 139-78. Berkeley: University of California Press, 1988.

Lesch, John E. *Science and Medicine in France: The Emergence of Experimental Physiology, 1790-1815*. Cambridge: Harvard University Press, 1984.

Levy, Reuben. "Avicenna—His Life and Times". Em *Toward Modern Science*, org. Robert P. Palter, 202-19. Nova York: E. P. Dutton, 1969.

Levy, Steven. "Dr. Edelman's Brain". *New Yorker* 70, nº 11 (1994): 62-73.

Lewis, Jefferson. *Something Hidden: A Biography of Wilder Penfield*. Nova York: Doubleday, 1981.

Lindeboom, G. A. *Hermann Boerhaave*. Londres: Methuen, 1968.

Lister, Joseph. "On the Antiseptic Principle of the Practice of Surgery". Em *The Collected Papers of Joseph Baron Lister*, vol. 2, 9-21. Oxford: Clarendon Press, 1909.

Louis, Pierre Charles Alexander. *Pathological Researches on Phthisis*. Boston: Hilliard, Gray, 1836.

——. *Anatomical, Pathological and Therapeutic Researches upon the Disease Known by the Name of Gastroenteritis, Putrid, Adynamic, Ataxic, Typhoid Fever, &c., Compared with the Most Common Acute Diseases*. Boston: I. R. Butts, 1836.

——. *Research on the Effects of Bloodletting in Some Inflammatory Diseases, and on the Influence of Tartarized Antimony and Vesication in Pneumonitis*. Boston: Hilliard, Gray, 1836.

Lucrécio. *On the Nature of the Universe*. Trad. R. E. Latham. Londres: Penguin, 1951.

Ludmerer, Kenneth M. *Learning to Heal*. Nova York: Basic Books, 1985.

——. *Time to Heal*. Nova York: Oxford University Press, 1999.

Ludovici, L. J. *The Discovery of Anaesthesia*. Nova York: Thomas Y. Crowell, 1961.

Macfarlane, Gwyn. *Howard Florey: The Making of a Great Scientist*. Londres: Oxford University Press, 1979.

——. *Alexander Fleming: The Man and the Myth*. Cambridge: Harvard University Press, 1984.

Maier, Thomas. *Dr. Spock: An American Life*. Nova York: Harcourt Brace, 1998.

Major, Ralph H. *A History of Medicine*. 2 vols. Springfield, IL: Charles C. Thomas, 1954.

Malinin, Theodore. *Surgery and Life: The Extraordinary Career of Alexis Carrel*. Nova York: Harcourt Brace Jovanovich, 1979.

Margotta, Roberto. *The Story of Medicine*. Nova York: Golden Press, 1968.

Masters, William H., e Virginia E. Johnson. *Human Sexual Response*. Boston: Little, Brown, 1966.

Masters, William H., Virginia E. Johnson, e Robert C. Kolodny. *Crisis: Heterosexual Behavior in the Age of AIDS*. Nova York: Grove Press, 1988.

Mattson, James, e Simon Merrill. *The Story of MRI*. Ramat Gan, Israel: Bar-Ilan University Press, 1990.

McGrayne, Sharon Bertsch. *Nobel Prize Women in Science*. Nova York: Birch Lane, 1993.

McKenzie, A. E. E. *The Major Achievements of Science*. Nova York: Simon & Schuster, 1973.

McMurray, Emily J., e Donna Olendorf, orgs. *Notable Twentieth-Century Scientists*, 4 vols. Detroit: Gale Research, 1995.

Mayr, Ernst. *The Growth of Biological Thought: Diversity, Evolution, and Inheritance*. Cambridge: Harvard University Press, 1982.

Medawar, P. B., e J. S. Medawar. *The Life Science: Current Ideas of Biology*. Nova York: Harper & Row, 1977.

Mencken, H. L. *My Life as Author and Editor*. Nova York: Alfred A. Knopf, 1993.

Meynell, Geoffrey. *Materials for a Biography of Dr. Thomas Sydenham, 1624-1689*. Folkestone, Inglaterra: Winterdown, 1988.

Montagnier, Luc. *Virus: The Co-Discoverer of HIV Tracks Its Rampage and Charts the Future*. Nova York: W. W. Norton, 2000.

Moore, J. Stuart. *Chiropractic in America*. Baltimore: Johns Hopkins University Press, 1993.

Moorehead, Caroline. *Dunant's Dream: War, Switzerland, and the History of the Red Cross*. Londres: HarperCollins, 1998.

Mora, George. "Historiographic and Cultural Trends in Psychiatry: A Survey". *Bulletin of the History of Medicine* 35 (1961): 26-36.

Morabia, Alfredo. "P. C. A. Louis and the Birth of Clinical Epidemiology". *Journal of Clinical Epidemiology* 49, nº 12 (1996): 1327-33.

Morgan, Neil. "From Physiology to Biochemistry". Em *Companion to the History of Modern Science*, org. R. C. Olby, 494-502. Londres: Routledge, 1990.

Moritz, Charles, org., e outros. *Current Biography Yearbook*. Nova York: H. W. Wilson, 1940-2000.

Morton, Leslie, e Robert Moore. *A Bibliography of Medical and Biomedical Biography*. 2ª ed. Brookfield, VT: Gower Publishing, 1994.

Morton, William T. G. "Remarks on the Proper Mode of Administering Ether by Inhalation". 1847. Reimpresso em *Source Book of Medical History*, org. L. Clendening, 366-72. Nova York: Dover, 1960.

Mulvey, Thomas. "Forty Years of Electron Microscopy". *Physics Bulletin* 24 (1973): 147-54.

Newton, James D. *Uncommon Friends*. Nova York: Harcourt Brace Jovanovich, 1987.

Nicolle, Jacques. *Louis Pasteur: The Story of His Major Discoveries*. Nova York: Basic Books, 1961.

Nightingale, Florence. *Notes on Nursing*. Londres: Harrison, 1859.

——. *Ever Yours, Florence Nightingale: Selected Letters*. Org. Martha Vicinus e Bea Nergaard. Cambridge: Harvard University Press, 1990.

Nitske, W. Robert. *The Life of Wilhelm Conrad Röntgen*. Tucson: University of Arizona Press, 1971.

Nuland, Sherwin B. *Doctors: The Biography of Medicine*. Nova York: Alfred A. Knopf, 1988.

Nutton, Vivian. "Roman Medicine, 250 B.C. to A.D. 200". Em *The Western Medical Tradition*, org. Lawrence I. Conrad et al., 39-70. Cambridge: Cambridge University Press, 1995.

O'Malley, C. D. *Andreas Vesalius of Brussels*. Berkeley: University of California Press, 1964.

Oldstone, Michael B. A. *Viruses, Plagues, and History*. Nova York: Oxford University Press, 1998.

Olmsted, J. M. D., e E. Harris Olmsted. *Claude Bernard and the Experimental Method in Medicine*. Nova York: Henry Schuman, 1952.

Osler, William. "The Influence of Louis on American Medicine". Em *An Alabama Student and Other Biographical Essays*, 190-210. Nova York: Oxford University Press, 1908.

Pachter, Henry M. *Paracelsus: Magic into Science*. Nova York: Henry Schuman, 1951.

Paracelso. *Selected Writings*. Org. Norbert Guterman. Princeton, N.J.: Princeton University Press, 1973.

Paré, Ambroise. *On Monsters and Marvels*. Chicago: University of Chicago Press, 1982.

Parry, Albert. *The Russian Scientist*. Nova York: Macmillan, 1973.

Parvez, H., e S. Parvez, orgs. *Advances in Experimental Medicine: A Centenary Tribute to Claude Bernard*. Amsterdã: Elsevier, 1980.

Pelling, Margaret. *Cholera, Fever, and English Medicine, 1825-1865*. Nova York: Oxford University Press, 1978.

Penfield, Wilder. *No Man Alone*. Boston: Little, Brown, 1977.

Penfield, Wilder, e Herbert Jasper. *Epilepsy and the Functional Anatomy of the Human Brain*. Boston: Little, Brown, 1954.

Perkins, Wendy. *Midwifery and Medicine in Modern France: Louise Bourgeois*. Exeter: University of Exeter Press, 1996.

Perutz, M. F. "The Pioneer Defended". *New York Review of Books*, 21 de dezembro de 1995, 54-58.

Pickstone, John V. "Physiology and Experimental Medicine". Em *Companion to the History of Modern Science*, org. R. C. Olby et al., 728-42. Londres: Routledge, 1990.

Pinel, Philippe. *Nosographie philosophique, ou, La Méthode de Vanalyse appliquée a la médecine*. Paris: Chez Richard, Caille et Ravier, an 7 [1798].

Porter, Roy. *The Greatest Benefit to Mankind*. Nova York: W. W. Norton, 1997.

Porter, Roy, org. *Biographical Dictionary of Scientists*. 2ª ed. Nova York: Oxford University Press, 1994.

Porter, Roy, e W. F. Bynum. "The Art and Science of Medicine". Em *Companion Encyclopedia of the History of Medicine*, org. W. F. Bynum e Roy Porter, 3-11. Londres: Routledge, 1993.

Radetsky, Peter. *The Invisible Invaders: Viruses and the Scientists Who Pursue Them*. Boston: Little, Brown, 1994.

Ramón y Cajal, Santiago. *Recollections of My Life*. Cambridge: MIT Press, 1989.

Reid, Edith Gittings. *The Great Physician: A Short Life of Sir William Osler*. Nova York: Oxford University Press, 1931.

Reiser, Stanley Joel. *Medicine and the Reign of Technology*. Cambridge: Cambridge University Press, 1978.

Rhodes, Richard. *Deadly Feasts*. Nova York: Simon & Schuster, 1997.

Ring, Malvin E. *Dentistry: An Illustrated History*. Nova York: Abrams/C. V. Mosby, 1985.

Roazen, Paul. *Freud and His Followers*. Nova York: Alfred A. Knopf, 1975.

Robbins, Frederick C. "Reminiscences of a Virologist". Em *Polio*, org. Thomas M. Daniel e Frederick C. Robbins, 121-34. Rochester, NY: University of Rochester Press, 1997.

Robin, Eugene Debs, org. *Claude Bernard and the Internal Environment*. Nova York: Marcel Dekker, 1979.

Robinson, Paul. *The Modernization of Sex*. Nova York: Harper & Row, 1976.

Robinson, Victor. *Pathfinders in Medicine*. Nova York: Medical Life Press, 1929.

——. "Robert Koch". *Medical Life*, n.s., 39, nº 3 (1932): 129-67.

Roemer, Rodney. "Nuclear Magnetic Resonance: A Historical Perspective". Em *MRI for Technologists*, org. Peggy Woodward e Roger D. Freimarck, 3-10. Nova York: McGraw-Hill, 1995.

Rosebury, Theodore. *Microbes and Morals: The Strange Story of Venereal Disease*. Nova York: Viking Press, 1971.

Rosen, George. "Carl Ludwig and His American Students". *Bulletin of the Institute of the History of Medicine* 4, nº 8 (1936): 609-50.

——. *A History of Public Health*. 1958. Reimpressão (edição ampliada), Baltimore: Johns Hopkins University Press, 1993.

Rothkopf, Carol. *Jean-Henri Dunant*. Nova York: Franklin Watts, 1969.

Rothman, David. J., Steven Marcus e Stephanie Kiceluk, orgs. *Medicine and Western Civilization*. New Brunswick, NJ: Rutgers University Press, 1995.

Rothschuh, Karl. *History of Physiology*. Huntington, NY: Robert E. Krieger, 1973.

Ruska, Ernst. *The Early Development of Electron Lenses and Electron Microscopy*. Stuttgart: S. Hirzel, 1980.

Russell, Nicholas. "Oswald Avery and the Origin of Molecular Biology". *British Journal of the History of Science* 21 (1988): 393-400.

Rutkow, Ira. *Surgery: An Illustrated History*. St. Louis: Mosby-Year Book, 1993.

Rutledge, Robb H. "Theodor Billroth: A Century Later". *Surgery* 118 (1995): 36-43.

Ryan, Frank. *The Forgotten Plague*. Boston: Little, Brown, 1992.

Sacks, Oliver. "Making up the Mind". *New York Review of Books*, 8 de abril de 1993, 42-50.

Salinsky, Michael. "Early Chapters in the Stethoscope's Evolution". *Journal of the American Medical Association* 264, nº 21 (1990): 2817.

Sayers, Janet. *Mothers of Psychoanalysis*. Nova York: W. W. Norton, 1991.

Schafer, Roy. "One Perspective on the Freud-Klein Controversies, 1941-45". *International Journal of Psycho-Analysis* 75 (1994): 359-65.

Schild, H. O. "Dale and the Development of Pharmacology". *British Journal of Pharmacology* 56 (1976): 3-7.

Schorer, Mark. *Sinclair Lewis: An American Life*. Nova York: McGraw-Hill, 1961.

Segal, Hanna. *Melanie Klein*. Nova York: Penguin, 1981.

Semmelweis, Ignaz. *The Etiology, Concept, and Prophylaxis of Childbed Fever*. Trad. E org. K. Codell Carter. Madison: University of Wisconsin Press, 1983.

Sexton, Christopher. *Burnet: A Life*. Nova York: Oxford University Press, 1999.

Seymer, Lucy Ridgley. *A General History of Nursing*. Nova York: Macmillan, 1933.

Shorter, Edward. *Bedside Manners: The Troubled History of Doctors and Patients*. Nova York: Simon & Schuster, 1985.

——. *A History of Psychiatry*. Nova York: John Wiley & Sons, 1997.

Sigerist, Henry E. *The Great Doctors: A Biographical History of Medicine*. Nova York: W. W. Norton, 1933.

——. *Henry E. Sigerist on the History of Medicine*. Org. Felix Marti-Ibañez. Nova York: MD Publications, 1936.

——. *Primitive and Archaic Medicine*. Vol. 1 de A History of Medicine. Nova York: Oxford University Press, 1951.

——. "Developments and Trends in Dentistry". Em *Henry E. Sigerist on the Sociology of Medicine*, org. Milton I. Roemer, 327-36. Nova York: MD Publications, 1960.

Silverstein, Arthur M. *A History of Immunology*. San Diego: Academic Press, 1988.

Singer, Charles. "Galen as a Modern". Em *Toward Modern Science*, org. Robert M. Palter, 108-22. Nova York: E. P. Dutton, 1969.

Small, Hugh. *Florence Nightingale: Avenging Angel*. Londres: Constable, 1998.

Smith, Jane S. *Patenting the Sun: Polio and the Salk Vaccine*. Nova York: William Morrow, 1990.

Smith, Roger. *The Human Sciences*. Nova York: W. W. Norton, 1997.

Snow, John. "On the Mode of Communication of Cholera". 1854. Excerto em *Source Book of Medical History*, org. L. Clendening, 468-73. Nova York: Henry Schuman, 1942.

Snyder, Solomon. *Biological Aspects of Mental Disorder*. Nova York: Oxford University Press, 1980.

——. *Drugs and the Brain*. Nova York: Scientific American Library, 1986.

——. *Brainstorming: The Science and Politics of Opiate Research*. Cambridge: Harvard University Press, 1989.

Sourkes, Theodore. *Nobel Prize Winners in Medicine and Physiology, 1901-1965*. Nova York: Abelard-Schuman, 1966.

Spemann, Hans. *Embryonic Development and Induction*. New Haven, CT: Yale University Press, 1938.

Spemann, Hans, e Hilde Mangold. "Induction of Embryonic Primordia by Implanation of Organizers from a Different Species". Em *Foundations of Experimental Embryology*, org Benjamin H. Willier e Jane M. Oppenheimer, 144-84. Nova York: Hafher Press, 1974.

Spock, Benjamin. *The Common Sense Book of Baby and Child Care.* Nova York: Duell, Sloan & Pearce, 1946.

Spock, Benjamin, e Mary Morgan. *Spock on Spock.* Nova York: Pantheon, 1989.

Stage, Sarah. *Female Complaints: Lydia Pinkham and the Business of Women's Medicine.* Nova York: W. W Norton, 1979.

Stanley, Autumn. *Mothers and Daughters of Invention: Notes for a Revised History of Technology.* New Brunswick, NJ: Rutgers University Press, 1995.

Starr, Paul. *The Social Transformation of American Medicine.* Nova York: Basic Books, 1982.

Stone, Michael H. *Healing the Mind.* Nova York: W. W. Norton, 1997.

Strachey, Lytton. *Eminent Victorians.* Londres: Chatto & Windus, 1918.

Straus, Eugene. *Rosalyn Yalow, Nobel Laureate: Her Life and Work in Medicine.* Nova York: Plenum, 1998.

Sulloway, Frank J. *Freud: Biologist of the Mind.* Nova York: Basic Books, 1983.

Susskind, Charles. "The Invention of Computed Tomography". Em *History of Technology*, vol. 6, org. A. Rupert Hall e Norman Smith, 39-79. Londres: Mansell Publishing, 1981.

Talbott, John H. *A Biographical History of Medicine.* Nova York: Grune & Stratton, 1970.

Tauber, Alfred I. *The Immune Self: Theory or Metaphor.* Cambridge: Cambridge University Press, 1994.

Tedeschi, Cesare G. "Bernardino Ramazzini (1633-1714): De morbis artificum". *Human Pathology* 1, nº 2 (1970): 315-20.

Temkin, Oswei. *Galenism.* Ithaca, NY: Cornell University Press, 1973.

——. *Hippocrates in a World of Pagans and Christians.* Baltimore: Johns Hopkins University Press, 1991.

Thomson, Elizabeth H. *Harvey Gushing: Surgeon, Author, Artist.* Nova York: Henry Schuman, 1950.

Trail, R. R. "Sydenham's Impact on English Medicine". *Medical History* 9 (1965): 356-64.

Trohler, Ulrich. "Surgery (Modern)". Em *Companion Encyclopedia of the History of Medicine*, org. W. R Bynum e Roy Porter, 984-1028. Londres: Routledge, 1993.

Underwood, E. Ashworth. *Boerhaave's Men at Leyden and After.* Edimburgo: Edinburgh University Press, 1977.

Vallery-Radot, René. *The Life of Pasteur.* Nova York: Doubleday, Doran, 1928.

Varmus, Harold. "Retroviruses and Oncogenes I (Nobel Lecture)". *Angewandte Chemie* 29, nº 7 (1990): 707-822.

Vaughan, R. B. "The Romantic Rationalist: A Study of Elie Metchnikoff". *Medical History* 10 (1965): 201-15.

Venzmer, Gerhard. *5000 Years of Medicine.* Nova York: Taplinger, 1968.

Wainwright, Milton. *Miracle Cure: The Story of Penicillin and the Golden Age of Antibiotics.* Oxford: Basil Blackwell, 1990.

Waksman, Selman. *My Life with the Microbes.* Nova York: Simon & Schuster, 1954.

——. *The Actinomycetes: A Summary of Current Knowledge.* Nova York: Ronald Press, 1967.

Waldholz, Michael. *Curing Cancer.* Nova York: Simon & Schuster, 1997.

Wangensteen, O., e S. Wangensteen. *The Rise of Surgery.* Minneapolis: University of Minnesota Press, 1978.

Wasson, Tyler, org. *Nobel Prize Winners.* Nova York: H. W. Wilson, 1988.

Wear, Andrew. "The Heart and Blood from Vesalius to Harvey". Em *Companion to the History of Modern Science,* org. R. C. Olby et al., 568-82. Londres: Routledge, 1990.

Weinberg, Robert A. *Racing to the Beginning of the Road.* Nova York: Harmony Books, 1996.

——. *One Renegade Cell: How Cancer Begins.* Nova York: Basic Books, 1998.

Weinberger, Bernhard W. *Pierre Fauchard: Surgeon-Dentist.* Minneapolis: Pierre Fauchard Academy, 1941.

Weiner, Doris B. "Philippe Pinel". Em *Doctors, Nurses, and Medical Practitioners: A Bio-Bibliographical Sourcebook,* org. Lois N. Magner, 216-21. Westport, CT: Greenwood Press, 1997.

Weisse, Alien B. *Conversations in Medicine.* Nova York: New York University Press, 1984.

——. *Medical Odysseys.* New Brunswick, NJ: Rutgers University Press, 1991.

Welbourn, R. B. "Endocrine Diseases". Em *Companion Encyclopedia of the History of Medicine,* org. W. R Bynum e Roy Porter, 484-511. Londres: Routledge, 1993.

Wilkinson, Lise. "Epidemiology". Em *Companion Encyclopedia of the History of Medicine,* org. W. F. Bynum e Roy Porter, 1262-82. Londres: Routledge, 1993.

Williams, Greer. *Virus Hunters.* Nova York: Alfred A. Knopf, 1967.

Williams, Trevor. *Howard Florey: Penicillin and After.* Londres: Oxford University Press, 1984.

Willius, Frederick Arthur, e Thomas Keys, orgs. *Classics of Cardiology.* Nova York: Dover, 1961. Reimpressão de *Cardiac Classics,* St. Louis: C. V. Mosby, 1941.

Woglom, William H. *Discoverers for Medicine.* New Haven, CT: Yale University Press, 1949.

Wynbrandt, James. *The Excruciating History of Dentistry.* Nova York: St. Martin's Press, 1998.

Wynder, Ernst. "Tobacco and Health: A Review of the History and Suggestions for Public Health Policy". *Public Health Reports* 103, nº 1 (1988): 8-18.

Yaeger, Dan. "The Lady Who Helped Ladies". *Yankee,* setembro de 1989, 64-67, 112-18.

Young, D. A. B. "Florence Nightingale's Fever". *British Medical Journal* 311 (1995): 1697-701.

Young, James Harvey. *The Toadstool Millionaires.* Princeton, NJ: Princeton University Press, 1961.

Zilboorg, Gregory. *A History of Medical Psychology.* Nova York: W. W. Norton, 1941.

Zimmerman, Leo M., e Ilza Veith. *Great Ideas in the History of Surgery.* 2ª ed. rev. Nova York: Dover, 1967.

Zuckerman, Michael. "Dr. Spock: The Confidence Man". Em *The Family in History,* org. Charles Rosenberg, 179-207. Filadélfia: University of Pennsylvania Press, 1975.

Índice

Este livro foi composto na tipologia Minion
em corpo 10,5/15 e impresso em papel Chamois
Fine Dunas 80g/m² no Sistema Cameron da
Divisão Gráfica da Distribuidora Record.